放射影像检查技术
操作路径与实施技巧

主　编　郭大静　陈金华　陈维娟　张志伟

科 学 出 版 社
北　京

内 容 简 介

本书结合放射影像最新政策法规，系统阐述了放射影像检查相关流程的操作路径与质量控制技巧，分为两篇七章。第一篇为放射影像检查质控实施路径，介绍了放射影像检查科室组织架构、工作流程设计、运行机制、技术操作总则、质控规范及技师规范化培训等，可为医院及影像科管理者提供指导原则和实践方案。第二篇为放射影像检查技术操作路径及实施技巧，内容涵盖数字X线、CT和MRI技术，并针对不同疾病和检查需求，提供了详细的操作方案和质控要点。

本书适合临床医学及医学影像从业人员、在校生阅读参考，也可作为临床实践和管理工作的指导手册。

图书在版编目（CIP）数据

放射影像检查技术操作路径与实施技巧 / 郭大静等主编. -- 北京 : 科学出版社, 2025. 03. -- ISBN 978-7-03-079228-0

Ⅰ. R445

中国国家版本馆CIP数据核字第2024TA9550号

责任编辑：康丽涛　董　婕 / 责任校对：张小霞

责任印制：肖　兴 / 封面设计：龙　岩

科学出版社 出版

北京东黄城根北街16号

邮政编码：100717

http://www.sciencep.com

北京汇瑞嘉合文化发展有限公司印刷

科学出版社发行　各地新华书店经销

*

2025年3月第　一　版　开本：787×1092　1/16

2025年3月第一次印刷　印张：23 1/2

字数：538 000

定价：198.00元

（如有印装质量问题，我社负责调换）

#《放射影像检查技术操作路径与实施技巧》
编写人员

主　　编　郭大静　陈金华　陈维娟　张志伟

副 主 编　何晓静　刘　波　王小琳　刘　曦　周治明

编　　者（按姓氏汉语拼音排序）

艾光勇　白珊玮　曹闻挺　陈金华　陈维娟
程　琳　邓　昊　方　霓　桂　爽　郭大静
何晓静　黄　鑫　黄亚萍　蒋雯丽　赖　奇
黎　川　李　欣　李信友　刘　波　刘　曦
刘俊伶　刘文罡　刘玥希　卢小军　钱思宇
冉启胜　沈国洪　石永贵　王　爽　王小琳
韦　鑫　温　云　吴博涵　熊培佳　余　菡
郁　斌　张　蓉　张德川　张乐天　张灵镜
张秀富　张志伟　周代全　周治明

编写秘书　赖　奇　余　菡

序　言

当代医学倡导精准诊疗，医学影像作为病因探究、方案制订、疗效评估、预后判断的直观科学依据，逐步由辅助检查手段发展成临床疾病诊断的主要方法，全方位全周期地为广大人民群众的健康护航。随着放射影像检查技术的飞速发展，我们不断见证精准影像创造的诸多诊疗奇迹。层出不穷的新设备、新技术对影像技术实践者提出了更高的要求，加强放射影像检查技术管理制度和质控规范势在必行。

近年来，国内关于放射影像检查技术操作方法的专业书籍陆续出版，其章节多以解剖结构进行划分，可以满足大多数放射影像技术从业者的技术操作需求。然而临床实际工作场景下，影像检查全流程中临床开单、预约签到、检查准备、技术操作等多环节的规范实施都将影响到影像检查执行的精准效果。《放射影像检查技术操作路径与实施技巧》紧密结合当前放射影像检查技术学的最新进展，涵盖影像检查技术团队组织建设与管理方法，对设备分类与部位系统疾病检查技术的放射影像检查操作路径，以及放射影像检查技术质控中的实施关键点等内容进行了介绍，并在如何优化检查流程、提高检查质量和实施技巧方面见解独到。对于临床医生来说，本书可结合疾病临床特征和诊断需求，为其选择影像技术提供依据；对于放射影像技师及技术管理者而言，该书将对行业规范和技术操作实施的推广有较大的意义。

该书在重庆市医学影像医疗质量控制中心郭大静教授和何晓静教授的倡议及牵头下，由重庆医科大学附属第二医院特聘专家陈金华教授联合重庆市医学会影像技术分会主任委员张志伟教授、副主任委员陈维娟教授及重庆市各大医院影像技术相关专家共同编写。重庆市医学影像医疗质控中心着力推进影像检查规范化、同质化，积极组织专家团队建立重庆市影像检查质控标准、互认标准、评价机制，并被国家卫生健康委员会作为示范案例全国推广。尤其是，陈金华教授作为放射影像技术质量控制专家，以“安全、高效、和谐”的服务理念，成功推行了“技护一体化”工作模式。该书凝聚了专家们丰富的实践经验，极具实用性、可操作性、可借鉴性。

在此，我要对所有参与该书编写的作者表示衷心的感谢，同时，我也希望该书能够成为广大临床诊疗技术、放射影像技术相关从业人员的良师益友，帮助大家更好地服务于患者，提升我国医学影像诊疗技术的整体水平。

2024年11月

前　言

随着现代医疗科技的飞速发展，放射影像检查技术已成为医学诊疗领域的新质生产力。其凭借无创的检查方式、丰富的数据信息、清晰的图像呈现、实时的便捷传输，成为医生洞察疾病本质的重要手段。放射影像检查全流程受多因素影响，其结果的准确性和可靠性离不开严格而细致的质控规范。因此，我们深感有必要撰写一本关于放射影像检查技术操作路径与实施技巧的专业书籍，以助力医疗机构的影像检查操作同质化管理，确保患者检查过程安全、检查数据图像精准、检查结果互认率提升，改善以患者为中心的医疗服务，推动医学影像学的蓬勃发展。

本书结合国家卫生健康委员会联合多部委先后印发的《关于加快推进检查检验结果互认工作的通知》国卫办医函〔2021〕392号、《关于印发医疗机构检查检验结果互认管理办法的通知》国卫医发〔2022〕6号等系列文件与法律法规，以及重庆市卫生健康委员会办公室《关于规范开展医学影像检查结果互认工作的通知》渝卫办发〔2023〕56号和《关于印发重庆市数字医学影像服务工作指南与评价内容的通知》渝卫办发〔2024〕3号的文件精神，旨在为读者呈现一套详尽而便捷的放射影像检查技术质控操作方案与实施技巧。将数字X射线摄影（DR）、计算机体层成像（CT）、磁共振成像（MRI）设备管理、人员质控、安全防护、图像显示、传输与存储、数字影像标准等全流程质量控制技术要求，融入影像检查结果互认共享平台建设、信息化与智能化建设内容。我们首先从影像检查技术团队的组织架构出发，明确放射影像检查技术实施过程中的岗位设置、工作机制与执行原则、操作环境和执行细则；进而详细梳理了影像检查操作中的完整工作流程及工作重点，力求指导实际工作达到合理高效的效果；最后聚焦影像检查技术质控的核心要点，通过科学合理的操作方案和有效便捷的监测手段，保障满足临床诊疗需求的影像检查安全、规范、同质落地。

在编写过程中，我们秉持严谨、务实的态度，力求将每一章节的内容阐释得精准到位。通过查阅大量国内外放射影像学领域最新研究成果，获取数据支持和论据支撑，以确保全书内容的前瞻性和科学性。此外，本书还注重理论与实践相结合，通过检查案例实操的路径设计分析和实用的操作技巧，提升可读性；让读者能够在学习过程中产生共鸣，感受到质控操作的魅力和乐趣，真正掌握放射影像检查技术质控操作的核心要点和精髓。同时，我们还特别邀请了多位在医学影像领域具有丰富实践经验的影像诊断、技术、护理学专家学者参与编写和审校工作，他们的宝贵意见和建议使得本书内容更加贴近临床、更具可操作性。

我们深知，医学影像学的发展离不开每一位医学工作者的努力和贡献。本书汇集了国内放射影像检查技术的新进展，注重知识更新，强调实践操作逻辑性和信息产出的规律性；补充了目前国内对于质控规范和评价标准的缺失部分，具有实用性、可操作性、可借鉴性。我们希望通过本书的学习和实践，能够激发更多读者对放射影像检查技术的兴趣和热情，共同推动医学影像学的健康发展、提升医疗服务水平。

最后，我们要向所有为本书编写和出版付出辛勤劳动的专家学者们表示衷心的感谢。同时，我们也要感谢广大读者对本书的信任和支持，书中的疏漏之处，恳请各位读者提出宝贵意见，以助本书修正改进。

郭大静　陈金华　陈维娟　张志伟

2024年12月

目　　录

第一篇　放射影像检查质控实施路径

第二篇　放射影像检查技术操作路径及实施技巧

1

第一篇
放射影像检查质控实施路径

放射影像检查技术的快速发展，得益于医学物理、计算机科学、生物医学工程等多个学科的交叉融合。这些技术的融合不仅提高了医学影像检查结果图像的分辨率和清晰度，还实现了检查过程中的数字化、信息化和智能化，使流程更加便捷和快速。放射影像检查技术是通过规范化、标准化的技术操作流程，来确保放射影像检查结果的准确性和真实性。此外，持续优化组织管理架构、操作标准与流程，通过持续的质量改进和服务提升，来提升患者对医疗机构的信任度和满意度。同时，质控实施路径也是推动医学进步的重要方法，通过不断的技术创新和质量提升，放射影像检查技术才能够更好地服务于临床诊断和治疗，为医学科学的发展作出更大的贡献。

第一章 放射影像检查质控实施路径的基本原则

第一节 放射影像检查科室组织架构与职责划分

在放射影像检查科室的组织管理体系中，组织架构与职责划分是确保工作效率和优质服务的关键，一个合理的组织架构能够明确各操作岗位之间的协作关系，确保信息畅通、资源共享。各岗位具有明确的职责范围和工作目标：如影像诊断组的医师需要具备丰富的专业知识和临床经验，才能够准确解读各种影像资料；影像技师则需要熟练掌握设备的操作技巧和维护方法，来确保设备的正常运行；影像护士就需要掌握影像检查的患者评估准备要求、环境感控预防知识和急救器材物品使用准备，来确保患者的检查安全和正常运行；影像检查质量控制团队则需要由涵盖各个亚专业的核心骨干人员组成，制订并执行严格的质量控制标准，对检查过程进行全程监控，确保检查结果的准确性和可靠性。此外，组织架构与职责划分还需要根据放射影像检查技术的发展和需求进行不断调整和优化，加强亚专业组之间的沟通和协作，定期对组织架构进行评估和调整，以适应新的形势和需求。

一、放射影像检查科室组织管理制度

（1）在院党委领导下，实行科主任负责制，对放射科各个专业组（包括诊断、技术、护理、工勤）实施统一领导和管理。

（2）诊断组设置亚专业组（神经骨关节组、胸心组、腹部放射学组、血管与介入影像学组等），低年资医师应实行亚专业组轮转学习，高年资主治医师按解剖系统分专业培养。

（3）技术组设置亚专业组（数字X线摄片组、CT组、MRI组、DSA组等），亚专业相对固定，技术员依据岗位胜任力和岗位需求轮转培训；设备的配置以方便患者、贴近临床为原则进行规划。技术工作岗位设置：体位设计、参数设置、图像后处理、图像质控等。

（4）护理组设置亚专业组（影像检查配合护理组和介入专科护理组等），亚专业相对固定，护理人员依据岗位胜任力和岗位需求轮转培训。

放射影像检查科室组织管理制度见图1-1。

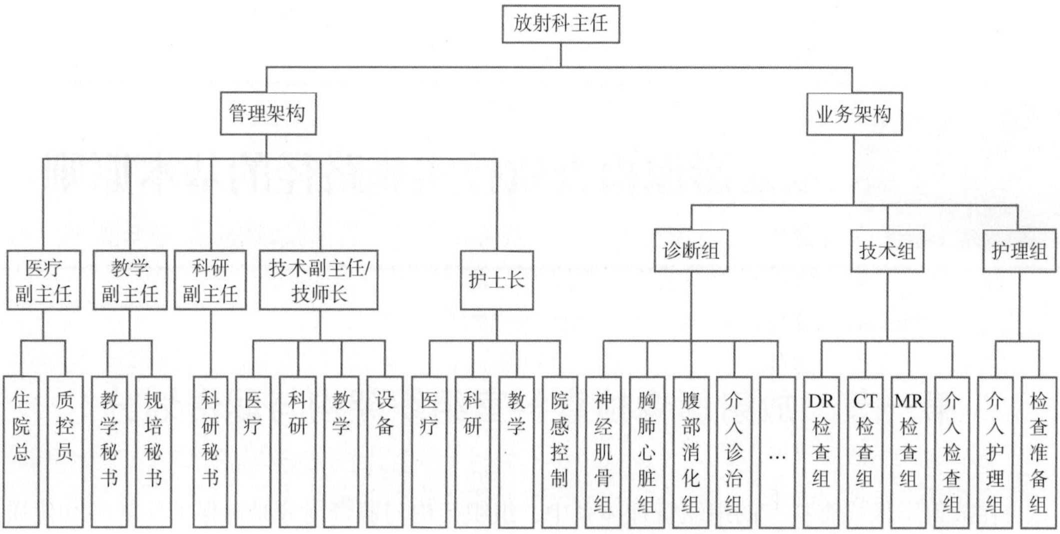

图1-1 放射影像检查科室组织管理制度

二、管理岗位职责

（一）放射科主任

在院党委领导下，履行下列职责：

（1）全面负责本科室管理、党建、学科建设、人才培养、临床业务、教学等工作。

（2）组织拟制本科室中、长期建设发展规划、年度工作计划和科室专项管理制度。

（3）组织本科室落实医疗工作各项规章制度和技术操作规范。

（4）组织领导本科室人员开展医疗、技术、护理等专业领域工作。

（5）负责本科室重大技术业务、特殊检查、医疗文书的审签。

（6）合理安排亚专业及中高级医师的临床和教学工作，并对疑难病例进行医疗质量和安全把关，组织本科室疑难病例的会诊讨论。

（7）组织本科室大力开展新业务、新技术，引进、吸收、消化先进技术，积极进行原始创新，落实信息化应用项目。

（8）负责本科室医疗质量和医疗安全管理，积极妥善处理各类医疗纠纷和事故。

（9）组织领导本科室全员的医疗教学、科研、业务训练、技术考核和管理工作。

（10）上级赋予的其他职责。

（二）放射科副主任（医疗）

在科室主任领导下，进行下列工作：

（1）协助主任落实医疗工作各项规章制度和技术操作规范。

（2）安排本科室人员的临床业务工作。

（3）协助主任组织领导本科室人员开展医疗、技术、护理等专业领域工作。

（4）负责本科室重大技术业务、特殊检查、医疗文书的申请撰写。

（5）协助主任组织本科室疑难病例的会诊讨论。

（三）放射科副主任（科研）

在科室主任领导下，进行下列工作：

（1）协助主任负责制订放射科科研工作年度计划和中、长期发展规划并组织实施。

（2）协助管理、组织安排科室的科研活动，包括科研课题、成果奖的申报，科研论文的撰写，组织学术会议投稿参会、学术交流等。

（3）负责统计科室的科研课题、成果奖和发表论文等，为年终奖励提供参考，激励员工健康向上、高效工作。

（4）负责科室学科网站的建设与更新，加强对外宣传和交流。

（5）协助主任督促本科室全员按时完成科研任务并保证质量。

（6）上级赋予的其他职责。

（四）放射科副主任（教学）

在科室主任领导下，进行下列工作：

（1）协助主任制订年度教学工作计划，定期检查教学工作完成情况。

（2）协助主任负责对下级医师进行教学指导，组织参加教学相关的学术活动。

（3）协助主任负责组织教学科研课题、教学奖励的申报工作。

（4）协助主任负责组织并安排进修医师、实习医师、规培学员的业务学习、培训、日常管理及结业考核工作。

（5）协助主任负责指导教学秘书进行教研室日常教学档案的管理，指导教学平台日常更新、维护及管理工作。

（6）上级赋予的其他职责。

（五）放射科副主任或技师长（技术）

在科室主任领导下，进行下列工作：

（1）组织拟制本科室技术组工作和管理制度，并落实各项技术规章制度和技术操作规范。

（2）协助主任制订技术专业组年度的医疗、教学、科研工作计划。

（3）安排本科室技术组人员日常工作。

（4）组织大型医疗设备的购置论证、验收、安装和调试。

（5）指导大型医疗设备的使用管理和维修保养。

（6）解决大型医疗设备的使用与维修中的技术问题。

（7）参与开展新业务、新技术。

（8）承担技术相关教学、科研和业务培训工作。

（9）上级赋予的其他职责。

（六）护士长

在科室主任领导下，进行下列工作：

（1）组织拟制本科室护理工作相关管理制度，并落实各项护理规章制度和技术操作规范。

（2）统筹安排本科室护理人员日常工作，审签护理文书。

（3）组织本科室护理交班和护理查房，解决复杂、疑难护理技术问题，分析本科室护理、心理服务工作质量和安全情况。

（4）科学管理并有效使用本科室各类药品、设备和耗材。

（5）指导本科室护理人员开展新业务、新技术及信息化项目的应用。

（6）组织领导本科室护理教学、科研、业务训练、技术考核和准入，以及本科室护理人员、工勤人员的日常管理工作。

（7）上级赋予的其他职责。

第二节 放射影像检查工作制度与流程设计

建立健全的放射影像检查技术规范，明确各项操作的标准和流程，以确保检查的准确性和可靠性。加强对医、技、护人员的培训和教育，提高专业素养和操作技能，进而为患者提供更加优质、高效的医疗服务。

一、放射影像检查预约申请工作制度及流程

（一）放射影像检查预约申请工作制度

1. 目的　合理安排患者候检时间，充分利用医疗设备资源。

2. 适用范围　放射科各检查区域检查项目预约分诊相关人员。

3. 工作制度

（1）人员资格

1）医学影像诊断、技术、护理或医学相关专业。

2）熟悉医院工作流程及放射科影像检查的服务范围。

3）熟悉放射影像检查的适应证和禁忌证。

4）对突发事件处理具有良好应变能力和组织协调能力。

（2）评估、预约方法

1）根据患者基本情况（病史、体征）进行评估、预约。

2）危重患者和急诊患者按临床申请医师确认的时间进行预约，或进入绿色通道程序快速检查。

3）遵守优先安排相关规定。

4）认真阅读临床申请单，明确检查目的，加强多方沟通，避免重复检查。

5）掌握放射科设备的实时运行情况，合理调整检查设备候诊安排。

6）与患者有效沟通，准确填写检查预约单，告知检查时间段，宣讲注意事项。

（3）登记

1）按预约时间进行登记报到，仔细核对患者基本信息（姓名、性别、出生日期、ID号、住院号等）。

2）核查检查类别及收费。

3）准确录入检查相关信息，完成申请单的信息化录入。

4）每日定时统计、核对检查信息，避免数据遗漏和重叠。

（二）放射影像检查工作流程（图1-2）

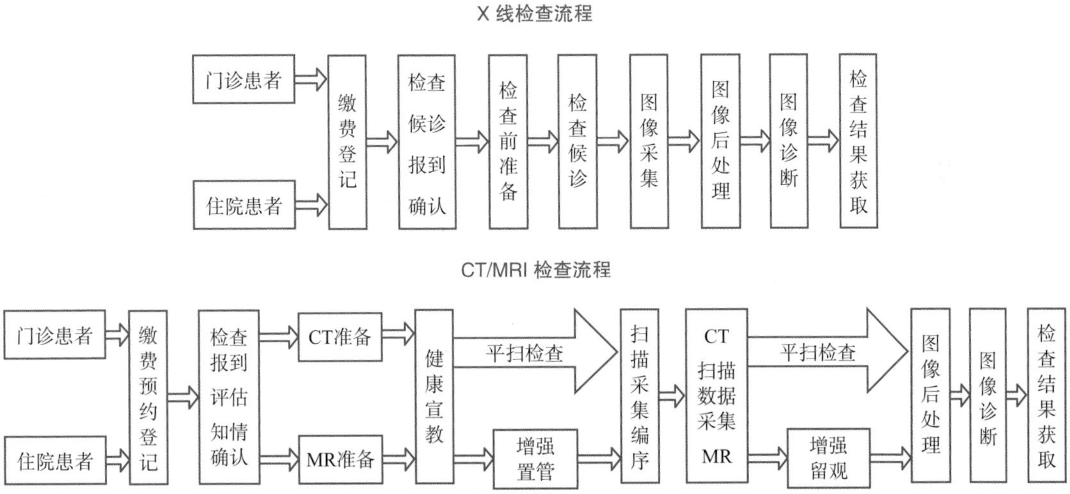

图1-2　放射影像检查工作流程

二、X线检查工作制度及流程

（一）X线检查工作制度

1. 目的　规范放射科工作人员工作流程。

2. 适用范围　放射科所有工作人员。

3. 工作制度

（1）临床医师依据疾病诊疗需求及X线检查适应证提交检查申请，急诊检查随到随检，特殊造影检查，应事先预约，并做好检查前准备。

（2）罕见疾病的影像检查，应由放射科诊断组和技术组共同确定检查技术方案，图像满足影像诊断标准患者才可离开；碘剂造影检查后应留观30min，以防对比剂不良反应。

（3）重危或行特殊造影的患者，必要时由临床医师携带急救设施陪同检查；对不宜搬动且病情亟待评估的患者，在满足辐射防护的前提下可选择床旁X线检查。

（4）严格遵守操作规程，做好医患防护工作；工作人员应佩戴个人剂量监测仪监测辐射剂量。

（5）影像诊断要密切结合临床；诊断报告审签流程遵照影像报告审核制度执行；影像

资料是医院诊疗工作的原始记录，对医疗、教学、科研都有重要作用，全部影像都应按患者唯一ID号登记、检查、传输到影像存储与传输系统（picture archiving and communicating system，PACS）归档，由信息科统一保管。

（6）医疗设备由专人管理，定期进行检修保养，注意用电安全，严防差错事故。

（二）X线检查流程及技术路径与人员分工、工作重点（图1-3）

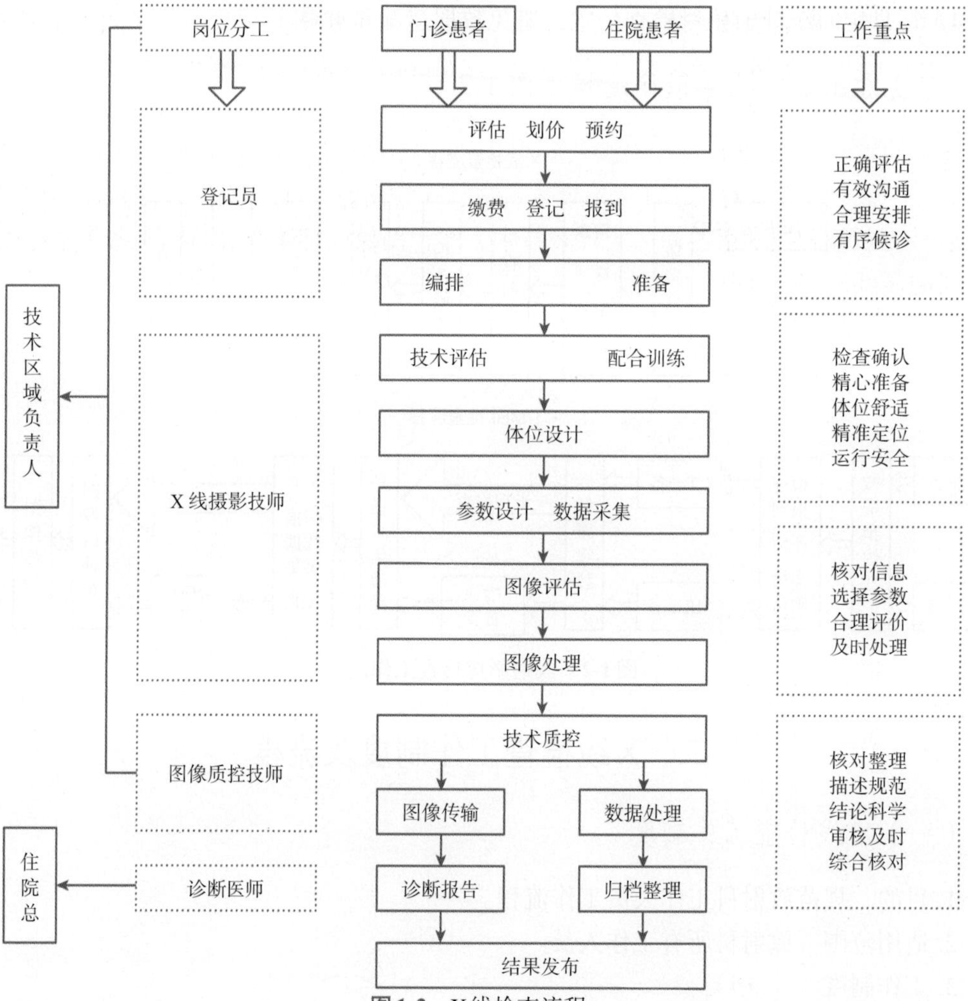

图1-3 X线检查流程

三、CT影像检查工作制度及流程

（一）CT影像检查工作制度

1. 目的 规范放射科工作人员流程。

2. 适用范围 放射科所有工作人员。

3. 工作制度

（1）临床医师依据疾病诊疗需求及CT检查适应证提交检查申请；急诊检查随到随检；

特殊造影及穿刺引导检查，应事先预约，并做好检查前准备。

（2）CT检查申请单应详细填写，明确扫描部位、检查方法、目的、病史、临床诊断，并附既往相关X线检查、B超检查、MRI检查、放射性核素扫描、实验室检查等检查资料和结果。

（3）增强CT检查，应向患者（或其亲属）详细宣讲检查过程、不良反应及处理方案，患者或其亲属在理解并同意的前提下于注射对比剂知情同意书上签名。

（4）危重患者需由临床医护人员陪同，并携带有关病历前来检查。陪同人员除非必要，一律不得进入机房；陪检人员应按辐射防护标准采取辐射防护措施。

（5）检查不合作者，由临床医师评估病情后给予药物镇静，以保障检查顺利进行。

（6）检查时，CT检查技师应审核申请单，根据临床检查目的设计检查体位，制订扫描方式、参数、范围、对比剂注射速度和剂量，质控图像质量；罕见疾病的影像检查，应由放射科诊断组和技术组共同确定检查技术方案，图像满足影像诊断标准患者才可离开；对比剂增强检查后应留观30min，以防对比剂不良反应发生。

（7）检查结束后，完成图像后处理、影像数据传输。

（二）CT检查流程及技术路径与人员分工、工作重点（图1-4）

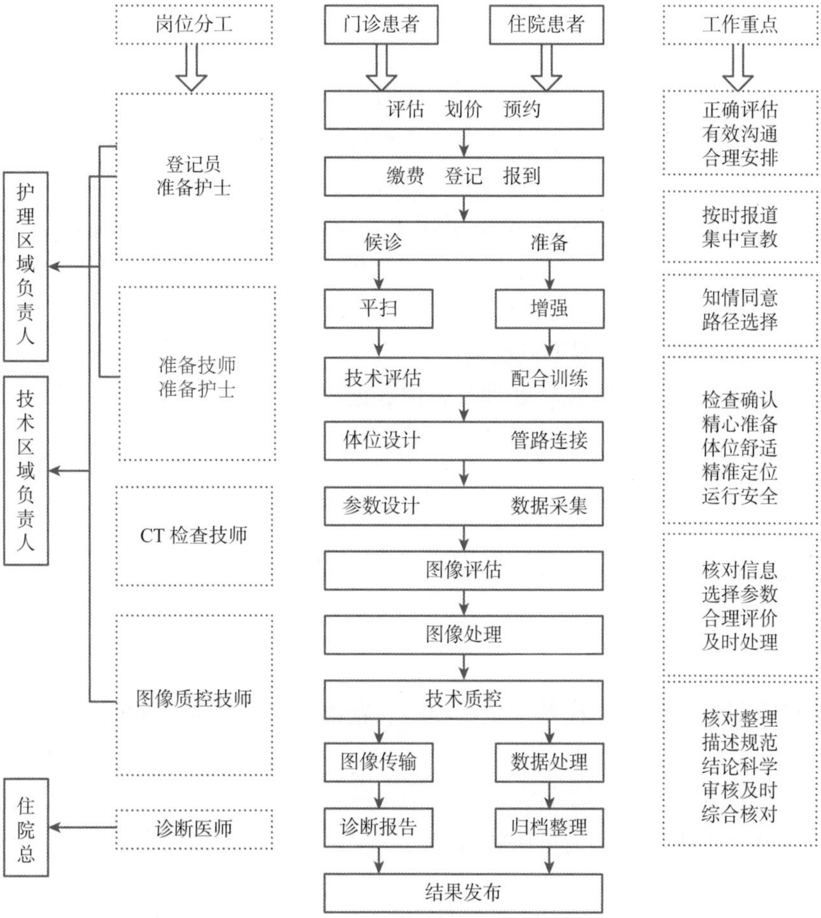

图1-4 CT检查流程

四、MRI影像检查工作制度及流程

（一）MRI影像检查工作制度

1. 目的　规范放射科MRI检查工作人员流程。

2. 适用范围　放射科所有工作人员。

3. 工作制度

（1）临床医师依据疾病诊疗需求及MRI适应证提交检查申请；急诊检查随到随检；特殊造影及穿刺引导检查，应事先预约，并做好检查前准备。

（2）MRI申请单应详细填写，明确检查部位、检查项目、目的、病史和临床诊断，并附既往相关X线检查、实验室检查、超声检查、放射性核素扫描、CT检查等检查资料和结果。

（3）危重患者需由临床医护人员陪同，并携带相关病历资料。

（4）检查前，MRI检查技师及护理工作人员应主动向患者宣讲检查过程，以消除其紧张情绪，取得配合。同时应仔细询问磁共振相关绝对及相对禁忌事项（非兼容心脏起搏器、金属人工瓣膜或重要器官内含铁金属异物等），杜绝异物致伤、意外事件；安全注意事项宣教后，由患者或其家属在“磁共振检查安全知情同意书”上签字。

（5）增强MRI检查，应向患者（及陪同亲属）详细宣讲检查过程、不良反应及处理方案，患者或其亲属在理解并同意的前提下于注射对比剂知情同意书上签名。

（6）必要时使用镇静剂，适用于检查中不能配合的婴幼儿及焦虑不安者，由临床医师评估病情后给予药物镇静，以保障检查顺利进行。

（7）检查时，MRI检查技师应审核申请单，设计检查体位，决策扫描方式、线圈选用、参数、范围、对比剂注射方案，质控图像质量；罕见疾病的影像检查，应由放射科诊断组和技术组共同确定检查技术，图像满足影像诊断标准后患者才可离开；对比剂增强检查后应留观30min，以防对比剂不良反应。

（8）检查结束后，完成图像后处理及影像数据传输。

（二）MRI检查流程及技术路径与人员分工、工作重点（图1-5）

五、影像设备使用管理制度

（一）目的

为了保障放射科大型医疗设备安全、稳定、精准运行，特制订此制度。

（二）范围

本管理制度适用于放射科大型医疗设备。

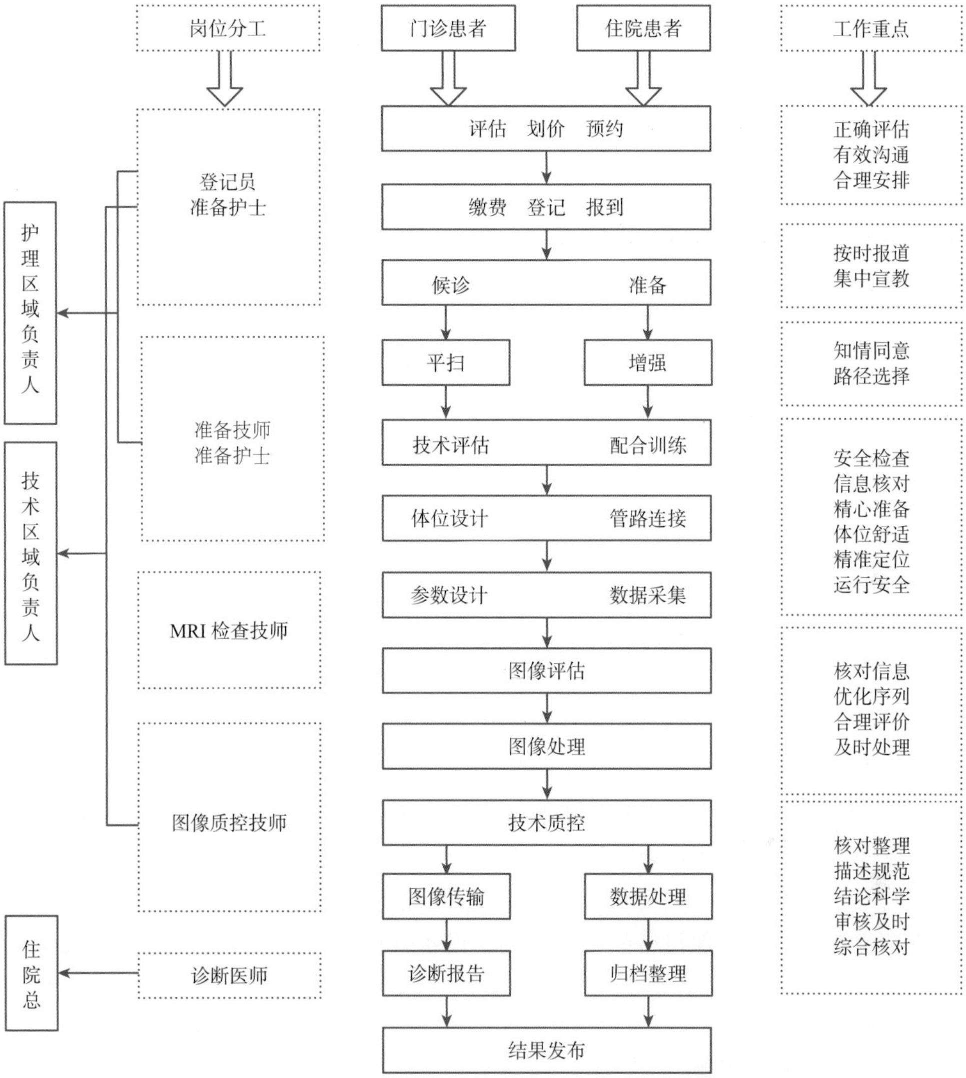

图1-5　MRI检查流程

（三）设备使用管理制度

（1）使用前应详细了解设备的性能特点，熟练掌握操作规程及注意事项，确保正确安全使用大型医疗设备。

（2）开机前务必检查电源供电情况及设备外观是否正常，严禁使用故障设备。

（3）严格遵守操作规程，切实保障设备安全运行及被检者的人身安全；严禁过载使用，避免不必要的额外辐射。

（4）操作过程中要求谨慎细心，规范准确，发现问题应立即停止操作。

（5）重视设备规范化操作应用培训，新上岗技术人员及进修、实习人员经严格考核合格后上机操作。

（6）设备运行中，当班操作人员不得擅离岗位。

（7）设备在使用过程中出现故障，操作人员应立即停止使用，查看故障日志，简单故障现场排除；无法即时修复时联系相关人员并及时逐级上报，妥善协调未检人员。

（8）当日检查工作完成后，清理设备及机房的污物，整理环境、恢复至待用状态。

（9）大型医疗设备记录本每日应详细记录设备的运行、维保情况。

六、放射科设备保养制度

（一）目的

为了保障放射科大型医疗设备稳定、精准运行，确保影像检查过程安全、高效，降低设备维护成本，同时规避医疗不良事件的发生，进而提升医疗水平和服务质量，常态化对设备进行预防性维护。

（二）范围

本制度适用于全科医、技、护、后勤保障人员及清洁人员。

（三）实施步骤

1. 日常维护　由放射科技师长全面统筹安排，技术组设备分管组长具体落实，督导本组责任操作人员执行，必要时请设备工程师到现场指导。

（1）保持设备、环境清洁，使用前应检查电源、电压或稳压装置，环境条件等是否正常。

（2）在使用的过程中注意观察设备的功能、性能是否正常并及时填写使用记录。

（3）设备发生故障时，应查看故障日志并准确做好记录，及时通知维修人员，不得私自拆卸。

2. 定期保养　为了确保设备的正常使用，设备管理者应根据设备的性能要求与维保人员共同对设备进行定期保养。

（1）定期除尘和清洁。

（2）定期进行性能检测。

（3）安全检查，及时检查和更换易损部件。

3. 设备巡查　对设备的运行情况进行检查。

（1）设备环境及附属物品摆放位置的检查。

（2）设备外观检查。

（3）设备开机运行状态检查。

（4）设备安全检查等日常使用与保养的情况。

七、放射科设备维保计划

（一）目的

为了落实科室设备维护保养制度，确保大型医疗设备安全、高效运行，保障患者影像诊断检查顺利进行。

（二）范围

本计划适用于放射科所属影像检查设备、附属设备、急救设备及图像网络设备的维护保养。

（三）保养计划内容

（1）大型医疗设备［X线检查类设备、计算机体层成像（CT）类设备、磁共振成像（MRI）类设备、数字减影血管造影（DSA）类设备］应常态化购买年度维保，在此情况下与设备保修厂家共同制订设备维护保养计划，并要求设备厂家提供该类设备的书面保养计划表和相对应的保养内容和时间。

（2）对于未常态化购买保修的普通X线检查类设备，应由院设备科会同科室工程技术人员根据设备的使用年限和设备工作状态，共同拟定书面保养计划、保养内容和执行时间。

（3）对于附属类设备（激光相机、大型精密空调等），应由院设备科会同科室工程技术人员根据设备的使用年限和设备工作状态，共同制订书面保养计划、保养内容和执行时间，必要时与设备维护厂家共同制订。

（4）对于急救类设备，由院设备科和设备使用人员根据保养计划表共同完成保养。

八、放射科设备故障处理方案

（一）目的

规范放射科室设备报修处理流程，保障设备故障后得到及时有效地处理。

（二）范围

本方案适用于放射科所属大型医疗设备、附属设备、急救设备及图像网络设备的故障处理。

（三）职责分工

1. 设备操作技师　负责当日该设备的使用操作，严格按设备使用规程执行，使设备运行环境达到要求并保持整洁。设备操作技师为故障第一发现者。

2. 检查区域负责人　负责当日该区域影像检查的设备管理协调。检查区域负责人具备较强的检查设备操作能力，能够分析判断简单的设备故障，协调安排患者检查。

3. 技术组二线值班　负责当日放射科技术组总体协调管理工作。由技术组亚专业组长负责，其需熟悉全科检查设备和整体工作流程，并能够临时安排技术员岗位，必要时可组织分流安排患者检查，这些均应作为次日交班的重要内容。

4. 亚专业组长　负责该类影像检查及设备操作安全和质量控制管理。

5. 设备工程技术人员/设备分管组长　负责科室影像检查设备的安全操作和质量控制管理，参与每周设备巡查。

6. 技师长　参与科室设备规划制订并负责设备运行管理及质量控制。

（四）设备维护报修步骤说明

（1）设备操作技师发现设备故障问题，应立即停止检查，将设备尽量恢复到初始位，将患者移至安全位置，避免设备对患者造成伤害，并快速寻求区域负责人支援。

（2）区域负责人应快速到位，对故障进行初步排查判断，简单故障现场处理，无法解决的立即上报当日技术组二线值班人员，并填报设备维护维修记录单。

（3）当日技术组二线值班人员应立即通知亚专业技师长，对故障进行深入判断并分析解决，无法解决的应立即通知科室设备工程技术人员/设备分管组长。

（4）设备工程技术人员/设备分管组长对故障进行更深入的检查分析，若仍然无法解决，通知技师长。同时报告院设备科，通知维修公司。

（5）技师长与设备维修组会商，明确设备损坏程度和解决办法，确定患者检查分流方案，向科室管理组、科主任汇报故障处理情况，且做好记录备案。

（6）设备工程技术人员/设备分管组长负责与设备科维修部或设备维修公司协调，争取用最短的时间恢复设备的正常运行，随时与技师长保持联系。维修完成后，应完整填写设备维修记录单。

（五）放射科设备故障维修报告流程（图 1-6）

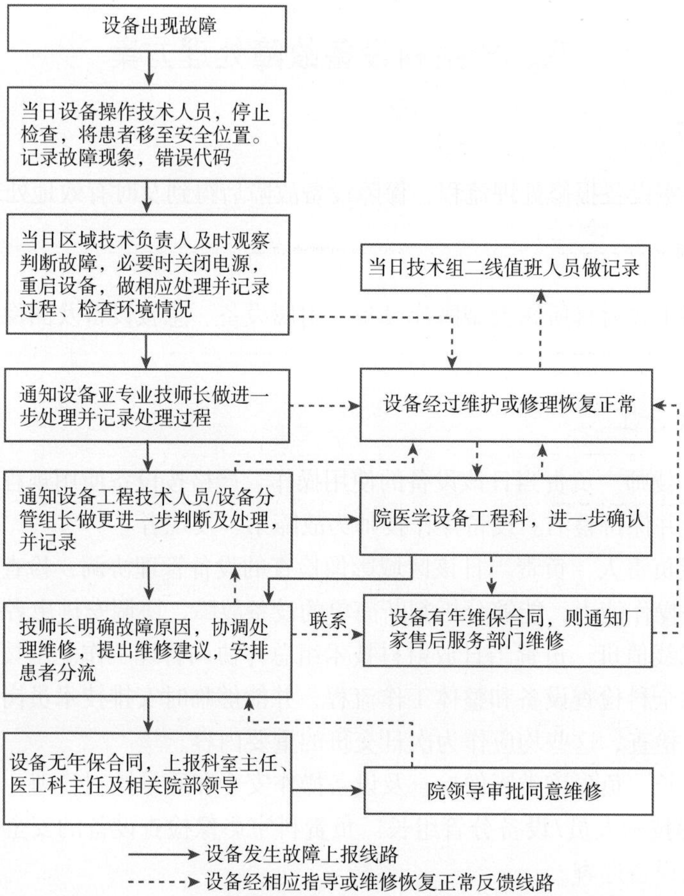

图 1-6　放射科设备故障维修报告流程

（六）放射科设备维护维修记录单

放射科设备维护维修记录单

设备类别		设备编号		机身号	
设备名称		国别品牌		规格型号	
启用时间		近次维护时间			
附属设施运行情况					
故障现象					
	报修时间			报修人	
处理情况					
	设备工程技术人员			设备分管组长	
所需配件					配件费用
恢复时间				恢复时间	
维修情况				维修人员	
备注				技师长	

九、放射科设备检测制度

（一）目的

保证设备质量合格、性能优良，从而达到最佳的医疗效果，提高设备在临床应用中的最大效率，保证患者的安全。

（二）范围

本制度适用于放射科所有大型检查设备及附属设备。

（三）检测流程

1. 初次验收检测

（1）验收测试由设备管理科工程师、放射科设备负责人、设备厂家工程师及第三方检测机构共同完成。

（2）验收测试是指设备安装后所进行的相应测试。验收测试确保设备运行达到厂家的技术要求及操作性能。应在安装后立即进行，以便在保修期前告知供应商设备存在的损坏、缺陷。所有设备在验收测试未表明设备操作达到最佳效果时，不可使用。

（3）安装验收时不能正常运行的设备，平时也绝对不能正常运行。

2. 定期保养检测　为了确保设备的正常使用，设备操作者应根据设备的性能要求与维修人员一起对仪器设备进行定期保养检测。

（1）定期除尘和清洁。

（2）定期进行性能检测。

（3）安全检查，及时检查和更换易损部件。

3. 定期设备巡查　巡查是对设备的运行情况进行检查。

（1）设备环境及附属物品摆放位置的检查。

（2）设备外观检查。

（3）设备开机运行状态检查。

（4）设备安全检查等日常使用与保养的情况。

第三节　放射影像检查运行机制

一、放射影像检查工作范围

（一）技术范围

1. 常规X线检查　X线摄影（包括床旁X线摄影、乳腺X线摄影）和各种造影检查。

2. CT检查　CT平扫、增强扫描、血管成像、灌注成像、能量成像等。

3. MRI检查　MRI平扫、增强扫描、血管成像、功能成像、特殊成像等。

4. 介入诊治　血管性介入技术和非血管性介入技术。

（二）在岗时间及工作模式

1. 实行诊断、技术、护理全年不间断一线值班和二线机动值班制，24h开展项目列表内检查项目。

2. 工作模式

（1）常规白班模式：上午8：00—12：00；下午14：00—17：30。

（2）急诊值班模式：24h连续值班制（8：00至次日8：00）；夜班制（17：00至次日8：00）。

（3）无间断模式：早班8：00— ：00；晚班15：00—22：00。

二、交接班制度

（一）目的和适用范围

严格遵守值班及交接班制度，充分掌握放射科检查设备和环境的情况变化，充分了解患者检查完成情况，保证患者在放射科影像检查的连续性和有效性。

适用范围：放射科医师、技师、护士。

（二）值班工作制度和医疗事务处理程序

1. 分别由住院总医师、技师长、护士长安排各专业组（诊断、技术、护理）的日间、夜间（包括周末及节假日）值班。

2. 科室在夜间及节假日均设有医师、技师、护士一线值班、二线值班和科室领导三线值班；排班安排发布后无特殊情况，未经许可不得私自换班。

3. 值班医疗事务处理程序

（1）影像诊断医疗事务处理程序：一线值班医师→二线值班医师→三线值班人员→科室主任→医疗业务院值班人员→值班院领导。

（2）影像技术和护理医疗事务处理程序：一线值班技师/护士→二线值班技师/护士→技术组长/护理组长/住院总医师→技师长/护士长→科室主任。

（三）值班要求

1. 值班医师要求

（1）一线值班医师由已取得执业医师资格并于本院注册的进修医师或本科室住院医师或其以上资格人员担任，不得擅自离岗；一线跟班医师由规范化培训医师、进修医师、实习医师担任，跟班期间不得擅自离岗，主要职责是接听值班电话，书写初级报告，通知一线值班医师审签报告。

（2）二线值班医师由主治医师或以上资格人员担任，需保持通讯畅通，并在接到通知后30min内到岗。

（3）三线值班人员由科室主任、副主任、技师长和护士长资格人员担任，实行听班制，并保持通讯畅通，并在接到通知后30min内到岗。

2. 技师要求

（1）一线技术值班人员由本科室取得技术操作认可资格的技术员担任，每日设置技师岗位（以满足医疗机构的门诊、住院患者的影像检查需求为原则），不得擅自离岗。

（2）二线技术值班人员由亚专业组长以上资格人员担任，负责协调处理全天技术组各区域内的检查技术支援，设备、设施安全，技术员的临时调度，统计审核全天放射科各区域技术工作完成情况，以及设备设施的使用安全状况，填写技术组二线交班记录，次日进行交班讲评，需保持通讯畅通，并在接到通知后30min内到岗。

3. 护士要求

（1）一线值班护士由本科室取得执业资格的护理工作者担任。一线值班护士在值班期间应在岗在位，无特殊情况、未经许可不得私自换班。

（2）二线值班护士由能承担区域以上岗位的护理组组长担任。负责检查各区域物品使用、补充、登记情况。审核各检查区域上报的收费数据，填写护理二线交班记录，次日进行交班讲评。

（四）值班、交接班注意事项

（1）值班期间应当在岗在位，及时完成患者准备、影像检查、诊断报告书写，参加科室各种应急事件的处置。因特殊情况需要离开岗位时，必须向二线值班人员说明原因并告知去向，接到呼叫后及时回复并尽快返回岗位值班。

（2）一线医师接到值班技师及护士通知的各种危急情况，应联合技师、护士立即展开应急处置；如遇疑难患者或不能处置的危重情况、医疗纠纷、突发事件等特殊情况应及时逐级向二线值班、三线值班人员上报，获得指导，必要时可向科室主任请示汇报。

（3）一线技术值班人员负责检查区域的影像检查和设备主机、附属设施及使用环境的运行安全工作，应严密观察机房温度、湿度及电源情况。设备运行时密切观察主机和附属设备的运行状况，出现异常要记录发生时间、错误代码、故障日志、处理过程及结果，并逐级上报。

（4）急诊、危重患者检查应优先安排，提前做好安全防护和急救器件准备，检查中密切观察患者病情变化，如有危及患者生命的图像显示，应立即通知诊断医师，按危急预案进行处置；患者出现严重不良反应应积极抢救，并记录过程。

（5）工作人员应严格做好交接班，下一值班人员未到，上一值班人员不能离岗。接班时应巡视检查区域环境、检查设备主机及附属设施，值班人员换班应进行当面交接。各区域一线值班人员应填写完成放射科一线交班记录，项目内容真实可靠。离岗时应当巡视检查设备、设施及环境的运行情况，可关闭的设备应断水断电，记录实时温度、湿度、液氦水平、氦压、电源等情况，夜间应密切注意安全，防火防盗。

（6）急诊检查接检应当高效、准确，注重人文关怀。次日交班前做好设备及附属设备、环境和消耗品准备，汇总书写值班小结，负责将夜班期间工作和重要检查情况向本组二线值班人员报告。

（7）值班人员做到“四看二听一巡视”，交接班做到“三交接五不交接”。

1）四看：①看检查申请单，检查项目是否准确、临床病史与检查项目是否一致、对比剂增强检查知情同意书患者是否签字、是否有临床特殊要求；②看患者，意识状态是否正常、危重患者是否有引流管道、外伤或术后患者包扎处是否有渗出物、检查前准备是否完善；③看设备环境，主机及附属设备显示是否有异常、空调是否运行、温度是否正常、常规及急救物资是否齐全及有效期内等；④看登记系统，了解检查进展、收费情况，了解患者候诊秩序。

2）二听：①患者在检查中是否有呼救声；②设备运行过程中是否有异常声。

3）一巡视：检查区域环境是否整洁、设备运行是否正常、物品是否在位。

4）三交接：口头交接、书面交接、特殊情况重点交接。

5）五不交接：①本班工作未完成不交接；②操作间、设备间不整洁不交接；③用过物品未清洁不交接；④物品及抢救药品、器材不齐不交接；⑤操作台不整洁不交接。

三、质控模式

放射科质量管理团队由本科室业务骨干组成，科主任担任科室质量管理团队中心组组长，全面负责质控管理工作，组织召开质控会议、形成决议等。

（一）科室质量管理组

1. 分设　诊断质量控制团队、技术质量控制团队、护理质量控制团队。

2. 质量管理团队架构设置

1）组长：科主任。

2）副组长：多名科室中层干部（副主任、技师长、护士长）担任。

3）成员：多名科室专业组骨干（影像诊断、影像技术、影像护理的亚专业组长、副组长组成）担任。

4）秘书：住院总医师、技术组助理、护理组助理。

（二）工作职责

1. 根据上级要求，结合科室实际现状，制订医疗、技术及护理质量监控方案，完善岗位评估体系。

2. 制订科室医疗、技术和护理质量的管理目标、计划、标准、措施、效果评价指标等。

3. 定期收集反馈信息，监测、分析各项医疗质量指标，针对问题提出对策，制订整改措施。

4. 负责对全科人员进行质量管理教育，增强质量控制意识，树立“质量第一”观念，落实“谨慎操作、安全救治”理念，形成全员积极参加质量管理的局面。

5. 建立、健全登记和统计制度，定期上报质量管理情况，纳入科室奖金考核体系。

（三）亚专业组质控工作

1. 影像诊断质量控制团队

（1）主持：分管影像诊断医疗的副主任或主任。

（2）成员：影像诊断亚专业组长、副组长、医师骨干。

（3）秘书：住院总医师或诊断组助理。

2. 技术质量控制团队

（1）主持：分管影像技术的副主任（技师长）。

（2）成员：影像技术亚专业组长、副组长、骨干技师。

（3）秘书：技术组助理。

3. 护理技术质量控制团队

（1）主持：护士长。

（2）成员：影像护理的亚专业组长、副组长、骨干护师。

（3）秘书：护理组助理。

4. 工作职能

（1）各亚专业组根据科室要求，结合本组实际现状，制订诊断报告质量、影像图像质量、护理服务质量监控方案，完善岗位评估体系。

（2）制订诊断报告质量、影像图像质量、护理服务质量的管理目标、计划、标准、措施、效果评价指标等。

（3）定期收集反馈信息，监测、分析质量指标，针对问题提出对策，制订整改措施。

（4）负责对诊断组、技术组、护理组全员进行质量管理教育，增强质量控制意识，形成全员积极参加质量管理的局面。

（5）建立、健全登记、统计制度，定期上报质量管理情况。

（郭大静　陈金华　陈维娟　张志伟　何晓静　刘　曦　王小琳　周治明）

第二章 放射影像检查技术操作总则及质控规范

第一节 放射影像检查安全相关操作总则

一、放射科检查项目、部位、技术方案核对制度

（一）目的

规避检查部位错照、漏照及患者信息错误等现象。

（二）适用范围

放射科所有检查项目。

（三）检查项目、部位、技术方案核对制度

（1）登记室工作人员、影像配合护士查看检查申请，核实检查项目、部位与临床病史要求是否相符，如有疑问咨询检查技师。

（2）检查技师仔细阅读申请单内容，核对即将检查患者的姓名、性别、年龄、ID号、检查部位、检查项目，询问患者相关病史，确认检查技术方案执行的可行性。

（3）图像后处理技师核对检查图像是否与临床申请要求相符，如有疑问及时与检查技师沟通。

（4）报告医师和审核医师在书写报告及审签报告时，核对临床申请与检查图像的一致性，如有问题及时与检查技师联系。

二、员工/患者放射辐射安全防护制度

（一）目的

加强对放射辐射设备的管理，保障员工、患者和陪伴人员安全。

（二）适用范围

放射科所有放射辐射诊疗设备。

（三）安全管理制度

1. 放射辐射工作人员的防护

（1）对所有放射辐射工作人员进行国家相关的放射卫生标准与技术规范的培训，以放射辐射防护最优化为原则，将一切必要的照射控制在可以达到的最低水平。

（2）在从事放射辐射工作前，对工作人员进行岗前健康体检。

（3）从事放射辐射工作的人员每两年接受一次职业健康体检，如发现异常再增加检查频度及检查项目。

（4）在放射辐射工作人员离岗时，对其进行健康体检。

（5）从业人员是否具备继续从事放射辐射工作的身体条件，由具有职业健康体检资质的医学检查单位根据体检结果进行鉴定。

（6）放射辐射工作人员上岗必须佩戴个人剂量监测仪。个人剂量监测仪每季度送检。

2. 放射辐射检查患者的防护

（1）妊娠期的妇女不建议进行放射辐射检查。已终止妊娠或必须进行放射检查者须与开单医师联系沟通，并由患者签字确认。

（2）对患者进行放射辐射检查时，对非检查部位的射线敏感部位采取标准铅防护。

（3）放射辐射检查过程中，如需家属陪同，需对家属射线敏感部位采取标准铅防护。

3. 放射辐射工作环境及设备管理

（1）对新建、改建、扩建项目必须在项目立项时向卫生监督部门提出申请，并且要进行职业病危害预评价、控制效果评价和竣工验收。

（2）引进新设备安装调试完毕后，须取得《辐射安全许可证》后方可投入使用。

（3）放射辐射工作场所有电离防辐射警示标志、工作指示灯清晰。

（4）按照《中华人民共和国计量法》的要求，每年由质量技术监督检测研究院对所有已开展检定工作的放射辐射设备进行计量检测，内容包括放射辐射剂量、图像分辨率、线性、重复性等。

三、放射科信息数据安全管理制度

（一）目的

保障患者影像数据的准确性、安全性。

（二）适用范围

本制度适用于放射科全体工作人员。

（三）安全操作规范

（1）根据相关的法律法规要求对患者的个人信息予以保密。

（2）放射科登记签到时，登记员对患者检查相关信息进行核对。

（3）检查前准备时，影像技师、护理人员对患者检查相关信息进行核对。

（4）检查信息录入时，影像技师对患者检查相关信息进行核对，检查完毕后将全量影像资料及相关信息医学数字成像和通信（digital imaging and communication in medicine，DICOM）数据上传至影像存储与传输系统（PACS）。

（5）图像后处理时，影像技师、诊断医师核对患者检查相关信息及影像数据准确性。

（6）诊断报告时，影像诊断医师核对患者检查相关信息及影像数据准确性。

（7）不得随意更改患者检查相关信息，如发现疑似有误，应确认错误环节，谨慎修正，并记录上报。

（8）新增设备应完善图像传输测试工作，确保数据完整性。

（9）放射科全量影像资料上传至医院PACS，由院信息科统一管理，合理容灾备份。

四、放射科感染控制制度

（一）目的

规范放射科感染控制流程，杜绝医疗操作等因素引起的相关感染。

（二）适用范围

本制度适用于放射科感染控制相关项目。

（三）环境感控规范

1. 环境　保持检查室内温度、湿度在适合范围内。每日检查结束后，由影像护士对检查室进行紫外线消毒，并填写消毒登记本。

2. 桌面、地面　每日检查后用500mg/L含氯消毒液擦拭桌面和地面，30min后用清水再次清洁。如有血液、粪便、体液污染，应采用1000mg/L含氯消毒液覆盖作用污染面，30min后用清水再次清洁。

3. 特殊感染患者的血液、粪便、体液污染区　采用2000～5000mg/L含氯消毒液擦拭，30min后用清水擦拭。

4. 空气　紫外线灯消毒60min，或空气消毒机消毒；如为气性坏疽，采用3%过氧化氢溶液按20ml/m^3气溶胶喷雾消毒房间，然后开窗通风。

（四）设备操作感控规范

1. 检查床　及时更换CT、MRI、DSA等检查用床单，每日用75%酒精消毒液擦拭检查床；如遇患者的血液、体液、粪便污染，应及时用75%酒精消毒液擦拭干净，然后用紫外线灯或空气消毒机消毒，再行检查。

2. 线圈　应定期对检查线圈进行保养及消毒处理，每日用75%酒精消毒液擦拭线圈，防止交叉感染。

3. 一次性耗材　高压连接管应一人一管。高压注射装置每日用热水擦拭；如被血渍污染应采用75%酒精消毒液擦拭。

4. 垃圾分类　正确处理医疗废物，医用垃圾和生活垃圾应分类放置，医疗锐器放入锐器盒内；空针、高压连接管应毁形后放入医用垃圾；上述垃圾由专人定时回收，当班护士和回收者签字确认。

5. 手部卫生　接触患者前后应彻底洗手，或用快速洗手消毒液搓揉消毒双手，洗手后应采用一次性干纸巾擦拭。

6. 隔离患者检查　必须在申请单上注明隔离种类，受污染的检查床或其他器械用75%酒精消毒液擦拭，紫外线消毒。

五、放射科清洁卫生制度

（一）目的

减少外源性医院感染，降低医院感染发病率，确保工作人员及患者的安全。

（二）适用范围

本制度适用于放射科感染控制相关项目。

（三）清洁原则

（1）地面无明显污染，通常采用湿式清扫，避免尘埃飞扬。

（2）清洁顺序：最小污染区域到最大污染区域。

（3）各类物品：一般情况下室内物体表面只进行日常清洁卫生，当受到病原菌污染时，可用化学消毒剂擦洗。

（4）勤巡视，及时清除地面垃圾，并收集、倾倒垃圾桶内废弃物，严格区分生活垃圾和医疗垃圾。

（5）严格区分办公区和候诊区专用抹布和拖把，标识清楚。

（四）消毒及重点工作计划

地面或桌面消毒适用于地面、桌面被患者血液、排泄物、呕吐物或体液污染时，常使用的化学消毒剂是有效氯，使用时确保化学消毒剂的有效浓度和消毒时间。大型医疗设备及检查床被患者血液、排泄物、呕吐物或体液污染时，应避免采用含氯消毒剂，须采用75%酒精消毒液清洁擦拭后，紫外线消毒。

六、放射科医疗废物管理制度

（一）目的

加强医疗废物的正确分类与管理，防止医疗废物的流失。

（二）适用范围

本制度适用于全科人员。

（三）工作职责

（1）参照国家医疗废物管理相关要求，配合院感科进行医疗废物的标准化管理。

（2）医务人员须按照标准进行各类废物的分类与放置。

（3）护士长负责加强科室医务人员及护工教育与管理，并对新进人员（包括相关护士、护工、保洁人员等）进行医疗废物管理及相关法律知识培训。

（4）感控护士负责督促科室人员对医疗废物分类与放置，并与回收员做好交接记录。

第二节 X线检查技术操作总则及质控规范

一、数字X射线摄影设备准备事项

（一）安全操作规范

（1）X线机的使用：安装、维修，应由相关专业的医技、工程人员执行。

（2）X线机应建立设备档案：内容包括规格、型号、用途、生产厂家、仪器编号、安装和使用日期等基本信息。

（3）使用人员在使用前要详细阅读设备的操作手册，了解设备的性能特点。严格遵守操作规程，熟练且正确地使用，保障设备的安全运行。

（4）X线机应建立交接班记录本，记录设备的运转情况、有无异常表现等内容。

（5）在使用过程中如发现异常情况或故障，应及时上报并报修，不得带故障工作，以免故障进一步扩大。设备发生故障后，不得擅自处理。情况紧急时，必须立即停电、关机，然后上报。

（6）设备通电后，使用人员不得随意离开设备。在摄片曝光过程中，不得随意改变曝光条件。设备运行时，其所承受的负荷不得超过该机所规定的负荷量。

（7）电子元件较多的X线设备，避免频繁关机、开机，以防止电流频繁冲击电子元件造成损害。

（8）电动诊视床的运动区域不得有障碍物（如踏脚凳、椅子等物品），以免对机器造成损害。在操作诊视床时，手不要离开操纵按钮，视线应当追随，以便在发生意外时立即切断电源。

（9）开机后，设备要进行预热准备。待X线球管灯丝、摄像管灯丝、监视器的显像管灯丝加热电压，以及电子元件的供电电压稳定后再进行透视或摄片，带有DSA等大型血管造影X线机在开机后按规定进行预热，才能使设备进入工作状态。

（10）当X线曝光时，应注意高压发生器或X线球管内有无异响及烧焦味等，如有上述情况，应立即关机并报告维修人员。

（11）组合机头的X线机，因功率小、体积小、散热差，在使用中应严格遵守X线球管的使用规格。不可连续工作时间过长，并注意球管的散热情况。

（12）修理工作须由两人以上进行并放置维修标识。要求在场人员熟悉安全规则和意外情况时的应急措施。

（13）修理高压部分前，应将高压变压器的初级导线拆除。检查高压电缆插头时，必须将电缆插头对地放电，以免高压触电。

（14）建立维修记录本。应及时详尽记录设备发生故障的原因、现象、排除故障的过程等要素，以便溯源。

（二）设备硬件环境准备

DR是由大量精密的元器件组成的大型医疗诊断设备，其周围环境需达到以下要求。

1. 机房布局　依据患者流通便捷性与感控需求，建议设置候诊区、准备间（更衣）、操作间、检查间，必要时设置设备间（参考购置设备场地需求说明书），检查间满足国家辐射防护建设要求GBZ 130—2020《放射诊断放射防护要求》。

2. 环境要求　DR检查间或设备间应配备独立控制的空调设备，温度应控制在18～24℃，湿度在45%～65%，环境整洁。

3. 电源要求　DR机需有独立稳定的电源配置（参数以购置设备的场地需求说明书为准）

4. 性能参数　信号传递特性、曝光指数、探测器剂量指示、响应均匀性、低对比度细节、极限空间分辨力、自动曝光控制等性能参考WS 76—2020《医用X射线诊断设备质量控制检测规范》。

5. 保养情况　每日开机例行检查，校准时间，定期删除患者资料，确保存储空间充足，定期做好设备的预防性维护。

6. 校准周期　参考WS 76—2020《医用X射线诊断设备质量控制检测规范》。表2-1为DR系统专用检测项目与技术要求。

表2-1　DR系统的专用检测项目与技术要求

检测项目	技术要求	周期
信号传递特性	$R^2 \geq 0.95$	三个月
响应均匀性	$CV \leq 5.0\%$	三个月
残影	不存在残影或有残影而像素值误差≤5.0%	三个月
伪影	无影响临床诊断的伪影	三个月

二、检查技术知识准备

1. 临床知识准备　了解检查目的、相关临床病史、相关检查结果、检查禁忌证、依从性、配合度、风险度、体重指数（BMI）、心率、精神状态、危重指征。

2. 患者准备　核对患者信息、检查部位、检查目的；评估患者依从性、配合度及风险度；去除检查部位体外异物；做好非检查部位的辐射防护。

3. DR检查技术相关知识　根据临床疾病诊疗的需求选择适宜的DR检查技术，包括体位设计、X线入射中心和角度、曝光参数、图像后处理参数等。

三、图像质量实时评价

（1）图像显示范围合理，以满足诊断疾病需求为目的。
（2）图像分辨力较高，对比度适中，达到诊断要求。
（3）体位设计标准，图像整体布局美观。
（4）无异物和运动伪影，图像质量良好。
（5）标识完整、准确，不遮挡图像。

四、检查信息完整校验

四角信息：在日常工作中，不同型号的设备显示的信息有差别，以显示重要信息且标记信息不遮挡图像关键部位为原则。表2-2为X线检查数字图像患者浏览图像显示的四角信息要求。表2-3为X线检查数字图像医师调阅图像显示的四角信息要求。

表2-2　X线检查数字图像患者浏览图像显示的四角信息要求

	左上角（患者基本信息）	右上角（医疗机构、设备软件信息）	左下角（检查参数信息）	右下角（显示信息）
第一行	患者检查唯一识别码	医疗机构名称	kV	放大比例
第二行	姓名（拼音或汉字）	设备品牌及型号	mAs	窗宽
第三行	出生日期、性别、年龄	软件版本	距离	窗位
第四行	检查日期（年月日）	互认标识-HR		
第五行	检查时间（时分秒）			
第六行	序列数/图像总数或图像编号/序列编号			

表2-3　X线检查数字图像医师调阅图像显示的四角信息要求

	左上角（患者基本信息）	右上角（医疗机构、设备软件信息）	左下角（检查参数信息）	右下角（显示信息）
第一行	患者检查唯一识别码	医疗机构名称	kV	患者体位
第二行	姓名（拼音或汉字）	设备品牌及型号	mAs	放大比例
第三行	出生日期、性别、年龄	软件版本	距离	窗宽
第四行	检查ID	互认标识-HR		窗位
第五行	检查日期（年月日）			
第六行	检查时间（时分秒）			
第七行	部位描述			
第八行	序列数/图像总数或图像编号/序列编号			

五、检查质量回顾评价

（1）检查目的是否达到。

（2）显示范围是否满足临床申请检查目的需求。

（3）图像是否位于探测器中心，左右两侧等距。

（4）图像噪声是否合适，无异物、无运动和探测器等产生的伪影或伪影不影响图像诊断。

（5）达到诊断要求的前提下，辐射剂量是否满足GBZ 130—2020《放射诊断放射防护要求》。

X线检查质量回顾评价见表2-4。

表2-4　X线检查质量回顾评价

评价内容	具体评价指标说明	分值	得分
影像信息（20分）	一般资料：成像技术与检查医嘱内容相符	5	
	患者基本信息：图像中需呈现患者姓名、性别、出生日期（年龄）、检查时间及检查部位等	10	
	检查基本信息：医院名称、设备名称、技术参数、图像左右标识等显示完整，标志与解剖结构无重叠	5	
检查规范（20分）	患者检查前准备：无体外异物、呼吸伪影等干扰	5	
	检查体位设计：体位是否摆放正确，是否按照检查部位设计标准检查体位	10	
	规范化投照技术：入射角度及距离、曝光范围、曝光参数（kV/mAs/辐射剂量）、检查辐射剂量、非被检部位辐射防护等	5	
图像质量（60分）	图像分辨率：图像对比度、清晰度好，无明显噪声，解剖结构显示清晰，失真度小，能够满足临床诊断需要	20	
	体位正确：被检查部位位于图像正中显示，包括投照位置和中心准确，图像上下、左右边缘对称	10	
	电子胶片：格式选择规范，排版美观，图像对比度、清晰度好，无明显噪声，解剖结构显示清晰，失真度小	5	
	影像显示：显示范围准确，主要解剖结构的显示层次分明、对比良好	20	
	无技术缺陷：体位、布局、伪影、信息标记、摄影条件等	5	
合计		100	
综合评价	是否达到互认要求：是　　　　　　　否		

优秀：90～100分；良好：80～89分；合格：60～79分；不合格：60分以下。

第三节　CT检查技术操作总则及质控规范

一、CT设备准备事项

（一）安全操作规范

（1）CT设备应由专业影像技师严格按照操作规程进行操作。

（2）设备使用前应常规进行安全检查，设备应用及维护应严格遵循操作规范和安全警示。

（3）影像技师应熟练掌握设备硬件、软件功能，具备排查简单故障、分析并报修复杂故障的能力。设备故障时，应首先确保患者安全。检查床板配备的附件，如果发生松弛或损坏，应及时进行修理或更换。

（4）检查床行进、扫描机架倾斜之前，密切观察设备周围物品、扩展支架或头架、医用线路管道、患者体位安全等，避免撞击卡压不良事件的发生。如果发生检查床失控，应采用紧急制动按钮。

（5）患者体重超过设备的设计上限时，禁止检查。

（6）患者上下检查床应予以协助，预防跌倒坠床。

（7）激光定位灯开启时，应提醒患者闭眼，避免激光束灼伤眼部。

（8）非检查射线敏感部位依据辐射防护标准规范防护，检查参数设置符合辐射防护基本原则。

（9）密切观察患者受检状态，如有不适，立即停止检查。

（10）若系统关闭后，部分监控或可视指示灯仍未断电，为防止可能存在电击危险，应关闭总电源并上报处理。

（二）CT设备硬件环境准备

CT是由大量精密的元器件组成的大型医疗诊断设备，其周围环境需达到以下要求：

1. 机房布局　依据患者流通便捷性与感控需求，建议设置候诊区、检查准备间（急救室）、操作间、检查间、必要时设置设备间（参考购置设备场地需求说明书），检查间满足国家辐射防护建设要求GBZ 130—2020《放射诊断放射防护要求》。

2. 环境要求　CT检查间或设备间应配备独立控制的空调设备，温度应控制在18～24℃，湿度45%～65%，环境整洁。

3. 电源要求　CT机需有独立稳定的电源配置（具体参数以购置设备的场地需求说明书为准）。

4. 性能参数

（1）CT机的球管热容量、检查床定位精度、重建层厚偏差、时间分辨率、CT值的准确性、图像噪声、高对比分辨力和低对比分辨力等参考WS 519—2019《X射线计算机体层摄影装置质量控制检测规范》。

（2）校准周期：参考WS 519—2019《X线射线计算机体层摄影质量控制检测规范》，具体见表2-5。

表2-5　CT设备质量控制检测项目及技术要求

检测项目	要求	周期
检查床定位精度	±2mm内	一个月
重建层厚偏差	±1mm内	一年
CT值（水）	±6HU内	一个月
均匀性	±6HU内	一个月

续表

检测项目	要求	周期
噪声	＜0.45%	一个月
高对比分辨力	＞5.0lp/cm	六个月
低对比分辨力	＜3.0mm	六个月

5.设备保养　按照CT设备要求进行日常空气校正、预热，定期删除患者资料，确保硬盘存储空间充足，定期做好CT设备的预防性维护。

6. 附属设备　高压注射器、常规急救医疗器械及药品，如心脏除颤器、简易呼吸器、供氧装置、负压吸引装置、1∶1000的肾上腺素及组胺H_1受体阻滞剂，如抗组胺药等。

7. 辐射防护用品　CT机房应配备一整套辐射防护用品，包括铅衣、铅帽、铅围脖、铅围裙、铅方巾。防护用品铅当量不低于0.5mmPb，所用材料及外衬应柔软，对人体无刺激。

二、检查技术知识准备

（一）临床申请评估

申请单与检查目的是否存在分歧、临床有无特殊申请需求。该检查能否达到诊断目的、患者有无完成检查的能力、检查禁忌证评估、设备选择。

（二）检查前准备评估

1. 常规准备　核对患者基本信息（姓名、性别、年龄等），评估患者依从性、配合度、风险度、BMI、心率、精神状态、危重指征等。告知患者检查时需要注意的事项，消除紧张心理。

嘱咐患者做好相应的检查前准备，包括去除检查部位的金属物品、呼吸训练等。心脏、胸部和腹部检查应提前对患者进行屏气训练；颈部和喉部检查告知患者检查时不能吞咽；眼部检查告知患者检查时闭上双眼，眼球不能转动。

参考《医用X射线诊断放射卫生防护及影像质量保证管理规定》，检查时必须注意采取适当的措施，减少受检者的辐射剂量。

2. 增强检查准备　增强检查患者或家属需签署知情同意书，告知患者可能出现的对比剂渗漏与不良反应风险。肝、肾功能差或碘过敏者，禁做CT增强检查。检查前告知患者注射过程中可能出现的反应，如发热、心动过速等，做好安全宣教及减压沟通，消除患者的紧张情绪。

3. 特殊准备　根据不同的检查目的及检查部位，做好相应的检查前准备，包括胃肠道准备、泌尿系统检查前准备、小肠检查前准备、特殊患者检查前给予镇静或镇痛等。

（1）胃肠道准备：禁食4～6h，扫描前15～20min口服清水1000～1500ml，上检查床前再补服300～500ml使胃肠道充盈。

（2）泌尿系统检查前准备：禁食4～6h，扫描前15～20min口服清水1500～2000ml，检查前需憋足尿液。

（3）小肠检查前准备：检查前45～60min内口服2000ml 2.5%甘露醇等渗溶液，分三次喝下，每次口服时间间隔为15～20min，2.5%甘露醇等渗溶液可为对比剂使肠道充盈扩张。检查前15min肌内注射盐酸消旋山莨菪碱（654-2）注射液两支，并于上检查床前摄入500ml混合液（根据患者具体情况定）。

（4）结肠检查前准备：检查前两日低渣饮食，检查前日当晚服用泻药，确保肠道清洁完全。检查前向肠道充气使肠道达到充盈要求；呼吸训练要求深吸气后并于呼气末屏气，不能屏气者应嘱其平静呼吸。

4. 数据图像的重建

（1）重建范围：根据临床需求和诊断目的，明确需要观察的解剖结构或病变部位，并据此设定起始层面和终止层面，确保重建范围准确覆盖目标区域，如肺结节的靶重建。

（2）重建层厚：根据临床需求和诊断目的，重新设置图像层厚，一般为1～2个探测器单元厚度，有利于观察细小结构或病变。

（3）重建层间隔：是指相邻两个重建层面图像中心点之间的距离，一般为小于或等于层厚。

（4）显示视野：减小显示视野可提高图像的空间分辨率，如肺结节薄层靶重建需要根据结节的尺寸设置视野大小。

（5）重建类型：根据临床需求和诊断目的，选择不同的重建函数，包括卷积核及重建算法等。

5. 图像的重组

（1）多平面重组（multi planar reconstruction，MPR）：通过对三维容积数据进行重建，获得同一组织器官的冠状面、矢状面、横断面及任意斜面的二维图像处理方法。MPR在全身各系统组织器官的形态学展示中作用显著，尤其在复杂解剖结构如颅底、颈部、肺门、纵隔、腹部、盆腔、动静脉血管等解剖结构的展示中表现卓越，还能精准判断病变性质、范围及毗邻关系，识别细小骨折和动脉夹层破口，定位结石等。

（2）曲面重组（curved planar reconstruction，CPR）：通过沿着预设的曲线，在容积数据的每相邻两点之间创建一个层面，并将这些平面相接平铺，获取该层面体素数据的连续纵断面图像。CPR用于展示人体曲面结构（如下颌骨、动静脉血管、支气管、冠脉、肋骨等）的走行、形态及病变情况。

（3）最大密度投影（maximum intensity projection，MIP）：是指对三维容积组织或器官每个像素的最大密度值进行任意方向的投影。MIP反映组织的密度差异，主要用于显示具有相对较高密度的组织结构。其用途包括观察血管的狭窄、扩张及充盈缺损，发现血管钙化，显示骨折情况，反映骨密度变化，以及清晰显示内固定装置。

（4）容积再现（volume rendering，VR）：通过利用每个层面容积数据的所有体素，从而得到接近真实的三维图像。VR完整展示物体的三维形态和空间位置信息，包括内部结构和细节，允许通过切割技术及任意角度旋转来观察物体，从而能够立体完整地显示物体的空间关系改变情况，常用于观察肿瘤组织与血管之间的空间关系。

（5）仿真内镜（virtual endoscopy，VE）：利用计算机软件功能，将容积数据通过三维重建和后处理技术，生成类似于真实内镜下的空腔器官内表面的立体图像。VE可用于人体所有空腔器官的检查，包括胃肠道、呼吸道、泌尿系统等。

（6）灌注参数：①血流量（blood flow，BF），反映单位时间内通过感兴趣区（region of interest，ROI）的血流量，用来评估组织器官的血流供应情况；②血容量（blood volume，BV），描述每单位体积组织内血液的含量，有助于了解组织器官的血液储备能力；③平均通过时间（mean time to pass，MTT），表示对比剂从动脉流入到静脉流出所需的平均时间，反映组织器官的血流速度和血流动力学的变化；④达峰时间（time to peak，TTP），表示对比剂在ROI内达到最大浓度的时间，可以反映组织器官血流灌注的异常情况；⑤表面通透性（permeability surface，PS），反映血管内外物质交换的速率，即对比剂通过血管壁的扩散速率与血管表面积的乘积，提供了关于血管壁通透性的信息。

（7）肿瘤染色：用于观察和分析肿瘤血管情况的技术，能了解肿瘤的血供情况，包括肿瘤内部的血管分布、血管密度，以及血管与周围组织的关系等。这些信息对于判断肿瘤的性质、评估肿瘤的恶性程度及制订治疗方案具有重要的参考价值。

（8）能谱分析：其应用包括下述几个方面。①基于碘成分与钙化或骨性成分的X线衰减差异，能分离出复杂结构中的血管、去除骨性结构、去除血管硬斑块，如头颈部血管；②基于钙图明确是否有尿酸盐结晶的异常沉淀以区分真假痛风；③可计算去除碘剂后的平扫图像，诊断对比剂渗漏及出血，并且能够鉴别新鲜及陈旧性脑出血；④单能量成像技术可提高信噪比，降低对比剂注射速率和总量，改善对病变部位的显示清晰度；⑤降低金属伪影的干扰，如骨关节金属置入物术后、经颈静脉肝内门体静脉分流术（TIPS）术后等。

（9）心功能分析：基于CT扫描获取的心脏图像，通过一系列数学模型和三维重建技术，可以直观地观察到心脏的形态、大小和结构变化，从而判断是否存在心脏瓣膜病变、心肌肥厚等问题。另外，通过分析心室壁的运动情况和心脏的射血分数，可以判断心脏的收缩和舒张功能是否正常。此外，心功能分析还可以用于评估心脏的灌注情况，判断是否存在心肌缺血、心肌梗死等病变。

6. CT数据采集方法

（1）普通扫描：又称平扫或非增强扫描，能提供病变的初步定位和定性信息，显示病变的大小、数目、形态。其主要适用于骨骼、肺等密度差异较大的组织，以及急腹症、外伤等患者。

（2）增强扫描：经静脉注射对比剂后进行扫描，可增加病变与周围正常组织的对比度或增加血供丰富病变与正常器官之间的对比度，以显示平扫上未被显示或显示不清的病变，以及观察血管结构及血管病变，有助于对病变进行定位及定性。增强扫描包括常规增强扫描及动态增强扫描。

（3）CT能谱成像：是指使用两种不同能谱分布的X线进行成像，从而获取两种或更多不同能谱分布下的扫描数据。通过对数据的重建，形成多种能谱数据结果，包括能量减影、物质分离、物质定量定性、单能量成像、能谱曲线等，进而提供更丰富的影像信息。与传统的CT检查相比，CT能谱成像在一次扫描中即可获取多种信息，减少了患者的辐射暴露和扫描时间。能谱CTA成像能对原始图像进行去除骨处理，可简单有效地去除颅底骨质的干扰，使头颈部、胸腹部、四肢动脉解剖形态清晰显示。

（4）CT血管成像：是指通过静脉注射对比剂后，在靶血管内对比剂浓度（mgI/ml）达到峰值时，进行螺旋扫描，经工作站后处理，重建血管的三维立体影像。影响靶血管对比剂达到阈值时间的因素包括对比剂注射时间、注射速率、注射总量、扫描延迟时间、扫描时间、患者年龄及BMI等。CT血管成像包括CT动脉血管成像（CT arterial angiography，CTA）及CT静脉血管成像（CT venous angiography，CTV）。

1）CTA能以非常高的分辨率显示动脉血管的细节结构，包括血管壁的异常、血栓形成、动脉瘤等。另外，CTA可以观察全身各个部位的动脉血管结构，如头颈动脉、冠状动脉、肺动脉、肾动脉、四肢动脉等，成为评估多种动脉疾病的常用方法，如冠心病、脑血管疾病、主动脉疾病等，有助于医师准确评估血管病变的程度和位置，从而指导临床决策和治疗计划。

2）CTV能评估静脉血管的结构、功能，以及可能存在的异常，有助于医师观察血管的形态、走行，以及是否有异常狭窄、闭塞或血栓形成。CTV对于诊断静脉疾病，如静脉曲张、静脉血栓等，具有重要的价值。CTV可应用于全身各部位静脉血管，包括头颈部、心胸部、腹部及四肢等部位。

（5）CT灌注成像（CT perfusion，CTP）：是指经静脉注射对比剂的同时，对选定层面进行连续多次的同层扫描，以获取该层面每一像素的时间-密度曲线。这一曲线能够反映对比剂在组织器官中的浓度变化，从而间接反映组织器官的灌注量变化。根据该曲线，利用不同的数学模型计算出BF、BV、MTT、TTP等参数，来评价组织器官的灌注状态。

CTP能够明确显示脑局部缺血灶，了解脑血管的储备能力及脑血流动力学功能信息，如脑微循环状态和缺血灶分期。此外，还能明确缺血半暗带，指导溶栓治疗，并对治疗效果进行追踪评价。在检测隐匿性或微小恶性病变、鉴别炎症与肿瘤、对脑肿瘤进行分级，以及指导临床肿瘤活检等方面，CT灌注成像也发挥着重要作用。其操作相对简单，成像速度快，特别适用于急、危重症及带有心脏起搏器或其他MRI检查禁忌证的患者。同时，联合CTA检查可以更准确地评估责任血管，有助于临床治疗及预后的判断。

7. 辐射剂量防护　推荐参照辐射剂量诊断参考水平（GBZ 130—2020）。

三、图像质量实时评价

1. 扫描方案及扫描参数的选择　根据不同的检查目的、部位及患者自身情况，设计规范舒适的体位。按照临床诊断疾病的需求选择适宜的CT检查技术和设置扫描方案，实时评估患者的体质特点并优化扫描参数（管电压、管电流、层厚、层间距、螺距、扫描时间、重建算法、注射方案、扫描方向）等。

2. 图像显示范围　包含完整目标组织或病变区域，以满足诊断疾病的需求为目的。

3. 图像显示标准　目标组织居于图像中心，矩阵≥512×512，合理的视野（field of view，FOV）、层厚及层间距，能多方位显示目标组织标准解剖结构，展示病变及其与周围组织结构关系。根据检查部位选择合适的重建算法，结合扫描序列和病变特点进行图像后处理。

4. 图像质量要求

（1）图像的分辨力较高，能分辨≥1mm的病变，对比度良好，达到诊断要求。

（2）图像按解剖顺序排列，无层面遗漏及错位。

（3）增强扫描期相合适，可显示组织或病变强化特点。

（4）无异物、运动伪影，图像质量良好。

四、检查信息完整性校验

四角信息：在日常工作中，不同型号的设备显示的信息有差别，以显示重要信息且标记信息不遮挡图像关键部位为原则。表2-6为CT检查数字图像患者浏览图像显示的四角信息要求，表2-7为CT检查数字图像医师调阅图像显示的四角信息要求。

表2-6　CT检查数字图像患者浏览图像显示的四角信息要求

	左上角（患者基本信息）	右上角（医疗机构、设备软件信息）	左下角（检查参数信息）	右下角（显示信息）
第一行	患者检查唯一识别码	医疗机构名称	kV	放大比例
第二行	姓名（拼音或汉字）	设备品牌及型号	mAs	窗宽/窗位
第三行	出生日期、性别、年龄	软件版本	转速、螺距	
第四行	检查日期（年月日）	互认标识-HR	层厚、位置信息（sp、lp）	
第五行	检查时间（时分秒）			
第六行	序列数/图像总数、图像编号/序列编号			

表2-7　CT检查数字图像医师调阅图像显示的四角信息要求

	左上角（患者基本信息）	右上角（医疗机构、设备软件信息）	左下角（检查参数信息）	右下角（显示信息）
第一行	患者检查唯一识别码	医疗机构名称	kV	患者体位
第二行	姓名（拼音或汉字）	设备品牌及型号	mAs	FOV、矩阵
第三行	出生日期、性别、年龄	软件版本	转速、螺距	放大比例
第四行	检查ID	互认标识-HR	层厚、位置信息（sp、lp）	窗宽/窗位
第五行	检查日期（年月日）		探测器准直	
第六行	检查时间（分时秒）		重建算法	
第七行	部位描述			
第八行	序列数/图像总数、图像编号/序列编号			

五、检查质量回顾评价

（1）检查目的是否达到。

（2）显示范围是否涵盖检查部位。

（3）图像是否位于FOV中心，左右两侧等距。

（4）图像噪声、分辨力是否合适，无异物和运动伪影，或伪影不影响图像诊断。

（5）达到诊断要求的前提下，辐射剂量是否满足国家标准（GBZ 130—2020）。

CT检查质量回顾评价表见表2-8。

表2-8　CT检查质量回顾评价表

评价内容	具体评价指标说明	分值	得分
影像信息（20分）	一般资料：成像技术与检查医嘱内容相符	5	
	患者基本信息：图像中需呈现患者姓名、性别、出生日期（年龄）、检查时间及检查部位等	10	
	检查基本信息：医院名称、设备名称、技术参数、图像左右标识等显示完整，标志与解剖结构无重叠	5	
检查规范（20分）	患者检查前准备：无体外异物、呼吸伪影等干扰	5	
	检查体位设计：体位是否摆放正确、是否按照检查部位设计标准检查体位	10	
	规范化扫描技术：包括扫描参数（管电压、管电流、层厚、层间距、螺距、矩阵、FOV）及重建算法、重组后处理方法等	5	
图像质量（60分）	图像分辨率：图像对比度、清晰度好，无明显噪声，解剖结构显示清晰，失真度小，能够满足临床诊断需要	30	
	体位、扫描范围：被检查部位位于图像正中显示，包括扫描部位和中心准确，图像上下扫描范围完整	10	
	窗技术应用、图像后处理规范合理	10	
	影像显示：显示范围准确，主要解剖结构的显示层次分明、对比良好	10	
合计		100	
综合评价	是否达到互认要求：是　　　　　　　　　　否		

优秀：90～100分；良好：80～89分；合格：60～79分；不合格：60分以下。

第四节　MRI检查技术操作总则及质控规范

一、MRI设备准备事项

（一）安全操作规范

（1）MRI扫描必须由专业的操作人员执行，并严格按照操作规程进行操作。

（2）MRI操作间及磁体间钥匙由磁共振技术员负责保管，严禁无关人员擅自使用。

（3）严禁具有磁共振禁忌证和携带铁磁性物质的任何对象进入磁体间。

（4）严禁各类大型金属物体进入磁体间，如铁制的车、床、担架、氧气瓶、非磁共振用高压注射器等，以防造成严重的设备损害，甚至危及人身安全。

（5）操作人员定位时，站位必须面对磁体间大门，禁止无关人员进入磁体间。

（6）定位过程中，告知患者闭眼，操作人员切勿凝视激光灯源，避免对眼睛造成损伤。

（7）扫描过程中，除了受检者及需要在扫描室停留的工作人员或家属外，其他人员严禁在扫描室内停留。

（8）严禁受检者因体位原因致使体内形成回路，扫描过程中受检者皮肤不要直接触碰磁体内壁及各种导线，防止灼伤。

（9）扫描前可给予受检者报警皮球，并告知如何使用，扫描时通过监视器观察患者状态。

（10）扫描前须保证磁体间大门关好。

（11）维持机房温度和湿度恒定，保证设备使用安全。

（12）紧急失超开关（ERDU），明确警示标识，避免误触发，只有在确定危及生命的情况下才能使用，绝不能随意使用。

（二）设备硬件环境准备

MRI设备是高磁场、高精度的大型医疗诊断设备，设备硬件环境准备如下所述。

1. 机房布局　依据患者流通便捷性与感控需求，建议设置特殊候诊区和检查准备间（急救室），操作间、磁体间、设备间三者之间紧密连接呈“L”形或“一”字形（参考购置设备场地需求说明书）。磁体间的位置设定应充分考虑磁体重量、运输通道、射频屏蔽和铁磁屏蔽，以及强磁场对环境的影响（以各厂家安装要求为准）。

2. 环境要求　磁体间与设备间应配备独立控制的精密空调设备，温度应控制在20～22℃，湿度在45%～65%，环境整洁。

3. 电源要求　MRI设备需有独立稳定的电源配置和附属设备供电（具体参数以购置设备的场地需求说明书为准）。

4. 磁体液氦　具有二次冷却水循环系统保障磁体氦压稳定（具体参数以购置设备的场地需求说明书为准）。设置紧急排风系统风口应安装在室外失超管附近、高处且独立于失超管。

5. 性能参数　静磁场均匀性、稳定性、共振频率、信噪比（SNR）、空间分辨率、图像均匀性、层厚、图像伪影、制冷剂挥发率等性能参数的检测参考WS/T 263—2006《医用磁共振成像（MRI）设备影像质量检测与评价规范》。

6. 线圈（射频线圈）

（1）线圈齐备：头颅相控阵线圈或头颈联合线圈，颈部相控阵线圈或头颈联合线圈，脊柱相控阵线圈，体部相控阵线圈，肩关节、膝关节、踝关节专用线圈或软线圈等（具体线圈配置以设备购置合同为准）。

（2）规范使用：线圈应分类存放，轻拿轻放，线圈插头拔插不可偏移，线圈连接线避免缠绕，采用软垫将线圈与患者隔离，且线圈不可空置于检查床。

7. 保养情况

（1）设备整体性能检测：①监测检查设备总体工作状态及图像质量；②每天监测液氦水平及液氦消耗是否正常，液面突然降低或低于一定数值（一般是60%左右，具体根据不同厂家及不同设备要求而定）时应及时通知设备维保公司补充液氦；③检查设备运行日志（Log）文件和报错记录以掌握过去一段时间设备运行状况；④检查设备检查床功能和位置，以及应急制动开关是否正常，定期清洁检查床污垢；⑤检查设备外壳是否破损，清洁

满足临床诊疗需求。

（3）增强扫描期相合适，可显示组织或病变强化特点。

（4）尽可能减少伪影，避免影响诊断。

四、检查信息完整性校验

1. 四角信息　可识别被检者基本信息和系统相关参数，参数解读有助于对序列的认识、参数的优化和伪影的分析。不同型号的设备显示的信息有差别，以显示重要信息且标记与信息不遮挡图像关键部位为原则。

2. 图像标尺　位于影像右侧边框，并显示刻度尺比例。

3. 图像标记　同一检查部位及序列统一标记位置，不遮挡图像重要组织。

表2-9为MRI检查数字图像患者浏览图像显示的四角信息要求，表2-10为MRI检查数字图像医师调阅图像显示的四角信息要求。

表2-9　MRI检查数字图像患者浏览图像显示的四角信息要求

	左上角（患者基本信息）	右上角（医疗机构、设备软件信息）	左下角（检查参数信息）	右下角（显示信息）
第一行	患者检查唯一识别码	医疗机构名称	序列名称	位置信息（sp、lp）
第二行	姓名（拼音或汉字）	设备品牌及型号	TR	FOV、矩阵
第三行	出生日期、性别、年龄	软件版本	TE	放大比例
第四行	检查日期（年月日）	互认标识-HR	TI	窗宽/窗位
第五行	检查时间（时分秒）		TA、层厚/层间距、激励次数	
第六行	序列数/图像总数、图像编号/序列编号			

表2-10　MRI检查数字图像医师调阅图像显示的四角信息要求

	左上角（患者基本信息）	右上角（医疗机构、设备软件信息）	左下角（检查参数信息）	右下角（显示信息）
第一行	患者检查唯一识别码	医疗机构名称	序列名称	患者体位
第二行	姓名（拼音或汉字）	设备品牌及型号	TR	位置信息（sp、lp）
第三行	出生日期、性别、年龄	软件版本	TE	放大比例
第四行	检查ID	互认标识-HR	TI	窗宽/窗位
第五行	检查日期（年月日）	线圈及通道数	TA、层厚/层间距、激励次数	
第六行	检查时间（时分秒）		并行采集技术、相位编码方向	
第七行	部位描述		各种图像优化处理技术	
第八行	序列数/图像总数、图像编号/序列编号		重建参数	

五、检查质量回顾评价

（1）检查目的达到。

（2）图像显示范围、显示标准及图像质量达标。

（3）遵循规范化检查路径及针对病变制订个性化扫描方案。

MRI检查质量回顾评价表见表2-11。

表2-11 MRI检查质量回顾评价表

评价内容	具体评价指标说明	分值（分）	得分
影像信息（20分）	一般资料：成像技术与检查医嘱内容相符	5	
	患者基本信息：图像中需呈现患者姓名、性别、出生日期（年龄）、检查时间及检查部位等	10	
	检查基本信息：医院名称、设备名称、技术参数、图像左右标识等显示完整，标志与解剖结构无重叠	5	
检查规范（20分）	患者检查前准备：无体外异物、呼吸伪影等干扰	5	
	检查体位设计：体位是否摆放正确、是否按照检查部位设计标准检查体位	10	
	规范化扫描技术：线圈选择、参数信息（应包含检查序列的名称及参数、FOV、矩阵、TR及TE时间、层厚、层间距、编码方向、带宽及激励次数）等	5	
图像质量（60分）	图像分辨率：图像对比度、清晰度好，无明显噪声，解剖结构显示清晰，失真度小，能够满足临床诊断需要	30	
	体位、扫描范围：被检查部位位于图像正中显示，包括扫描部位和中心准确，图像上下扫描范围完整	10	
	窗技术应用、图像后处理规范合理	10	
	影像显示：显示范围准确，主要解剖结构的显示层次分明、对比良好	10	
合计		100	
综合评价	是否达到互认要求：是　　　　否		

优秀：90～100分；良好：80～89分；合格：60～79分；不合格：60分以下。

第五节　放射数字影像数据管理操作总则

一、影像检查技术数据规范

（一）数据采集规范

依托卫生健康专网，使用专用采集工具从医疗机构的图像存储与传输系统（PACS）采集数据。

（1）采集数据应包含申请信息数据、检查信息、报告信息、检查报告指标信息、影像序列数据信息、图文报告中图像信息、PACS介质服务器信息、患者主索引信息、数字医学影像检查结果与放射信息系统（radiology information system，RIS）介质服务器信息、RIS与PACS关联关系数据、检查质控信息数据、患者授权信息状态、诊断意见引用信息状态、互认信息状态等数据元信息。

（2）采集工具应支持包括视图模式、文件传输协议（file transfer protocol，FTP）、安全文件传输协议（SSH file transfer protocol，SFTP）、超文本传输协议（hypertext transfer protocol，HTTP）等多种数据接口采集模式，实现对数字影像的结构化与非结构化数据采集，具备数据稽核与数据校验功能，实现采集任务信息上传。应具备数据采集监测、反馈功能，可对各医疗机构数据上传情况、服务器及相关服务运转情况、硬盘内存容量等进行监测，并对异常状态进行及时预警。

（3）数据信息应覆盖影像检查的全流程（包括但不限于临床申请、预约分检、签到准备、设备检查、影像质控、报告书写、结果发布），其中影像序列数据应采用DICOM无损格式上传，医学影像检查数据的存储及传输过程应遵循DICOM3.0国际标准协议。

（二）存储规范

数据集中存储至卫生健康云，保障数据的完整性与安全性，实现医学影像检查结果数据智能、高效、融合、经济的存储。

1. 数据分类规则　按临床医师和患者的访问频率将数据分为热数据与冷数据两种类型。热数据是指高频率访问的医学影像数据，即1年以内有访问的数据；冷数据是指低频率访问的医学影像数据，即超过1年未访问的数据。

2. 数据存储要求

（1）热数据存储要求

1）数据可实时访问，首张影像加载访问延迟应小于3s。

2）采用可扩展的存储架构，当存储资源不足时应具备在线扩展能力，且不影响原存储系统的正常运行。

3）采用多副本或纠删码的存储格式，保证业务99.99%高可用。

（2）冷数据存储要求

1）可实现数据延迟访问，访问延迟小于2h。

2）采用可扩展的存储架构，当存储资源不足时具备在线扩展能力，且不影响原存储系统的正常运行。

3）采用多副本或纠删码的存储格式，保证业务99.9%高可用。

3. 存储年限　应符合《关于印发电子病历应用管理规范（试行）的通知》（国卫办医发〔2017〕8号）中关于电子病历存储的要求，按上传至卫生健康云的时间起算不低于15年。

（三）数据治理规范

数字医学影像服务应通过数据质量管理的手段及工具，按照数字医学影像质量标准，对全量数据进行分析、监控、评估和改进，提升影像检查结果数据质量及影像检查项目标准化。

1. 影像检查结果数据质量　①应按数字医学影像质量标准进行治理，保障数字医学影像资料的及时性、连续性、一致性、完整性、准确性。②应具备对医疗机构影像检查结果数据质量监测的能力，对上传数据进行实时监测与反馈。③应具备对医疗机构影像检查结果数据质量统计与分析的能力，便于卫生健康行业主管部门了解不同时间、区域、级别的医疗机构数据质量及问题。

2. 影像检查项目数据标准化　应具备对医疗机构影像检查项目名称及编码规范化

和标准化的能力，满足重复检查精准提醒、互认行为智能监管、互认成效精准统计的要求。

（四）数据应用规范

数字医学影像服务应支持医疗机构医师工作站、患者移动端调阅，满足管理端监管要求，服务经院内质控且符合市级质控要求，应包含DICOM影像及报告、市级平台质控评价结果、市级患者主索引、患者授权记录、诊断意见引用记录、临床医师互认记录等数据集。

1. 医疗机构端　应与医院信息系统（HIS）集成，打造“操作友好型”医师服务终端，达到提醒精准、调阅迅速、操作便捷的标准。

（1）应具备患者授权许可功能，临床医师调阅患者数据前，必须经患者在当次就诊流程中通过扫码等方式授权。

（2）应具备身份识别认证功能，患者身份识别认证可由电子健康码等多种方式提供，医师身份识别认证由国家卫生健康委员会电子化注册信息系统统一提供。

（3）应具备主动查阅功能，临床医师在合法合规的情况下可被授权调阅患者在区域内全生命周期影像检查档案的相关申请单、诊断报告及影像等数据。

（4）应具备智能提醒功能，临床医师开具检查单时，对患者有类似检查且结果质量符合诊断要求的，根据互认项目和提醒周期配置，医师工作站自动弹出提醒信息。

（5）应具备影像报告结果一键复制功能，医师可以复制引用“影像表现”和“诊断意见”至临床工作站，并对复制引用行为进行唯一ID标识，便于引用信息溯源。

（6）应具备图像缩放、窗宽窗位调整、动态播放、逐页浏览、病灶CT值测量、大小测量、多序列对照、多平面重组、曲面重组、三维重建等功能。卫生健康专网环境下，临床工作站调阅CT、MRI等热数据首张图片显示响应时间应在3s以内，加载速度不低于10帧/秒。

2. 患者移动端　应通过信息平台授权认证、DICOM影像浏览器等组件实现相关功能，支持患者在移动端安全便捷地获取、查阅、下载个人全量DICOM影像及结构化数字报告。

（1）应具备数字医学影像资料获取功能，支持患者经身份认证和授权后自主获取本人医学影像资料，支持患者通过移动端授权临床医师在医疗机构端获取本人医学影像资料。

（2）应具备数字医学影像资料查阅功能，向患者提供全生命周期影像档案全市统一聚合的查询服务，患者可通过市级公众服务平台及多种服务入口（公众号、小程序等）查阅影像资料。

（3）应具备数字医学影像资料下载功能，下载功能是指单次检查的数字医学影像资料以超链接方式获取，并具备限时、密码保护等安全策略。

3. 监管要求　数字医学影像服务在各公共服务平台对外开放前需要完成应用管理登记和备案，遵循应用管理流程。具备对检查设备信息、调阅互认行为、数据质量、影像质控、检查费用、医保报销、检查耗材等指标的监管能力，满足按时间、区域、医疗机构等维度对医疗机构的互认行为及数字医学影像服务全流程、全链条进行监管和分析的监管要求。

（五）安全规范

按照《中华人民共和国网络安全法》《中华人民共和国数据安全法》《中华人民共和国密码法》《中华人民共和国个人信息保护法》相关规定，数字医学影像服务应采用安全的传输协议、必要的安全防护措施、严格的边界防护策略、有效的个人隐私保护手段，保障数据安全，防止个人信息泄露。应当满足三级以上网络安全等级保护和关键信息基础设施安全保护要求，确保数字医学影像服务安全。

二、影像检查技术标准

（一）DICOM 标准

医疗机构提供数字医学影像服务，其医学影像检查数据的存储及传输过程应遵循DICOM 3.0国际标准协议。

（二）影像质量要求

医疗机构上传的影像数据需满足影像质控标准要求，并采用DICOM无损压缩格式上传。DICOM图像的像素分辨率依据检查设备的分辨率核定，图像关键参数必须与DICOM文件对应标签参数一致。推荐标准：单张图片CT像素不低于512×512，MRI像素不低于256×256，DR、CR、DSA静态图像像素不低于300DPI；单像素比特深度不低于10bit。

（三）数据质量要求

上传影像数据需满足及时性、一致性、完整性、准确性及连续性要求。

1. 及时性要求　主要考查医疗机构医学影像检查服务效率与数字医学影像服务效率。具体指标为急诊影像检查结果与诊断报告时限：DR＜0.5h、CT/MRI＜2h；常规CT/MRI影像检查结果与诊断报告时限小于24h；特殊检查项目及疑难病例影像检查结果与诊断报告时限小于48h；影像检查结果数据的上云传输时间与该数据实际检查发生时间间隔小于1h。鼓励医疗机构通过医技预约系统信息化建设，缩短患者检查等待时间，改善患者影像检查体验。

2. 一致性要求　主要考查医疗机构上传的影像检查结果与诊断报告是否匹配，一致性需达到100%，实现从检查项目申请开始至诊断报告发布全流程溯源。

3. 完整性要求　主要通过提取医学影像质控标准数据中各流程数据的关键字段信息，考察检查过程的执行情况，如检查申请单信息、患者一般信息、检查登记信息、检查前准备信息、技师采集操作信息、医师诊断判读信息、影像检查结果发布状态等，完整性不低于95%。

4. 准确性要求　主要依托医学影像云中心数据库，对医学影像检查全流程中操作者录入的关键字段数据进行比对，如医师检查申请信息、患者诉求信息、预约登记信息、护理准备评估信息、技师采集参数信息、医师诊断结论信息、影像检查结果发布信息等，考查检查路径的执行操作是否符合质控标准。字段的准确性不低于90%。

5. 连续性要求　主要考查医师实施跨院调阅时，在区域内能连续性调阅各个医疗机构间的检查资料，每一类检查各项目影像检查结果归档应及时完整。具体考核指标为医疗机构上传影像检查结果和诊断报告等资料时，是否存在间断或间断时间过长等情况，无故中断时长是否超过24h。

（四）影像浏览功能要求

医师工作站跨医疗机构调阅影像浏览功能至少应具备图像缩放、窗宽窗位调整、动态播放、逐页浏览、病灶CT值和大小测量、多序列对照、影像图像重组浏览等功能。医师可对影像检查结果进行再次独立诊断报告。

（五）影像浏览速度要求

医师调阅医学影像检查资料时需确保影像调阅的流畅性。在卫生健康专网环境下，临床工作站调阅CT、MRI等首张图片显示响应时间应在3s以内，加载速度不低于10帧/秒。患者浏览影像检查结果和诊断报告资料时，在正常4G、5G条件下，影像的浏览不应有停顿、延时、中断等现象。

（六）安全规范

1. 影像存储的安全性要求　数字医学影像存储应当符合网络信息安全等级保护三级要求，系统必须具备严密的数据安全策略和多级权限管理体系，具备智能密码钥匙、应用证书与密码设备证书、密码服务功能。影像存储系统、影像浏览器、公众号等快捷浏览方式均应通过安全性和有效性检测。

2. 影像浏览的安全性要求　医疗机构向患者提供的数字医学影像服务应具备严格的认证鉴权流程，医师跨院调阅需获得患者授权许可。患者通过移动端浏览时，应设置身份验证并完成应用管理授权。授权过程应兼顾患者使用的便利性。

3. 权限管理　数字医学影像资料属于患者的个人健康医疗资料，医疗机构向患者提供的数字医学影像服务应具备严格权限管理功能。医疗机构拥有管理权和使用权，设备厂家、PACS、HIS、RIS等应用服务商未经医疗机构书面同意，不得以任何形式向第三方提供数字医学影像数据。

4. 隐私保护　严格遵守《中华人民共和国数据安全法》《中华人民共和国个人信息保护法》的相关要求，医学影像云中心应与医疗机构及数字医学影像应用服务商签署保密协议，制订严密有效的患者隐私保护策略。应用服务商只提供平台工具及系统维护，无权浏览或处置患者影像资料及个人信息。

（陈金华　王小琳　程　琳　李　欣　韦　鑫　钱思宇　熊培佳　刘俊伶）

第三章 放射影像技师规范化培训

随着医疗技术的不断进步和医学影像学的快速发展，放射影像技师在医疗体系中的作用日益凸显。放射影像技师规范培训体系的构建与实施，旨在提升技师的专业素养和技能水平，以适应不断发展的医疗技术需求。放射影像技师作为医学影像检查的重要执行者，其专业素养和技能水平直接影响影像诊断的准确性。通过系统地培训，使技师全面掌握放射影像技术学的基础知识、基本理论和影像检查的基本操作技能，在提高技师的专业素养的同时提升其在工作中的自信心和应对复杂情况的能力，同时促进技师之间的交流与合作，形成学习共同体，共同推动放射影像技术学的创新与发展。

第一节 放射影像技师规范化培训管理

一、管理架构

放射影像技师规范化培训管理架构见图3-1。

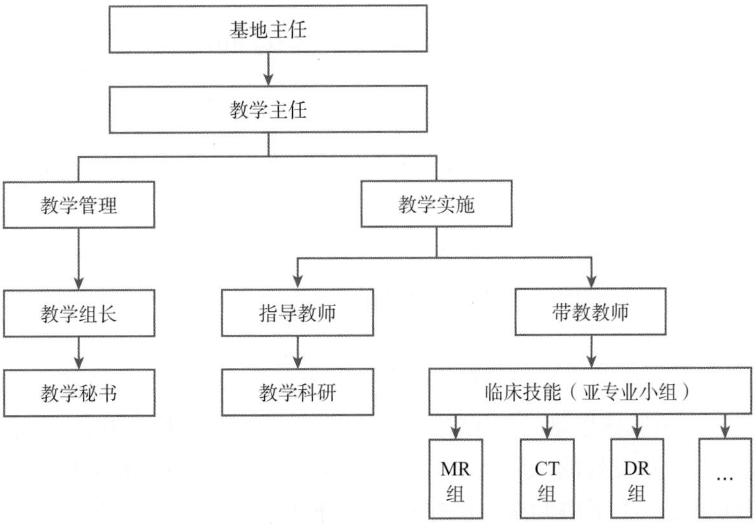

图3-1 放射影像技师规范化培训管理架构

二、管理职责

1. 基地主任　在医院的领导下，承担本专业各项培训任务的全过程组织管理；成立影像技师规范化培训管理与考核小组，对该基地培训工作进行监督、检查和评估，指导培训基地改进教学方法，提高教学质量。

2. 教学主任　加强人才培养，重视基地教学梯队的组成，组织具备条件的影像技师组成师资队伍；主持影像技师规范化培训的教学质量考核及学员的年度考核工作。

3. 教学组长　熟悉影像技师规范化培训的内容，制订教学安排、组织相关讲座；组织阶段考核的命题、评卷及临床技能考核工作；协调影像技师规范化培训临床工作与教学工作的合理安排，确保培训计划的顺利实施。

4. 教学秘书　协助影像技师规范化培训教学主任、教学组长完成培训及考核任务；负责安排和指导影像技师的教学实践；对影像技师考核表格的填写情况，予以指导和检查。

5. 指导教师　负责培养规培学员的教学及科研能力，具备医疗、教学和科研工作经验，承担影像技师专业理论的教学；指导影像技师了解本学科的前沿技术及最新进展，引领科研思维建立。

6. 带教教师　负责培养规培学员的临床工作岗位胜任能力，具备医疗、教学工作经验，承担影像技师专业理论的教学；指导影像技师进行规范化培训，监督影像技师完成规范化培训培养手册所规定的培训内容、达到规培各项指标。

7. 影像技术规范化培训亚专业小组　分为MRI组、CT组、普通放射组（DR组、DSA组）、后处理组、网络信息组、科研协作组、诊断组。

第二节　放射影像技师规范化培训总则、方案及细则

一、影像技师规范化培训总则

影像技师规范化培训是为各级医疗机构培养具有良好的职业道德、扎实的医学理论知识和临床技能，能独立、规范地承担本专业常见多发疾病影像检查工作的影像技师，主要体现在以下4个方面。

1. 职业道德　热爱祖国，热爱医学事业，遵守国家有关法律法规。遵守医学伦理道德，弘扬人道主义的职业精神，恪守为人民健康服务的宗旨和救死扶伤的社会责任，坚持以患者为中心的服务理念。

2. 专业能力　掌握本专业及相关专业的临床医学基础理论和基本技能，了解并运用循证医学的基本方法，具有临床思维、解决临床实际问题的能力，以及自主学习和提升的能力。

3. 协作能力　具备良好的人际沟通能力和团队合作精神，能够运用语言和非语言方式进行有效的信息交流，善于协调统筹医疗资源，开展优质的医疗服务。

4. 教学与科研　能够参与见习/实习医学生和低年资影像技师的临床带教工作，具备基本的临床研究和论文撰写能力，能够阅读本专业前沿文献资料。

二、影像技师规范化培训方案

影像技师规范化培训以培训岗位胜任能力为核心，依据影像技师规范化培训内容与标准实施。重点提高影像技术规范实践能力，适当兼顾临床教学和科研素养的提升，培训内容包括医德医风、政策法规、临床实践能力、专业理论知识、人际沟通交流等，总体要求如下。

（一）专业理论

专业理论学习应以临床实际需求为导向，内容主要包括公共理论和临床专业理论。

1. 公共理论 重点学习相关卫生法律法规、规章制度和标准，以及医学伦理学、传染病学、预防医学、循证医学及临床教学、科研相关理论知识。

2. 临床专业理论 主要学习本专业及相关专业的临床医学基础理论，应融会贯通于临床实践培训的全过程。

（二）临床实践

影像技师在上级技师的指导下，学习本专业和相关专业的临床知识、基本技能、前沿技术，达到培训标准细则的要求。掌握临床常用的影像检查技能，在培训第一年能够达到初级技师资格考试对临床基本知识和技能的要求。

（三）培训年限与方式

1. 培训年限 影像技师规范化培训年限为研究生1年、本科生2年。在规定时间内未按照要求完成培训任务或考核不合格者，培训时间可顺延。顺延时间最长为2年。

2. 培训方式 放射科负责影像技师的专业理论学习和临床实践培训，主要采取在本专业各岗位轮转的方式进行。公共理论可采取集中面授、远程教学和有计划地自学等方式进行。

三、影像技师规范化培训细则

通过规范化的培训，使学员能够掌握正确规范的影像检查技术，了解影像技术主流发展方向，熟悉各类医疗影像设备（MRI、CT、DSA、DR）的操作和应用，熟悉各种图像后处理技术，建立良好的职业道德和人际沟通能力。培训期间应参加并通过技师考试，培训结束时，应具备影像技师的业务能力，具备从事影像技术工作的资格，能够独立从事影像技术工作。

（一）培训目标

1. X线检查技术 掌握各类X线机及附属装置的结构和原理；掌握各类X线规范化投照技术及规范化操作流程，熟悉特殊部位的X线投照技术；熟悉各类X线机常规维护和质控要点。

2. CT检查技术 掌握CT设备的结构和成像原理；掌握常见部位的CT普通扫描和增强扫描及规范化操作流程；掌握常规的CT后处理方法和规范；熟悉特殊部位的扫描和后

处理技术及规范；熟悉CT设备常规维护及质控要点。

3. MRI检查技术　掌握MRI设备结构、成像原理、应用特点和使用安全；掌握MRI规范化检查流程和常规扫描技术；掌握常规MRI图像后处理方法和规范；掌握图像质量控制标准；熟悉MRI设备常规维护方法。

4. DSA检查技术　熟悉DSA设备结构、成像原理及常规维护方法；掌握DSA检查规范化操作流程。

5. 医学影像后处理　熟悉影像后处理工作站的使用，掌握全身各系统部位后处理规范。

6. 数字化部分　熟悉HIS、RIS、PACS的应用，了解数字影像的前沿发展动态。

7. 科研教学能力　鼓励学员在规范化培训期间参与临床科研和教学工作，培养自身的科研和教学能力。

（二）实施方法

依据影像技师规范化培训规定，将学习本专业基础理论、基本技能，培养良好的医患沟通能力、综合临床及科研思维能力的要求贯穿培训全过程。硕士研究生学历规范化培训学员培养年限为12个月（包括第一阶段及第二阶段）；本科学历规范化培训学员培养年限为24个月（包括3个阶段）。

1. 第一阶段：第一年7～10月（4个月）。

以新员工的标准参加科室培训，全面熟悉放射科日常工作流程，在亚专业轮转DR/DSA/CT/MRI各1个月，同质化管理。要求掌握常规X线DR检查、常规CT平扫、急诊常见疾病的CT增强检查和三维图像后处理技术，熟悉科室核心制度，掌握与临床医师、患者有效沟通的技巧；通过过程考核、夜班能力考核及理论考核后视岗位胜任能力安排实践工作。

2. 第二阶段：第一年11月至第二年6月（8个月轮转）

影像技师规培学员需在普通放射（DR/DSA）科室各轮转1个月、CT科室轮转2个月、MRI科室轮转3个月、影像诊断轮转1个月。轮转结束进行一次“三基三严”考核：普通放射（DR/DSA）、CT、MRI、影像诊断；参加科室讲座、质控案例分享、相关专业组科研汇报及科研项目；硕士研究生学历规范化规培学员完成考核可结业。

3. 第三阶段：第二年7月至规培结束（12个月轮转）

本科学历规范化规培学员依据科室工作安排轮转普通放射（DR/DSA）科室各1个月，CT/MRI科室各5个月。全面掌握放射科检查技术（含少见部位）；每个亚专业轮转结束后进行“三基三严”考核：普通放射（DR/DSA）、CT、MRI。参加科室讲座及相关专业组科研汇报及科研项目；本科学历影像技师规培学员完成规培期间所有考核可结业，未通过者需参加补考。

第三节　放射影像技师规范化培训考核

在放射影像技师规范化培训中，培训内容与课程设置是构建整个培训体系的核心。针对放射影像技师的专业特点和工作需求，设置涵盖基础理论、实践操作、案例分析等多个方面的临床技能、教学能力、研究能力、管理能力等课程内容。

一、考核要求

（一）临床技能

熟悉放射科工作流程。能与患者及临床医师进行有效沟通。熟悉各类影像设备的成像原理和应用范围。了解常见病的影像诊断标准及要求。能熟练掌握DR、MSCT、MRI、DSA等影像设备的操作技能。熟练进行头、颈、胸、腹、盆、四肢等各部位常规影像学检查，掌握常见病不同扫描方式和序列应用。能根据患者的具体情况和疾病状态优化扫描方案并予以实施。熟练进行各部位图像后处理。

（二）教学能力

掌握基本教学理论和技能，能熟练使用多媒体教学工具、熟练掌握教学课件制作，能熟练进行现场操作指导、实习指导。了解项目式学习（PBL）、案例教学法（CBL）、团队学习及以教育目标为导向、以学生为中心的有效教学设计模式（BOPPPS）等教学方法的应用。

（三）研究能力

了解影像技术研究的一般原则与方法，了解常用科研设计方案，能在上级医师和技师指导下进行研究。

（四）管理能力

了解放射科组织构架、管理模式；熟悉放射科工作流程管理，能组织本专业小规模专业学术会议。

二、考核方案

（一）考核方法

1. 临床工作

（1）每天由岗位带教教师对每一位规范化培训技师的工作质量、工作态度按条例进行考核。

（2）亚专业轮转结束、规培结业前由考核小组进行综合考核。考核由带教教师考核和各专业组组长考核两部分组成。

2. 教学科研工作　与指导教师共同参加小组讨论、科研汇报、科研项目及讲座。

（二）考核内容

1. 临床和专业相关基本理论、基本知识学习　以自学为主，指导教师负责制。

2. 临床技能学习

（1）4个月内完成夜班能力考核，DR、CT、MRI、图像后处理基本技能操作，能够独立完成常见急诊病例的检查，包括登记、扫描、图像后处理。学习科室相关制度，包括交接班制度、夜班制度、设备故障应急处理制度、网络故障应急处理制度等关键制度。

（2）影像检查技能水平的全面提高。加强规范化的CT、MRI检查技术及图像后处理的学习。针对临床应用中特定的检查目的和要求，能够制订合理的影像检查方案。

（3）完成科室管理制度的学习。逐步完成以上专业技能的考核，查漏补缺，实现同质化培训效果。

3. 教学、科研能力　入科4个月后为每位规范化培训学员指定指导教师，学习教学和科研的基本方法，初步具备开展教学和科研的能力。

（1）参与技术组开展的全部教学讲座学习。

（2）逐步加入讲座教学。

（3）积极参与学术会议投稿。

（4）结业前完成一篇论文的投稿。

4. 人文素养与管理　将技术组团结友爱、互信互助、精诚合作的团队文化传播给规范化培训学员。

（1）在工作中引导正确的医患沟通方式。

（2）正确处理团队内部关系，尊老爱幼，勇于担当。

（3）医、技、护密切协作的能力。

（三）考核标准

1. 合格

（1）可以独立完成临床上常见部位的普通放射检查技术（含DR）、CT检查技术（含图像后处理）和MRI检查技术（含图像后处理）。

（2）阶段考核及结业理论考试不低于70分，结业操作考试不低于80分。

（3）医德医风合格，未出现有效投诉。

（4）完成科室指派的各项任务。

（5）具有一定的群众基础，与同事关系适宜。

（6）以第一作者发表与专业相关的论文1篇。

2. 优秀

（1）可以熟练、准确、独立完成临床上各部位的普通放射技术（含DSA）、CT检查技术（含图像后处理）和MRI检查技术（含图像后处理）。

（2）阶段考核及结业理论考试不低于85分，结业操作考试不低于90分。

（3）具备高尚的医德医风，不计得失。

（4）保质保量完成科室指派的各项任务，受到领导及同事的认可。

（5）群众基础好，与同事关系融洽。

（6）以第一作者（或共同第一）发表SCI专业论文1篇。

（陈维娟　韦　鑫　刘玥希　黄　鑫）

第四章 放射影像检查质控实施相关表格模板

质控过程的实时记录可有效反馈实施细节，作为查漏补缺、寻根溯源的依据。为充分体现质控实施各环节的关键要素，制订以下质控实施相关表格模板，以此规范记录方式及内容，达到同质化管理的核心目的。

第一节 放射影像检查工作记录模板

一、X线检查日间工作记录表

放射科日报表——X线检查（ 年 月 日）

设备	开机/接班环境情况				PACS人数	申请单人数	使用时长	关机/交班环境情况					工作人员	
	时间	电源	温度	湿度				时间	电源	温度	湿度	防护用品	开机/接班	关机/交班

技师	班次	加班时长	重复记录	异常记录	DR数据采集								总人数	实时质控		
					DR	IVP	床旁	全长	乳腺	造影	穿刺	其他		A	B	C

特殊情况	记录人	事件	记录人	事件

回顾质控		回顾评级	
		A	
		B	
		C	
		签名	

二、CT检查日间工作记录表

放射科日报表——CT（　　年　　月　　日）

设备	开机/接班环境情况				PACS人数	申请单人数	使用时长	关机/交班环境情况					工作人员	
	时间	电源	温度	湿度				时间	电源	温度	湿度	防护用品	开机/接班	关机/交班

技师	设备	班次	加班时长	异常记录	CT数据采集								总人数/部位	实时质控			图像后处理				
					平扫	增强	冠脉	灌注	CTA	双能	穿刺	其他		A	B	C	冠脉	CTA	双能分数	TAVR	常规

特殊情况	记录人	事件	记录人	事件

回顾质控		回顾评级	
		A	
		B	
		C	
		签名	

三、MRI检查日间工作记录表

放射科日报表——MRI（　　年　　月　　日）

设备	开机/接班环境情况					PACS人数	申请单人数	使用时长	关机/交班环境情况				工作人员	
	时间	电源	温度	湿度	液氮				时间	温度	湿度	液氮	开机/接班	关机/交班

技师	设备	班次	加班时长	异常记录	MR数据采集										总人数/部位	实时质控			功能后处理						
					平扫		增强				增强+高级功能	功能													
					常规	心脏	常规	DCE	HRMR	心脏		常规	高级	胎儿		A	B	C	常规	高级	乳腺	HRMR	冠脉	四维血流	其他

特殊情况	记录人	事件	记录人	事件

回顾质控		回顾评级	
		A	
		B	
		C	
		签名	

四、每日交班记录表

××医院放射科技术组一线值班记录表

设备	开机/接班环境情况					预约	全天检查申请完成情况				改约/	关机/交班环境情况				工作人员	
	时间	电源	温度	湿度	液氮	人数	平扫	增强	功能	总数	退费	时间	温度	湿度	液氮	开机/接班	关机/交班
								DR									
								乳腺									
								床旁									

夜间急诊	MRI	人/		部位	当日数据汇总		MRI	CT	DR	介入	加班情况			
	CT	人/		部位		总人数								
	X线	DR	乳腺	床旁		总部位			/	/	姓名	加班	姓名	加班
设备运行情况	（包括机架、主控电脑、后处理工作站等）													
网络运行情况	（包括图像传输、电子胶片等）													
附属设备情况	（包括供电设备、打印机、扫描仪、空调设备及其他等）													
患者检查情况	（需要说明的持殊情况，如过敏、需要重复扫描等）													
辐射防护情况	物品	铝衣	铅围脖	铅帽	铅围裙	铅方巾	辐射标识		指示灯					
	数量						是	否	是	否				
特殊											审核			

日期：　　　　　　　　值班技师：

第二节　放射影像检查质控工作记录模板

一、X线检查回顾质控记录表

放射科回顾质控周报表——X线检查（　　年　　月　　日——　　月　　日）

设备运行数据	设备	使用时长	故障次数	主要故障原因	维保次数		图像漏传	胶片传输		重扫记录	异常记录
					次数	时长		漏传	重传		

设备检查数据	设备	DR数据采集								合计	实时质控			回顾质控		
		DR	IVP	床旁	全长	乳腺	造影	穿刺	其他		A	B	C	A	B	C

设备及附属设备运行周小结	
异常事件发生情况	
质控小结和持续改进建议	

质控技师：

二、CT检查回顾质控记录表

放射科回顾质控周报表——CT（ 年 月 日—— 月 日）

<table>
<tr><td rowspan="6">设备运行数据</td><td rowspan="2">设备</td><td>使用</td><td>预约</td><td>急诊</td><td>故障</td><td rowspan="2">主要故障原因</td><td colspan="2">维保次数</td><td>图像</td><td colspan="2">胶片传输</td><td>重扫</td><td>异常</td></tr>
<tr><td>时长</td><td>人次</td><td>人次</td><td>次数</td><td>次数</td><td>时长</td><td>漏传</td><td>漏传</td><td>重传</td><td>记录</td><td>记录</td></tr>
<tr><td></td><td></td><td></td><td></td><td></td><td></td><td></td><td></td><td></td><td></td><td></td><td></td><td></td></tr>
<tr><td></td><td></td><td></td><td></td><td></td><td></td><td></td><td></td><td></td><td></td><td></td><td></td><td></td></tr>
<tr><td></td><td></td><td></td><td></td><td></td><td></td><td></td><td></td><td></td><td></td><td></td><td></td><td></td></tr>
<tr><td></td><td></td><td></td><td></td><td></td><td></td><td></td><td></td><td></td><td></td><td></td><td></td><td></td></tr>
</table>

<table>
<tr><td rowspan="5">设备检查数据</td><td rowspan="2">设备</td><td colspan="8">CT数据采集</td><td rowspan="2">合计</td><td colspan="3">实时质控</td><td colspan="3">回顾质控</td></tr>
<tr><td>平扫</td><td>增强</td><td>心脏</td><td>灌注</td><td>CTA</td><td>双能</td><td>穿刺</td><td>其他</td><td>A</td><td>B</td><td>C</td><td>A</td><td>B</td><td>C</td></tr>
<tr><td></td><td></td><td></td><td></td><td></td><td></td><td></td><td></td><td></td><td></td><td></td><td></td><td></td><td></td><td></td><td></td></tr>
<tr><td></td><td></td><td></td><td></td><td></td><td></td><td></td><td></td><td></td><td></td><td></td><td></td><td></td><td></td><td></td><td></td></tr>
<tr><td></td><td></td><td></td><td></td><td></td><td></td><td></td><td></td><td></td><td></td><td></td><td></td><td></td><td></td><td></td><td></td></tr>
</table>

设备及附属设备运行周小结	
异常事件发生情况	
质控小结和持续改进建议	

质控技师：

三、MRI检查回顾质控记录表

放射科回顾质控周报表——MRI（ 年 月 日—— 月 日）

<table>
<tr><td rowspan="6">设备运行数据</td><td rowspan="2">设备</td><td>使用</td><td>预约</td><td>急诊</td><td>故障</td><td rowspan="2">主要故障原因</td><td colspan="2">维保次数</td><td>图像</td><td colspan="2">胶片传输</td><td>重扫</td><td>异常</td></tr>
<tr><td>时长</td><td>人次</td><td>人次</td><td>次数</td><td>次数</td><td>时长</td><td>漏传</td><td>漏传</td><td>重传</td><td>记录</td><td>记录</td></tr>
<tr><td></td><td></td><td></td><td></td><td></td><td></td><td></td><td></td><td></td><td></td><td></td><td></td><td></td></tr>
<tr><td></td><td></td><td></td><td></td><td></td><td></td><td></td><td></td><td></td><td></td><td></td><td></td><td></td></tr>
<tr><td></td><td></td><td></td><td></td><td></td><td></td><td></td><td></td><td></td><td></td><td></td><td></td><td></td></tr>
<tr><td></td><td></td><td></td><td></td><td></td><td></td><td></td><td></td><td></td><td></td><td></td><td></td><td></td></tr>
</table>

<table>
<tr><td rowspan="5">设备检查数据</td><td rowspan="2">设备</td><td colspan="2">平扫</td><td colspan="4">增强</td><td rowspan="2">增强+高级功能</td><td colspan="3">功能</td><td rowspan="2">合计</td><td colspan="3">实时质控</td><td colspan="3">回顾质控</td></tr>
<tr><td>常规</td><td>心脏</td><td>常规</td><td>DCE</td><td>HRMR</td><td>心脏</td><td>常规</td><td>高级</td><td>胎儿</td><td>A</td><td>B</td><td>C</td><td>A</td><td>B</td><td>C</td></tr>
<tr><td></td><td></td><td></td><td></td><td></td><td></td><td></td><td></td><td></td><td></td><td></td><td></td><td></td><td></td><td></td><td></td><td></td><td></td></tr>
<tr><td></td><td></td><td></td><td></td><td></td><td></td><td></td><td></td><td></td><td></td><td></td><td></td><td></td><td></td><td></td><td></td><td></td><td></td></tr>
<tr><td></td><td></td><td></td><td></td><td></td><td></td><td></td><td></td><td></td><td></td><td></td><td></td><td></td><td></td><td></td><td></td><td></td><td></td></tr>
</table>

设备及附属设备运行周小结	
异常事件发生情况	
质控小结和持续改进建议	

质控技师：

第三节　放射影像检查技术培训记录模板

一、放射影像检查技术案例讨论会议记录表

××医院放射科

放射影像检查技术案例讨论会议记录

<table>
<tr><td colspan="2">会议时间：　　年　　月　　日</td><td colspan="2">会议地点：</td></tr>
<tr><td colspan="2">案例主讲人：</td><td>主持人：</td><td>记录人：</td></tr>
<tr><td colspan="4">参加人员：</td></tr>
<tr><td rowspan="5">案例基本信息</td><td>影像号：</td><td colspan="2">条码号：</td></tr>
<tr><td colspan="3">检查项目：</td></tr>
<tr><td colspan="3">检查技术优势：</td></tr>
<tr><td colspan="3">检查技术缺陷：</td></tr>
<tr><td colspan="3">病史及临床诊断：</td></tr>
<tr><td>存在问题</td><td colspan="3"></td></tr>
<tr><td>原因分析</td><td colspan="3"></td></tr>
<tr><td>讨论要点</td><td colspan="3"></td></tr>
<tr><td>解决方案</td><td colspan="3"></td></tr>
</table>

二、放射影像检查技术讲座会议记录表

××医院放射科

放射影像检查技术讲座会议记录

<table>
<tr><td colspan="4">讲座题目：</td></tr>
<tr><td colspan="2">授课时间：　　年　　月　　日</td><td colspan="2">授课地点：</td></tr>
<tr><td colspan="2">授课教师：</td><td>主持人：</td><td>记录人：</td></tr>
<tr><td colspan="4">参加人员：</td></tr>
<tr><td>讲座内容</td><td colspan="3"></td></tr>
<tr><td rowspan="4">提问</td><td>问题 1</td><td colspan="2"></td></tr>
<tr><td></td><td colspan="2"></td></tr>
<tr><td></td><td colspan="2"></td></tr>
<tr><td></td><td colspan="2"></td></tr>
<tr><td>课堂表现及教学存在问题</td><td colspan="3"></td></tr>
<tr><td>意见反馈</td><td colspan="3"></td></tr>
<tr><td>不足与改进</td><td colspan="3"></td></tr>
</table>

三、放射影像检查技术质控案例评价表

放射影像检查技术质控案例评价表

项目内容：		总得分：	
时间	年　月　日	评审专家：	
评分要点			得分
一、案例设计要素（20分）			
1. 质控数据（12分）	（1）数据来源清晰、详尽，充分体现数字影像图像质量的价值（7分）		
	（2）数据分析结果展示清晰，明确检查各个环节存在的问题（5分）		
2. 案例选择（8分）	（1）检查路径选择中涵盖典型质控问题的实例（3分）		
	（2）案例选题有代表性，对影像质控管理具有较大的应用价值（5分）		
二、检查路径相关（10分）			
1. 路径设计（5分）	（1）检查路径完整性，符合影像检查技术流程的规范化要求（5分）		
2. 路径评估（5分）	（2）案例分析需对比检查过程是否符合路径规范，体现路径指南对检查结果的价值（5分）		
三、环节质控要点（35分）			
1. 图像质控（15分）	（1）团队协同合作，分工明确、相关资料查阅全面，质控环节设计合理（7分）		
	（2）有数据支撑，主动发现问题，追溯原因并进行数据统计分析（8分）		
2. 案例分析（20分）	（1）汇报患者基本信息、检查申请单、临床诊断及检查目的等（5分）		
	（2）以问题为导向，答题设置切题、条理分明、现场讨论氛围良好等（5分）		
	（3）理论应用能力强，结合问题精准深入的分析（5分）		
	（4）临床实践能力强，相关质控问题分析到位，分享经验方法清晰合理（5分）		
四、检查关键技术应用（10分）			
1. 检查方案（2分）	检查方案设计合理，依据临床诊疗目的、个性化实施（2分）		
2. 检查准备（2分）	检查前常规准备、特殊准备，重点要素体现该环节对成像的关键作用（2分）		
3. 数据采集（4分）	数据采集参数设置合理，关键技术要点分析准确（4分）		
4. 图像处理（2分）	相关图像后处理技术应用合理，充分展示病变（2分）		
五、质控过程数据分析（25分）			
1. 质控分析（9分）	（1）数据、图表规范，美观，内容清晰明了（4分）		
	（2）质控问题突出，回顾分析寻根溯源，归纳剖析（5分）		
2. 质控总结（8分）	相关原因分析合理、透彻，总结完整（8分）		
3. 改善规划（8分）	（1）改善措施合理，可行性强（4分）		
	（2）循环监测改善情况展示全面（4分）		

第四节 放射影像检查实践技能考核模板

一、X线检查实践技能考核表

工作流程	工作内容（考核内容）	分值	得分
环境安全及设备准备	1.检查温度、湿度是否符合要求；整理操作台，确保操作台面上无盛水容器等杂物（如已完成，则需向考评组专家口述该步骤）	5	
	2.正确开启检查设备、做好预热、校准等检前准备（如已完成，则需向考评组专家口述该步骤）	5	
	3.正确开启RIS、PACS、图像处理工作站等相关设备（如已完成，则需向考评组专家口述该步骤）	5	
登记计费	1.审读申请单，根据申请单提供的信息，核对医嘱、检查部位及收费信息	5	
	2.在RIS上准确登记、打印取报告凭条并扫描申请单	5	
检前准备	1.正确核对患者信息，明确检查部位、目的、要求	5	
	2.去除检查区域的金属饰物、训练患者呼吸以配合检查	5	
	3.婴幼儿和孕妇行X线检查，患者及家属须签订知情同意书（如已完成，则需向考评组专家口述该步骤）	5	
X线检查	1.摆放体位，调整合适的光圈，确保检查部位准确无误	10	
	2.注意非检查区域的辐射防护	5	
	3.向患者交代检查注意事项（如制动、呼吸配合等）	5	
	4.无关人员请出检查室外、关闭检查室门。需陪护者，须对陪护人员进行防护	5	
	5.选定相应检查方案，根据患者体型，调整曝光参数（kV、mA、曝光时间）	10	
	6.胸、腹部照片需请患者进行呼吸配合，再行曝光	5	
	7.检查中需注意观察患者、确保检查安全和质量	5	
	8.检查完毕需浏览图像，确认图像能满足诊断再结束检查	5	
	9.告知患者检查结果领取时间、地点	5	
图像后处理	根据需要，编辑剪裁图像，标识正确，窗宽、窗位合理，将图像传输至指定工作站或PACS，胶片排版或数字影像推送	5	
合计得分		100	

二、CT检查实践技能考核表

工作流程	工作内容（考核内容）	分值	得分
环境安全及设备准备	1.检查温度、湿度是否符合要求；整理操作台，确保操作台面上无盛水容器等杂物（如已完成，则需向考评组专家口述该步骤）	5	
	2.正确开启检查设备、做好预热、校准等检前准备（如已完成，则需向考评组专家口述该步骤）	3	
	3.正确开启RIS、PACS、图像处理工作站等相关设备（如已完成，则需向考评组专家口述该步骤）	2	
登记计费	1.审读申请单，根据申请单提供的信息，核对医嘱、检查部位及收费信息	3	
	2.在RIS上准确登记、打印取报告凭条并扫描申请单	2	

续表

工作流程	工作内容（考核内容）	分值	得分
检前准备	1.正确核对患者信息，明确检查部位、目的、要求	5	
	2.去除检查区域的金属饰物、训练患者呼吸以配合检查	3	
	3.婴幼儿和孕妇行CT检查，患者及家属需签订知情同意书（如已完成，则需向考评组专家口述该步骤）	2	
CT检查	1.设计并摆放体位，确保检查部位准确无误	5	
	2.注意非检查区域的辐射防护	3	
	3.向患者交代检查注意事项（如制动、呼吸配合等）	3	
	4.无关人员请出检查室外、关闭检查室门。需陪护者，需对陪护人员进行防护	4	
	5.选定相应检查方案，根据检查要求和患者体型，确定合理的扫描范围、扫描方式、参数	10	
	6.胸、腹部检查需请患者进行呼吸配合，再进行扫描	5	
	7.连接好高压注射器管路，设定对比剂及生理盐水的注射方案，先完成平扫检查后再试注生理盐水	5	
	8.检查中需注意观察患者、确保检查安全和质量	5	
	9.检查完毕需浏览图像，确认图像能满足诊断再结束检查；将图像传输至指定工作站或PACS	5	
	10.帮助患者下床，告知患者检查结果领取时间、地点	5	
图像后处理	从患者列表中准确查找、选择患者；按检查要求进行图像后处理，根据需要传输至指定工作站或PACS；并抽考多平面重组、容积再现重建、最大/小密度投影、曲面重组、仿真内镜技术等后处理方法	20	
	胶片排版或数字影像推送	5	
合计得分		100	

三、MRI检查实践技能考核表

工作流程	工作内容（考核内容）	分值	得分
环境安全及设备准备	1.检查温度、湿度是否符合要求，液氦水平是否在正常范围内；整理操作台，确保操作台面上无盛水容器等杂物（如已完成，则需向考评组专家口述该步骤）	5	
	2.正确开启检查设备、做好预热、校准等检前准备（如已完成，则需向考评组专家口述该步骤）	3	
	3.正确开启RIS、PACS、图像处理工作站等相关设备（如已完成，则需向考评组专家口述该步骤）	2	
登记计费	1.审读申请单，根据申请单提供的信息，核对医嘱、检查部位及收费信息	3	
	2.在RIS上准确登记、打印取报告凭条并扫描申请单	2	
检前准备	1.正确核对患者信息，明确检查部位、目的、要求	5	
	2.询问患者有无MRI检查禁忌证，如心脏起搏器、体内磁性金属异物等	5	
	3.去除患者体表的磁性物质；记录身高体重等基本信息	5	
	4.向患者交代检查程序、注意事项并训练呼吸	5	
	5.工作人员不能携带磁性金属物质进入磁体间	5	

续表

工作流程	工作内容（考核内容）	分值	得分
MRI检查	1.设计并摆放体位，选择合适的线圈，确保检查部位准确无误	5	
	2.向患者交代检查注意事项（如制动、呼吸配合等）	5	
	3.无关人员请出检查室外、关闭检查室门。需有陪护者，需对陪护人员进行防护	5	
	4.选定相应检查方案，根据检查要求和患者体型，确定合理的扫描范围、扫描方式、参数	10	
	5.胸、腹部检查需请患者进行呼吸配合，再进行扫描	5	
	6.连接好高压注射器管路，设定对比剂及生理盐水的注射方案，先完成平扫检查后再试注生理盐水	5	
	7.检查中需注意观察患者、确保检查安全和质量	5	
	8.检查完毕需浏览图像，确认图像能满足诊断再结束检查；将图像传输至指定工作站或PACS	5	
	9.帮助患者下床，告知患者检查结果领取时间、地点	5	
图像后处理	从患者列表中准确查找、选择患者；按检查要求进行图像后处理，根据需要传输至指定工作站或PACS	5	
	胶片排版或数字影像推送	5	
合计得分		100	

（陈维娟　余　菡　张　蓉　赖　奇）

2

第二篇 放射影像检查技术操作路径及实施技巧

当前放射影像检查实施过程中存在操作的差异性和检查流程的不确定性，体现在医院之间或影像技师之间规范化水平的不一致。此现状不仅影响检查结果的准确性、时效性和同质化水平，院间重复检查亦增加了患者的就医负担。基于此，合理的岗位规划、规范的制度建立、科学的路径设计，是提升影像检查质量、优化流程效率、改善就医体验的基本原则与指导思想。

随着医疗改革的深入推进、医疗设备的迭代更新、医疗技术的不断发展，构建具有科学性、针对性、合理性、规范性、可行性的放射影像检查技术操作路径才能为患者提供更加安全、高效、优质的放射影像检查服务。

第五章　数字X线成像技术

第一节　头　　部

检查操作方案名称及临床适应证	采用技术及方法		
	正位	侧位	切线位
头颅外伤性X线摄影检查			
颅骨骨折	★	★	☆
腺样体疾病X线摄影检查			
腺样体肥大		★	
眼眶异物X线摄影检查			
眶内异物	★	★	
鼻骨外伤性X线摄影检查			
鼻骨骨折		★	

★为推荐，☆为可选。

一、头颅外伤性X线摄影检查

（一）检查设计方案：正位★、侧位★、切线位☆

1. 检查前准备　常规准备：根据X线摄影检查技术操作总则及质控规范执行。

2. 检查体位设计

（1）正位：患者俯卧，双上肢置于头部两侧，头颅正中矢状面垂直探测器并与探测器中线重合；下颌内收，听眦线与台面垂直，两侧外耳孔与台面等距；照射野上缘超出颅顶3cm，下缘包括下颌骨；中心线对准枕外隆凸，经眉间垂直射入探测器中心。

（2）侧位：患者俯卧，头部向健侧偏转90°，被检侧紧贴台面；头颅矢状面与台面平行，瞳间线与台面垂直，下颌稍内收；照射野上缘超出颅顶，下缘包括下颌骨；中心线对准外耳孔前、上各2.5cm处，垂直射入探测器中心。

（3）切线位：无固定体位，主要是根据病变部位和患者体位，目的是使病变区（凹陷或凸起部位）与头颅弧形边缘呈凹进或凸出的关系；病变区域颅骨边缘置于探测器中心，在被检部的外侧或顶部放一金属标记；中心线垂直探测器，与病变区域颅骨边缘相切。

3. 推荐参数　70～75kV，10～15mAs，源像距（SID）100～120cm。

（二）影像评估标准

1. 显示范围

（1）正位、侧位：包含整个头颅，上界包括颅顶，下界包括下颌骨。

（2）切线位：显示头颅局部切线影像。

2. 图像要求

（1）正位：显示头颅正位影像，图像包括全部颅骨及下颌骨；矢状缝与鼻中隔位于图像正中，眼眶、上颌窦、筛窦等左右对称显示，顶骨及两侧颞骨的影像对称；颞骨岩部上缘位于眼眶正中，内听道显示于眼眶正中，内听道显示清晰，两侧无名线与颅板等距；颅骨骨板及骨质结构显示清晰。

（2）侧位：显示头颅侧位整体影像，图像包括全部颅骨及下颌骨；图像上缘包括顶骨，前缘包括额骨、鼻骨，后缘包括枕外隆凸；蝶鞍位于图像正中偏前，蝶鞍各缘呈单线的半月状阴影，无双边影；前颅窝底线重叠为单线，两侧乳突外耳孔、下颌骨小头基本重叠。

（3）切线位：凹陷骨折时，可见骨片凹陷情况，其外部软组织可见肿胀阴影；头部包块凸起时，可见软组织影像中凸起与骨板的关系；肿瘤病变时，可见肿瘤软组织影像及颅骨骨质破坏情况。

（三）影像存储要求

影像显示层次分明，对比度适中，锐利度好，噪声水平适度。

参考图像见图5-1。

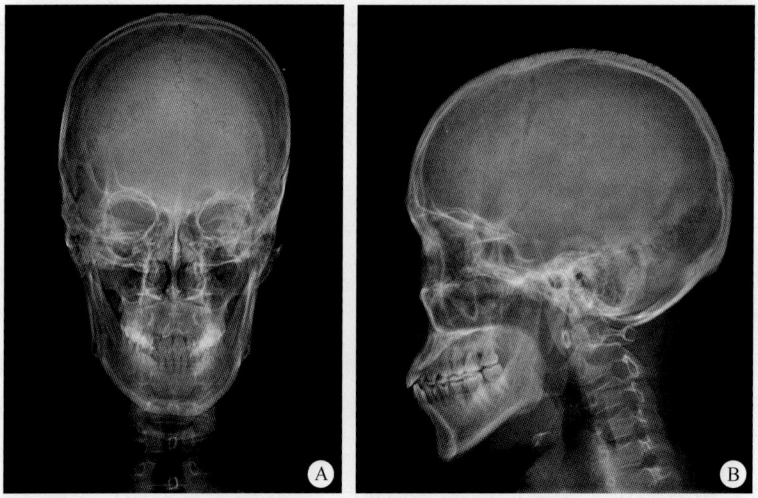

图5-1 头颅外伤性X线摄影检查

A. 正位；B. 侧位

二、腺样体疾病X线摄影检查

（一）检查设计方案：侧位★

1. 检查前准备　常规准备：根据X线摄影检查技术操作总则及质控规范执行。

2. 检查体位设计　患者端坐或站立侧位，下颌稍仰，以减少下颌支与鼻咽腔重叠；头颅矢状面与探测器平行，瞳间线与探测器垂直；照射野上缘超出眉弓，下缘包括下颌骨；嘱患儿闭口用鼻吸气，中心线对准外耳孔前、上各2cm处，垂直射入探测器中心。

3. 推荐参数　70～75kV，10～15mAs，SID 120～150cm。

（二）影像评估标准

1. 显示范围　鼻咽腔完整显示于图像正中，上界包括额窦，下界包括下颌骨。

2. 图像要求　显示侧位整体影像，鼻咽腔完整显示于图像正中；图像上缘包括额窦，前缘包括鼻骨，后缘包括外耳孔；前颅窝底线重叠为单线，两侧乳突外耳孔、下颌骨小头基本重叠。

（三）影像存储要求

影像显示层次分明，对比度适中，锐利度好，噪声水平适度。

参考图像见图5-2。

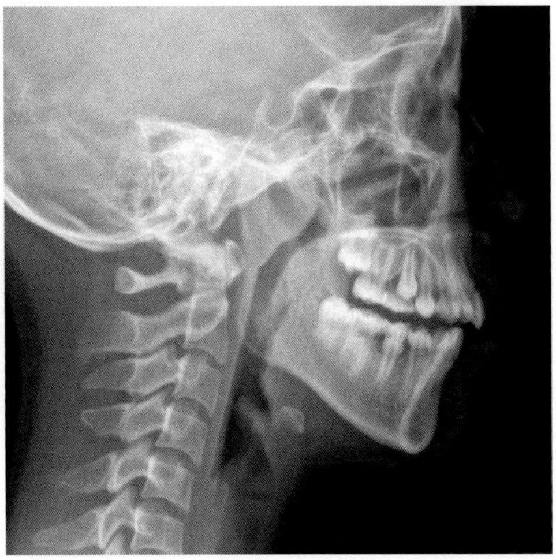

图5-2　腺样体疾病X线摄影检查

三、眼眶异物X线摄影检查

（一）检查设计方案：正位★、侧位★

1. 检查前准备　常规准备：根据X线摄影检查技术操作总则及质控规范执行。

2. 检查体位设计

（1）正位：患者俯卧，肘关节屈曲，双上肢置于头部两侧；头颅正中矢状面垂直探测器并与探测器中线重合；前额和鼻尖紧贴台面，听眦线垂直台面；中心线向足侧倾斜20°角，对准枕外隆突上方7cm，经鼻根射入探测器中心。

（2）侧位：患者俯卧，肘关节屈曲支撑身体；头颅正中矢状面平行于台面，瞳间线垂直于台面；中心线经眼外眦垂直射入探测器中心。

3. 推荐参数　70～75kV，10～15mAs，SID 100～120cm。

（二）影像评估标准

1. 显示范围　包含眼眶各部影像。

2. 图像要求

（1）正位：两侧眼眶对称显示；岩骨投影在上颌窦顶部、眶下缘的下部；额窦、筛窦的影像清晰可见；眶上裂清晰显示在眼眶中部。

（2）侧位：面颅骨、蝶鞍和前颅窝底清晰可见；眼眶位于图像中心略偏前，蝶鞍各缘呈单线半月状，无双边影；前颅窝底、眶顶重叠为单线。

（三）影像存储要求

影像显示层次分明，对比度适中，锐利度好，噪声水平适度。

参考图像见图5-3。

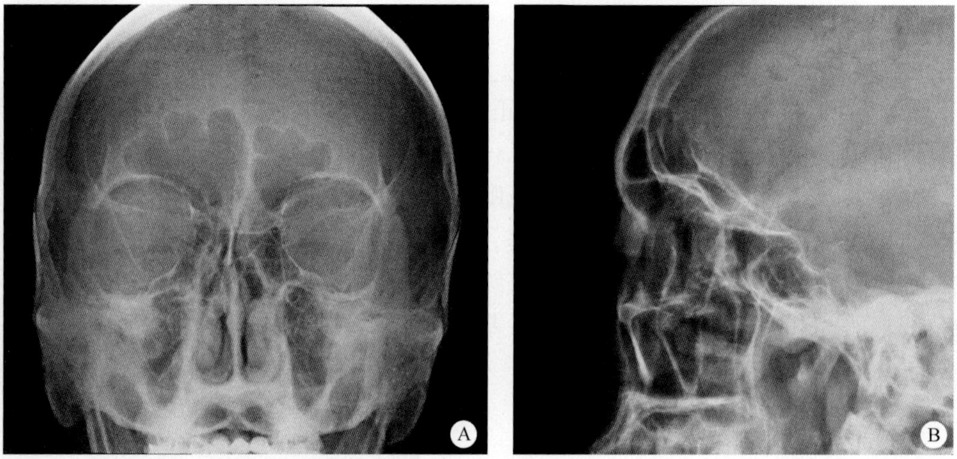

图5-3 眼眶异物X线摄影检查

A. 正位；B. 侧位

四、鼻骨外伤性X线摄影检查

（一）检查设计方案：侧位★

1. 检查前准备　常规准备：根据X线摄影检查技术操作总则及质控规范执行。

2. 检查体位设计　患者俯卧或端坐，头颅呈标准侧位；鼻根部下方2cm处位于探测器中心；照射野包括整个鼻骨；中心线对准鼻根下方2cm处垂直射入探测器中心。

3. 推荐参数　60～65kV，5～10mAs，SID 100～120cm（立位：120～150cm）。

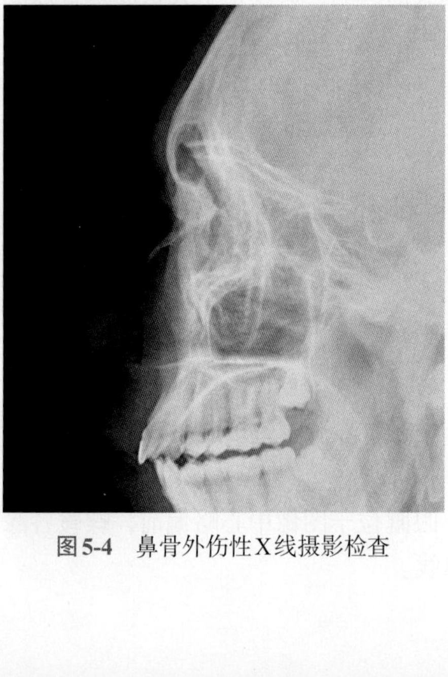

图5-4 鼻骨外伤性X线摄影检查

（二）影像评估标准

1. 显示范围　包括眼眶区、鼻根部和全部鼻骨部软组织。

2. 图像要求　鼻骨呈侧位影像，位于眼眶影像的前方；双侧眼眶下缘、后缘重叠良好；鼻骨纹理清晰、骨皮质锐利，鼻部软组织影可见。

（三）影像存储要求

影像显示层次分明，对比度适中，锐利度好，噪声水平适度。

参考图像见图5-4。

第二节　胸　　部

检查操作方案名称及临床适应证	采用技术及方法		
	正位	侧位	斜位
胸部常规X线摄影检查			
常规体格检查、气管和支气管病变、肺部炎症、肺部占位性病变、膈肌病变	★	★	
心脏疾病X线摄影检查			
先天性心脏病（房间隔缺损、室间隔缺损、动脉导管未闭、肺动脉狭窄、法洛四联症）、后天性心脏病（冠心病、高血压心脏病、风湿性心脏病、肺源性心脏病）	★	☆	★
锁骨常规X线摄影检查			
锁骨骨折及骨质改变	★		
肋骨外伤性X线摄影检查			
肋骨骨折及骨质改变	★		★

★为推荐，☆为可选。

一、胸部常规X线摄影检查

（一）检查设计方案：正位★、侧位★

1. 检查前准备　常规准备：根据X线摄影检查技术操作总则及质控规范执行。

2. 检查体位设计

（1）正位：患者面向探测器站立，头稍后仰，前胸紧贴探测器；两手背置于髋部，双肘弯曲尽量向前，两肩内转并放平，人体正中矢状面对准探测器中线；照射野包括整个胸部；中心线水平方向，经第6或第7胸椎垂直射入；深吸气后屏气曝光。

（2）侧位：患者侧立，双上肢上举抱头；被检侧胸部贴紧探测器，胸部腋中线对准探测器中线；照射野包括整个胸部；中心线水平方向，经腋中线第6或第7胸椎水平垂直射入；深吸气后屏气曝光。

3. 推荐参数

（1）正位：80～100kV，5～8mAs，SID 150～180cm。

（2）侧位：95～110kV，6～10mAs，SID 150～180cm。

（二）影像评估标准

1. 显示范围　包含整个胸廓，上界包括肺尖，下界包括肋膈角。

2. 图像要求

（1）正位：肺门阴影结构可辨，锁骨、乳房及左心影内可分辨出肺纹理；肺尖充分显示，肩胛骨位于肺野之外，两侧胸锁关节对称；膈肌包括完全且边缘锐利，心脏、纵隔边缘清晰锐利。

（2）侧位：图像中无组织遮盖部分呈黑色；第4胸椎以下椎体清晰可见，呈侧位投影，胸骨、后肋基本重叠，两侧肺门重叠，前后肋膈角显示；从颈部到气管分叉部，能连续追踪到气管影像；心脏、主动脉弓移行部、降主动脉显示清晰。

（三）影像存储要求

影像显示层次分明，对比度适中，锐利度好，噪声水平适度。

参考图像见图5-5。

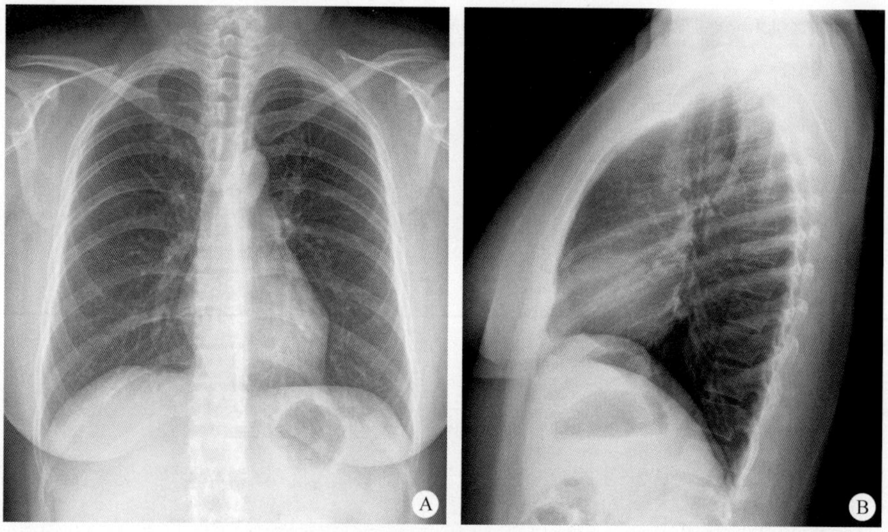

图5-5 胸部常规X线摄影检查

A. 正位；B. 侧位

二、心脏疾病X线摄影检查

（一）检查设计方案：正位★、斜位★、侧位☆

1. 检查前准备　常规准备：根据X线摄影检查技术操作总则及质控规范执行。

2. 检查体位设计

（1）正位：同“胸部常规X线摄影检查”正位，平静呼吸下屏气曝光。

（2）左前斜位：患者站立，左手背置于髋部，左肘弯曲内旋，右手高举抱头；胸壁左前方紧贴探测器，人体冠状面与探测器成65°～75°；照射野包括整个胸部；中心线水平方向，经右侧腋后线第7胸椎平面射入探测器中心；平静呼吸下屏气曝光。

（3）右前斜位：患者站立，右手背置于髋部，右肘弯曲内旋，左手高举抱头；胸壁右前方紧贴探测器，人体冠状面与探测器成45°～55°；照射野包括整个胸部；中心线水平方向，经左侧腋后线第7胸椎平面射入探测器中心；服钡剂后，平静呼吸下屏气曝光。

（4）侧位：同“胸部常规X线摄影检查”侧位，取左侧位，平静呼吸下屏气曝光。

3. 推荐参数

（1）正位：80～100kV，5～8mAs，SID 180～200cm。

（2）斜位：80～100kV，6～10mAs，SID 180～200cm。

（3）侧位：95～110kV，6～10mAs，SID 180～200cm。

（二）影像评估标准

1. 显示范围　包含整个胸廓，上界包括肺尖，下界包括肋膈角。

2. 图像要求

（1）正位：同“胸部常规X线摄影检查”正位。

（2）左前斜位：胸部呈斜位投影，心脏大血管于胸椎右侧显示，胸椎投影于胸部左后方1/3偏前处；下腔静脉基本位于心影底部中央显示；胸主动脉全部展现，边缘清晰；可追踪到胸部周边肺纹理，肺尖显示清晰。

（3）右前斜位：胸部呈斜位投影，心脏大血管投影于胸部左侧，不与胸椎重叠，胸椎投影于胸部右后1/3处；心脏、升主动脉弓影像清晰可见，可追踪到胸部周边肺纹理；肺尖显示清晰，食管的胸段钡剂充盈良好。

（4）侧位：同“胸部常规X线摄影检查”侧位。

（三）影像存储要求

影像显示层次分明，对比度适中，锐利度好，噪声水平适度。

参考图像见图5-6。

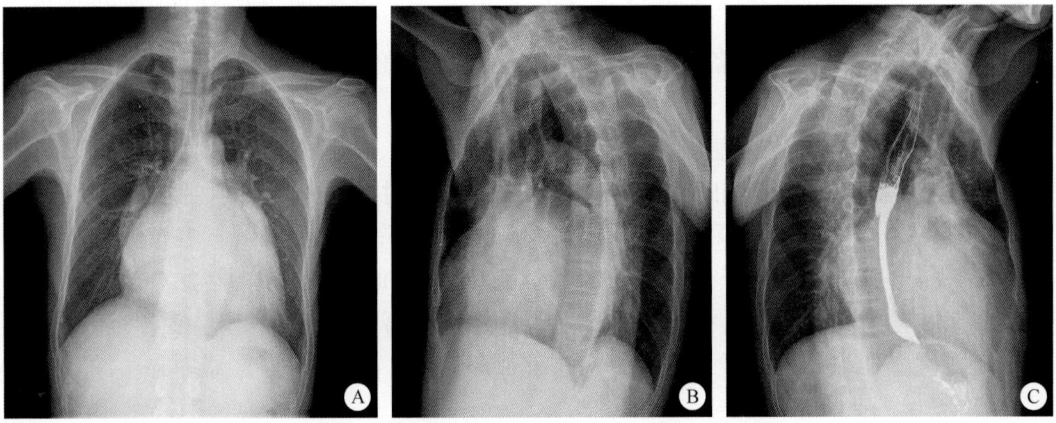

图5-6　心脏疾病X线摄影检查

A. 正位；B. 左前斜位；C. 右前斜位

三、锁骨常规X线摄影检查

（一）检查设计方案：正位★

1. 检查前准备　常规准备：根据X线摄影检查技术操作总则及质控规范执行。

2. 检查体位设计　患者仰卧，被检侧锁骨置于台面中线；被检侧上肢向下伸直，掌心向上，对侧躯干稍垫高，使被检侧肩部紧贴台面；照射野上缘超出肩部，外缘包括肩部软组织；中心线对准锁骨中点垂直射入探测器中心。

3. 推荐参数　70～75kV，5～10mAs，SID 100～120cm。

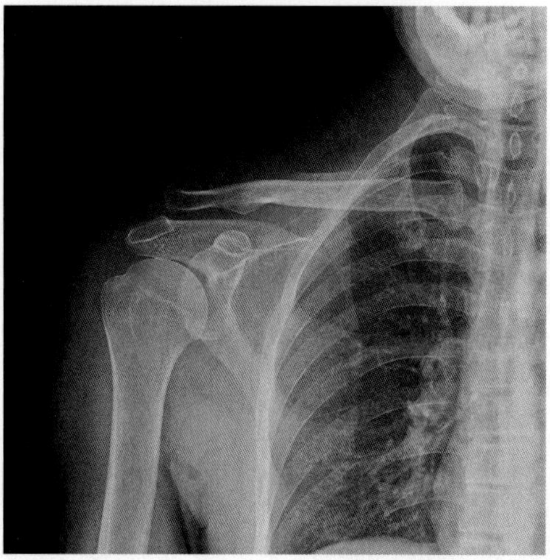

图5-7 锁骨常规X线摄影检查

（二）影像评估标准

1. 显示范围 包括锁骨及两端关节。

2. 图像要求 图像包括锁骨及两端关节，锁骨位于图像正中；肱骨头、肩峰、锁骨及胸锁关节纹理显示清晰，周围软组织层次可辨。

（三）影像存储要求

影像显示层次分明，对比度适中，锐利度好，噪声水平适度。

参考图像见图5-7。

四、肋骨外伤性X线摄影检查

（一）检查设计方案：正位（膈上肋骨前后位、膈下肋骨前后位）★、斜位★

1. 检查前准备 常规准备：根据X线摄影检查技术操作总则及质控规范执行。

2. 检查体位设计

（1）膈上肋骨前后位：患者站立，背部紧贴探测器，下颌稍仰；双肘屈曲，手背放于臀部，肘部尽量向前；人体正中矢状面垂直于探测器并对准探测器中线，照射野上缘超出两肩；中心线水平方向，经第7胸椎平面射入探测器中心；深吸气后屏气曝光。

（2）膈下肋骨前后位：患者仰卧，人体正中矢状面垂直于探测器并对准探测器中线，双上肢置于身体两侧，稍外展；照射野上缘包括第5胸椎，下缘包括第3腰椎，两侧包括腹侧壁外缘；中心线经脐孔，向头侧倾斜10°～15°射入探测器中心；深呼气后屏气曝光。

（3）斜位：患者站立，人体冠状面与探测器成45°；被检侧背部紧贴探测器，双臂上举抱头，肩内收；照射野上缘达肩部软组织，外缘超出肋骨3cm；中心线水平方向，经胸廓中点垂直射入；深吸气后屏气曝光。

3. 推荐参数

（1）正位：70～80kV，5～10mAs，SID 150～180cm。

（2）斜位：70～85kV，5～15mAs，SID 150～180cm。

（二）影像评估标准

1. 显示范围

（1）膈上肋骨前后位：显示第1～6前肋与第1～9后肋正位影像。

（2）膈下肋骨前后位：显示第8～12肋骨正位影像。

（3）斜位：显示肋骨斜位影像。

2. 图像要求

（1）膈上肋骨前后位：肋骨骨纹理清晰，肋骨由后上方向前下方弯曲，腋中线部分弯曲重叠较多，纵隔部肋骨与心脏重叠。

（2）膈下肋骨前后位：肋骨骨纹理清晰，第8～12肋于膈面下显示。

（3）斜位：肋骨骨纹理清晰，腋中线处的肋骨在此位置呈斜位像。

（三）影像存储要求

影像显示层次分明，对比度适中，锐利度好，噪声水平适度。

参考图像见图5-8。

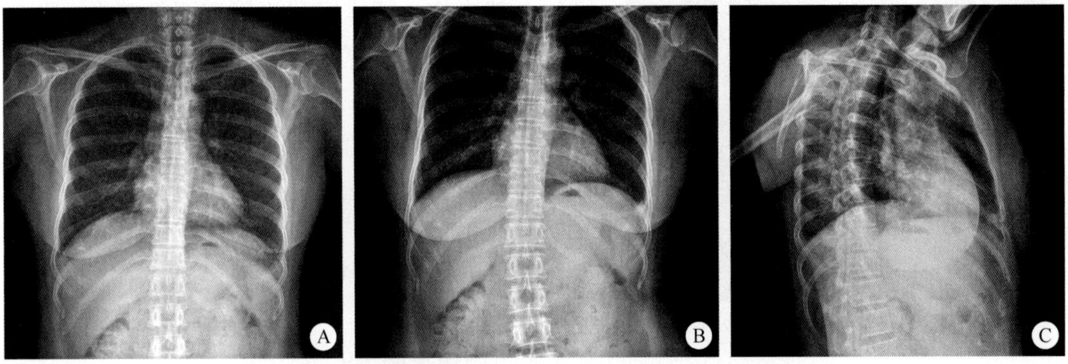

图5-8　肋骨外伤性X线摄影检查

A. 膈上肋骨前后位；B. 膈下肋骨前后位；C. 肋骨前后斜位

第三节　腹　　部

检查操作方案名称及临床适应证	采用技术及方法			
	仰卧前后位	侧卧侧位	站立前后位	倒立侧位
腹部常规X线摄影检查				
泌尿系统结石、胆结石	★			
腹部异物X线摄影检查				
腹部异物	★	★		
急腹症X线摄影检查				
急性胃肠道穿孔、肠道梗阻、肠套叠及肠扭转、急性腹膜炎	★		★	
先天性肛门闭锁X线摄影检查				
先天性肛门闭锁				★

★为推荐。

一、腹部常规X线摄影检查

（一）检查设计方案：仰卧前后位★

1. 检查前准备　常规准备：根据X线摄影检查技术操作总则及质控规范执行。

2. 检查体位设计　患者仰卧，下肢伸直，人体正中矢状面垂直探测器并与探测器中线重合，双上肢置于身旁或上举；照射野上缘包括肾上极，下缘包括耻骨联合上缘；中心线经剑突与耻骨联合上缘连线中点垂直射入探测器中心；深呼气后屏气曝光。

3. 推荐参数　80～90kV，10～20mAs，SID 100～120cm。

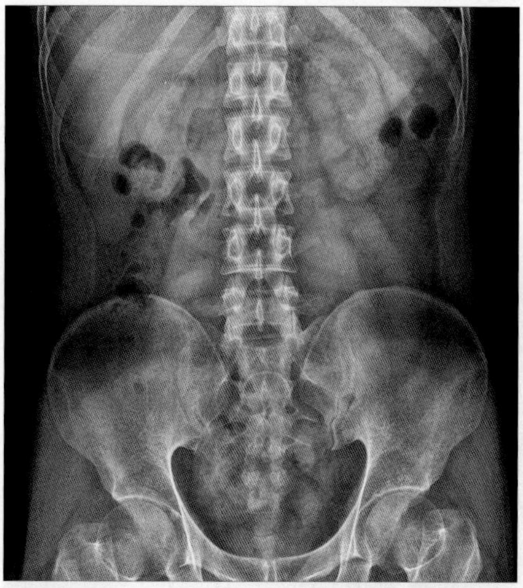

图5-9　腹部常规X线摄影检查

（二）影像评估标准

1. 显示范围　上界包含肾上极，下界包含耻骨联合上缘，左右包含两侧腹壁软组织。

2. 图像要求　图像包括肾上极至耻骨联合上缘的全部影像，腰椎序列投影于图像正中；两侧腹壁软组织及骨盆腔均对称性地显示在图像内，椎体棘突位于图像正中；肾、腰大肌、腹膜外脂肪线及骨盆影像显示清晰。

（三）影像存储要求

影像显示层次分明，对比度适中，锐利度好，噪声水平适度。

参考图像见图5-9。

二、腹部异物X线摄影检查

（一）检查设计方案：仰卧前后位★、侧卧侧位★

1. 检查前准备　常规准备：根据X线摄影检查技术操作总则及质控规范执行。

2. 检查体位设计

（1）仰卧前后位：同“腹部常规X线摄影检查”仰卧前后位。

（2）侧卧侧位：患者侧卧，下肢微屈，人体正中矢状面平行于台面，双上肢上举抱头；照射野包含膈面至骨盆髂骨；中心线经第4腰椎垂直射入探测器中心；深呼气后屏气曝光。

3. 推荐参数

（1）仰卧前后位：80～90kV，10～20mAs，SID 100～120cm。

（2）侧卧侧位：90～95kV，15～25mAs，SID 100～120cm。

（二）影像评估标准

1. 显示范围

（1）仰卧前后位：上界包含肾上极，下界包含耻骨联合上缘，左右包含两侧腹壁软组织。

（2）侧卧侧位：上界最大限度地包含膈面，下界包含骨盆髂骨。

2. 图像要求

（1）仰卧前后位：腹部全部包括在图像内，腰椎序列投影于图像正中并对称显示；两侧腹壁软组织及骨盆腔均对称性地显示在图像内，椎体棘突位于图像正中；肾、腰大肌、腹膜外脂肪线及骨盆影像显示清晰。

（2）侧卧侧位：腹部全部包括在图像内，腰椎呈侧位显示；前后腹壁软组织显示在图像内。

（三）影像存储要求

影像显示层次分明，对比度适中，锐利度好，噪声水平适度。

参考图像见图5-10。

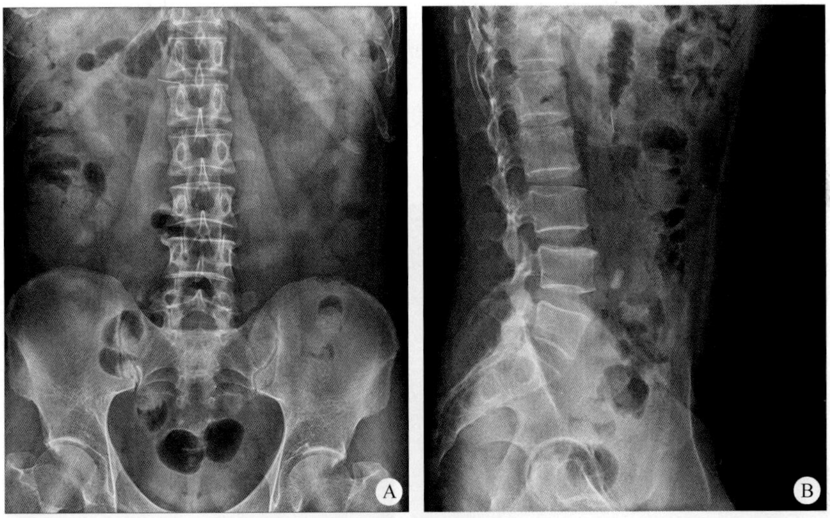

图5-10　腹部异物X线摄影检查

A. 仰卧前后位；B. 侧卧侧位

三、急腹症X线摄影检查

（一）检查设计方案：仰卧前后位★、站立前后位★

1. 检查前准备　常规准备：根据X线摄影检查技术操作总则及质控规范执行。

2. 检查体位设计

（1）仰卧前后位：同“腹部常规X线摄影检查”仰卧前后位。

（2）站立前后位：患者站立，背部紧贴探测器，双上肢自然下垂稍外展；人体正中矢状面垂直探测器并与探测器中线重合；照射野上缘包括横膈；中心线水平方向，经剑突与耻骨联合连线中点射入探测器中心；深呼气后屏气曝光。

3. 推荐参数

（1）仰卧前后位：80～90kV，10～20mAs，SID 100～120cm。

（2）站立前后位：80～90kV，10～20mAs，SID 120～150cm。

（二）影像评估标准

1. 显示范围

（1）仰卧前后位：上界包含肾上极，下界包含耻骨联合部，左右包含两侧腹壁软组织。

（2）站立前后位：上界包含膈肌上缘，左右包含两侧腹壁软组织。

2. 图像要求

（1）仰卧前后位：同“腹部常规X线摄影检查”仰卧前后位。

（2）站立前后位：两侧膈肌、腹壁软组织及骨盆腔均对称性地显示在图像内，椎体棘突位于图像正中；膈肌边缘锐利，胃内液平面及可能出现的肠内液平面均可明确辨认；肾、腰大肌、腹膜外脂肪线及骨盆影像显示清晰。

（三）影像存储要求

影像显示层次分明，对比度适中，锐利度好，噪声水平适度。

参考图像见图5-11。

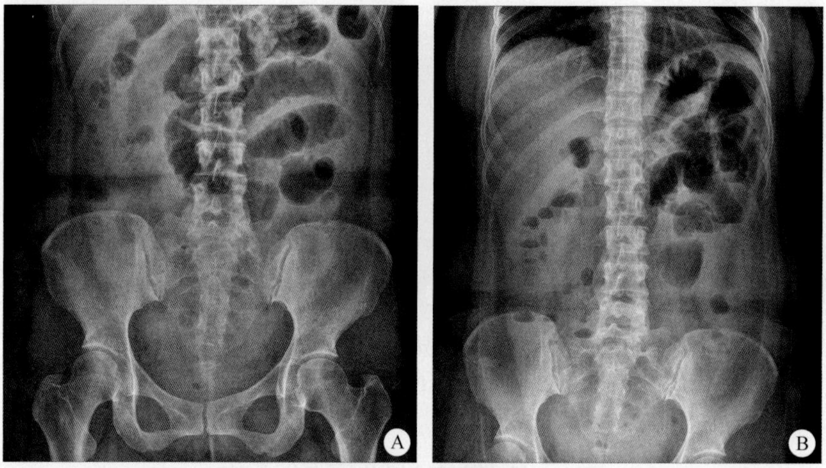

图5-11 急腹症X线摄影检查

A. 仰卧前后位；B. 站立前后位

四、先天性肛门闭锁X线摄影检查

（一）检查设计方案：倒立侧位★

1. 检查前准备　常规准备：根据X线摄影检查技术操作总则及质控规范执行。

2. 检查体位设计　使用立位体位，由协助者一手提患儿两腿，一手托住患儿头部，使其呈倒立姿势，肛门处放一金属标记；人体矢状面平行于探测器，侧腹壁靠近探测器，照射野上缘超出肛门5cm；中心线水平方向，通过腹部正中垂直射入探测器中心。

3. 推荐参数　55～65kV，3～5mAs，SID 120～150cm。

（二）影像评估标准

1. 显示范围　腹部倒立侧位影像。

2. 图像要求　显示腹部倒立侧位影像，能测量直肠气体末端距肛门皮肤处金属标记的距离。

（三）影像存储要求

影像显示层次分明，对比度适中，锐利度好，噪声水平适度。

参考图像见图5-12。

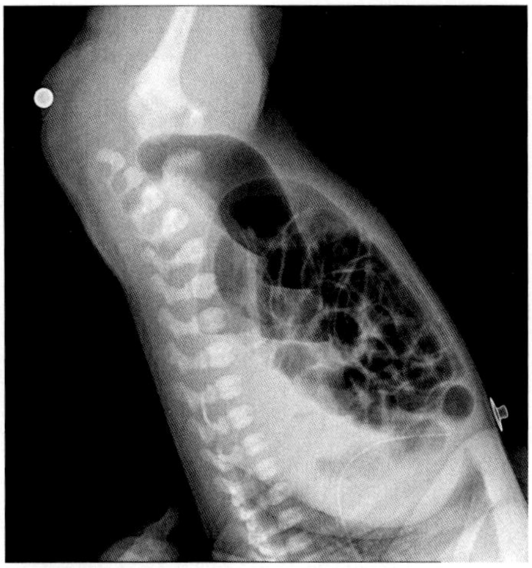

图5-12　先天性肛门闭锁X线摄影检查

第四节　脊　　柱

检查操作方案名称及临床适应证	采用技术及方法					
	正位	侧位	张口位	斜位	过伸位	过屈位
寰枢椎常规X线摄影检查						
寰枢椎关节脱位，第1、2颈椎骨折		★	★			
颈椎常规X线摄影检查						
颈椎骨折、颈椎结核、颈椎肿瘤性病变、颈部异物	★	★				
颈椎脱位X线摄影检查						
颈椎脱位、椎间关节绞锁	★	★			★	★
颈椎病X线摄影检查						
各类颈椎病	★	★		★	★	★
胸椎常规X线摄影检查						
胸椎侧弯、脊椎结核、胸椎骨折、胸椎肿瘤性病变、强直性脊柱炎	★	★				
腰椎常规X线摄影检查						
腰椎侧弯、脊椎结核、腰椎骨折、腰椎肿瘤性病变、强直性脊柱炎、腰椎骶化、骶椎腰化	★	★				
腰椎退行性病变X线摄影检查						
腰椎椎体、小关节、韧带退行性病变	★	★		★		
腰椎滑脱X线摄影检查						
腰椎滑脱	★	★		★	★	★
骶尾椎常规X线摄影检查						
骶尾骨骨折	★	★				

★为推荐。

一、寰枢椎常规X线摄影检查

（一）检查设计方案：张口位★、侧位★

1. 检查前准备　常规准备：根据X线检查技术操作总则及质控规范执行。

2. 检查体位设计

（1）张口位：患者站立或仰卧，头颅正中矢状面垂直探测器并与探测器中线重合；头后仰，使上颌门齿咬合面至乳突尖的连线垂直探测器；曝光时嘱患者张大口腔，如患者不能合作，可在其上下齿之间放置软木塞，使其口腔尽量张开；中心线经上下门齿连线的中点垂直射入探测器中心。

（2）侧位：患者侧立，外耳孔与肩峰连线位于探测器中线；头稍后仰，人体正中矢状面平行于探测器，听鼻线与水平面平行；双肩尽量下垂；照射野上缘包含外耳孔，下缘包含肩峰，两侧包含颈部前后软组织；中心线经甲状软骨平面中点，水平方向垂直射入探测器中心。

3. 推荐参数

（1）张口位：70～75kV，8～10mAs，SID 120～150cm（卧位：100～120cm）。

（2）侧位：75～80kV，10～15mAs，SID 120～150cm。

（二）影像评估标准

1. 显示范围

（1）张口位：寰枢椎清晰显示于图像正中。

（2）侧位：颈椎显示于图像正中，上缘包括外耳孔，下缘包括肩峰。

2. 图像要求

（1）张口位：寰枢椎于上、下齿列之间显示，枢椎位于其正中；上、中切牙牙冠与枕骨底部相重合，枢椎齿状突不与枕骨重叠，单独清晰显示；齿状突与寰椎两侧块间隙对称，寰枕关节呈切线状显示。

（2）侧位：第1～7颈椎呈侧位影像，并显示于图像正中；各椎体前后缘均无双边影；椎体骨质、各椎间隙及椎间关节显示清晰；下颌骨不与椎体重叠；气管、颈部软组织层次清晰。

（三）影像存储要求

影像显示层次分明，对比度适中，锐利度好，噪声水平适度。

参考图像见图5-13。

二、颈椎常规X线摄影检查

（一）检查设计方案：正位★、侧位★

1. 检查前准备　常规准备：根据X线摄影检查技术操作总则及质控规范执行。

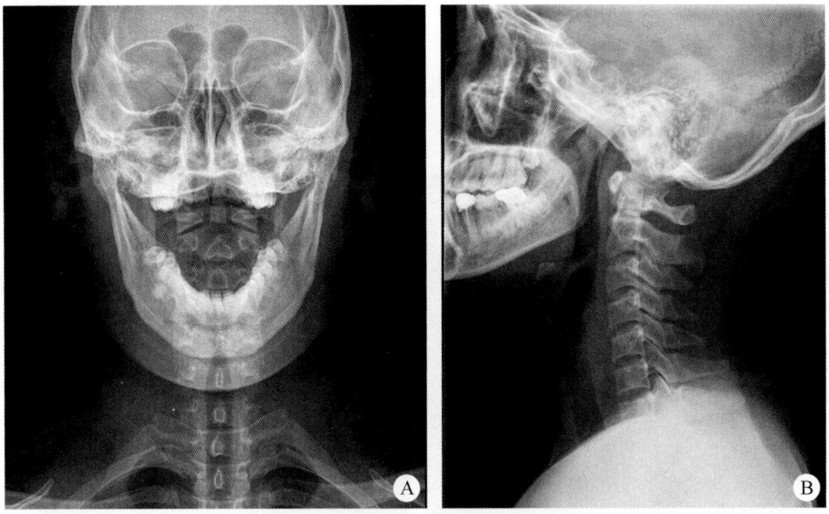

图5-13　寰枢椎常规X线摄影检查

A. 张口位；B. 侧位

2. 检查体位设计

（1）正位：患者站立，颈背部紧贴探测器，人体正中矢状面垂直探测器并与探测器中线重合；头稍后仰，使上颌门齿咬合面至乳突尖的连线垂直探测器（听鼻线垂直探测器）；照射野上缘包含外耳孔，下缘包含第2胸椎，两侧包含颈部软组织；中心线向头侧倾斜10°～15°，对准甲状软骨下方射入探测器中心。

（2）侧位：患者侧立，外耳孔与肩峰连线位于探测器中线；头稍后仰，人体正中矢状面平行于探测器，听鼻线与水平面平行；双肩尽量下垂；照射野上缘包含外耳孔，下缘包含肩峰，两侧包含颈部前后软组织；中心线经甲状软骨平面中点，水平方向垂直射入探测器中心；呼气后屏气曝光以便观察第7颈椎。

3. 推荐参数

（1）正位：70～75kV，8～10mAs，SID 120～150cm。

（2）侧位：75～80kV，10～15mAs，SID 120～150cm。

（二）影像评估标准

1. 显示范围　颈椎显示于图像正中，上缘包含外耳孔，下缘包含第2胸椎。

2. 图像要求

（1）正位：第3～7颈椎与第2胸椎呈正位影像显示于图像正中；颈椎棘突位于椎体正中，横突左右对称显示，颈椎骨质、间隙与钩突关节显示清晰；第1肋骨及颈旁软组织包括在图像内，气管投影于椎体正中，其边界清晰可辨；下颌骨下缘显示于第2～3颈椎间隙高度。

（2）侧位：第1～7颈椎呈侧位影像，并显示于图像正中；各椎体前后缘均无双边影；椎体骨质、各椎间隙及椎间关节显示清晰；下颌骨不与椎体重叠；气管、颈部软组织层次清晰。

（三）影像存储要求

影像显示层次分明，对比度适中，锐利度好，噪声水平适度。

参考图像见图5-14。

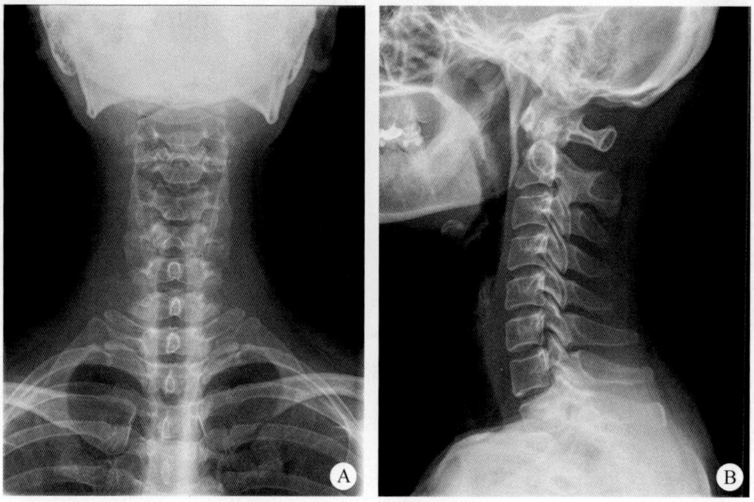

图5-14 颈椎常规X线摄影检查

A. 正位；B. 侧位

三、颈椎脱位X线摄影检查

（一）检查设计方案：正位★、侧位★、过伸位★、过屈位★

1. 检查前准备　常规准备：根据X线摄影检查技术操作总则及质控规范执行。

2. 检查体位设计

（1）正位：同“颈椎常规X线摄影检查”正位。

（2）侧位：同“颈椎常规X线摄影检查”侧位。

（3）过伸位：患者侧立，双上肢自然下垂，头尽量后仰，颈椎前后缘位于探测器正中；照射野上缘超出枕外隆凸，下缘包括肩峰；中心线对准第4颈椎射入。

（4）过屈位：患者侧立，双上肢自然下垂，头尽量俯屈，颈椎前后缘位于探测器正中；照射野上缘超出枕外隆凸，下缘包括肩峰；中心线对准第4颈椎射入。

3. 推荐参数

（1）正位：70～75kV，8～10mAs，SID 120～150cm。

（2）侧位、过伸位、过屈位：75～80kV，10～15mAs，SID 120～150cm。

（二）影像评估标准

1. 显示范围　颈椎显示于图像正中，上缘包括外耳孔，下缘包括第2胸椎。

2. 图像要求

（1）正位：同“颈椎常规X线摄影检查”正位。

（2）侧位：同“颈椎常规X线摄影检查”侧位。

（3）过伸位：第1～7颈椎显示于图像正中；下颌骨不与椎体重叠，各椎间隙及椎间关节显示清晰、边缘锐利；气管、颈部软组织与椎体层次可辨认，椎体骨小梁清晰显示；椎体链向人体背部呈反弓形状。

（4）过屈位：第1～7颈椎显示于图像正中；下颌骨不与椎体重叠，各椎间隙及椎间关节显示清晰、边缘锐利；气管、颈部软组织与椎体层次可辨认，椎体骨小梁清晰显示；椎体链向人体腹侧呈屈曲形状。

（三）影像存储要求

影像显示层次分明，对比度适中，锐利度好，噪声水平适度。

参考图像见图5-15。

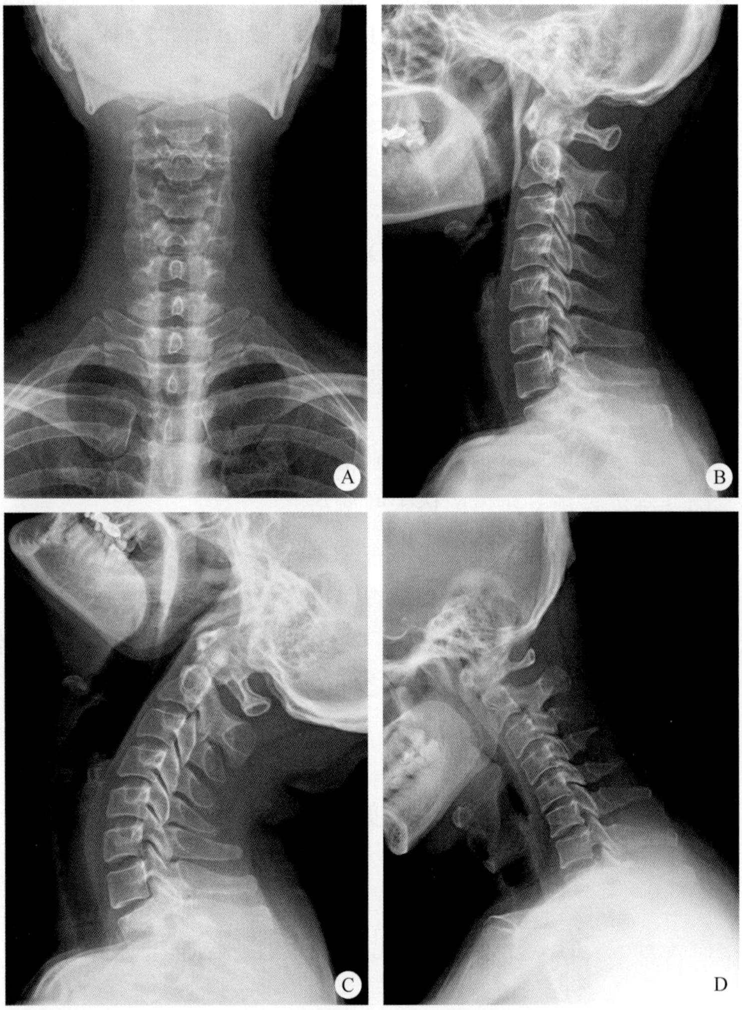

图5-15　颈椎脱位X线摄影检查

A. 正位；B. 侧位；C. 过伸位；D. 过屈位

四、颈椎病X线摄影检查

（一）检查设计方案：正位★、侧位★、过伸位★、过屈位★、斜位★

1. 检查前准备　常规准备：根据X线摄影检查技术操作总则及质控规范执行。

2. 检查体位设计

（1）正位：同“颈椎常规X线摄影检查”正位。

（2）侧位：同“颈椎常规X线摄影检查”侧位。

（3）过伸位：同“颈椎脱位X线摄影检查”过伸位。

（4）过屈位：同“颈椎脱位X线摄影检查”过屈位。

（5）斜位：患者站立，人体冠状面与探测器成45°～50°，下颌稍前伸，双上肢自然下垂；颈椎长轴与探测器长轴中线重合；后前斜位观察同侧椎间孔，前后斜位观察对侧椎间孔，左、右应标记清楚；照射野上缘包含外耳孔，下缘包含第2胸椎；中心线经甲状软骨平面中点，垂直射入探测器中心。

3. 推荐参数

（1）正位：70～75kV，8～10mAs，SID 120～150cm。

（2）侧位、过伸位、过屈位：75～80kV，10～15mAs，SID 120～150cm。

（3）斜位：75～80kV，10～12mAs，SID 120～150cm。

（二）影像评估标准

1. 显示范围　颈椎显示于图像正中，上缘包含外耳孔，下缘包含第2胸椎。

2. 图像要求

（1）正位：同“颈椎常规X线摄影检查”正位。

（2）侧位：同“颈椎常规X线摄影检查”侧位。

（3）过伸位：同“颈椎脱位X线摄影检查”过伸位。

（4）过屈位：同“颈椎脱位X线摄影检查”过屈位。

（5）斜位：第1～7颈椎位于图像正中；各椎体骨质、椎间孔、椎弓根体、椎间隙及椎间关节清晰显示，椎间孔位于椎体与棘突之间，椎弓根位于椎体正中。

（三）影像存储要求

影像显示层次分明，对比度适中，锐利度好，噪声水平适度。

参考图像见图5-16。

五、胸椎常规X线摄影检查

（一）检查设计方案：正位★、侧位★

1. 检查前准备　常规准备：根据X线摄影检查技术操作总则及质控规范执行。

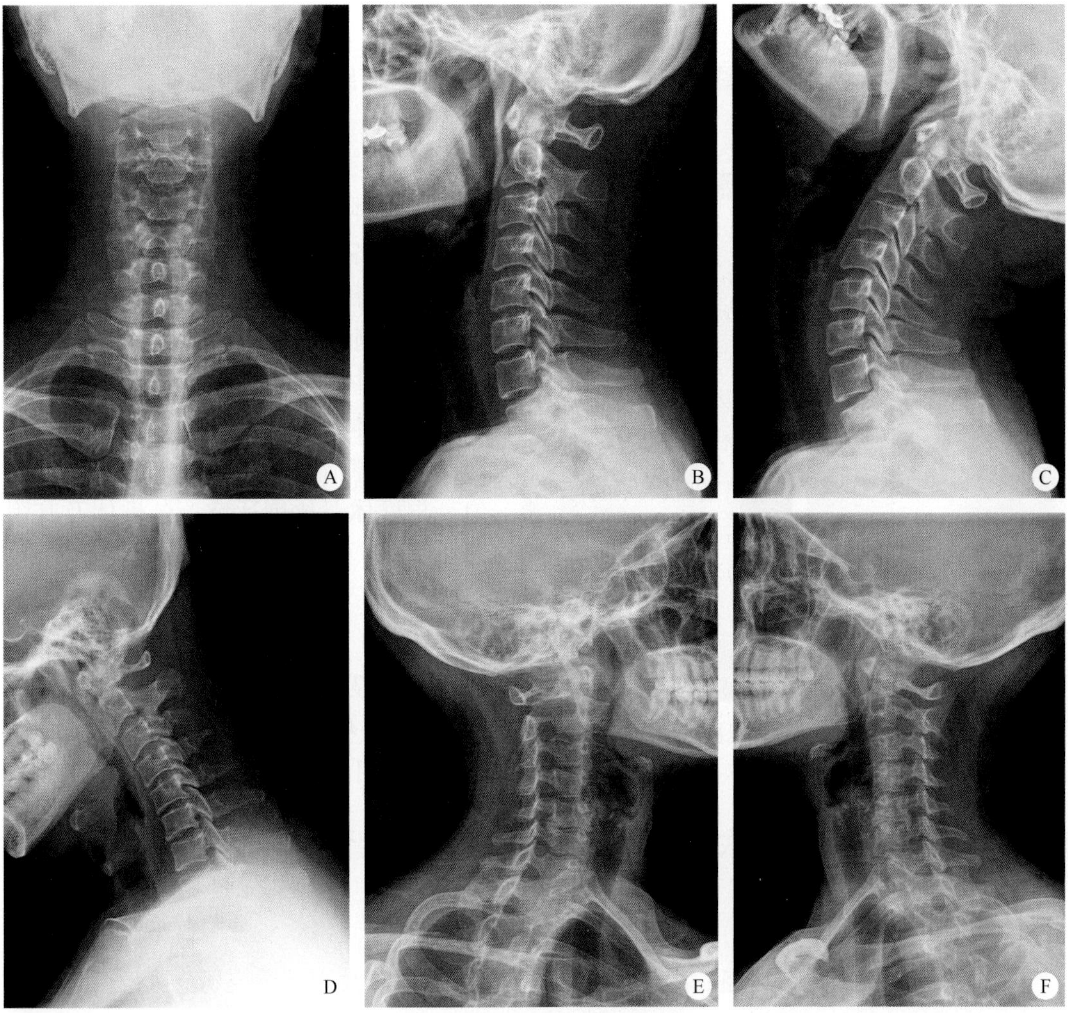

图5-16　颈椎病X线摄影检查

A. 正位；B. 侧位；C. 过伸位；D. 过屈位；E. 左斜位；F. 右斜位

2. 检查体位设计

（1）正位：患者仰卧，人体正中矢状面垂直探测器并与探测器中线重合；头稍后仰，双上肢置于身体两侧；照射野上缘包含第7颈椎，下缘包含第1腰椎；中心线对准胸骨上切迹与剑突连线中点，垂直射入探测器中心；平静呼吸下屏气曝光。

（2）侧位：患者侧卧，双上肢上举抱头，双下肢屈曲；腰部垫以棉垫，使胸椎序列平行于探测器并位于探测器中线；照射野上缘包含第7颈椎，下缘包含第1腰椎；中心线对准第6胸椎或第7胸椎垂直射入探测器中心（腰部如不垫棉垫，中心线应向头侧倾斜5°～10°）；平静呼吸下屏气曝光。

3. 推荐参数

（1）正位：80～90kV，12～15mAs，SID 100～120cm。

（2）侧位：90～100kV，30～35mAs，SID 100～120cm。

（二）影像评估标准

1. 显示范围　胸椎位于图像正中，上缘包含第7颈椎，下缘包含第1腰椎。

2. 图像要求

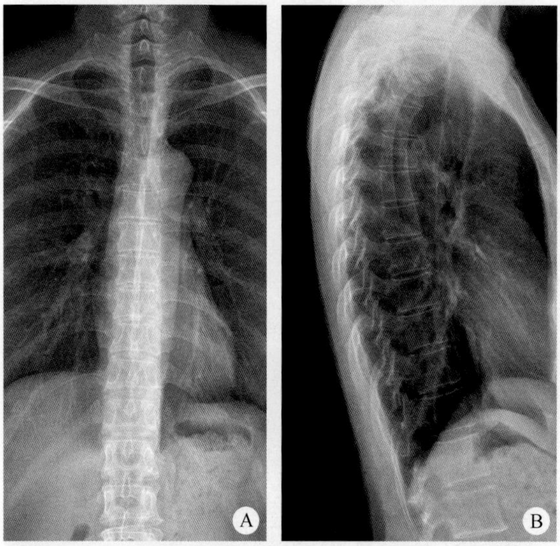

图5-17　胸椎常规X线摄影检查

A. 正位；B. 侧位

（1）正位：胸椎位于图像正中；棘突位于椎体正中，两侧横突和椎弓根对称显示；各椎体椎间隙清晰锐利，椎骨纹理显示清晰。

（2）侧位：第3～12胸椎呈侧位显示于图像正中，略有后突弯曲，不与肱骨重叠；椎体各缘呈切线状显示，无双边影，椎间隙清晰明确；肺野部分密度均匀，与椎体对比度适宜；各椎体及其附件结构易于分辨，骨纹理清晰显示。

（三）影像存储要求

影像显示层次分明，对比度适中，锐利度好，噪声水平适度。

参考图像见图5-17。

六、腰椎常规X线摄影检查

（一）检查设计方案：正位*、侧位*

1. 检查前准备　常规准备：根据X线摄影检查技术操作总则及质控规范执行。

2. 检查体位设计

（1）正位：患者仰卧，人体正中矢状面垂直探测器并与探测器中线重合；双侧髋关节和膝关节屈曲，腰部紧贴床面；照射野上缘包括第11胸椎，下缘包括第2骶椎；中心线对准脐上3cm，垂直射入探测器中心；平静呼吸下屏气曝光。

（2）侧位：患者侧卧，双下肢屈曲，双上肢上举抱头；腰部垫以棉垫，使腰椎序列平行于探测器并位于探测器中线；照射野上缘包括第11胸椎，下缘包括第2骶椎；中心线对准脐上3cm垂直射入探测器中心；平静呼吸下屏气曝光。

3. 推荐参数

（1）正位：75～85kV，15～20mAs，SID 100～120cm。

（2）侧位：85～90kV，25～30mAs，SID 100～120cm。

（二）影像评估标准

1. 显示范围　腰椎位于图像正中，上缘包括第11胸椎，下缘包括第2骶椎。

2. 图像要求

（1）正位：图像包括第11胸椎至第2骶椎全部椎体及两侧腰大肌；椎体位于图像正

中，两侧横突和椎弓根对称显示；第3腰椎椎体各缘呈切线状显示，上下缘无双边影，椎间隙清晰可见。

（2）侧位：图像包括第11胸椎至第2骶椎；腰椎椎体（尤其是第3腰椎）各缘无双边影；椎体骨皮质和骨小梁结构清晰显示；椎弓根、椎间孔和邻近软组织阴影层次可辨；椎间关节、腰骶关节及棘突清晰显示。

（三）影像存储要求

影像显示层次分明，对比度适中，锐利度好，噪声水平适度。

参考图像见图5-18。

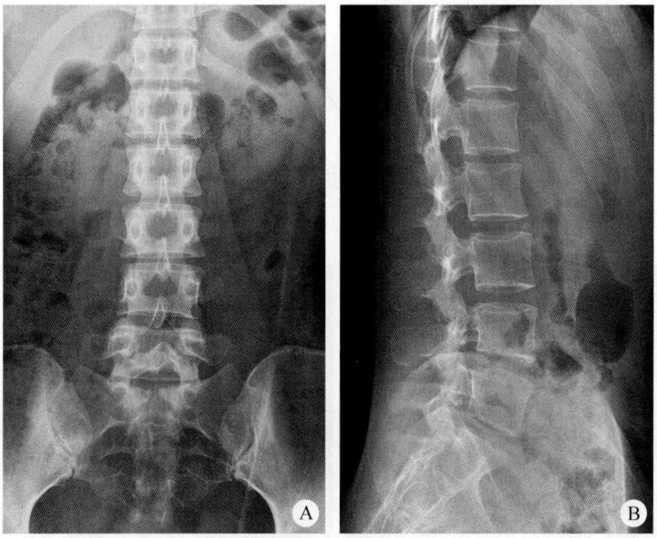

图5-18　腰椎常规X线摄影检查

A. 正位；B. 侧位

七、腰椎退行性病变X线摄影检查

（一）检查设计方案：正位★、侧位★、斜位★

1. 检查前准备　常规准备：根据X线摄影检查技术操作总则及质控规范执行。

2. 检查体位设计

（1）正位：同“腰椎常规X线摄影检查”正位。

（2）侧位：同“腰椎常规X线摄影检查”侧位。

（3）斜位：患者侧卧，近台面侧髋部及膝部弯曲，对侧下肢伸直；身体后倾，使冠状面与台面约成45°，腰椎长轴对准台面中线；照射野上缘包括第11胸椎，下缘包括第2骶椎；中心线对准脐上3cm垂直射入探测器中心；常规拍摄左、右两侧前后斜位，便于两侧对比观察。

3. 推荐参数

（1）正位：75～85kV，15～20mAs，SID 100～120cm。

（2）侧位：85～90kV，25～30mAs，SID 100～120cm。

（3）斜位：80～90kV，30～35mAs，SID 100～120cm。

（二）影像评估标准

1. 显示范围　腰椎位于图像正中，上缘包含第11胸椎，下缘包含第2骶椎。

2. 图像要求

（1）正位：同“腰椎常规X线摄影检查”正位。

（2）侧位：同“腰椎常规X线摄影检查”侧位。

（3）斜位：第1至第5腰椎及腰骶关节呈斜位，于图像正中显示；各椎弓根投影于椎体正中或前1/3处，椎间关节间隙呈切线状单边显示，投影于椎体后1/3处；椎间隙显示良好，第3腰椎上、下面的两侧缘应重合为一致线状致密影；与椎体相重叠的椎弓部结构，清晰显示。

（三）影像存储要求

影像显示层次分明，对比度适中，锐利度好，噪声水平适度。

参考图像见图5-19。

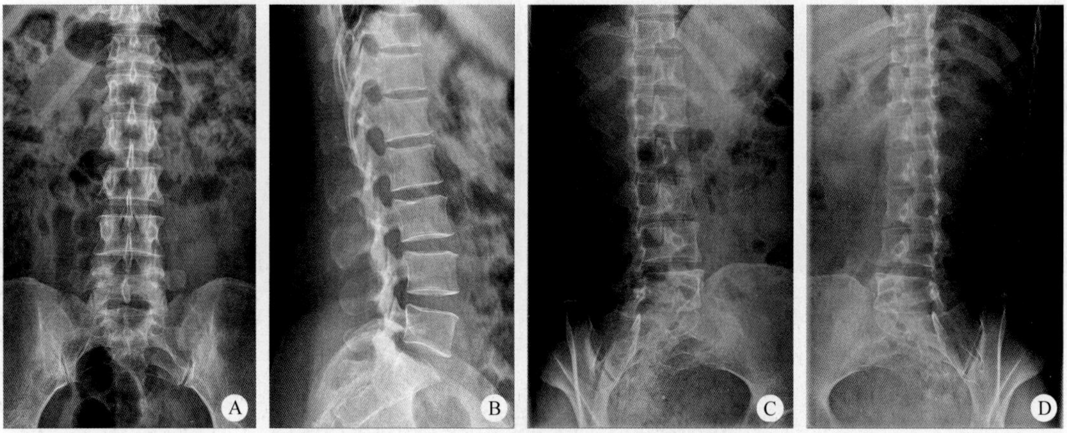

图5-19　腰椎退行性病变X线摄影检查

A. 正位；B. 侧位；C. 左斜位；D. 右斜位

八、腰椎滑脱X线摄影检查

（一）检查设计方案：正位★、侧位★、斜位★、过伸位★、过屈位★

1. 检查前准备　常规准备：根据X线摄影检查技术操作总则及质控规范执行。

2. 检查体位设计

（1）正位：同“腰椎常规X线摄影检查”正位。

（2）侧位：同“腰椎常规X线摄影检查”侧位。

（3）斜位：同“腰椎退行性病变X线摄影检查”斜位。

（4）过伸位：患者侧卧，腰部垫以棉垫，使腰椎序列平行于探测器并位于探测器中线；两臂上举，头颈后仰，腰胯后撅；照射野上缘包含第11胸椎，下缘包含第2骶椎；中心线垂直通过脐上3cm射入探测器中心。

（5）过屈位：患者侧卧，腰部垫以棉垫，使腰椎序列平行于探测器并位于探测器中线；双侧髋、膝并拢向胸口屈曲，头颈下俯，两臂抱膝；照射野上缘包括第11胸椎，下缘包括第2骶椎；中心线垂直通过脐上3cm射入探测器中心。

3. 推荐参数

（1）正位：75～85kV，15～20mAs，SID 100～120cm。

（2）侧位、过伸位、过屈位：85～90kV，25～30mAs，SID 100～120cm。

（3）斜位：80～90kV，30～35mAs，SID 100～120cm。

（二）影像评估标准

1. 显示范围　腰椎位于图像正中，上缘包含第11胸椎，下缘包含第2骶椎。

2. 图像要求

（1）正位：同“腰椎常规X线摄影检查”正位。

（2）侧位：同“腰椎常规X线摄影检查”侧位。

（3）斜位：同“腰椎退行性病变X线摄影检查”斜位。

（4）过伸位：图像包括第11胸椎至第2骶椎；腰椎椎体（尤其是第3腰椎）各缘无双边影；椎体链向人体背部呈反弓形状。

（5）过屈位：图像包括第11胸椎至第2骶椎；腰椎椎体（尤其是第3腰椎）各缘无双边影；椎体链向人体腹侧呈屈曲形状。

（三）影像存储要求

影像显示层次分明，对比度适中，锐利度好，噪声水平适度。

参考图像见图5-20。

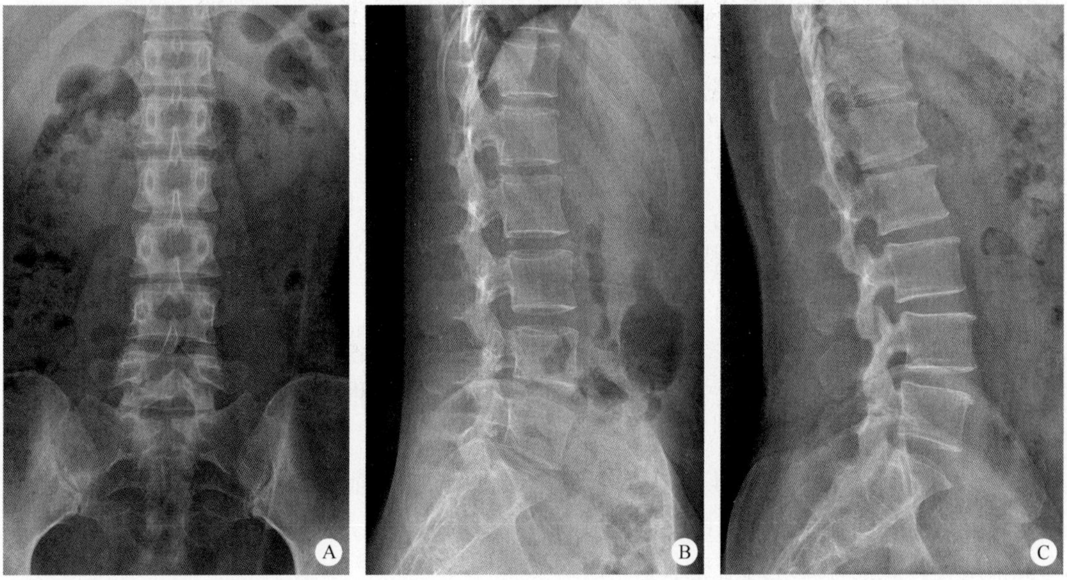

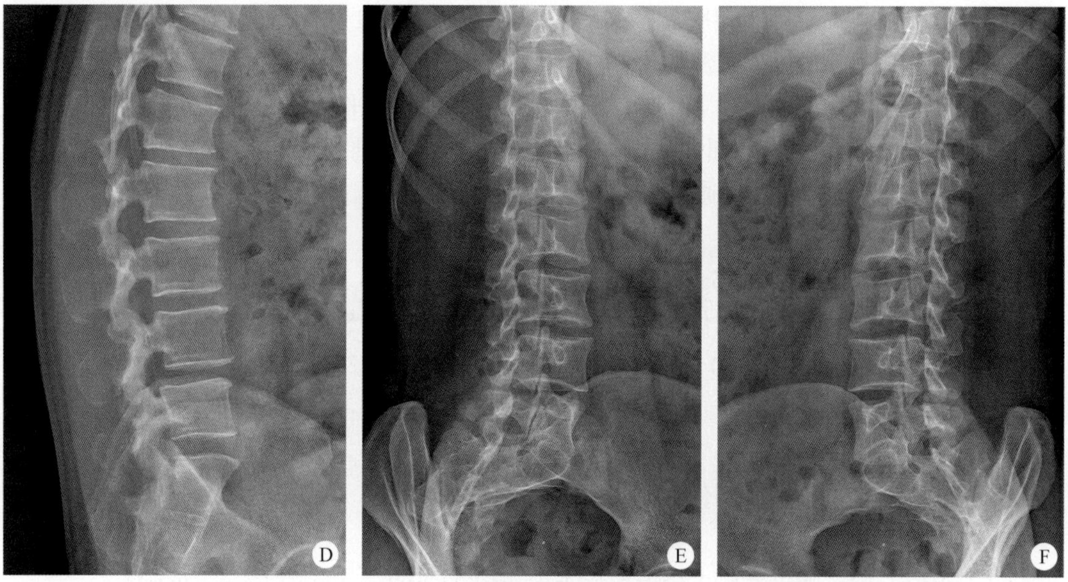

图5-20　腰椎滑脱X线摄影检查

A. 正位；B. 侧位；C. 过伸位；D. 过屈位；E. 左斜位；F. 右斜位

九、骶尾椎常规X线摄影检查

（一）检查设计方案：正位★、侧位★

1. 检查前准备　常规准备：根据X线摄影检查技术操作总则及质控规范执行。

2. 检查体位设计

（1）正位：患者仰卧，人体正中矢状面垂直探测器并与探测器中线重合，双下肢伸直；照射野上缘包括第4腰椎，下缘包括尾骨及耻骨联合；中心线向头侧（骶椎）或足侧（尾椎）倾斜15°，经耻骨联合上方3cm处射入探测器中心；平静呼吸下屏气曝光。

（2）侧位：患者侧卧，双下肢屈曲，腰部垫以棉垫，使骶、尾椎序列平行于探测器并位于探测器中线；照射野上缘包括第4腰椎，下缘包括全部尾椎；中心线对准髂后下棘前方8cm处垂直射入探测器中心；平静呼吸下屏气曝光。

3. 推荐参数

（1）正位：75～85kV，10～15mAs，SID 100～120cm。

（2）侧位：80～90kV，15～20mAs，SID 100～120cm。

（二）影像评估标准

1. 显示范围　骶、尾椎位于图像正中，上缘包含第4腰椎，下缘包含全部尾椎。

2. 图像要求

（1）正位：全部骶、尾椎及腰骶关节位于图像正中；骶椎、骶髂关节、骶孔、骶中嵴、尾骨清晰显示，骶椎孔及骶髂关节左右对称，耻骨联合部不与骶椎重叠；无肠内容物与骶椎重叠，骶椎骨纹理清晰显示。

（2）侧位：骶、尾椎及腰骶关节位于图像正中显示，边界清晰，椎体各节段易于分辨；椎体后缘边缘重叠良好，无双边影；腰骶关节及骶尾关节间隙清晰可见。

（三）影像存储要求

影像显示层次分明，对比度适中，锐利度好，噪声水平适度。

参考图像见图5-21。

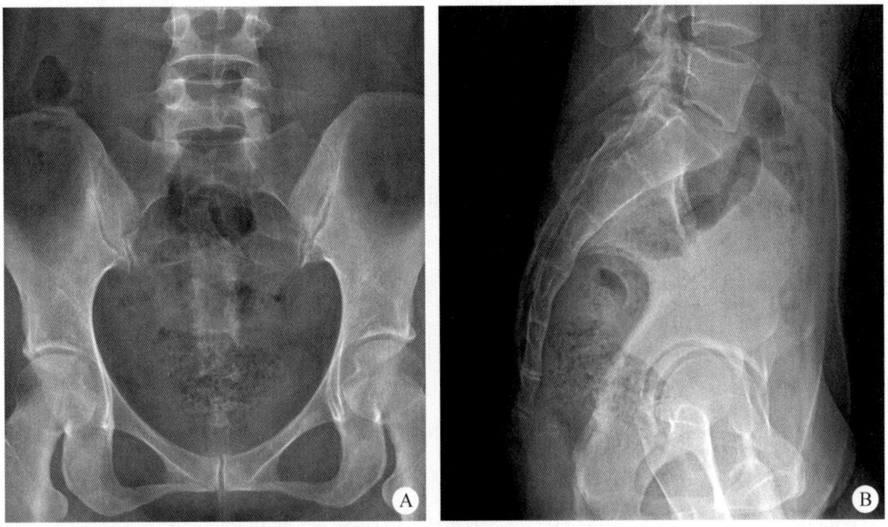

图5-21　骶尾椎常规X线摄影检查

A. 正位；B. 侧位

第五节　上肢及关节

检查操作方案名称及临床适应证	采用技术及方法					
	正位	侧位	斜位	Y位	穿胸位	尺偏位
肩关节常规X线摄影检查					☆	
肩关节骨折、脱位、炎症、结核、退行性骨关节病	★					
肩峰下撞击综合征X线摄影检查						
肩峰下撞击综合征	★			★		
肱骨常规X线摄影检查						
肱骨骨折、肿瘤和肿瘤样病变、急性骨髓炎、慢性骨髓炎、骨结核	★	★				
肘关节常规X线摄影检查						
肘关节骨折、脱位、炎症、结核、退行性骨关节病	★	★				
尺、桡骨常规X线摄影检查						
尺桡骨骨折、肿瘤和肿瘤样病变、急性骨髓炎、慢性骨髓炎、骨结核	★	★				
腕关节常规X线摄影检查						
腕关节骨折、脱位、炎症、结核、退行性骨关节病	★	★				

续表

检查操作方案名称及临床适应证	采用技术及方法					
	正位	侧位	斜位	Y位	穿胸位	尺偏位
手部常规X线摄影检查						
手部骨折、肿瘤和肿瘤样病变、骨关节炎、关节结核、退行性骨关节病	★		★			
手部异物X线摄影检查						
手部异物	★	★				
舟骨外伤性X线摄影检查						
舟骨骨折						★

★为推荐，☆为可选。

一、肩关节常规X线摄影检查

（一）检查设计方案：正位★、穿胸位☆

1. 检查前准备　常规准备：根据X线摄影检查技术操作总则及质控规范执行。

2. 检查体位设计

（1）正位：患者仰卧或站立，被检侧肩胛骨喙突置于探测器中线上；被检侧上肢向下伸直，掌心向上（或向前），对侧躯干稍垫高（仰卧位），使被检侧肩部紧贴探测器；照射野上缘超出肩部，外缘包括肩部软组织；中心线对准喙突垂直射入探测器中心。

（2）穿胸位：患者侧立，被检侧上臂外缘贴紧探测器；被检侧上肢及肩部尽量下垂，掌心向前，对侧上肢高举抱头；被检侧肱骨外科颈对准探测器中心；照射野上缘超出肩部，下缘包括肱骨上中段；中心线水平方向通过对侧腋下，经被检侧上臂的上1/3处，垂直射入探测器中心。

3. 推荐参数

（1）正位：70～75kV，5～10mAs，SID 120～150cm（卧位：100～120cm）。

（2）穿胸位：80～90kV，10～15mAs，SID 120～150cm。

（二）影像评估标准

1. 显示范围

（1）正位：包括肩部软组织，下缘包括肱骨近段，内缘包括部分锁骨。

（2）穿胸位：上缘包括肩部，下缘包括肱骨上中段。

2. 图像要求

（1）正位：图像包括肩关节诸骨，其关节位于图像正中或稍偏外显示；肩关节盂前后重合，呈切线位显示，不与肱骨头重叠，关节间隙显示清晰；肱骨小结位于肱骨头外1/3处显示；肱骨头、肩峰及锁骨纹理显示清晰，周围软组织阴影层次可辨。

（2）穿胸位：为肱骨近端侧位像，投影于胸骨与胸椎之间，有肺纹理与肋骨影像相重叠；图像包括肩部和肱骨上中端，显示被检侧肩关节骨质、关节面及周围软组织，肱骨长轴平行于检测器长轴；显示被检侧肱骨上端和肩关节的轴位影像，骨小梁、周围软组织清晰显示。

（三）影像存储要求

影像显示层次分明，对比度适中，锐利度好，噪声水平适度。

参考图像见图5-22。

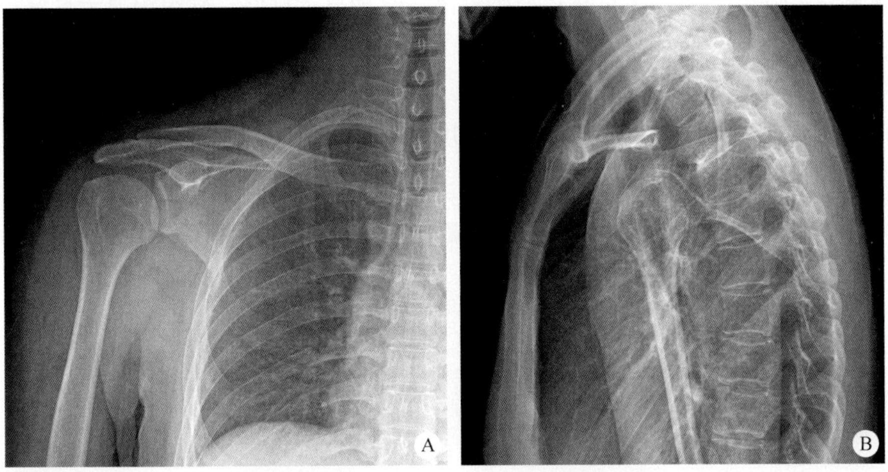

图5-22　肩关节常规X线摄影检查

A. 正位；B. 穿胸位

二、肩峰下撞击综合征X线摄影检查

（一）检查设计方案：正位★、Y位★

1. 检查前准备　常规准备：根据X线摄影检查技术操作总则及质控规范执行。

2. 检查体位设计

（1）正位：同“肩关节常规X线摄影检查”正位。

（2）“Y”位：患者站立，被检侧肩部前缘紧贴探测器，人体冠状面与探测器成55°～65°；患侧上肢自然下垂，掌心向前，对侧环手抱头；中心线向足侧倾斜10°～15°，对准患侧肱骨头上缘射入。

3. 推荐参数

（1）正位：70～75kV，5～10mAs，SID 120～150cm（卧位：100～120cm）。

（2）“Y”位：75～85kV，10～15mAs，SID 120～150cm。

（二）影像评估标准

1. 显示范围

（1）正位：包括肩部软组织，下缘包含肱骨近段，内缘包含部分锁骨。

（2）“Y”位：上缘包含肩部，下缘包含肱骨上中段。

2. 图像要求

（1）正位：同“肩关节常规X线摄影检查”正位。

（2）“Y”位：肩胛骨呈侧位显示，冈上肌出口的全貌形似字母“Y”形（“Y”的下半部是肩胛骨体部和肱骨上缘；关节盂为“Y”的交叉点，冈上肌出口区指“Y”形的上半部分，由肩峰和喙突组成的夹角区）；肱骨头上缘位于冈上肌出口的底部，与冈上肌出口区无重叠；肩胛骨与肋骨无重叠；肩胛骨诸骨纹理显示良好，软组织显示良好。

（三）影像存储要求

影像显示层次分明，对比度适中，锐利度好，噪声水平适度。

参考图像见图5-23。

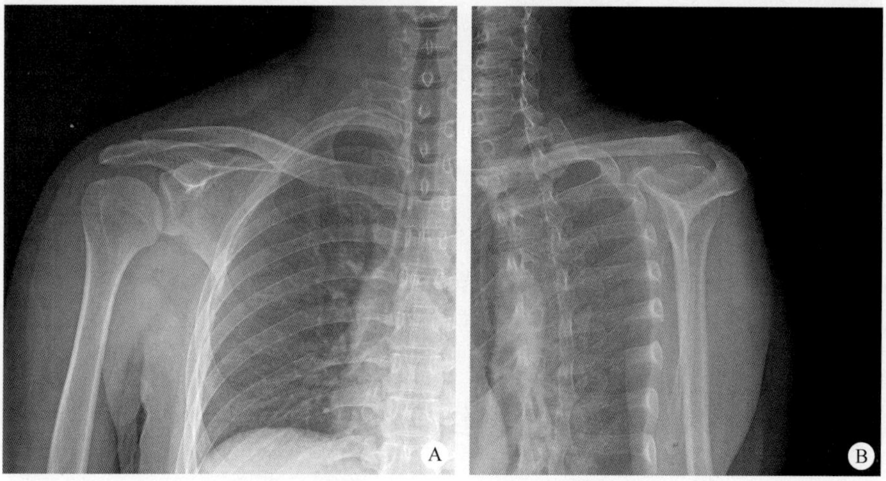

图5-23 肩峰下撞击综合征X线摄影检查

A. 正位；B.“Y”位

三、肱骨常规X线摄影检查

（一）检查设计方案：正位★、侧位★

1. 检查前准备　常规准备：根据X线摄影检查技术操作总则及质控规范执行。

2. 检查体位设计

（1）正位：患者仰卧，被检侧上肢伸直稍外展，掌心向上，对侧肩部稍垫高，使被检侧上臂尽量紧贴探测器；照射野上缘包含肩关节，下缘包含肘关节；中心线对准肱骨中点，垂直射入探测器中心。

（2）侧位：患者仰卧，对侧肩部稍垫高，使被检侧上臂尽量靠近探测器；被检侧上臂与躯干稍分开，肘关节弯曲成90°，呈侧位姿势置于胸前，肱骨长轴与探测器长轴平行一致；照射野上缘包含肩关节，下缘包含肘关节；中心线对准肱骨中点，垂直射入探测器中心。

3. 推荐参数　55～75kV，5～8mAs，SID 100～120cm。

（二）影像评估标准

1. 显示范围　肱骨显示于图像正中，至少包括一个邻近关节。

2. 图像要求

（1）正位：显示肱骨正位影像；肱骨长轴与图像平行，至少包括一个邻近关节，软组织影像显示良好。

（2）侧位：显示肱骨侧位影像；肱骨长轴与图像平行，至少包括一个邻近关节，软组织影像显示良好。

（三）影像存储要求

影像显示层次分明，对比度适中，锐利度好，噪声水平适度。

参考图像见图5-24。

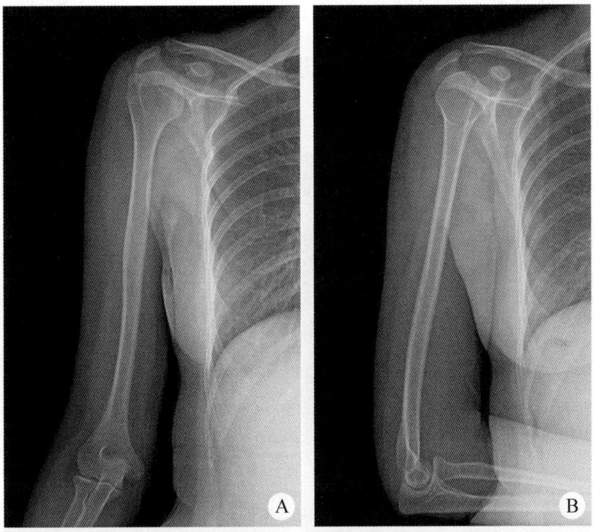

图5-24　肱骨常规X线摄影检查

A. 正位；B. 侧位

四、肘关节常规X线摄影检查

（一）检查设计方案：正位★、侧位★

1. 检查前准备　常规准备：根据X线摄影检查技术操作总则及质控规范执行。

2. 检查体位设计

（1）正位：患者面向检查床坐下，前臂伸直，掌心向上，尺骨鹰嘴突置于探测器中心；照射野上缘包含肱骨下段，下缘包含尺桡骨上段；中心线对准肘关节（肘横纹中点）垂直射入探测器中心。

（2）侧位：患者侧坐于检查床旁，曲肘成90°，肘关节内侧紧贴床面；掌心向内，拇指在上，呈侧位姿势，肩部下移，尽量接近肘部高度；照射野上缘包含肱骨下段，下缘包含尺桡骨上段；中心线对准肘关节间隙，垂直射入探测器中心。

3. 推荐参数　55～65kV，3～5mAs，SID 100～120cm。

（二）影像评估标准

1. 显示范围　肱骨远端、尺桡骨近端及肘关节间隙显示于图像正中。

2. 图像要求

（1）正位：肱骨远端、尺桡骨近端及肘关节间隙显示于图像正中；肘关节面呈切线位显示，明确锐利，鹰嘴窝位于肱骨内外侧髁正中稍偏尺侧；肘关节诸骨纹理显示清晰、周围软组织阴影层次可辨。

（2）侧位：肱骨远端与尺桡骨近端成90°，尺骨与肱骨的关节间隙显示明确、锐利；肱骨外髁侧重叠，呈圆形投影；肘关节诸骨纹理清晰，周围软组织阴影层次可辨。

（三）影像存储要求

影像显示层次分明，对比度适中，锐利度好，噪声水平适度。

参考图像见图5-25。

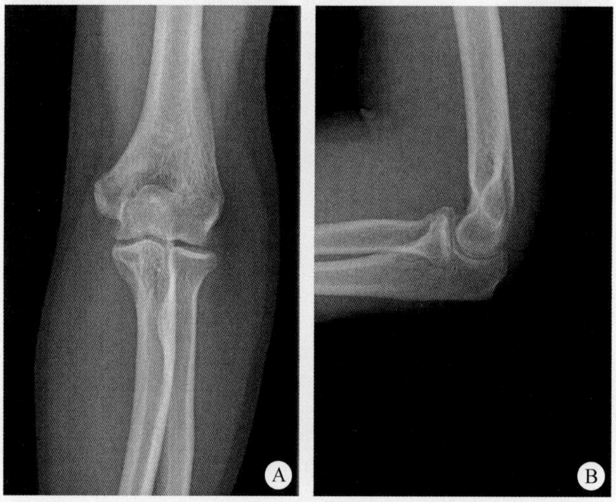

图5-25　肘关节常规X线摄影检查

A. 正位；B. 侧位

五、尺、桡骨常规X线摄影检查

（一）检查设计方案：正位★、侧位★

1. 检查前准备　常规准备：根据X线摄影检查技术操作总则及质控规范执行。

2. 检查体位设计

（1）正位：患者面向检查床就坐，前臂伸直，掌心向上，前臂背侧紧贴检查床面，前臂长轴与探测器长轴平行；照射野上缘包含肘关节，下缘包含腕关节；中心线对准前臂中点，垂直射入探测器中心。

（2）侧位：患者面向检查床就坐，曲肘约成90°；前臂呈侧位，尺侧紧贴检查床面，肩部下移，尽量接近肘部高度；照射野上缘包含肘关节，下缘包含腕关节；中心线对准前臂中点，垂直射入探测器中心。

3. 推荐参数　55～65kV，3～5mAs，SID 100～120cm。

（二）影像评估标准

1. 显示范围　上缘包含肘关节，下缘包含腕关节。

2. 图像要求

（1）正位：显示尺骨、桡骨、腕关节和肘关节正位影像；诸骨纹理及周围软组织清晰可辨。

（2）尺桡骨侧位：显示尺骨、桡骨、腕关节和肘关节侧位影像；诸骨纹理及周围软组织清晰可辨。

（三）影像存储要求

影像显示层次分明，对比度适中，锐利度好，噪声水平适度。

参考图像见图5-26。

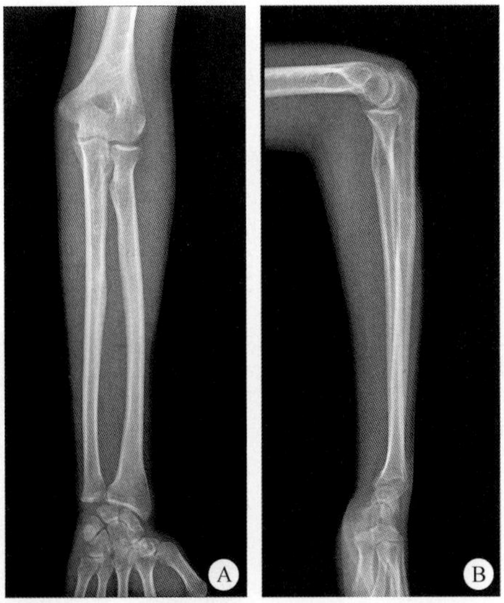

图5-26　尺骨、桡骨常规X线摄影检查

A. 正位；B. 侧位

六、腕关节常规X线摄影检查

（一）检查设计方案：正位★、侧位★

1. 检查前准备　常规准备：根据X线摄影检查技术操作总则及质控规范执行。

2. 检查体位设计

（1）正位：患者面向检查床坐下，腕关节呈后前位；手半握拳，腕部掌面紧贴床面，腕关节置于探测器中心；照射野包括尺桡骨远端及掌骨近端；中心线对准尺骨和桡骨茎突连线的中点，垂直射入探测器中心。

（2）侧位：患者侧坐于检查床旁，手部和前臂侧立，第5掌骨和前臂尺侧紧贴床面，尺骨茎突置于探测器中心；照射野包括尺桡骨远端及掌骨近端；中心线对准桡骨茎突，垂直射入探测器中心。

3. 推荐参数

（1）正位：55～60kV，2～5mAs，SID 100～120cm。

（2）侧位：60～65kV，2～5mAs，SID 100～120cm。

（二）影像评估标准

1. 显示范围　腕关节诸骨位于图像正中，包括尺骨和桡骨远端及掌骨近端。

2. 图像要求

（1）正位：腕关节诸骨位于图像正中，呈正位影像，图像包括尺骨和桡骨远端及掌骨近端；掌腕关节及桡腕关节间隙显示清晰；腕关节诸骨纹理显示清晰，周围软组织清晰可辨。

（2）侧位：腕关节位于图像正中，呈侧位影像；尺桡骨远端重叠良好；腕关节诸骨纹理显示清晰，周围软组织清晰可辨。

（三）影像存储要求

影像显示层次分明，对比度适中，锐利度好，噪声水平适度。

参考图像见图5-27。

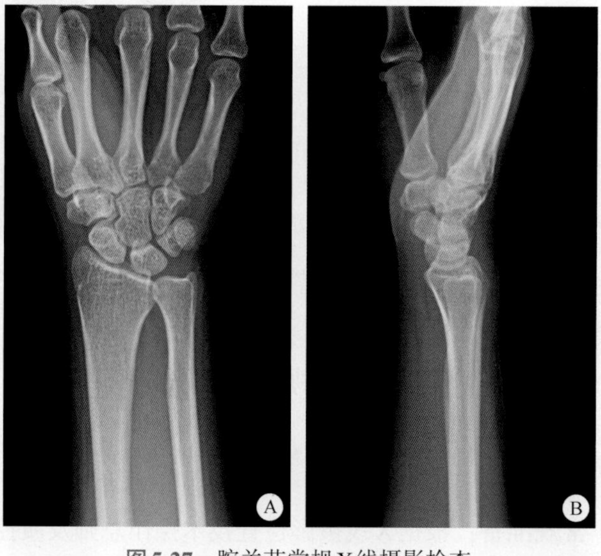

图5-27　腕关节常规X线摄影检查

A. 正位；B. 侧位

七、手部常规X线摄影检查

（一）检查设计方案：正位★、斜位★

1. 检查前准备　常规准备：根据X线摄影检查技术操作总则及质控规范执行。

2. 检查体位设计

（1）正位：患者面向检查床就座，五指自然分开，掌心向下紧贴床面，第3掌骨头位于探测器中心；照射野包括整个手掌及手指；中心线对准第3掌骨头，垂直射入探测器中心。

（2）斜位：患者面向检查床就座，五指均匀分开，稍弯曲，指尖触及床面，手指内旋，使掌心面与探测器约成45°；照射野包括整个手掌及手指；中心线对准第3掌骨头，垂直射入探测器中心。

3. 推荐参数　55～60kV，2～3mAs，SID 100～120cm。

（二）影像评估标准

1. 显示范围　手部诸骨位于图像正中，包括全部掌指骨及腕关节。

2. 图像要求

（1）正位：图像包括全部掌指骨及腕关节，第3掌指关节位于图像正中；5个指骨以适当的间隔呈分离状显示，第2～5掌指骨呈正位，拇指呈斜位影像；掌骨至指骨远端，骨纹理清晰显示，周围软组织清晰可辨。

（2）斜位：图像包括全部掌指骨及腕关节，第1～3掌骨分开，第4和第5掌骨近端略微重叠，呈斜位影像，第3掌指关节位于图像正中；全部掌指骨骨纹理清晰显示，周围软组织清晰可辨；大多角骨与第1掌指关节间隙明确。

（三）影像存储要求

影像显示层次分明，对比度适中，锐利度好，噪声水平适度。

参考图像见图5-28。

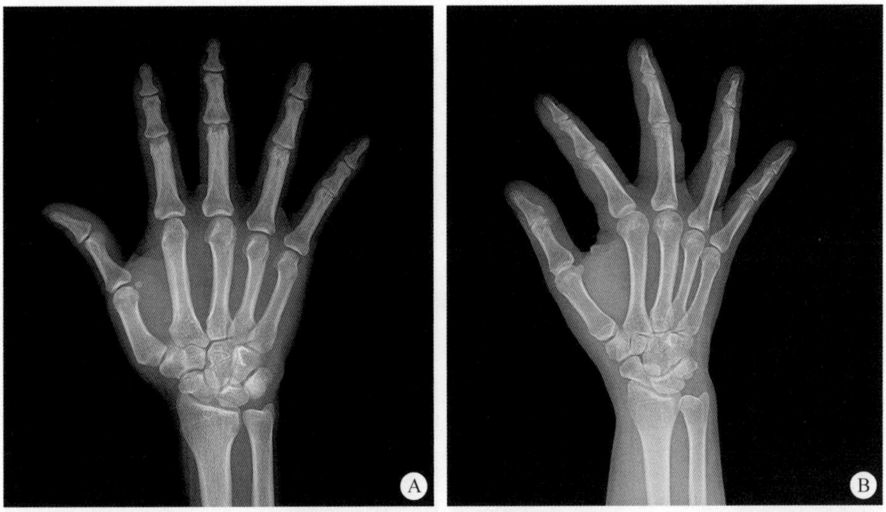

图5-28　手部常规X线摄影检查

A. 正位；B. 斜位

八、手部异物X线摄影检查

（一）检查设计方案：正位★、侧位★

1. 检查前准备　常规准备：根据X线摄影检查技术操作总则及质控规范执行。

2. 检查体位设计

（1）正位：同“手部常规X线摄影检查”正位。

（2）侧位：患者面向检查床坐下，手呈侧位置于探测器中心，尺侧朝下；照射野包括整个手掌及手指；中心线对准第2掌指关节，垂直射入探测器中心。

3. 推荐参数

（1）正位：55～60kV，2～3mAs，SID 100～120cm。

（2）侧位：60～65kV，3～5mAs，SID 100～120cm。

（二）影像评估标准

1. 显示范围

（1）正位：手部诸骨位于图像正中，包括全部掌指骨及腕关节。

（2）侧位：手呈侧位影像，包括掌指骨及腕关节。

2. 图像要求

（1）正位：同“手部常规X线摄影检查”正位。

（2）侧位：手呈侧位影像，包括尺桡骨远端、腕骨、掌骨及指骨；第2～5掌指骨重叠。

（三）影像存储要求

影像显示层次分明，对比度适中，锐利度好，噪声水平适度。

参考图像见图5-29。

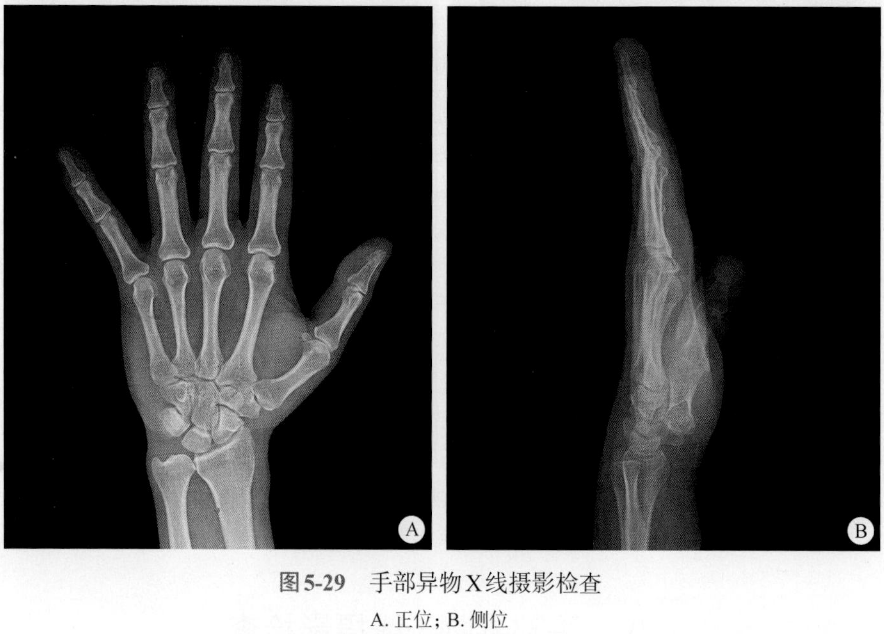

图5-29 手部异物X线摄影检查

A. 正位；B. 侧位

九、舟骨外伤性X线摄影检查

（一）检查设计方案：尺偏位★

1. 检查前准备　常规准备：根据X线摄影检查技术操作总则及质控规范执行。

2. 检查体位设计　患者面向检查床坐下，自然屈曲，掌心朝下；腕部置于探测器中心，手掌尽量向尺侧偏移；中心线向肘侧倾斜20°，对准尺桡骨茎突连线中点射入探测器中心。

3. 推荐参数　55～65kV，3～5mAs，SID 100～120cm。

（二）影像评估标准

1. 显示范围　手舟骨及其周围诸骨。

2. 图像要求　手舟骨呈长轴位显示，与其相邻的各骨几乎不重叠；骨小梁及周围软组织清晰可辨。

（三）影像存储要求

影像显示层次分明，对比度适中，锐利度好，噪声水平适度。

参考图像见图5-30。

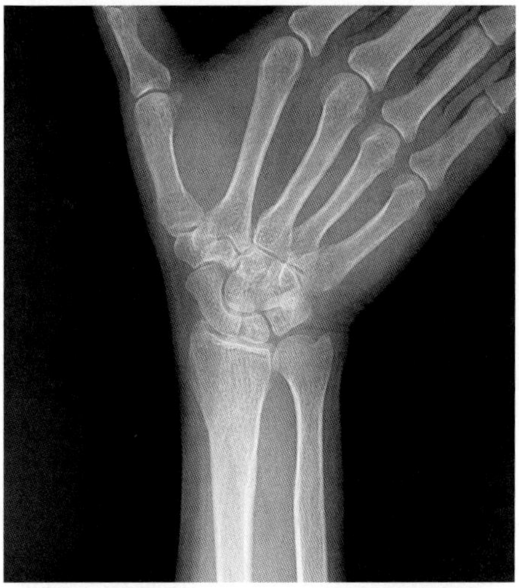

图5-30　手舟骨外伤性X线摄影检查

第六节　下肢及关节

检查操作方案名称及临床适应证	采用技术及方法					
	正位	侧位	斜位	Dunn位	蛙式位	轴位
骨盆常规X线摄影检查						
骨盆骨折、股骨头坏死、肿瘤和肿瘤样病变、骨结核	★					
髋关节常规X线摄影检查						
髋关节骨折、股骨头坏死	★					
髋关节撞击综合征X线摄影检查						
髋关节撞击综合征	★			★		
髋关节发育不良X线摄影检查						
先天性髋关节脱位等	★				★	
股骨常规X线摄影检查						
股骨骨折、肿瘤和肿瘤样病变、急慢性骨髓炎、骨结核	★	★				
膝关节常规X线摄影检查						
膝关节骨折、炎症、结核、退行性骨关节病	★	★				
髌骨不稳定X线摄影检查						
髌骨脱位及脱位程度判断	★					★
胫腓骨常规X线摄影检查						
胫腓骨骨折、肿瘤和肿瘤样病变、急慢性骨髓炎、骨结核	★	★				
踝关节常规X线摄影检查						
踝关节骨折、炎症、结核、退行性骨关节病	★	★				

续表

检查操作方案名称及临床适应证	采用技术及方法					
	正位	侧位	斜位	Dunn位	蛙式位	轴位
足部常规X线摄影检查						
足部骨折、肿瘤和肿瘤样病变、骨关节炎、关节结核、退行性骨关节病	★		★			
足部异物X线摄影检查						
足部异物	★	★				
跟骨常规X线摄影检查						
跟骨骨折		★				★

★为推荐。

一、骨盆常规X线摄影检查

（一）检查设计方案：正位★

1. 检查前准备　常规准备：根据X线摄影检查技术操作总则及质控规范执行。

2. 检查体位设计　患者仰卧，人体正中矢状面垂直探测器并与探测器中线重合；下肢伸直，双足跟分开，两侧足趾内旋接触，身体长轴与探测器长轴平行；照射野上缘包含髂嵴以上2cm，下缘包含耻骨联合下缘以下3cm；中心线对准双侧髂前上棘连线中点至耻骨联合上缘连线的中点，垂直射入探测器中心。

3. 推荐参数　75～85kV，10～15mAs，SID 100～120cm。

（二）影像评估标准

1. 显示范围　骨盆完整显示于图像正中，上缘包含髂嵴以上2cm，下缘包含耻骨联合下缘以下3cm。

2. 图像要求　图像上缘包含髂嵴，下缘包含股骨小转子和两侧髋关节；骶骨嵴突与耻骨联合居中，左右骶髂关节对称，双侧髂骨翼充分展开；双侧髋关节对称，股骨颈充分显示，无缩短，小转子尖部位于股骨干内侧上段；髂骨、耻骨、坐骨等骨纹理清晰，软组织影像层次分明，无肠道内容物干扰。

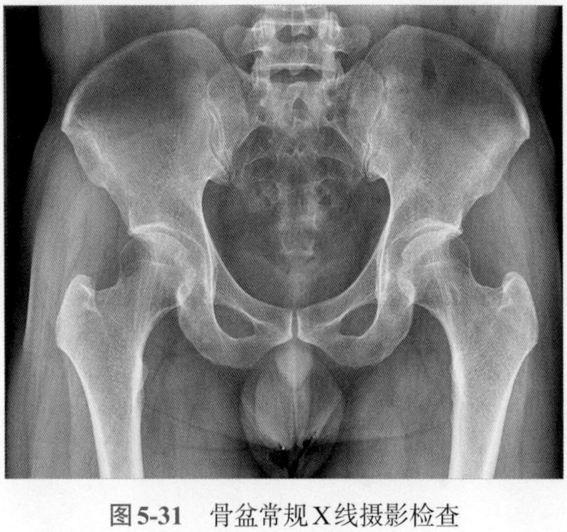

图5-31　骨盆常规X线摄影检查

（三）影像存储要求

影像显示层次分明，对比度适中，锐利度好，噪声水平适度。

参考图像见图5-31。

二、髋关节常规X线摄影检查

（一）检查设计方案：正位★

1. 检查前准备　常规准备：根据X线摄影检查技术操作总则及质控规范执行。

2. 检查体位设计　患者仰卧，下肢伸直，双足分开，两侧足趾内旋接触，股骨长轴与探测器长轴平行；照射野上缘包括髂骨，下缘包括股骨上端；中心线对准髂前上棘与耻骨联合上缘连线的中点垂线下方2.5cm处平面，垂直射入探测器中心。

3. 推荐参数　75～85kV，10～15mAs，SID 100～120cm。

（二）影像评估标准

1. 显示范围　髋关节完整显示于图像正中，上缘包含部分髂骨，下缘包含股骨上端。

2. 图像要求　图像包括髋关节、股骨近端1/3、同侧耻坐骨及部分髂骨翼；股骨头大体位于图像正中，或位于图像上1/3正中，大粗隆内缘与股骨颈重叠1/2，股骨颈显示充分；股骨颈及闭孔无投影变形，沈通氏线（Shenton's线）光滑锐利，曲度正常；髋关节诸骨纹理清晰锐利，坐骨棘清晰显示，周围软组织清晰辨认。

（三）影像存储要求

影像显示层次分明，对比度适中，锐利度好，噪声水平适度。

参考图像见图5-32。

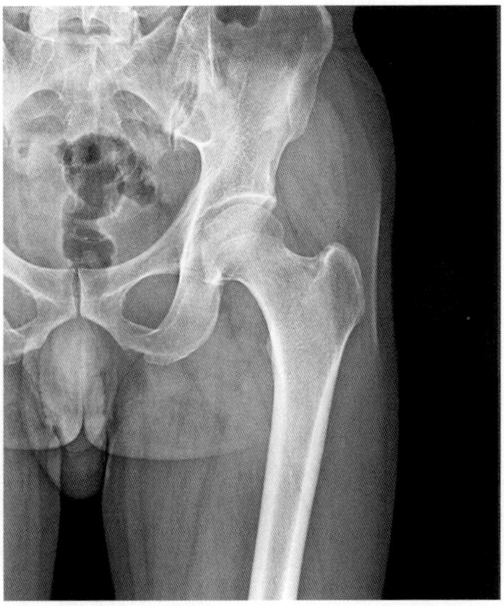

图5-32　髋关节常规X线摄影检查

三、髋关节撞击综合征X线摄影检查

（一）检查设计方案：正位（骨盆正位）★、45°Dunn位★

1. 检查前准备　常规准备：根据X线摄影检查技术操作总则及质控规范执行。

2. 检查体位设计

（1）骨盆正位：同"骨盆常规X线摄影检查"正位。

（2）45°Dunn位：患者仰卧，被检侧髋关节屈曲45°，外展20°，保持中立旋转姿势，中心线对准髂前上棘和耻骨联合之间的中点，垂直射入探测器中心。

3. 推荐参数　75～85kV，10～15mAs，SID 100～120cm。

（二）影像评估标准

1. 显示范围

（1）骨盆正位：骨盆完整显示于图像正中，上缘包含髂嵴以上2cm，下缘包含耻骨联合下缘以下3cm。

（2）45°Dunn位：髋关节完整显示于图像正中，上缘包含部分髂骨，下缘包含股骨上端。

2. 图像要求

（1）骨盆正位：同“骨盆常规X线摄影检查”正位。

（2）45°Dunn位：图像包括髋关节、股骨近端1/3、同侧耻坐骨及部分髂骨翼；股骨呈斜位显示，股骨头大体位于图像正中，或位于图像上1/3正中；髋关节诸骨纹理清晰锐利，坐骨棘明显显示，周围软组织清晰辨认。

（三）影像存储要求

影像显示层次分明，对比度适中，锐利度好，噪声水平适度。

参考图像见图5-33。

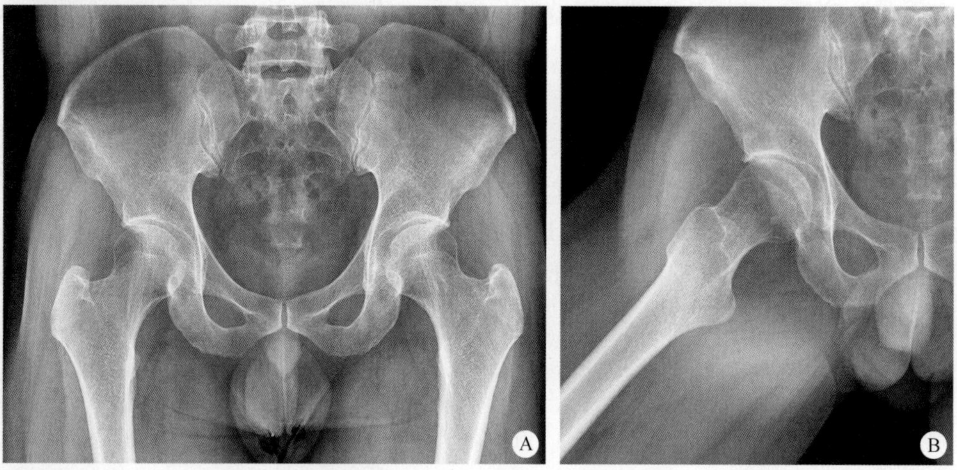

图5-33 髋关节撞击综合征X线摄影检查

A. 骨盆正位；B. 45°Dunn位

四、髋关节发育不良X线摄影检查

（一）检查设计方案：正位★、蛙式位★

1. 检查前准备　常规准备：根据X线摄影检查技术操作总则及质控规范执行。

2. 检查体位设计

（1）正位：同“骨盆常规X线摄影检查”正位；

（2）蛙式位：患者仰卧，双侧髋关节与膝关节同时屈曲，两足内缘靠拢，髋关节外展外旋与台面成30°（成人75°）；中心线对准耻骨联合上5cm处垂直射入探测器中心。

3. 推荐参数　75～85kV，10～15mAs，SID 100～120cm。

（二）影像评估标准

1. 显示范围　骨盆完整显示于图像正中，上缘包含髂嵴以上2cm，下缘包含耻骨联合下缘以下3cm。

2. 图像要求

（1）正位：同“骨盆常规X线摄影检查”正位。

（2）蛙式位：两侧股骨头向外下方伸展，两侧股骨颈呈侧位影像；股骨头、股骨颈、大小粗隆清晰显示；髋关节各骨骨小梁清晰可见，软组织层次分明。

（三）影像存储要求

影像显示层次分明，对比度适中，锐利度好，噪声水平适度。

参考图像见图5-34。

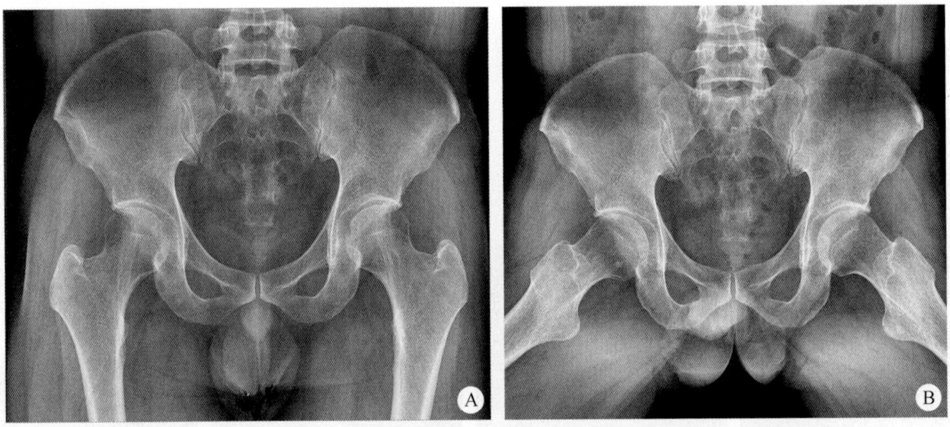

图5-34　髋关节发育不良X线摄影检查

A. 骨盆正位；B. 骨盆蛙式位

五、股骨常规X线摄影检查

（一）检查设计方案：正位★、侧位★

1. 检查前准备　常规准备：根据X线摄影检查技术操作总则及质控规范执行。

2. 检查体位设计

（1）正位：患者仰卧，下肢伸直，足稍内旋，使两足趾内旋接触；股骨长轴与探测器长轴一致；照射野上缘（或下缘）包括邻近一个关节；中心线对准股骨中点，垂直射入探测器中心。

（2）侧位：患者侧卧，被检侧紧贴床面；被检侧下肢伸直，膝关节稍弯曲，股骨长轴与探测器长轴一致；照射野上缘（或下缘）包括邻近一个关节；中心线对准股骨侧面中点，垂直射入探测器中心。

3. 推荐参数　75～85kV，10～15mAs，SID 100～120cm。

（二）影像评估标准

1. 显示范围　股骨位于图像正中，并包含邻近一个关节。

2. 图像要求

（1）正位：股骨呈正位位于图像正中，并包含邻近一个关节；髁部、髋关节及膝关节清晰显示；股骨骨质和骨小梁清晰显示，周围软组织清晰可辨。

（2）侧位：股骨头、颈、体，髁部，髌骨和膝关节呈侧位像，位于图像正中，并包含邻近一个关节；髋关节侧位稍斜，膝部内、外侧髁不完全重叠；股骨骨质、关节面、骨小梁清晰显示，周围软组织清晰可辨。

（三）影像存储要求

影像显示层次分明，对比度适中，锐利度好，噪声水平适度。

参考图像见图5-35。

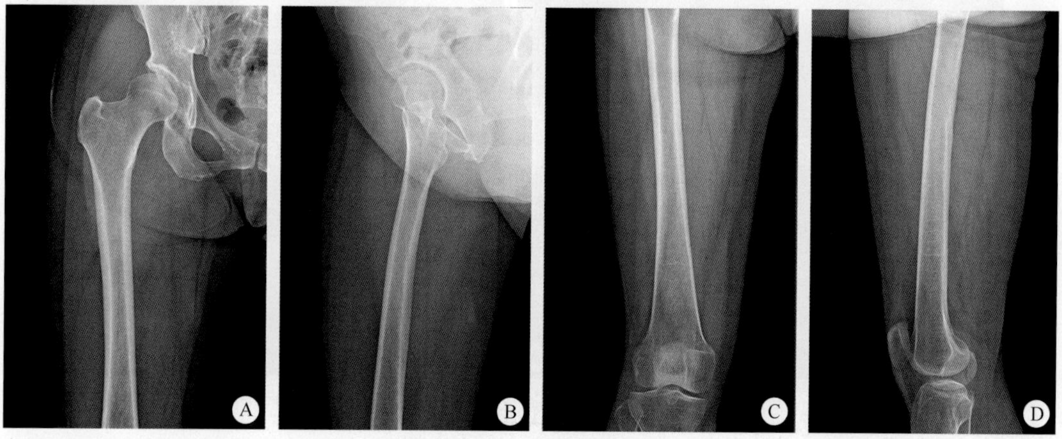

图5-35　股骨常规X线摄影检查

A. 股骨上段正位；B. 股骨上段侧位；C. 股骨下段正位；D. 股骨下段侧位

六、膝关节常规X线摄影检查

（一）检查设计方案：正位★、侧位★

1. 检查前准备　常规准备：根据X线摄影检查技术操作总则及质控规范执行。

2. 检查体位设计

（1）正位：患者仰卧或坐位，下肢伸直，足尖向上稍内旋，髌骨下缘对准探测器中心；小腿长轴与探测器长轴一致；照射野上缘包括股骨下端，下缘包括胫腓骨上端；中心线对准髌骨下缘，垂直射入探测器中心。

（2）侧位：患者侧卧，被检侧膝部外侧紧贴床面，被检侧膝关节屈曲成120°～135°；髌骨下缘置于探测器中心，髌骨面与探测器垂直；照射野上缘包括股骨下端，下缘包括胫腓骨上端；中心线对准胫骨上端，垂直射入探测器中心。

3. 推荐参数　65～75kV，5～8mAs，SID 100～120cm。

（二）影像评估标准

1. 显示范围　膝关节完整显示于图像正中，上缘包含股骨下端，下缘包含胫腓骨上端。

2. 图像要求

（1）正位：图像包括股骨内外侧髁、胫骨内外侧髁及腓骨小头，其关节面位于图像正中；腓骨小头与胫骨仅有少量重叠；膝关节诸骨纹理清晰显示，周围软组织清晰可辨；膝关节完整显示于图像正中，与图像长轴平行排列。

（2）侧位：膝关节间隙位于图像正中，股骨内外侧髁重叠良好；髌骨呈侧位显示，其与股骨间隙分离明确，关节面边界锐利，无双边影；股骨与胫骨平台重叠极少；膝关节诸骨纹理清晰显示，周围软组织清晰可辨。

（三）影像存储要求

影像显示层次分明，对比度适中，锐利度好，噪声水平适度。

参考图像见图5-36。

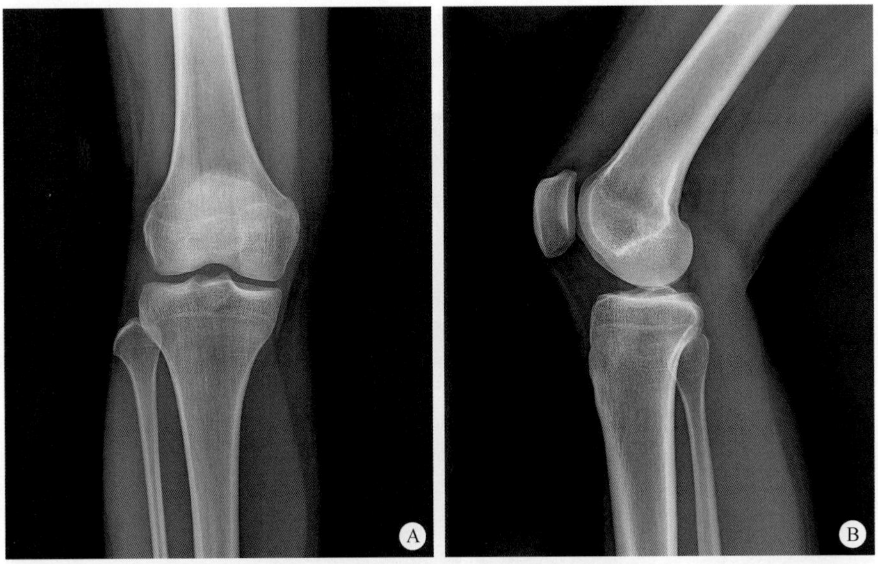

图5-36　膝关节常规X线摄影检查

A. 正位；B. 侧位

七、髌骨不稳定X线摄影检查

（一）检查设计方案：正位★、轴位★

1. 检查前准备　常规准备：根据X线摄影检查技术操作总则及质控规范执行。

2. 检查体位设计

（1）正位：同“膝关节常规X线摄影检查”正位。

（2）轴位：患者俯卧，对侧下肢伸直，被检侧股骨长轴与探测器中线一致，髌骨下缘置于探测器下1/3处；用绷带绕于被检侧足踝部，嘱患者向头侧拉紧，使膝关节尽量屈曲，大腿前侧紧贴探测器；中心线向头侧倾斜15°～20°，对准髌骨下缘射入探测器中心。

3. 推荐参数　65～75kV，5～8mAs，SID 100～120cm。

（二）影像评估标准

1. 显示范围

（1）正位：同“膝关节常规X线摄影检查”正位。

（2）轴位：包括股骨内外侧髁、髌骨、股髌关节及周围软组织。

2. 图像要求

（1）正位：同“膝关节常规X线摄影检查”正位。

（2）轴位：股骨长轴平行于照射野长轴，髌骨呈三角形影像；股骨内外侧髁显示清晰，于关节间隙后方与胫骨重叠；股髌关节间隙于照片正中清晰显示，呈宽“V”字形；髌骨骨纹理清晰显示，软组织显示良好。

（三）影像存储要求

影像显示层次分明，对比度适中，锐利度好，噪声水平适度。

参考图像见图5-37。

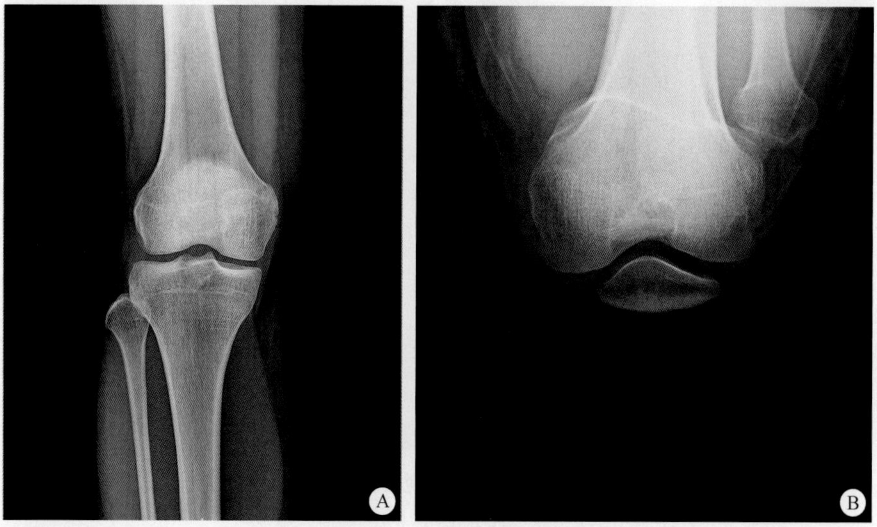

图5-37　髌骨不稳定X线摄影检查

A. 膝关节正位；B. 髌骨轴位

八、胫腓骨常规X线摄影检查

（一）检查设计方案：正位★、侧位★

1. 检查前准备　常规准备：根据X线摄影检查技术操作总则及质控规范执行。

2. 检查体位设计

（1）正位：患者仰卧或坐位，被检侧下肢伸直，足尖向上稍内旋，小腿长轴与探测器长轴一致；照射野上缘（或下缘）包含一个邻近关节；中心线对准小腿中点，垂直射入探测器中心。

（2）侧位：患者侧卧，被检侧紧贴床面；被检侧下肢膝关节稍屈，小腿外缘紧贴床面，小腿长轴与探测器长轴一致；照射野上缘（或下缘）包含一个邻近关节；中心线对准小腿侧面中点，垂直射入探测器中心。

3. 推荐参数　70～75kV，4～6mAs，SID 100～120cm。

（二）影像评估标准

1. 显示范围　胫腓骨位于图像正中，包含一个邻近关节。

2. 图像要求

（1）正位：胫腓骨呈正位影像，位于图像正中，并包括一个邻近关节；胫骨在内、腓骨在外，平行排列，上、下胫腓关节皆有重叠；骨小梁清晰显示，周围软组织阴影层次可辨。

（2）侧位：胫腓骨呈侧位影像，位于图像正中，并包括一个邻近关节；胫骨在前、腓骨在后，平行排列；上胫腓关节重叠较少，可以看到关节面，下胫腓关节重叠较多，关节面隐蔽；膝关节、踝关节呈侧位影像；骨小梁清晰显示，周围软组织阴影层次可辨。

（三）影像存储要求

影像显示层次分明，对比度适中，锐利度好，噪声水平适度。

参考图像见图5-38。

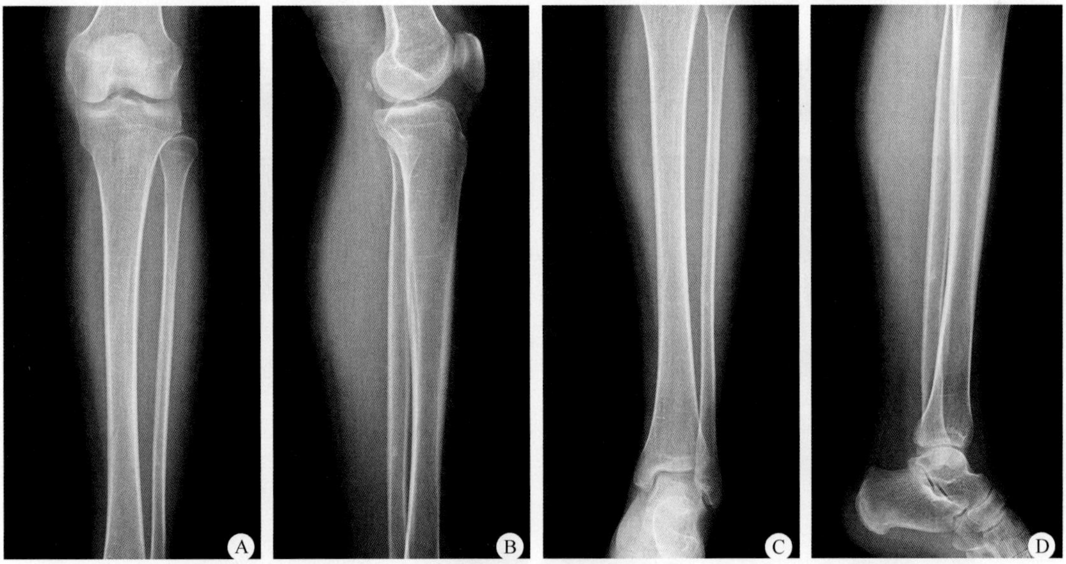

图5-38　胫腓骨常规X线摄影检查

A. 胫腓骨上段正位；B. 胫腓骨上段侧位；C. 胫腓骨下段正位；D. 胫腓骨下段侧位

九、踝关节常规X线摄影检查

（一）检查设计方案：正位★、侧位★

1. 检查前准备　常规准备：根据X线摄影检查技术操作总则及质控规范执行。

2. 检查体位设计

（1）正位：患者仰卧或坐位，被检侧下肢伸直，将踝关节置于探测器中心；小腿长轴与探测器长轴平行，足稍内旋，足尖下倾；中心线经内、外踝连线中点上方1cm处，垂直射入探测器中心。

（2）侧位：患者侧卧，被检侧紧贴床面；被检侧膝关节稍屈曲，外踝紧贴床面，足跟摆平，使踝关节呈侧位；小腿长轴与探测器长轴平行，将内踝上方1cm处置于探测器中心；中心线对准内踝上方1cm处，垂直射入探测器中心。

3. 推荐参数　60～70kV，3～5mAs，SID 100～120cm。

（二）影像评估标准

1. 显示范围　踝关节完整显示于影像下1/3中央，包括部分胫腓骨。

2. 图像要求

（1）正位：踝关节位于影像下1/3中央，关节面呈切线位，其间隙清晰可见；胫腓骨联合间隙不超过0.5cm；踝关节诸骨纹理清晰显示，周围软组织阴影层次可辨。

（2）侧位：距骨滑车面内外缘重合良好；腓骨远端重叠于胫骨正中偏后，踝关节位于影像下1/3正中显示；踝关节诸骨纹理清晰显示，周围软组织阴影层次可辨。

（三）影像存储要求

影像显示层次分明，对比度适中，锐利度好，噪声水平适度。

参考图像见图5-39。

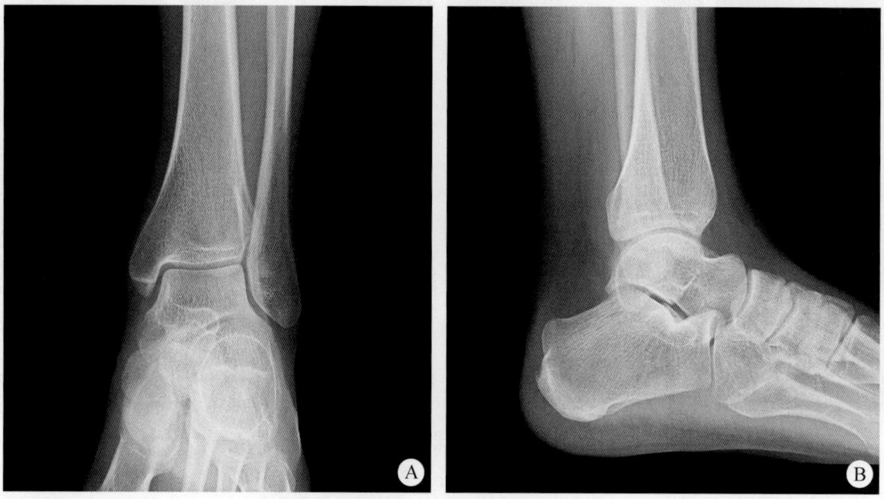

图5-39　踝关节常规X线摄影检查

A. 正位；B. 侧位

十、足部常规X线摄影检查

（一）检查设计方案：正位★、斜位★

1. 检查前准备　常规准备：根据X线摄影检查技术操作总则及质控规范执行。

2. 检查体位设计

（1）正位：患者坐于检查床上，被检侧膝关节弯曲，足底面紧贴床面；第3跖骨基底部位于探测器中心，足部长轴与探测器长轴一致；照射野上缘包括足趾，下缘包括足跟；中心线经第3跖骨基底部，垂直（或向足跟侧倾斜15°）射入探测器中心。

（2）斜位：患者坐于检查床上，被检侧膝关节弯曲；第3跖骨基底部位于探测器中心，将躯干和被检侧下肢向内倾斜，使足底面与检查床面成30°～50°角；照射野上缘包括足趾，下缘包括足跟；中心线经第3跖骨基底部，垂直射入探测器中心。

3. 推荐参数　55～65kV，2～3mAs，SID 100～120cm。

（二）影像评估标准

1. 显示范围　足部完整显示于图像正中，上缘包括足趾，下缘包括足跟。

2. 图像要求

（1）正位：图像包括跖骨、趾骨及跗骨，第3跖骨基底部位于图像正中；跗骨到趾骨远端密度适当，骨纹理清晰显示；距舟关节与跟骰关节清晰显示。

（2）斜位：全足诸骨呈斜位影像，第3、4跖骨基底部位于图像正中；第1和第2跖骨部分重叠，其余诸骨均清晰显示；距跟关节、楔舟关节及第3、4跗跖关节间隙显示明确；全足诸骨密度较均匀，骨纹理清晰显示。

（三）影像存储要求

影像显示层次分明，对比度适中，锐利度好，噪声水平适度。

参考图像见图5-40。

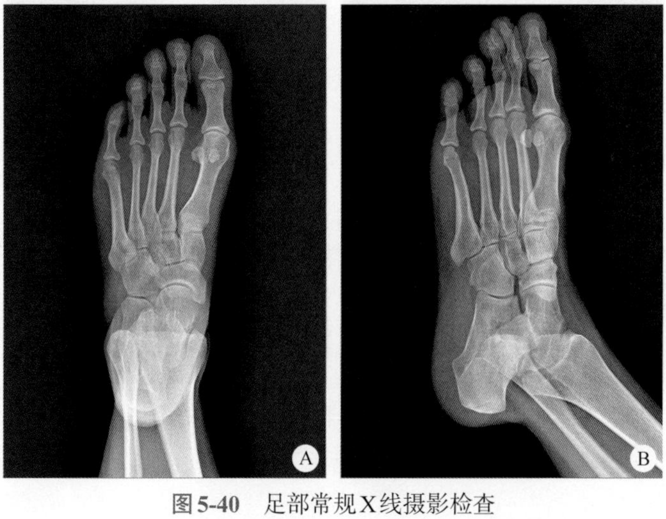

图5-40　足部常规X线摄影检查

A. 正位；B. 斜位

十一、足部异物X线摄影检查

（一）检查设计方案：正位★、侧位★

1. 检查前准备　常规准备：根据X线摄影检查技术操作总则及质控规范执行。

2. 检查体位设计

（1）正位：同“足部常规X线摄影检查”正位。

（2）侧位：患者坐于检查床上，被检侧下肢外侧缘靠近台面，膝部弯曲；被检侧足部外侧缘紧贴探测器，足部呈侧位，使足底平面与探测器垂直；照射野上缘包括足趾，下缘包括跟骨；中心线经足部中点，垂直射入探测器中心。

3. 推荐参数　60～65kV，3～5mAs，SID 100～120cm。

（二）影像评估标准

1. 显示范围　足部完整显示于图像正中，上缘包含足趾，下缘包含足跟。

2. 图像要求

（1）正位：同“足部常规X线摄影检查”正位。

（2）侧位：足部及踝部诸骨呈侧位影像，跖骨重叠，可见第5跖骨基底部；全足诸骨密度较均匀，骨纹理显示清晰。

（三）影像存储要求

影像显示层次分明，对比度适中，锐利度好，噪声水平适度。

参考图像见图5-41。

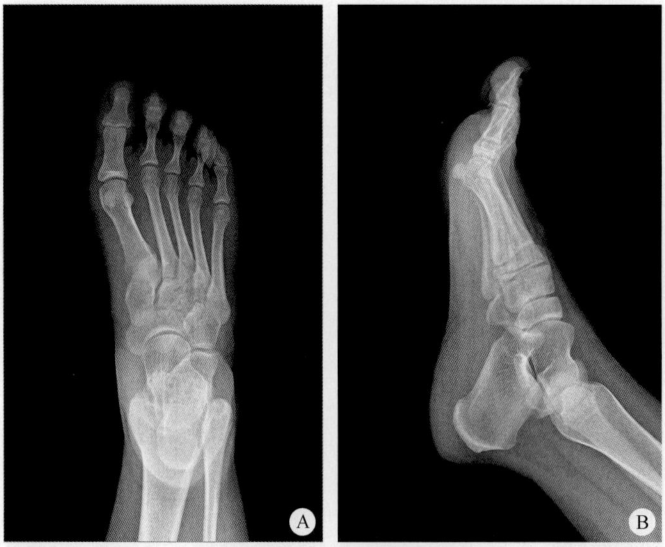

图5-41　足部异物X线摄影检查

A. 正位；B. 侧位

十二、跟骨常规X线摄影检查

（一）检查设计方案：侧位★、轴位★

1. 检查前准备　常规准备：根据X线摄影检查技术操作总则及质控规范执行。

2. 检查体位设计

（1）侧位：患者侧卧，被检侧下肢外侧缘紧贴检查床面，膝部弯曲；被检侧足部外侧紧贴检查床面，足底平面垂直检查床，跟骨置于探测器中心；照射野和探测器包括整个跟骨；中心线对准距跟关节，垂直射入探测器中心。

（2）轴位：患者仰卧或坐位，被检侧下肢伸直；小腿长轴与检查床面长轴一致，踝部极度背屈，踝关节置于探测器中心；照射野和探测器包括整个跟骨；中心线向头侧倾斜35°～45°，经第3跖骨基底部对准距跟关节射入探测器中心。

3. 推荐参数

（1）侧位：60～70kV，3～5mAs，SID 100～120cm。

（2）轴位：70～75kV，5～8mAs，SID 100～120cm。

（二）影像评估标准

1. 显示范围　跟骨完整显示于图像正中。

2. 图像要求

（1）侧位：图像包括踝关节及部分距骨，跟骨位于图像正中，呈侧位显示；距骨下关节面呈切线位显示，其关节间隙清晰可见；跟骨纹理显示清晰。

（2）轴位：跟骨显示于图像正中，呈轴位影像跟骨体和跟骨各突出均清晰显示；跟骨骨质、骨小梁、关节面及周围软组织显示清晰。

（三）影像存储要求

影像显示层次分明，对比度适中，锐利度好，噪声水平适度。

参考图像见图5-42。

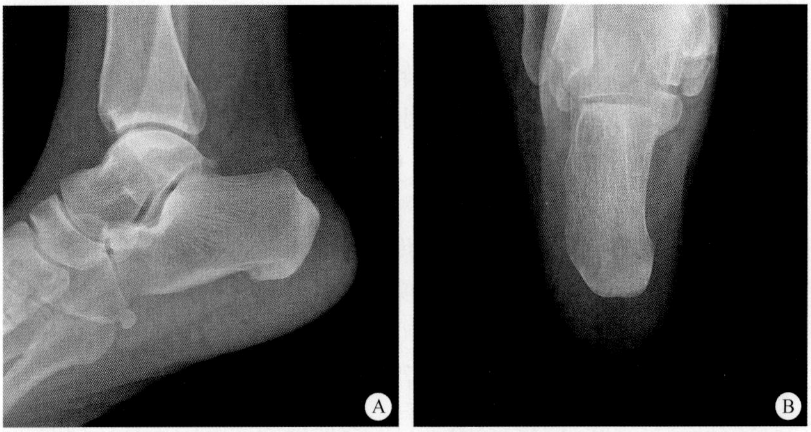

图5-42　跟骨常规X线摄影检查

A. 侧位；B. 轴位

第七节　特殊检查

检查操作方案名称及临床适应证	采用技术及方法						
	正位	侧位	斜位	过伸位	过屈位	左屈位	右屈位
乳腺常规X线摄影检查							
急性乳腺炎、乳腺增生、乳腺钙化灶、乳腺良恶性肿瘤	★		★				
双下肢负重形态X线摄影检查							
下肢髋关节、膝关节、踝关节退行性变，儿童及成人下肢畸形矫正，人工关节置换术术前评估及术后随访	★	★					
脊柱形态X线摄影检查							
脊柱疾病和畸形的分型，脊柱侧弯术前评估及术后随访，脊柱退行性病变	★	★					
脊柱功能X线摄影检查							
脊柱活动功能评估，脊柱修复过程监测	☆	☆		★	★	★	★
静脉肾盂X线造影检查							
泌尿系统先天发育异常，泌尿系统结石、结核、炎症、肿瘤，肾囊肿性疾病	★						
子宫输卵管X线造影检查							
不孕症辅助检查、生殖道发育畸形、宫腔粘连、子宫瘢痕缺损	★						
T管X线造影检查							
带有T管引流的患者，无严重胆系感染、出血，需了解胆道形态者	★						

★为推荐，☆为可选。

一、乳腺常规X线摄影检查

（一）检查设计方案：头尾位★、内外斜位★

1. 检查前准备　常规准备：根据X线摄影检查技术操作总则及质控规范执行。

2. 检查体位设计

（1）头尾位：患者面对乳腺机，身体外转5°～10°；检查台高度调节至乳腺下缘转角处平面，乳腺放置在检查台中央，轻拉乳腺组织远离胸壁，然后用压迫板压迫；中心线自头端投射向尾端，且入射点在乳头的正后方（乳头与胸壁的垂直连线上）；机架C臂角度为0°。

（2）内外斜位：患者面对乳腺机，稍外转，被检测乳腺和同侧腋前皱襞（包括胸大肌外上部分）置于检查台上；检查台外上转角顶点正对患者被检侧腋窝尖，使检查台边缘紧贴被检侧腋中线，保持乳腺外缘及腋前皱襞（胸大肌外缘）与检查台边缘平行，压迫固定投照；中心线自内上向外下投射，入射点在乳头稍上平面；机架C臂角度为30°～60°，原则上使同时旋转的检查台与患者的胸大肌平行。为保证图像解剖位置评判的一致性，推荐内外斜位，投照机架旋转角度为45°。

3. 推荐参数

（1）青春期乳腺组织间对比度低，推荐参数：35～40kV，80～90mAs，SID 65cm。

（2）发育期，包括妊娠期，乳腺变化较大，推荐参数：35kV，129～150mAs，SID 65cm。

（3）有哺乳史，处于静止状态，推荐参数：28～32kV，40～50mAs，SID 65cm。

（二）影像评估标准

1. 显示范围

（1）头尾位：内外侧乳腺组织均大部分显示，乳后区域包括少部分胸壁肌前缘。

（2）内外斜位：乳后脂肪间隙和绝大部分乳腺实质显示在图像中，胸大肌上宽下窄投影于图像内。

2. 图像要求

（1）头尾位：图像边缘的胸大肌清晰显示，腺体后脂肪组织、内侧腺体及外侧腺体组织均清晰显示；无皮肤皱褶；乳头居中且位于乳腺前缘切线前方。

（2）内外斜位：乳腺被推向前上，乳腺实质充分展开，乳后脂肪间隙和绝大部分乳腺实质显示在图像中，乳头在乳腺前缘切线前方。胸大肌上宽下窄位于图像内，胸大肌下端引出与胸大肌前缘垂直的直线，该线向前能与乳头重叠或在乳头下水平；无皮肤皱褶。

（三）影像存储要求

影像显示层次分明，对比度适中，锐利度好，噪声水平适度。

参考图像见图5-43。

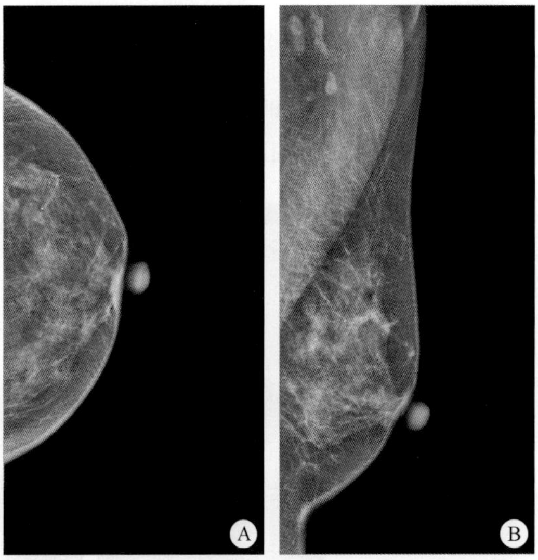

图5-43 乳腺常规X线摄影检查

A. 头尾位；B. 内外斜位

二、双下肢负重形态X线摄影检查

（一）检查设计方案：正位★、侧位★

1. 检查前准备 常规准备：根据X线摄影检查技术操作总则及质控规范执行。

2. 检查体位设计

（1）正位：患者站立，后背紧贴检查床，双手拉住两侧扶手；足尖向前，内旋10°～15°，使腓骨小头与胫骨重叠近1/3，髌骨在正前方；身体长轴与探测器中线一致；曝光范围上界包括髂嵴上3cm，下界包括双踝关节下3cm，分段摄影；中心线对准探测器中线，垂直射入探测器中心。

（2）侧位：患者侧立，被检侧下肢呈标准侧位紧贴检查床，对侧下肢向前抬高，轻踩于踏板两侧边缘处，双手拉住一侧扶手；下肢长轴与探测器中线一致；曝光范围上界包括髂嵴上3cm，下界包括踝关节下3cm，分段摄影；中心线对准探测器中线，垂直射入探测器中心。

3. 推荐参数　80～90kV，10～15mAs，SID 120～150cm。

（二）影像评估标准

1. 显示范围　双下肢完整显示于图像正中，上缘包括髂嵴，下缘包括踝关节。

2. 图像要求

（1）正位：双下肢呈正位影像，完整显示于图像正中，髋关节中心、膝关节中心、踝关节中心清晰可辨。

（2）侧位：被检侧下肢呈侧位影像，完整显示于图像正中，股骨、膝关节、胫腓骨清晰可辨。

（三）影像存储要求

影像显示层次分明，对比度适中，锐利度好，噪声水平适度。

参考图像见图5-44。

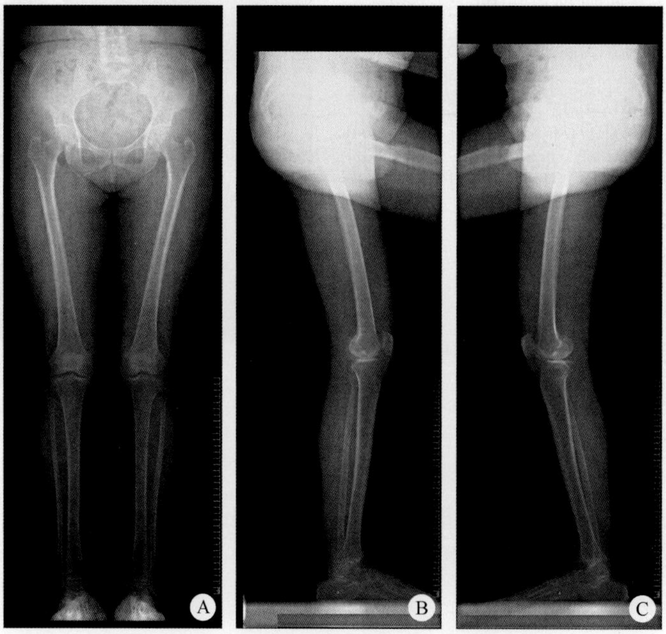

图5-44　双下肢负重形态X线摄影检查

A. 正位；B. 左侧位；C. 右侧位

三、脊柱形态X线摄影检查

（一）检查设计方案：正位★、侧位★

1. 检查前准备　常规准备：根据X线摄影检查技术操作总则及质控规范执行。

2. 检查体位设计

（1）正位：患者站立，身体紧贴检查床，双上肢自然下垂，置于身体两侧；下颌稍仰，双肩放松，骨盆尽量保持在同一水平，保持下肢不动；脊柱长轴与探测器中线一致；曝光范围上界包含外耳孔上缘3cm，下界包含耻骨联合下缘，分段摄影；中心线对准探测器中线，垂直射入探测器中心；平静呼吸下屏气曝光。

（2）侧位：患者侧立，头部稍仰平视前方，靠检查床侧的上肢向前向上约45°伸直握住扶手，对侧上肢向前上方屈肘握住扶手；脊柱长轴与探测器中线一致；曝光范围上界包含外耳孔上缘3cm，下界包含耻骨联合下缘，分段摄影；中心线对准探测器中线，垂直射入探测器中心；平静呼吸下屏气曝光。

3. 推荐参数

（1）正位：80～90kV，10～15mAs，SID 120～150cm。

（2）侧位：110～120kV，15～20mAs，SID 120～150cm。

（二）影像评估标准

1. 显示范围　脊柱全长显示于图像正中，上缘包含外耳孔上缘，下缘包含骨盆和骶尾椎。

2. 图像要求　脊柱全长完整显示于图像正中，上缘包含外耳孔上缘，下缘包含骨盆和骶尾椎；脊柱形态结构清晰，椎体骨质、各椎间隙显示清晰，椎体无旋转。

（三）影像存储要求

影像显示层次分明，对比度适中，锐利度好，噪声水平适度。

参考图像见图5-45。

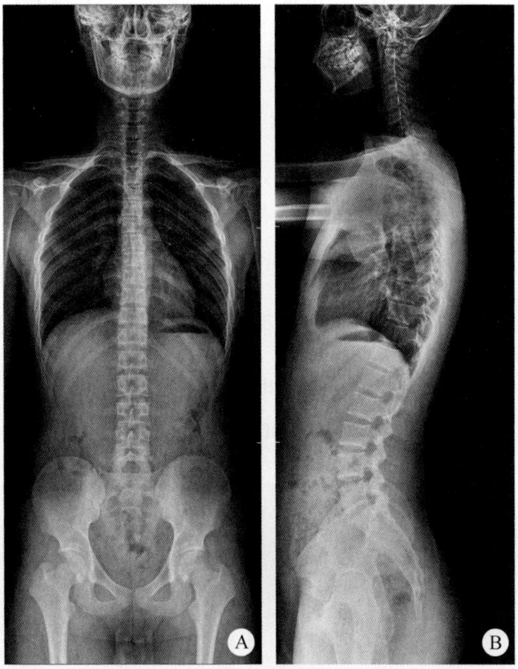

图5-45　脊柱形态X线摄影检查

A. 正位；B. 侧位

四、脊柱功能X线摄影检查

（一）检查设计方案：过伸位★、过屈位★、左屈位★、右屈位★、正位☆、侧位☆

1. 检查前准备　常规准备：根据X线摄影检查技术操作总则及质控规范执行。

2. 检查体位设计

（1）过伸位、过屈位：患者侧立或侧卧，双上肢向前屈曲握住扶手，分别向前及向后屈曲，前后屈过程中脊柱不能向左右倾斜，屈曲过程调整患者体位，确保脊柱在摄影床内；曝光范围上界包含外耳孔上缘3cm，下界包含耻骨联合下缘，分段摄影；中心线对准探测器中线，垂直射入探测器中心；平静呼吸下屏气曝光。

（2）左、右屈位：患者站立或卧位，身体紧贴检查床，保持臀部不动，整个上半身最大范围的向左或右侧弯，身体左右屈过程中，确保脊柱在摄影范围内；曝光范围上界包含外耳孔上缘3cm，下界包含耻骨联合下缘，分段摄影；中心线对准探测器中线，垂直射入探测器中心；平静呼吸下屏气曝光。

（3）正位：同“脊柱形态X线摄影检查”正位。

（4）侧位：同“脊柱形态X线摄影检查”侧位。

3. 推荐参数

（1）正位、左屈位、右屈位：80～90kV，10～15mAs，SID 120～150cm。

（2）侧位、过伸位、过屈位：110～120kV，15～20mAs，SID 120～150cm。

（二）影像评估标准

1. 显示范围　脊柱全长显示于图像正中，上缘包含外耳孔上缘，下缘包含骨盆和骶尾椎。

2. 图像要求　脊柱全长完整显示于图像正中，上缘包含外耳孔上缘，下缘包含骨盆和骶尾椎；脊柱形态结构清晰，椎体骨质、各椎间隙显示清晰，椎体无旋转。

（三）影像存储要求

影像显示层次分明，对比度适中，锐利度好，噪声水平适度。

参考图像见图5-46。

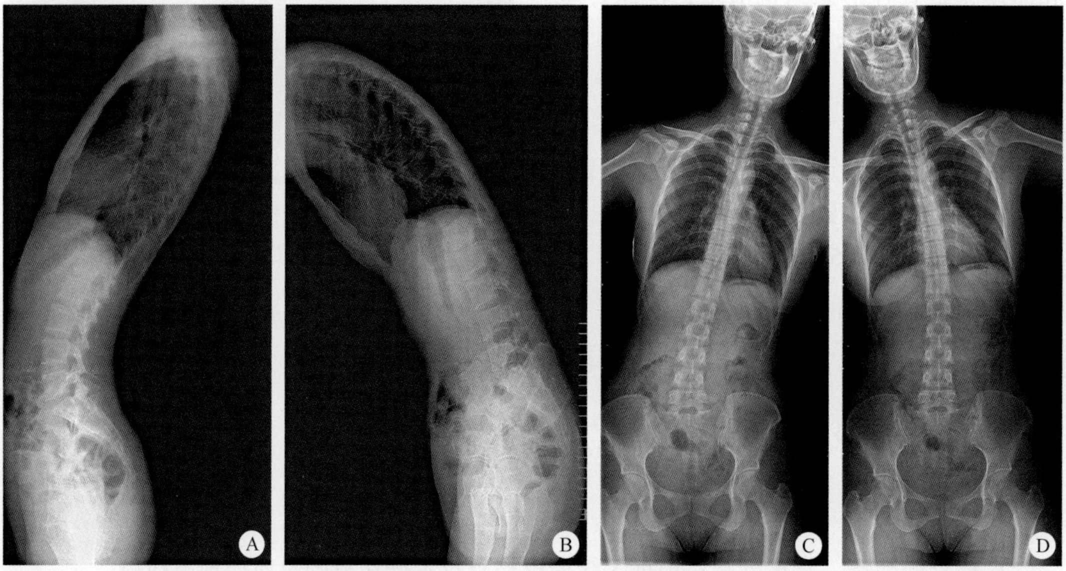

图5-46　脊柱功能X线摄影检查

A. 过伸位；B. 过屈位；C. 左屈位；D. 右屈位

五、静脉肾盂X线造影检查

（一）检查设计方案：正位*

1. 检查前准备

（1）常规准备：根据X线摄影检查技术操作总则及质控规范执行。

（2）特殊准备：告知患者造影前的准备事项、造影中可能发生的情况及造影加压的反应，使患者有充分思想准备，做好配合工作；造影前2～3d禁食易产气和多渣的食物，并禁服碘剂及含钙的药物；检查前1天下午服缓泻剂便于肠内容物的排出，对老年长期卧床、习惯性便秘者，可提前2～3d每晚服缓泻剂；检查前12h内禁食、禁饮（夏季炎热时可禁饮6h）；造影前排尿使膀胱空虚，行腹部透视，如腹内有较多气体，可注射垂体加压素0.5ml。

（3）对比剂：成人一般用量20～40ml，儿童因不能压迫输尿管，且肾浓缩功能不如成人，用量可按每千克体重1～1.5ml计算。

2. 检查体位设计

（1）体位

1）双侧肾区体位：患者仰卧，人体正中矢状面对准探测器中线并垂直探测器，双上肢置于身体两侧，中心线对准，剑突与肚脐连线中点垂直射入探测器中心，平静呼吸下屏气曝光。

2）全尿路体位：解除腹部压迫带后，摄取全腹部正位，患者保持原体位，照射野上缘平剑突，下缘齐耻骨联合下方，中心线经剑突至耻骨联合连线中点垂直射入探测器中心，平静呼吸下屏气曝光。

（2）造影方法

1）加压：患者仰卧于检查床上，将两个椭圆形压迫器呈倒“八”字形置于脐下两侧，相当于输尿管经过两侧骶髂关节处，用连接血压计的气袋覆盖其上，然后束紧压迫带，充气后可压迫两侧输尿管，防止对比剂流入膀胱。儿童或因腹部病变不宜加压时，可采取头低位，即骨盆抬高约15°。

2）注药：由肘静脉注入对比剂20～40ml，即行气袋充气，加压至患者能耐受程度为止，一般为80～100mmHg，以能压迫输尿管使对比剂停留于肾盂、肾盏内。

3）摄影时间：一般于注射对比剂后7min拍摄第一片，以观察摄影位置、条件，以及肾盂、肾盏显影情况；15min拍摄第二片；30min拍摄第三片。例如，一侧肾盂、肾盏显影不佳，应延长摄片时间。对于肾盂积水，按常规时间摄片不显影者，可在数小时后再摄片。

4）双侧肾盂、肾盏显影后，则去除腹压带，使输尿管和膀胱充盈，并摄全尿路片。

3. 推荐参数　80～90kV，10～20mAs，SID 100～120cm。

（二）影像评估标准

1. 显示范围　上界包含肾上极，下界包含耻骨联合部，左右包括两侧腹壁软组织。

2. 图像要求　腹部全部包括在图像内，腰椎序列投影于图像正中并对称显示；两侧膈肌、腹壁软组织及骨盆腔均对称性地显示在图像内，椎体棘突位于图像正中；肾、腰大肌、腹膜外脂肪线及骨盆影像显示清晰；注射对比剂后，泌尿系统形态轮廓清晰显示。

（三）影像存储要求

影像显示层次分明，对比度适中，锐利度好，噪声水平适度。

参考图像见图5-47。

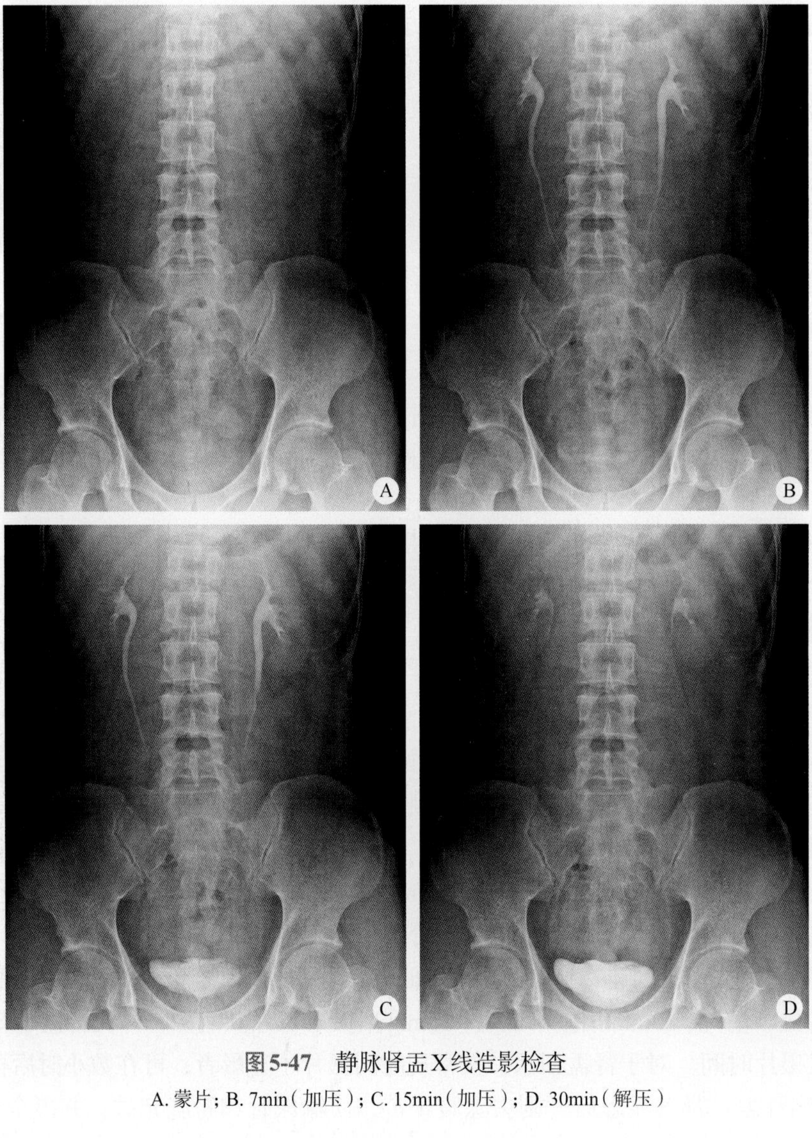

图5-47 静脉肾盂X线造影检查

A. 蒙片；B. 7min（加压）；C. 15min（加压）；D. 30min（解压）

六、子宫输卵管X线造影检查

（一）检查设计方案：正位★

1. 检查前准备

（1）常规准备：根据X线摄影检查技术操作总则及质控规范执行。

（2）特殊准备：告知患者造影前的准备事项、造影中可能发生的情况，使患者有充分的思想准备，做好配合工作；造影应选择在月经彻底干净后3～7d；检查前1天晚上服缓泻剂，必要时可清洁肠道。

（3）对比剂：分为水溶性及脂溶性两类。水溶性对比剂目前临床上多选择非离子型碘水对比剂（简称碘水），如碘海醇等；脂溶性对比剂主要是超液化碘油。碘水的优势在于延时片摄取省时，影像层次和诊断信息量丰富；而关于造影术后患者临床妊娠率方面，随机对照试验研究表明碘油优于碘水。

2. 检查体位设计

（1）体位：患者取仰卧位，两腿抬高固定于托腿架上，摄取盆腔平片。

（2）造影方法

1）置管：造影插管方式临床上分为两种，即子宫颈置管和宫腔置管。

2）会阴部及阴道碘伏消毒，再置入阴道窥器，显露子宫颈后，碘伏消毒子宫颈及阴道。无论采取何种插管方式，均应在插管前均匀排空导管内气体，防止气泡进入宫腔导致输卵管近端梗阻的假阳性或形成气泡伪影。

3）注药：缓慢推注对比剂，速度不宜过快、压力不能过大，如宫腔完全充盈后遇阻力，应适时等待，当压力缓慢释放，输卵管内有对比剂进入时才可再次加压，避免发生由于持续加压出现宫角括约肌痉挛导致输卵管近端梗阻的假阳性。若选择自动推注设备，应能设定适当的压力和速度，注意观察子宫输卵管的充盈情况，要适时控制，必要时及时终止推注对比剂。

4）图像采集：子宫腔输卵管显影过程中要适时点片，当对比剂溢出伞端并在伞端周围充分涂抹时停止推注，及时完成子宫腔和输卵管充盈影像的采集。若设备性能允许，充盈期可动态记录，为减少辐射剂量，可降低采集速度，推荐使用0.5～1帧/秒。同时，要避免对比剂注入量过多或过少，过多时会导致影像重叠影响观察，过少时会导致输卵管充盈不良、伞端周围对比剂弥散欠佳。如造影设备不能动态存储图像，瞬时点片内容也应包括子宫充盈像、输卵管各部显像、伞端溢出像及伞端周围对比剂涂抹像，这一过程一般至少需要1～3幅图像。充盈期图像采集结束后，在撤离导管时，建议导管内对比剂不再外流时，再拔除导管，在延时片观察盆腔涂抹情况时，可以减少宫腔内和阴道内残存对比剂的干扰。对比剂为水剂时，造影后20min拍摄盆腔复查片；若为油剂，则需在24h后拍摄盆腔复查片。

3. 推荐参数　80～90kV，10～20mAs，SID 100～120cm。

（二）影像评估标准

1. 显示范围　盆腔完整显示于图像正中，上缘包含髂嵴以上2cm，下缘包含耻骨联合下缘以下3cm。

2. 图像要求　骨盆腔全部包括在图像内，左右对称显示；注入对比剂后，子宫输卵管形态轮廓清晰显示。

（三）影像存储要求

影像显示层次分明，对比度适中，锐利度好，噪声水平适度。

参考图像见图5-48。

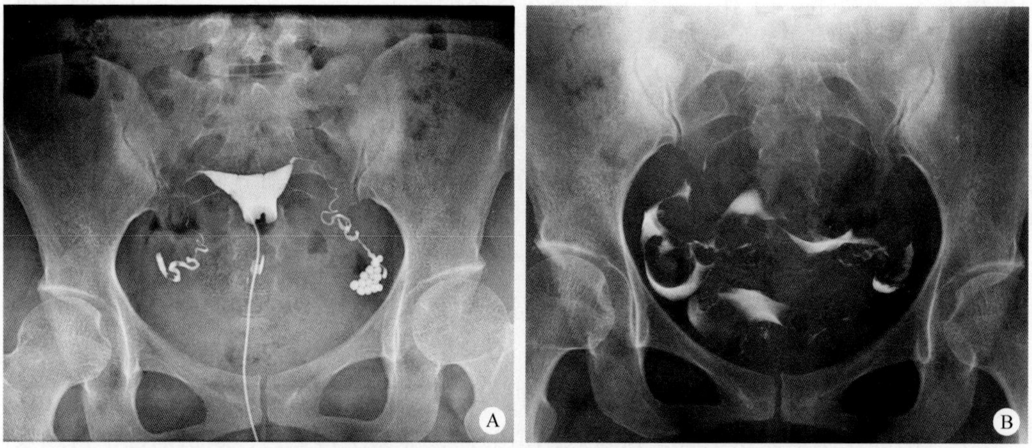

图5-48 子宫输卵管X线造影检查

A. 对比剂注入后；B. 24h后

七、T管X线造影检查

（一）检查设计方案：正位★

1. 检查前准备

（1）常规准备：根据X线摄影检查技术操作总则及质控规范执行。

（2）特殊准备：告知患者造影前的准备事项、造影中可能发生的情况，使患者有充分思想准备，做好配合工作。

（3）对比剂：30%泛影葡胺，胆道扩张、胆囊未切除、Oddi括约肌松弛或T管一端插入十二指肠者，可适当增加剂量，一般最多不超过60ml。

2. 检查体位设计

（1）体位：患者仰卧，取头低位，约30°。

（2）造影方法：严格消毒后，经引流管先抽出胆汁10ml与对比剂混合，使之稀释，并将胆管内空气和胆汁抽出，保持一定的负压，有利于胆管各支的充盈。然后，缓慢注入对比剂，先左侧卧位注入10ml，使左侧肝管分支充盈，而后转至仰卧位，再注入余下的10ml并即刻摄片。造影须在透视下进行，注意观察胆管的充盈情况，以及对比剂是否进入十二指肠。冲洗胆管和注射对比剂时要防止引入气体，以免误认气泡为阴性结石。先摄片，若未达到诊断要求，可重复造影一次。若胆管充盈良好，15min后再次摄影，观察其排空情况。注入对比剂速度不宜过快，压力不能过大，当患者感到肝区饱胀时，应停止注射，否则对比剂大量流入肠道，使胆管显示不佳。如压力过高，胆汁可能出现反流进入淋巴和血液而引起感染、扩散或诱发胆管壁出血，一般拍摄正位片即可满足要求。若左、右肝管及其分支互相重叠或胆囊影覆盖于胆总管上，须拍摄侧位片。

3. 推荐参数 80～90kV，10～20mAs，SID 100～120cm。

（二）影像评估标准

1. 显示范围　上界包含膈肌上缘，下界达髂嵴上缘。

2. 图像要求　上腹部肝区域包括在图像内，影像显示清晰；注入对比剂后，胆道系统形态轮廓清晰显示。

（三）影像存储要求

影像显示层次分明，对比度适中，锐利度好，噪声水平适度。

参考图像见图5-49。

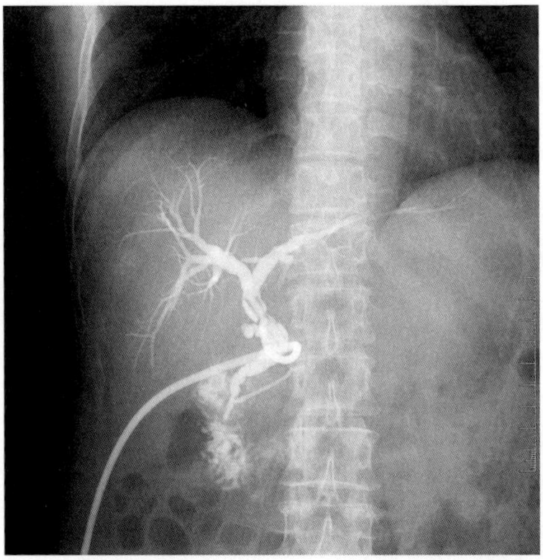

图5-49　T管X线造影检查

（卢小军　刘　波　沈国洪　刘文罡　钱思宇　曹闻挺　刘玥希　黄　鑫　吴博涵　黄亚萍）

第六章 CT成像技术

第一节 颅 脑

一、颅脑疾病相关操作方案与CT技术的选择

检查操作方案名称及检查适应证	采用技术及方法					
	平扫	增强	能谱	CTA	CTV	灌注
颅脑常规筛查/外伤性疾病CT检查						
体检、颅脑先天畸形、头皮软组织损伤、颅骨损伤、脑实质损伤、脑震荡等	★					
颅脑代谢/变性疾病CT检查						
肝性、肺性、酒精中毒性、缺血缺氧性脑病，脑萎缩，空泡蝶鞍综合征，阿尔茨海默病，痴呆，帕金森病等	★	Δ				
颅脑感染性疾病CT检查						
脑炎、脑脓肿、脑膜炎、脑寄生虫感染、垂体脓肿等	★	★				
颅脑肿瘤性疾病CT检查						
颅内原发肿瘤、颅内转移瘤、脑膜瘤、听神经瘤、脑胶质瘤、垂体微腺瘤等	★	★		Δ		
颅脑缺血性疾病CT检查						
短暂性脑缺血发作、脑梗死等	★		Δ	★		★
颅脑出血性疾病CT检查						
颅内动脉瘤、脑实质出血、脑室内出血、蛛网膜下腔出血等	★		Δ	★		
颅脑静脉疾病CT检查						
颅内静脉窦血栓形成、静脉性脑梗死、动静脉畸形等	Δ		Δ		★	

注：采用技术及方法选择符号含义说明："★"表示必选项，"Δ"表示可选项，可根据设备情况、患者情况及临床需求等自行选择。

二、颅脑常规筛查/外伤性疾病CT检查

（一）检查设计方案：平扫★

1. 检查前准备　依据CT检查技术操作总则及质控规范执行。

2. 检查体位设计　患者头先进，取仰卧位，头正中矢状层面垂直于扫描床平面并与床面长轴中线重合，头置于头托内，下颌内收，使两侧听眦线所在平面垂直于床面，两外耳孔与床面等距。

3. 推荐参数

（1）采集参数（表6-1）

表6-1 颅脑常规筛查/外伤性疾病CT检查参数推荐

编号	序列	采集方式	管电压（kV）	管电流（mAs）	转速（s/r）	矩阵	FOV（cm）
1*	平扫	螺旋	100～120	200～250	0.5～0.6	512×512	18～24

（2）重建算法：软组织算法及骨算法。

（3）窗口技术：脑窗（80～100HU，35～50HU）、骨窗（1500～2500HU，400～700HU）。

（二）影像评估标准

1. 检查范围 从枕骨大孔开始向上扫描至颅顶头皮层面。

2. 图像要求 包括全颅脑，双侧脑组织对称，无异物、运动伪影；脑窗：清晰显示各脑组织结构；骨窗：清晰显示颅骨结构；颅脑病变可达到最佳显示，并与周围结构有良好对比。

（三）影像存储要求

1. 上传图像内容（表6-2）

表6-2 颅脑常规筛查/外伤性疾病CT检查上传图像推荐

编号	后处理技术	方位	重建算法	层厚及间距（mm）	窗口设置（HU）
1	重建	横断位	软组织算法	≤1.5，≤1.5	脑窗（90，40）
2	重建	横断位	骨算法	≤1.5，≤1.5	骨窗（1500，500）
3	MPR	横断位	软组织算法	≤5.0，≤5.0	脑窗（90，40）
4	VR	8张，径向旋转360°，重点显示病变区域			
5	MPR	冠状位、矢状位，重点显示病变区域			

2. 参考图像（图6-1）

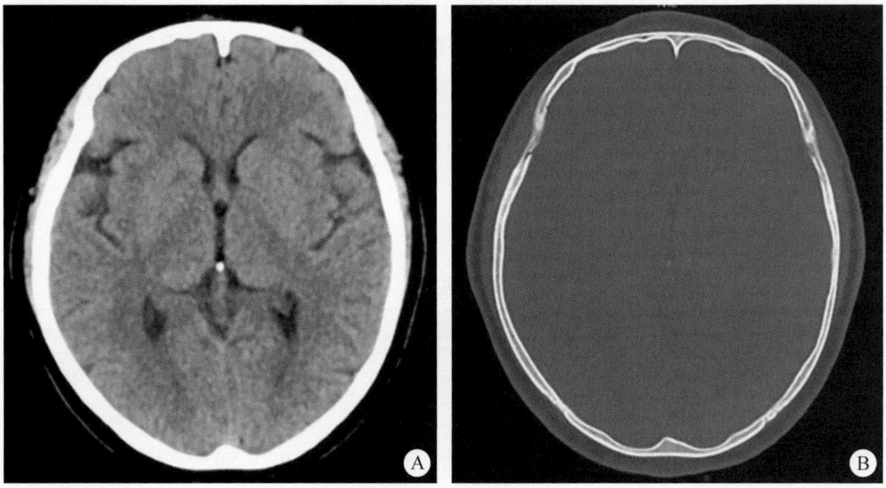

图6-1 颅脑平扫图像

A. 脑窗；B. 骨窗

三、颅脑代谢/变性疾病CT检查

（一）检查设计方案：平扫★、增强△

1. 检查前准备　依据CT检查技术操作总则及质控规范执行。

2. 检查体位设计　同“颅脑常规筛查/外伤性疾病CT检查”。

3. 推荐参数

（1）采集参数（表6-3）

表6-3　颅脑代谢/变性疾病CT检查参数推荐

编号	序列	采集方式	管电压（kV）	管电流（mAs）	转速（s/r）	矩阵	FOV（cm）
1★	平扫	非螺旋/螺旋	100～120	200～250	0.5～0.6	512×512	18～24
2△	增强	非螺旋/螺旋	100～120	200～250	0.5～0.6	512×512	18～24

（2）注射方案（表6-4）

表6-4　颅脑代谢/变性疾病CT检查注射方案推荐

编号	序列名称	对比剂浓度（mgI/ml）	对比剂用量（ml）	对比剂流速（ml/s）	注射位置	触发方式	延迟时间（s）
1	动脉期	300～370	60～80	2.0～3.0	肘正中	经验法	25～35
2	静脉期	300～370	60～80	2.0～3.0	肘正中	经验法	50～60

（3）重建算法：软组织算法及骨算法。

（4）窗口技术：脑窗（80～100HU，35～50HU）、骨窗（1500～2500HU，400～700HU）。

（二）影像评估标准

1. 检查范围　从枕骨大孔开始向上扫描至颅顶层面。

2. 图像要求　平扫要求同“颅脑常规筛查/外伤性疾病CT检查”，增强检查要求脑组织强化明显，能显示大血管和脑室脉络丛，病灶邻近血管清晰显示，病变显示良好。

（三）影像存储要求

1. 上传图像内容（表6-5）

表6-5　颅脑代谢/变性疾病CT检查上传图像推荐

编号	后处理技术	方位	重建算法	层厚及间距（mm）	窗口设置（HU）
1	重建	平扫横断位	软组织算法	≤1.5，≤1.5	脑窗（90，40）
2	重建	平扫横断位	骨算法	≤1.5，≤1.5	骨窗（1500，500）
3	重建	动脉期横断位	软组织算法	≤5.0，≤5.0	脑窗（90，40）
4	重建	静脉期横断位	软组织算法	≤1.5，≤1.5	脑窗（90，40）
5	MPR	冠状位、矢状位，层厚≤2.0mm，观察病变形态及轮廓			

2. 参考图像（图6-2）

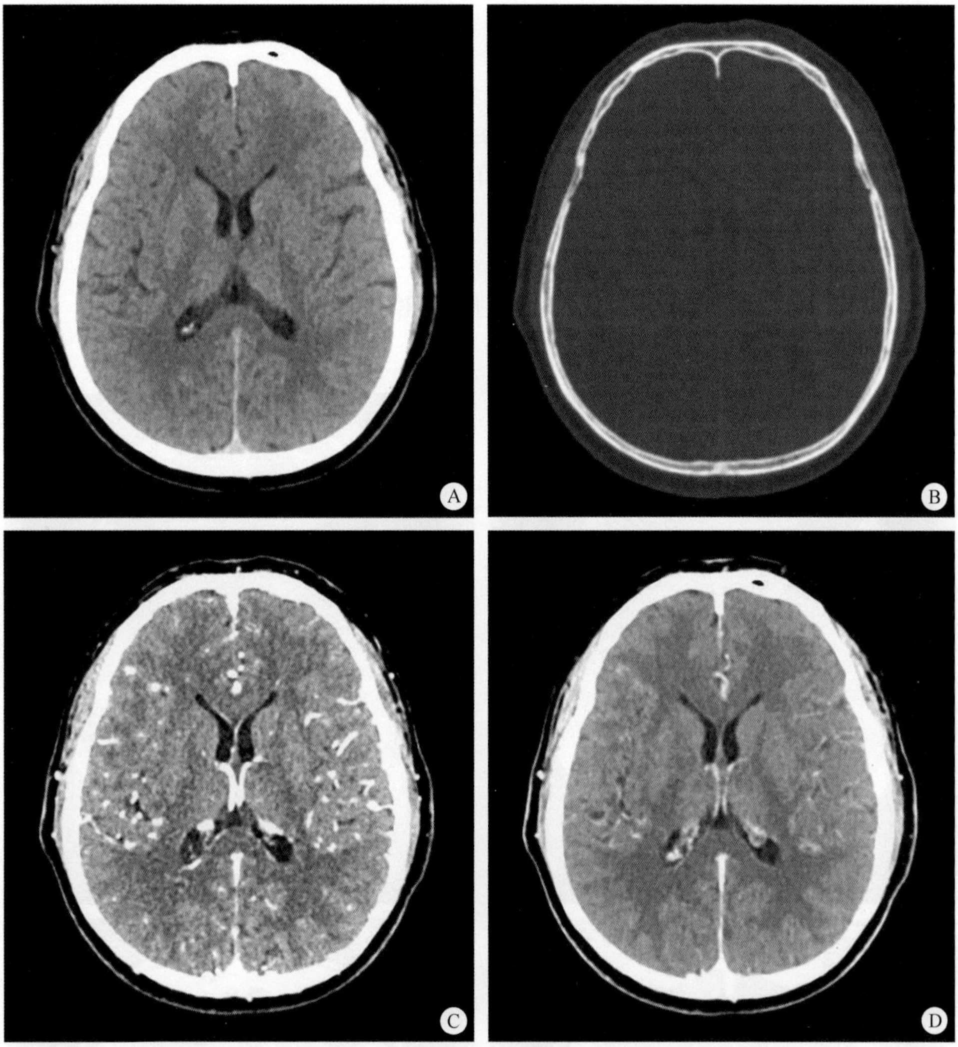

图6-2　颅脑增强图像

A. 脑窗；B. 骨窗；C. 动脉期；D. 静脉期

四、颅脑感染性疾病CT检查

（一）检查设计方案：平扫★、增强★

1. 检查前准备　依据CT检查技术操作总则及质控规范执行。

2. 检查体位设计　同"颅脑代谢/变性疾病CT检查"。

3. 推荐参数

（1）采集参数：同"颅脑代谢/变性疾病CT检查"。

（2）注射方案：同"颅脑代谢/变性疾病CT检查"。

（3）重建算法：软组织算法及骨算法。

（4）窗口技术：脑窗（80～100HU，35～50HU）、骨窗（1500～2500HU，400～700HU）。

（二）影像评估标准

1. 检查范围　从枕骨大孔开始向上扫描至颅顶层面。
2. 图像要求　同“颅脑代谢/变性疾病CT检查”。

（三）影像存储要求

1. 上传图像内容　同“颅脑代谢/变性疾病CT检查”。
2. 参考图像（图6-3）

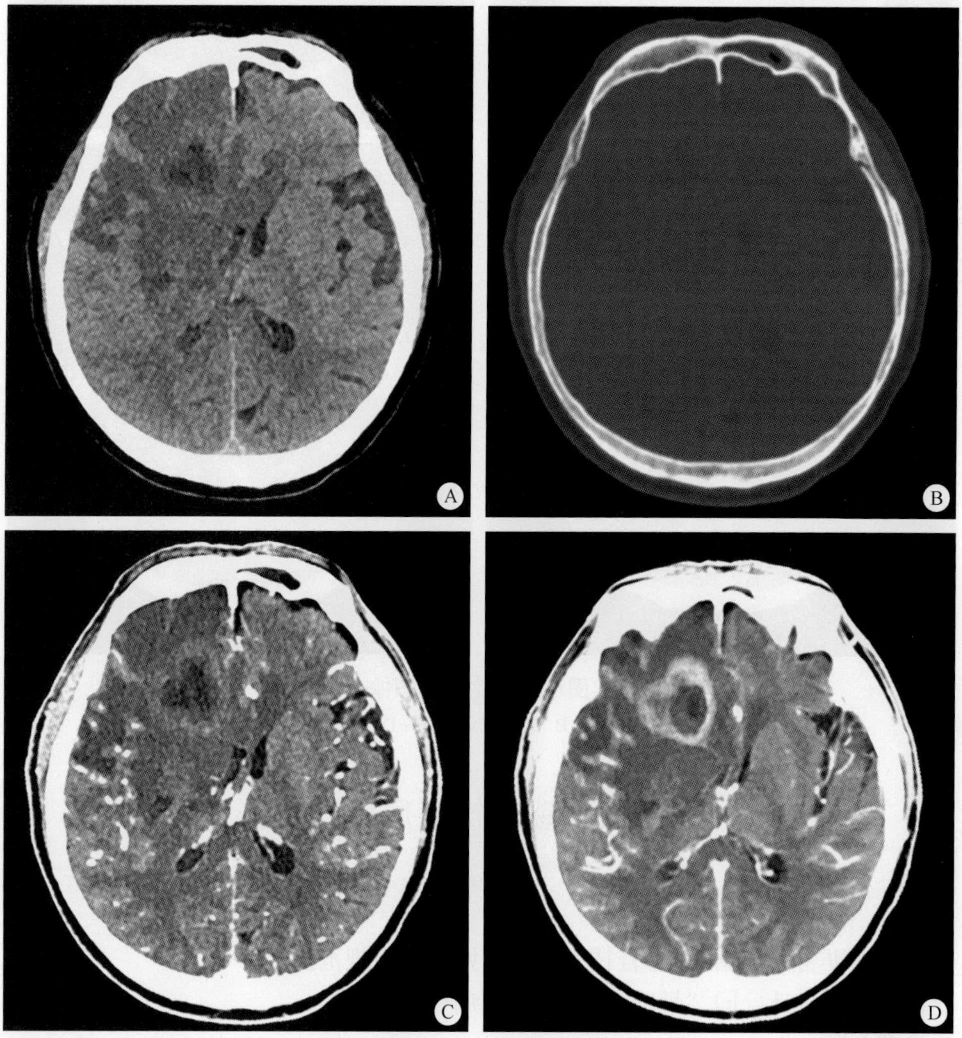

图6-3　颅脑增强图像

A. 脑窗；B. 骨窗；C. 动脉期；D. 静脉期

五、颅脑肿瘤性疾病CT检查

（一）检查设计方案：平扫★、增强★、CTA△

1. 检查前准备　依据CT检查技术操作总则及质控规范执行。

2. 检查体位设计　患者头先进，取仰卧位，头正中矢状层面垂直于扫描床平面并与床面长轴中线重合，头置于头托内，下颌内收，使两侧听眦线所在平面垂直于床面，两外耳孔与床面等距。

3. 推荐参数

（1）采集参数（表6-6）

表6-6　颅脑肿瘤性疾病CT检查参数推荐

编号	序列	采集方式	管电压（kV）	管电流（mAs）	转速（s/r）	矩阵	FOV（cm）
1★	平扫	非螺旋/螺旋	100～120	200～250	0.5～0.6	512×512	18～24
2★	增强	非螺旋/螺旋	100～120	200～250	0.5～0.6	512×512	18～24
3△	CTA	螺旋	90～120	150～200	0.27～0.5	512×512	20～25

（2）注射方案（表6-7）

表6-7　颅脑肿瘤性疾病CT检查注射方案推荐

编号	序列名称	对比剂浓度（mgI/ml）	对比剂用量（ml）	对比剂流速（ml/s）	注射位置	触发方式	延迟时间（s）
1	动脉期	300～370	60～80	2.0～3.0	肘正中	经验法	25～35
2	静脉期	300～370	60～80	2.0～3.0	肘正中	经验法	50～60
3	CTA	350～400	60～80	4.0～5.0	右肘正中	阈值触发（100～150HU）	6～8

（3）重建算法：软组织算法及骨算法。

（4）窗口技术：脑窗（80～100HU，35～50HU）、骨窗（1500～2500HU，400～700HU）、血管窗（600～800HU，300～400HU）。

（二）影像评估标准

1. 检查范围　从枕骨大孔开始向上扫描至颅顶层面。

2. 图像要求　平扫及增强同“颅脑代谢/变性疾病CT检查”。CTA要求：①清晰显示大脑前、中、后动脉，基底动脉和前、后交通动脉；②清晰显示颈内动脉和椎动脉颅内段的走行和充盈缺损情况；③清晰显示头部动脉与占位病变的位置关系。

（三）影像存储要求

1. 上传图像内容（表6-8）

表6-8　颅脑肿瘤性疾病CT检查上传图像推荐

编号	后处理技术	方位	重建算法	层厚及间距（mm）	窗口设置（HU）
1	重建	平扫横断位	软组织算法	≤1.5，≤1.5	脑窗（90，40）

续表

编号	后处理技术	方位	重建算法	层厚及间距（mm）	窗口设置（HU）
2	重建	平扫横断位	骨算法	≤1.5，≤1.5	骨窗（1500，500）
3	重建	动脉期横断位	软组织算法	≤5.0，≤5.0	脑窗（90，40）
4	重建	静脉期横断位	软组织算法	≤1.5，≤1.5	脑窗（90，40）
5	MPR	冠状位、矢状位，层厚≤2.0mm，显示占位的形态、大小、与周围组织关系			
6	CTA 重建	横断位	软组织算法	≤1.5，≤1.0	血管窗（600，300）
7	肿瘤染色	360°旋转，结合VR、MIP显示肿瘤的血供情况，包括肿瘤内部的血管分布、血管密度及血管与周围组织的关系等			

2. 参考图像（图6-4）

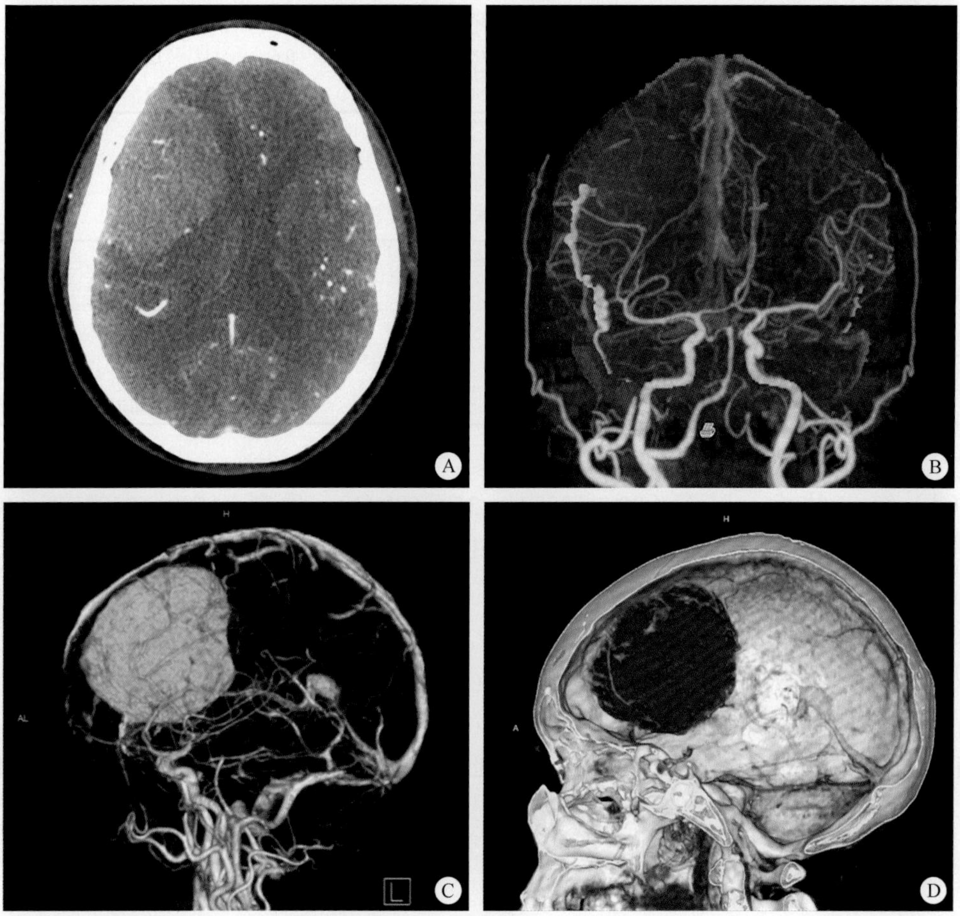

图6-4　颅脑脑膜瘤CTA图像

A. 增强横断位；B. 血管MIP；C. 肿瘤染色VR；D. 肿瘤染色带骨VR

六、颅脑缺血性疾病CT检查

（一）检查设计方案：平扫★、CTA★、CTP★、能谱CTA△

能谱CTA成像能对原始图像进行去除骨处理，可简单有效地去除颅底骨质的干扰，使头颈部动脉解剖形态清晰显示。

1. 检查前准备　依据CT检查技术操作总则及质控规范执行。

2. 检查体位设计　患者头先进，取仰卧位，头正中矢状层面垂直于扫描床平面并与床面长轴中线重合，头置于头托内，下颌内收，使两侧听眶线所在平面垂直于床面，两外耳孔与床面等距。

3. 推荐参数

（1）采集参数（表6-9）

表6-9　颅脑缺血性疾病CT检查参数推荐

编号	序列名称	采集方式	管电压（kV）	管电流（mAs）	转速（s/r）	矩阵	FOV（cm）
1★	平扫	螺旋	100～120	200～250	0.5～0.6	512×512	18～24
2★	CTP	摇篮床/宽体	80	80	/	512×512	18～24
3★	CTA	螺旋	90～120	150～200	0.27～0.5	512×512	20～25
4△	能谱CTA	螺旋	80/140	200/100	0.27～0.5	512×512	20～25

（2）注射方案（表6-10）

表6-10　颅脑缺血性疾病CT检查注射方案推荐

编号	序列名称	对比剂浓度（mgI/ml）	对比剂用量（ml）	对比剂流速（ml/s）	注射位置	监测阈值（HU）	延迟时间（s）
1	CTP	350～400	40～48	6.0～8.0	右肘正中	/	4
2	CTA	350～400	45～60	4.5～5.0	右肘正中	100～150	3～5

注：CTP注射时间不应超过8s。

（3）重建算法：软组织算法及骨算法。

（4）窗口技术：脑窗（80～100HU，35～50HU）、骨窗（1500～2500HU，400～700HU）、血管窗（600～800HU，300～400HU）。

（二）影像评估标准

1. 检查范围

（1）平扫、CTP：从枕骨大孔开始向上扫描至颅顶层面为佳，CTP根据设备性能不同扫描范围需以临床需求为主。

（2）头颈CTA：扫描范围自主动脉弓平面至颅顶。

2. 图像要求

（1）平扫：脑窗，能够显示灰白质边界、基底神经节、脑室系统、中脑周围的脑脊液腔隙，头皮组织完整显示。骨窗，能够显示颅骨的内板、外板和板障。

（2）CTP：CT灌注图像较多，在无明显伪影的前提下，符合要求的灌注曲线应满足以下条件：①TDC光滑且包含完整的基线期、动脉流入期、峰值、静脉流出期和平台期；②基线期至少包含1个点；③动脉达峰时间早于静脉达峰时间；④运动校正后图像的动点不能连续超过3个。

（3）头CTA：①清晰显示大脑前、中、后动脉，基底动脉和前、后交通动脉；②清晰显示颈内动脉和椎动脉颅内段的走行和充盈缺损情况；③清晰显示头部动脉与邻近器官的位置关系；④扫描区域内头部动脉的横断面影像中CT值不低于200HU；⑤扫描区域内颅内静脉的横断面影像中CT值不超过150HU；⑥颅内静脉高浓度对比剂伪影对Willis环不产生明显影响。

（4）颈CTA：①清晰显示主动脉弓、头臂干、左颈总动脉和左锁骨下动脉；②清晰显示颈总动脉、颈内动脉、椎动脉起始段的走行和充盈缺损情况；③清晰显示颈部动脉与邻近器官的位置关系；④扫描区域内颈部动脉的横断面影像中CT值在300～350HU范围内；⑤扫描区域内颈部静脉的横断面影像中CT值不超过150HU；⑥右侧锁骨下静脉高浓度对比剂伪影对头臂干的显示不产生明显影响。

（三）影像存储要求

1. 上传图像内容（表6-11）

表6-11　颅脑缺血性疾病CT检查上传图像推荐

编号	后处理技术	方位	重建算法	层厚及间距（mm）	窗口设置（HU）
1	重建	平扫横断位	软组织算法	≤1.5，≤1.5	脑窗（90，40）
2	重建	平扫横断位	骨算法	≤1.5，≤1.5	骨窗（1500，500）
3	重建	CTP横断位	软组织算法	≤5.0，≤5.0	脑窗（90，40）
4	重建	CTA横断位	软组织算法	≤1.5，≤1.0	血管窗（600，300）
5	MPR	横断位	软组织算法	≤5.0，≤5.0	脑窗（90，40）
6	CPR	带骨图像上做左、右颈动脉，左、右椎动脉，左、右锁骨下动脉探针 若有异常，中心层面放在管腔狭窄最重处 若无异常，中心层面：颈动脉放在窦部；椎/锁骨下动脉放在起始部			
7	MIP	去骨后的MIP，前后位1张，左斜位1张，右斜位1张。要求：斜位显示一侧椎动脉			
8	VR	仅保留6支主要动脉（双侧锁骨下动脉、颈动脉和椎动脉），前后位1张，左斜位1张，右斜位1张			
9	灌注参数	灌注正常：选择以下6个标准层面（半卵圆区、侧脑室体部、基底节区、大脑脚、桥臂、第四脑室） 灌注异常：范围大者选择6个层面，平均分布在灌注异常区域，范围小者选择1～2个灌注异常的层面，取代邻近的“正常标准层面”			

2. 参考图像（图6-5）

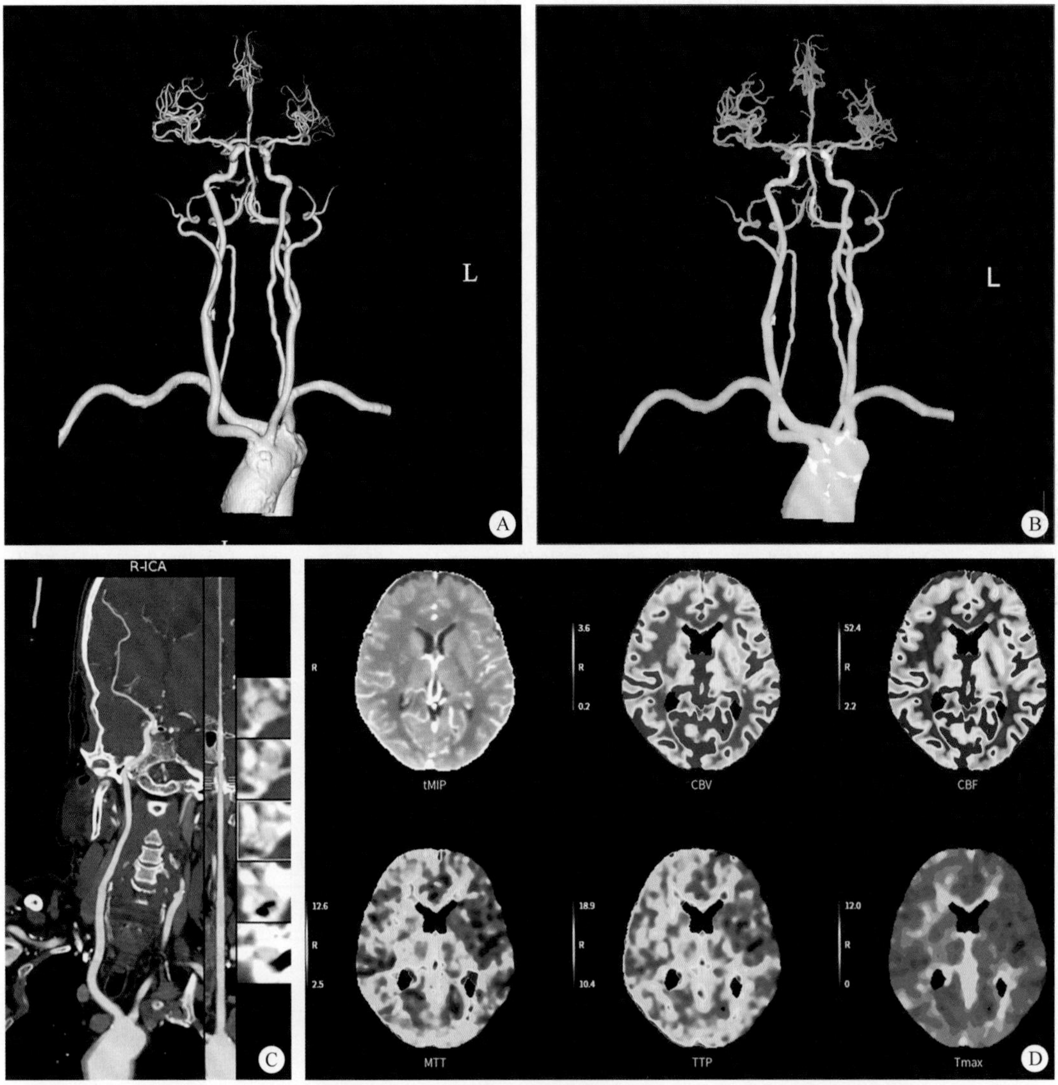

图6-5　颅脑脑梗死CTP+CTA图像

A. 头颈血管VR；B. 头颈血管MIP；C. 头颈血管CPR；D. 灌注参数

七、颅脑出血性疾病CT检查

（一）检查设计方案：平扫★、CTA★、能谱CTA△

1. 检查前准备　依据CT检查技术操作总则及质控规范执行。

2. 检查体位设计　患者头部先进，取仰卧位，头正中矢状层面垂直于扫描床平面并与床面长轴中线重合，头部置于头托内，下颌内收，使两侧听眦线所在平面垂直于床面，两外耳孔与床面等距。

3. 推荐参数

（1）采集参数：同“颅脑缺血性疾病CT检查”。

（2）注射方案：同“颅脑缺血性疾病CT检查”。

（3）重建算法：软组织算法及骨算法。

（4）窗口技术：脑窗80～100HU，35～50HU；骨窗1500～2500HU，400～700HU；血管窗600～800HU，300～400HU。

（二）影像评估标准

1. 检查范围　从枕骨大孔开始向上扫描至颅顶层面。

2. 图像要求

（1）平扫：脑窗，能够显示灰白质边界、基底神经节、脑室系统、中脑周围的脑脊液腔隙，头皮组织完整显示。骨窗，能够显示颅骨的内板、外板和板障。

（2）头CTA：①清晰显示大脑前、中、后动脉，基底动脉和前、后交通动脉；②清晰显示颈内动脉和椎动脉颅内段的走行和有无动脉瘤；③清晰显示头部动脉与邻近器官的位置关系；④扫描区域内头部动脉的横断面影像中CT值不低于200HU；⑤扫描区域内颅内静脉的横断面影像中CT值不超过150HU；⑥颅内静脉高浓度对比剂伪影对Willis环不产生明显影响。

（三）影像存储要求

1. 上传图像内容（表6-12）

表6-12　颅脑出血性疾病CT检查上传图像推荐

编号	后处理技术	方位	重建算法	层厚及间距（mm）	窗口设置（HU）
1	重建	平扫横断位	软组织算法	≤1.5，≤1.5	脑窗（90，40）
2	重建	平扫横断位	骨算法	≤1.5，≤1.5	骨窗（1500，500）
3	重建	CTA横断位	软组织算法	≤1.5，≤1.0	血管窗（600，300）
4	MPR	横断位	软组织算法	≤5.0，≤5.0	脑窗（90，40）
5	MIP	去骨和去静脉的MIP；前后位、仰头位（显示双侧A_1段和椎基底动脉）、头足位、左右斜位；双侧颈内动脉虹吸部不重叠			
6	VR	颅内动脉前后位、左斜位、右斜位、后前位、仰头位（完整显示A_1段）、足头位、俯头位（完整显示M_1段）、头足位 左右血管分开保存标准侧位及斜位，显示大脑中动脉			

2. 参考图像（图6-6）

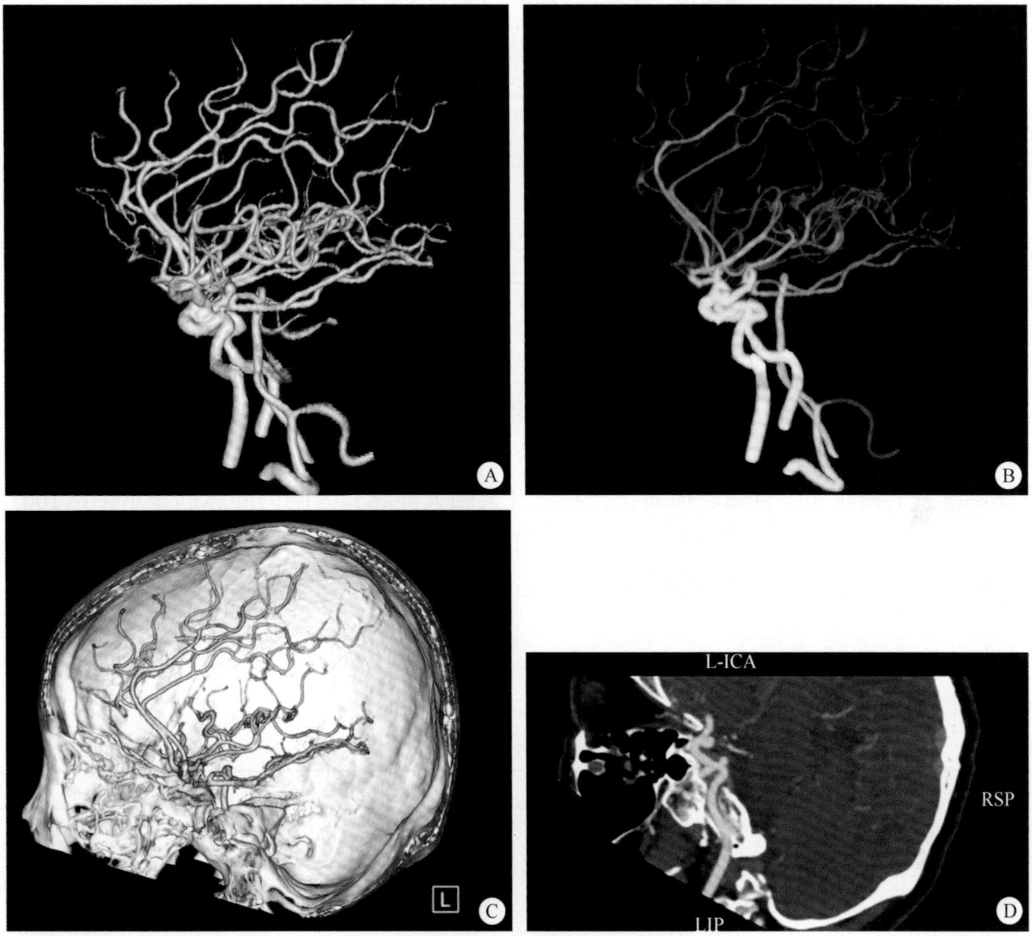

图6-6　颅脑动脉瘤CTA图像

A. 血管VR；B. 血管MIP；C. 带骨VR；D. 血管CPR

八、颅脑静脉疾病CT检查

（一）检查设计方案：平扫$^{\Delta}$、CTV*

1. 检查前准备　依据CT检查技术操作总则及质控规范执行。

2. 检查体位设计　同“颅脑出血性疾病CT检查”。

3. 推荐参数

（1）采集参数（表6-13）

表6-13　颅脑静脉疾病CT检查参数推荐

编号	序列名称	采集方式	管电压（kV）	管电流（mAs）	转速（s/r）	矩阵	FOV（cm）
1$^{\Delta}$	平扫	螺旋	100～120	200～250	0.5～0.6	512×512	18～24
2*	CTV	螺旋	100～120	200～250	0.5～0.6	512×512	18～24

（2）注射方案（表6-14）

表6-14 颅脑静脉疾病CT检查注射方案推荐

编号	序列名称	对比剂浓度（mgI/ml）	对比剂用量（ml）	对比剂流速（ml/s）	注射位置	触发方式
1	CTV	350～400	60～80	4.0～5.0	右肘正中	监测颈2、3椎体层面，颈静脉CT值达200HU，手动开始扫描

（3）重建算法：软组织算法及骨算法。

（4）窗口技术：脑窗80～100HU，35～50HU；骨窗1500～2500HU，400～700HU；血管窗600～800HU，300～400HU。

（二）影像评估标准

1. 检查范围　从枕骨大孔开始向上扫描至颅顶层面，包含头皮。

2. 图像要求　平扫要求同"颅脑常规筛查/外伤性疾病CT检查"。CTV要求清晰显示脑静脉系统：上矢状窦、直窦、横窦、乙状窦及大脑大静脉和大脑内静脉的显示率达100%；下矢状窦、基底静脉、丘纹静脉，小脑中央前静脉、岩上窦及海绵窦的显示率达90%以上；终静脉、透明隔静脉、小脑上蚓静脉显示率达70%～80%；岩下窦和蝶顶窦达50%以上。

（三）影像存储要求

1. 上传图像内容（表6-15）

表6-15 颅脑静脉疾病CT检查上传图像推荐

编号	后处理技术	方位	重建算法	层厚及间距（mm）	窗口设置（HU）
1	重建	横断位	软组织算法	≤1.5，≤1.0	血管窗（600，300）
2	VR	后前位、左斜位、右斜位、头足位，要求：斜位显示一侧横窦-乙状窦			
3	MIP	后前位、左斜位、右斜位、头足位，要求：斜位显示一侧横窦-乙状窦			
4	VR	左、右静脉分开显示			

2. 参考图像（图6-7）

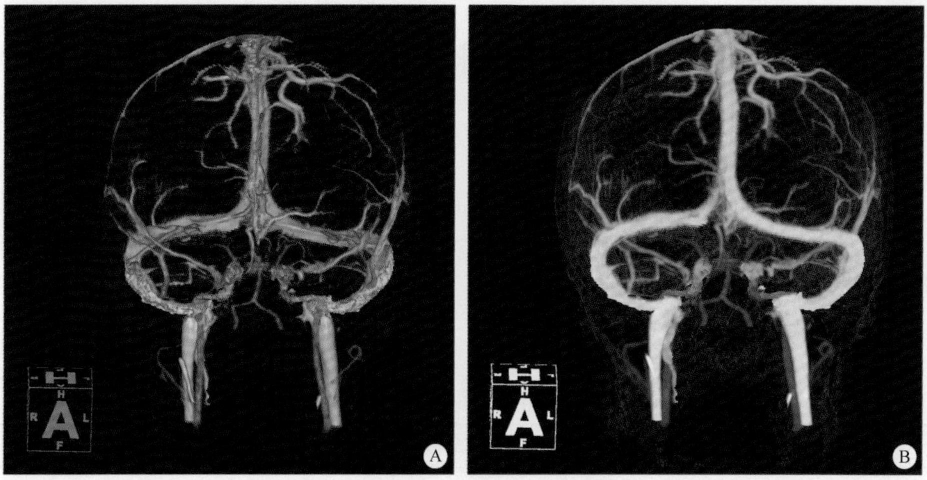

图6-7 颅脑CTV图像

A. 血管VR；B. 血管MIP

第二节 颌面部、颈部

一、颌面部、颈部疾病相关操作方案与CT技术的选择

检查操作方案名称及检查适应证	采用技术及方法				
	平扫	增强	能谱	CTA	CTV
颌面部、颈部常规筛查/外伤性疾病CT检查					
体检、颅底骨折、颈椎骨折或脱位、颌骨骨折、眼眶骨折、眼睑血肿、耳部外伤、美容整形等	★				
颌面部、颈部感染性疾病CT检查					
(眼)眶蜂窝织炎、眶内脓肿、外耳道炎、中耳炎、乳突炎、内耳感染、鼻炎、鼻窦炎、鼻前庭炎、颞下间隙感染、颈部淋巴结炎、甲状腺炎、扁桃体炎、咽炎及涎腺炎等	★	Δ			
颌面部、颈部肿瘤性疾病CT检查					
视网膜母细胞瘤、鼻咽部囊肿、三叉神经瘤、面神经瘤、听神经瘤、颈部囊肿、颈部淋巴结肿大、甲状腺结节/肿瘤等	★	★			
颈部动脉血管CT检查					
动脉瘤、颈/椎动脉狭窄、闭塞、动脉粥样硬化病变等			Δ	★	
颈部静脉血管CT检查					
颈部深静脉血栓、静脉曲张、静脉狭窄或闭塞等					★

注：采用技术及方法选择符号含义说明："★"表示必选项，"Δ"表示可选项，可根据设备情况、患者情况及临床需求等自行选择。

二、颌面部、颈部常规筛查/外伤性疾病CT检查

（一）检查设计方案：平扫★

1. 检查前准备　依据CT检查技术操作总则及质控规范执行。

2. 检查体位设计　患者头部先进，取仰卧位，头正中矢状层面垂直于扫描床平面并与床面长轴中线重合，头部置于头托内，下颌内收，使两侧听眶线或听眦线所在平面垂直于床面，两外耳孔与床面等距。

3. 推荐参数

（1）采集参数（表6-16）

表6-16　颌面部、颈部常规筛查/外伤性疾病CT检查参数推荐

编号	序列名称	采集方式	管电压（kV）	管电流（mAs）	转速（s/r）	矩阵	FOV（cm）
1★	平扫	螺旋	100～120	150～180	0.5～1.0	512×512	18～24

（2）重建算法：软组织算法及骨算法。

（3）窗口技术：软组织窗350～400HU，30～50HU；骨窗1500～2500HU，400～700HU。

（二）影像评估标准

1. 检查范围　从头向足扫描，涵盖目标区域骨性结构及周围软组织。

2. 图像要求　扫描范围内无异物、运动伪影。软组织窗：能清晰显示目标区域病变组织和周围软组织的关系，如眼球结构、鼻窦及鼻组织、腮腺、甲状腺、喉咽部软组织及双侧颈部大血管及淋巴结等，各组织结构对比良好。骨窗：能够显示眶骨眉骨、鼻骨、上颌骨、下颌骨等骨性结构的内部形态，清晰分辨骨皮质和骨松质。

（三）影像存储要求

1. 上传图像内容（表6-17）

表6-17　颌面部、颈部常规筛查/外伤性疾病CT检查上传图像推荐

编号	后处理技术	方位	重建算法	层厚及间距（mm）	窗口设置（HU）
1	重建	横断位	软组织算法	≤1.5，≤1.5	软组织窗（400，40）
2	重建	横断位	骨算法	≤1.5，≤1.5	骨窗（1500，500）
3	MPR	冠、矢状位	软组织算法	≤5.0，≤5.0	软组织窗（400，40）
4	VR	前后位、左斜位、左侧位、右侧位、右斜位（以病变为中心）			

2. 参考图像（图6-8）

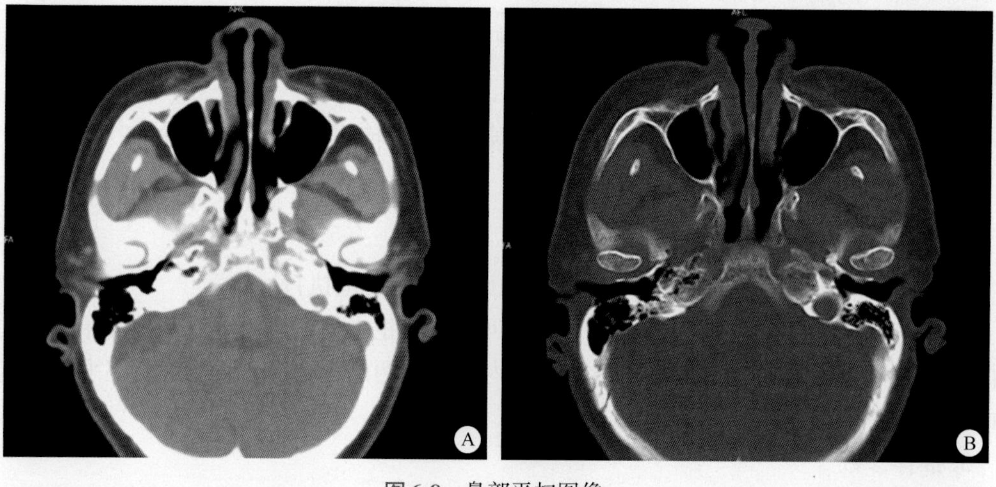

图6-8　鼻部平扫图像

A. 软组织窗；B. 骨窗

三、颌面部、颈部感染性疾病CT检查

（一）检查设计方案：平扫★、增强△

1. 检查前准备　依据CT检查技术操作总则及质控规范执行。

2. 检查体位设计　同“颌面部、颈部常规筛查/外伤性疾病CT检查”。

3. 推荐参数

（1）采集参数（表6-18）

表6-18 颌面部、颈部感染性疾病CT检查参数推荐

编号	序列名称	采集方式	管电压（kV）	管电流（mAs）	转速（s/r）	矩阵	FOV（cm）
1*	平扫	螺旋	120	150～180	0.5～1.0	512×512	18～24
2△	增强	螺旋	120	150～180	0.5～1.0	512×512	18～24

（2）注射方案（表6-19）

表6-19 颌面部、颈部感染性疾病CT注射方案推荐

编号	序列名称	对比剂浓度（mgI/ml）	对比剂用量（ml）	对比剂流速（ml/s）	注射位置	触发方式	延迟时间（s）
1	动脉期	300～370	70～85	2.5～3.0	肘正中	经验法	28～35
2	静脉期	300～370	70～85	2.5～3.0	肘正中	经验法	45～60

（3）重建算法：软组织算法及骨算法。

（4）窗口技术：软组织窗350～400HU，30～50HU；骨窗1500～2500HU，400～700HU；内耳窗3000～4000HU，200～300HU。

（二）影像评估标准

1. 检查范围　包含目标区域骨性结构及周围软组织。

2. 图像要求　平扫同“颌面部、颈部常规筛查/外伤性疾病CT检查”。增强扫描要求软组织明显强化，血管显示清晰，病变达到最佳显示，并与周围结构有良好对比。

（三）影像存储要求

1. 上传图像内容（表6-20）

表6-20 颌面部、颈部感染性疾病CT上传图像推荐

编号	后处理技术	方位	重建算法	层厚及间距（mm）	窗口设置（HU）
1	重建	平扫横断位	软组织算法	≤1.5，≤1.5	软组织窗（400，40）
2	重建	平扫横断位	骨算法	≤1.5，≤1.5	骨窗（1500，500）
3	重建	动脉期横断位	软组织算法	≤1.5，≤1.5	软组织窗（400，40）
4	重建	静脉期横断位	软组织算法	≤5.0，≤5.0	软组织窗（400，40）
5	MPR	横断位	软组织算法	≤5.0，≤5.0	软组织窗（400，40）

2. 参考图像（图6-9）

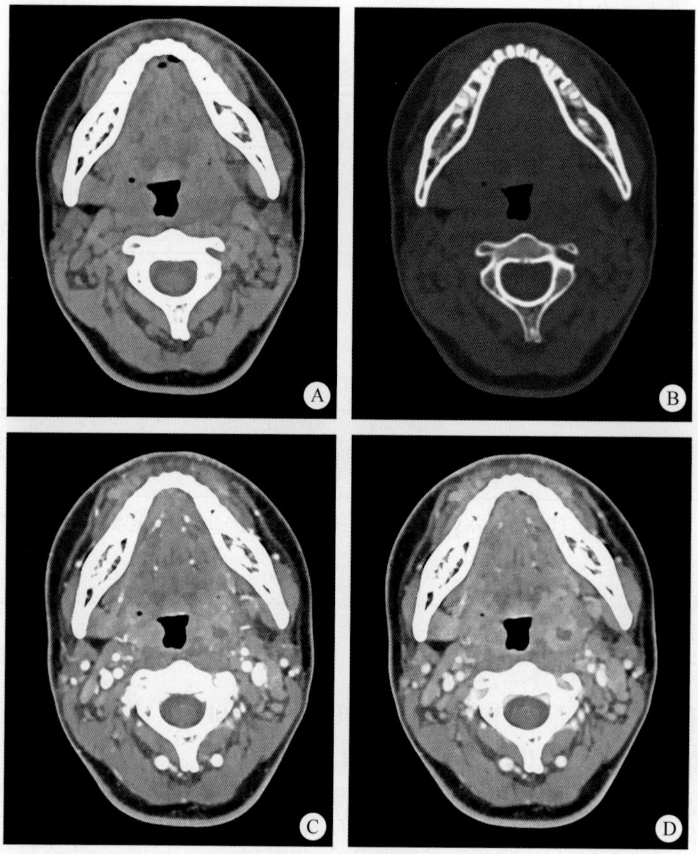

图6-9 颈部增强图像

A. 软组织窗；B. 骨窗；C. 动脉期；D. 静脉期

四、颌面部、颈部肿瘤性疾病CT检查

（一）检查设计方案：平扫★、增强★

1. 检查前准备　依据CT检查技术操作总则及质控规范执行。

2. 检查体位设计　同“颌面部、颈部感染性疾病CT检查”。

3. 推荐参数

（1）采集参数：同“颌面部、颈部感染性疾病CT检查”。

（2）注射方案：同“颌面部、颈部感染性疾病CT检查”。

（3）重建算法：软组织算法及骨算法。

（4）窗口技术：软组织窗350～400HU，30～50HU；骨窗1500～2500HU，400～700HU。

（二）影像评估标准

1. 检查范围　同“颌面部、颈部感染性疾病CT检查”。

2. 图像要求　同“颌面部、颈部感染性疾病CT检查”。

（三）影像存储要求

1. 上传图像内容　同“颌面部、颈部感染性疾病CT检查”。
2. 参考图像（图6-10）

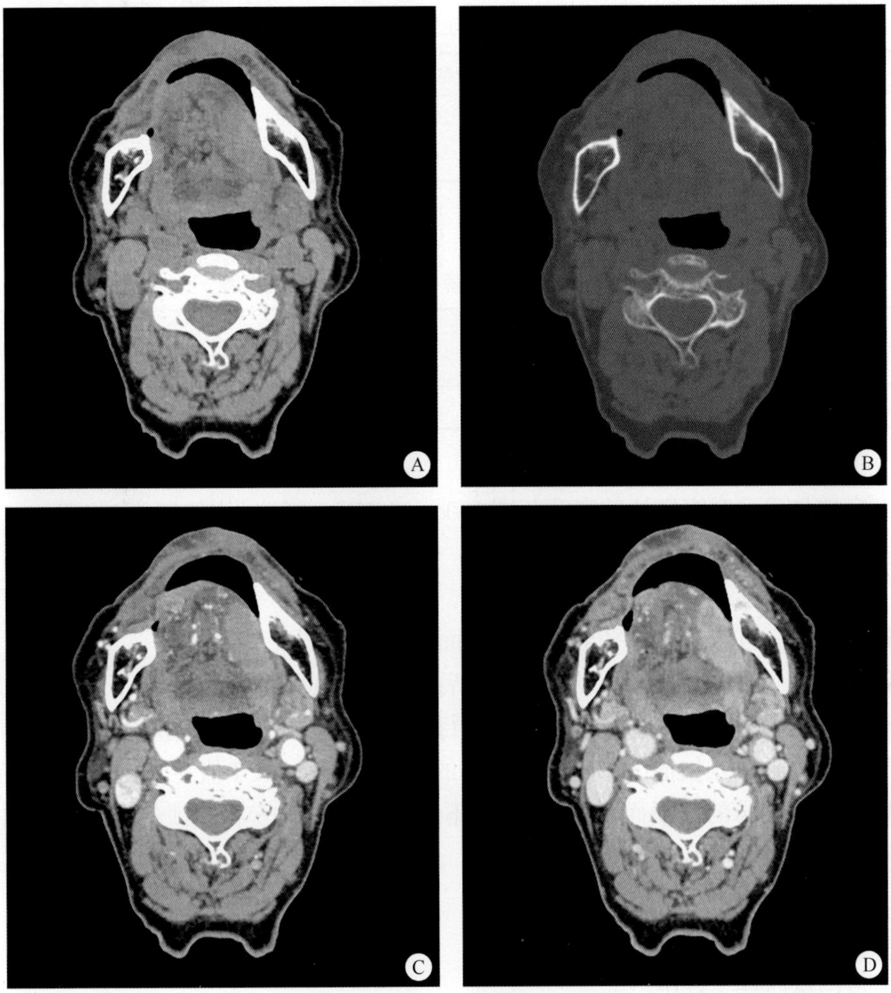

图6-10　颌面部增强图像
A. 软组织窗；B. 骨窗；C. 动脉期；D. 静脉期

五、颈部动脉血管CT检查

（一）检查设计方案：CTA★、能谱CTA△

能谱CTA成像能去除钙化和骨骼，有利于观察不稳定性斑块，消除椎体等骨骼对血管观察的影响，并且只需要一次扫描，既能提高检查的稳定性，又能降低受检者辐射剂量及对操作者的要求。

1. 检查前准备　依据CT检查技术操作总则及质控规范执行。

2. 检查体位设计　患者取仰卧位，头部先进；用压束带固定好头部和下颌，保持头颈部静止不动及平静呼吸，避免吞咽及眨眼动作。

3. 推荐参数

（1）采集参数（表6-21）

表6-21　颈部动脉血管CT检查参数推荐

编号	序列	采集方式	管电压（kV）	管电流（mAs）	转速（s/r）	矩阵	FOV（cm）
1★	CTA	螺旋	90～120	200～250	0.27～0.5	512×512	20～25
2△	能谱CTA	螺旋	100/140	150/100	0.27～0.5	512×512	20～25

（2）注射方案（表6-22）

表6-22　颈部动脉血管CT检查注射方案推荐

编号	序列	对比剂浓度（mgI/ml）	对比剂用量（ml）	对比剂流速（ml/s）	注射位置	监测阈值（HU）	延迟时间
1	CTA	350～400	45～60	4.5～5.0	右肘正中	100～120	3～5s

（3）重建算法：软组织算法。

（4）窗口技术：观察斑块的窗宽范围600～900HU；窗位范围250～350HU。

（二）影像评估标准

1. 检查范围　自胸骨角水平至外耳道平面。

2. 图像要求　①清晰显示主动脉弓、头臂干、左颈总动脉和左锁骨下动脉；②清晰显示颈总动脉、颈内动脉、椎动脉起始段的走行和充盈缺损情况；③清晰显示颈部动脉与邻近器官的位置关系；④扫描区域内颈部动脉的横断面影像中CT值在300～350HU范围内，扫描区域内颈部静脉的横断面影像中CT值不超过150HU；⑤右侧锁骨下静脉高浓度对比剂伪影对头臂干的显示不产生明显影响。

（三）影像存储要求

1. 上传图像内容（表6-23）

表6-23　颈部动脉血管CT检查上传图像推荐

编号	后处理技术	方位	重建算法	层厚及间距（mm）	窗口设置（HU）
1	重建	横断位	软组织算法	≤1.5，≤1.0	血管窗（600，300）
2	VR	保留6支主要动脉（双侧锁骨下动脉、双侧颈动脉和双侧椎动脉），前后位、左斜位和右斜位			
3	MIP	前后位1张、左斜位1张、右斜位1张 要求：斜位显示一侧椎动脉			
4	CPR	双侧锁骨下动脉、双侧颈动脉和双侧椎动脉探针； 若有异常，中心层面放在管腔狭窄最严重处； 若无异常，中心层面：颈动脉放在窦部；椎动脉、锁骨下动脉放在起始部			

2. 参考图像（图6-11）

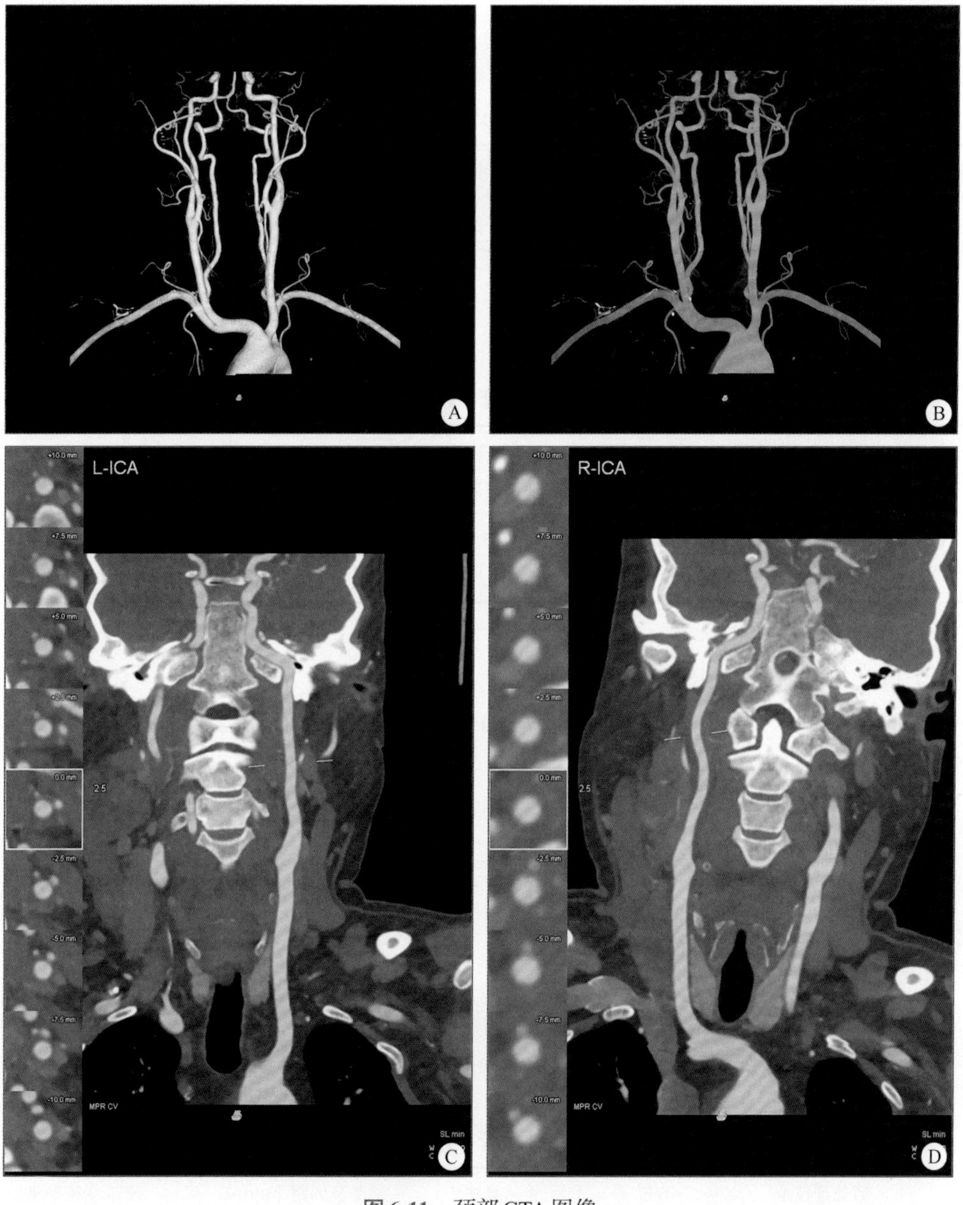

图6-11　颈部CTA图像

A. 血管VR；B. 血管MIP；C. 左侧血管CPR；D. 右侧血管CPR

六、颈部静脉血管CT检查

（一）检查设计方案：CTV★

1. 检查前准备　依据CT检查技术操作总则及质控规范执行。

2. 检查体位设计　同“颈部动脉血管CT检查”。

3. 推荐参数

（1）采集参数（表6-24）

表6-24　颈部静脉血管CT检查参数推荐

编号	序列名称	采集方式	管电压（kV）	管电流（mAs）	转速（s/r）	矩阵	FOV（cm）
1*	CTV	螺旋	100～120	200～250	0.5～0.6	512×512	20～25

（2）注射方案（表6-25）

表6-25　颈部静脉血管CT检查注射方案推荐

编号	序列名称	对比剂浓度（mgI/ml）	对比剂用量（ml）	对比剂流速（ml/s）	注射位置	触发方式
1	CTV	350～400	60～80	4.0～5.0	右肘正中	监测第2、3颈椎层面，颈静脉CT值达200HU时，手动开始扫描

（3）重建算法：软组织算法。

（4）窗口技术：观察斑块的窗宽范围600～900HU；窗位范围250～350HU。

（二）影像评估标准

1. 检查范围　同“颈部动脉血管CT检查”。

2. 图像要求　清晰显示左右颈内、颈外、颈前、锁骨下静脉的形态及走行；清晰显示颈部静脉与邻近器官的位置关系。

（三）影像存储要求

1. 上传图像内容（表6-26）

表6-26　颈部静脉血管CT检查上传图像推荐

编号	后处理技术	方位	重建算法	层厚及间距（mm）	窗口设置（HU）
1	重建	横断位	软组织算法	≤1.5，≤1.0	血管窗（600，300）
2	VR	显示左右颈内、颈外、颈前、锁骨下静脉			
3	MIP	同VR，显示钙化斑块			
4	薄层MIP	冠状位、矢状位，显示各静脉与周围组织的关系			

2. 参考图像（图6-12）

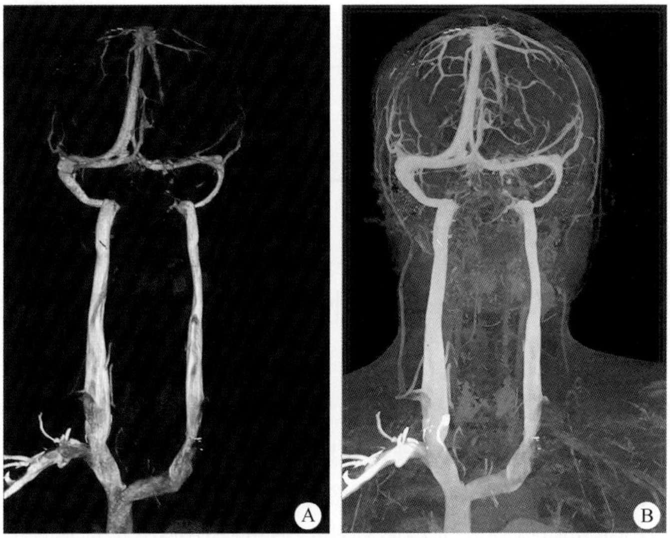

图6-12　颈部CTV图像

A. 血管VR；B. 血管MIP

第三节　胸部及心血管

一、胸部及心血管疾病相关操作方案与CT技术的选择

检查操作方案名称及检查适应证	采用技术及方法				
	平扫	增强	能谱	CTA	CTV
胸部外伤性/间质性/阻塞性疾病CT检查					
肋骨骨折，肺挫裂伤，纵隔血、气肿，间质性肺炎，肺纤维化，尘肺，慢性阻塞性肺疾病，支气管哮喘，胸腔积液与气胸，支气管狭窄或阻塞，心包积液，缩窄性心包炎等	★				
胸部感染性疾病CT检查					
肺炎、肺结核、胸膜炎、纵隔炎、肺脓肿等	★	Δ			
胸部肿瘤性疾病CT检查					
肺部肿瘤（肺癌、肺转移瘤）、乳腺肿瘤（乳腺癌、乳腺纤维腺瘤）、纵隔肿瘤（胸腺瘤、淋巴瘤）、胸壁肿瘤（胸壁脂肪瘤、血管瘤，弥漫性胸膜间皮瘤）、食管肿瘤、心脏肿瘤（心肌肿瘤、心包肿瘤）等	★	★			
胸部血管疾病CT检查					
肺动脉高压、肺栓塞、动静脉畸形、上腔静脉阻塞综合征、锁骨下动脉盗血综合征、胸主动脉瘤、胸主动脉夹层等			Δ	★	
心脏传导系统疾病CT检查					
心律失常、窦性心动过缓、心房颤动、射频消融术前和术后评估等					★

续表

检查操作方案名称及检查适应证	采用技术及方法				
	平扫	增强	能谱	CTA	CTV
心脏血管及功能疾病CT检查					
先天性心脏病、冠状动脉粥样硬化、先天性冠状动脉变异、冠脉术前或术后评估、心肌梗死、高血压心脏病、心肌病等	★		Δ	★	

注：采用技术及方法选择符号含义说明："★"表示必选项，"Δ"表示可选项，可根据设备情况、患者情况及临床需求等自行选择。

二、胸部外伤性/间质性/阻塞性疾病CT检查

（一）检查设计方案：平扫★

1. 检查前准备　依据CT检查技术操作总则及质控规范执行。

2. 检查体位设计　患者取仰卧位，身体置于床面中间，两臂上举抱头；驼背或不宜仰卧者、对少量胸腔积液和胸膜肥厚进行鉴别诊断者可采用俯卧位或侧卧位；胸部置于扫描野中心。

3. 推荐参数

（1）采集参数（表6-27）

表6-27　胸部外伤性/间质性/阻塞性疾病CT检查参数推荐

编号	序列名称	采集方式	管电压（kV）	管电流（mAs）	转速（s/r）	矩阵	FOV（cm）
1★	平扫	螺旋	100～120	100～150	0.4～0.5	512×512	35～40

（2）重建算法：软组织算法及骨算法。

（3）窗口技术：纵隔窗300～350HU，30～40HU；肺窗1200～1600HU，–800～–600HU。

（二）影像评估标准

1. 检查范围　自胸腔入口至肺下界/肋膈角，外伤检查应包含肋骨及锁骨。

2. 图像要求　清晰显示并能分辨肺野与纵隔软组织的解剖结构，肺窗模式下肺纹理清晰，距胸膜1cm以内小血管能够清晰显示；纵隔窗模式下纵隔内大血管结构清晰，且与周围脂肪有锐利界面；骨窗模式下可清晰显示胸壁诸骨的骨皮质和骨小梁。高分辨薄层图像能够清晰分辨次级肺小叶结构及叶间胸膜。

（三）影像存储要求

1. 上传图像内容（表6-28）

表6-28　胸部外伤性/间质性/阻塞性疾病CT检查上传图像推荐

编号	后处理技术	方位	重建算法	层厚及间距（mm）	窗口设置（HU）
1	重建	横断位	软组织算法	≤1.5，≤1.5	纵隔窗（350，30）

续表

编号	后处理技术	方位	重建算法	层厚及间距（mm）	窗口设置（HU）
2	重建	横断位	骨算法	≤1.5，≤1.5	肺窗（1200，-600）
3	VR	360°径向旋转，显示骨折位置			
4	CPR	骨窗，要求：从上到下，标记骨折肋骨；范围：包含全部病变部位			

2. 参考图像（图6-13）

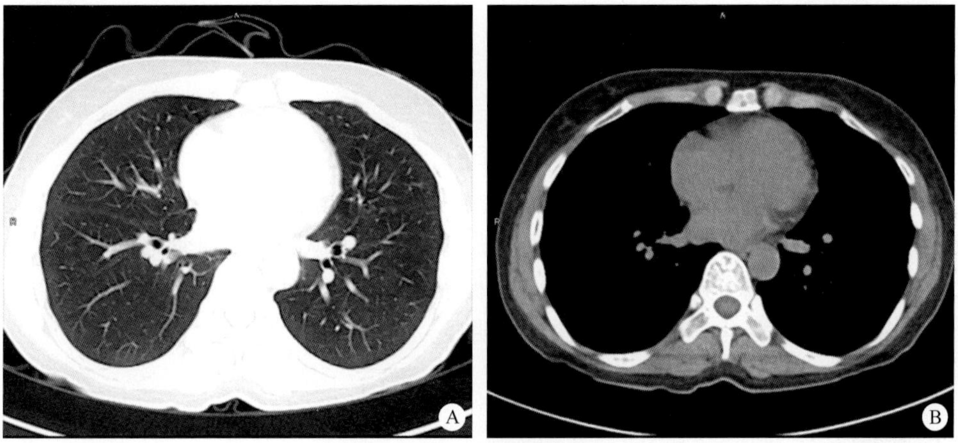

图6-13　胸部平扫图像
A. 肺窗；B. 纵隔窗

三、胸部感染性疾病CT检查

（一）检查设计方案：平扫★、增强△

1. 检查前准备　依据CT检查技术操作总则及质控规范执行。

2. 检查体位设计　患者足先进，取仰卧位，身体置于床面中间，两臂上举抱头；驼背或不宜仰卧者，以及对少量胸腔积液和胸膜肥厚进行鉴别诊断者可采用俯卧位或侧卧位；胸部置于扫描野中心。

3. 推荐参数

（1）采集参数（表6-29）

表6-29　胸部感染性疾病CT检查参数推荐

编号	序列名称	采集方式	管电压（kV）	管电流（mAs）	转速（s/r）	矩阵	FOV（cm）
1★	平扫	螺旋	100～120	100～150	0.4～0.5	512×512	35～40
2△	增强	螺旋	100～120	100～150	0.4～0.5	512×512	35～40

（2）注射方案（表6-30）

表6-30 胸部感染性疾病CT检查注射方案推荐

编号	序列名称	对比剂浓度（mgI/ml）	对比剂用量（ml）	对比剂流速（ml/s）	注射位置	触发方式	延迟时间（s）
1	动脉期	300～370	70～80	2.0～3.0	肘正中	经验法	30～35
2	静脉期	300～370	70～80	2.0～3.0	肘正中	经验法	60～65

（3）重建算法：软组织算法及骨算法。

（4）窗口技术：纵隔窗300～350HU，30～40HU；肺窗1200～1600HU，–800～–600HU。

（二）影像评估标准

1. 检查范围　自胸腔入口至肺下界/肋膈角。

2. 图像要求　清晰显示并能分辨肺野与纵隔软组织的解剖结构，肺窗模式下肺纹理清晰，距胸膜1cm以内小血管能够清晰显示；纵隔窗模式下纵隔内大血管结构清晰，且与周围脂肪有锐利界面。高分辨薄层图像能够清晰分辨次级肺小叶结构及叶间胸膜。增强扫描要求纵隔内血管明显强化，软组织结构对比明显。

（三）影像存储要求

1. 上传图像内容（表6-31）

表6-31 胸部感染性疾病CT检查上传图像推荐

编号	后处理技术	方位	重建算法	层厚及间距（mm）	窗口设置（HU）
1	重建	平扫横断位	软组织算法	≤1.5，≤1.5	纵隔窗（350，40）
2	重建	平扫横断位	骨算法	≤1.5，≤1.5	肺窗（1200，–600）
3	重建	动脉期横断位	软组织算法	≤1.5，≤1.5	纵隔窗（350，40）
4	重建	静脉期横断位	软组织算法	≤5.0，≤5.0	纵隔窗（350，40）
5	MPR	横断位、冠状位、矢状位	软组织算法	≤5.0，≤5.0	软组织窗（400，40）

2. 参考图像（图6-14）

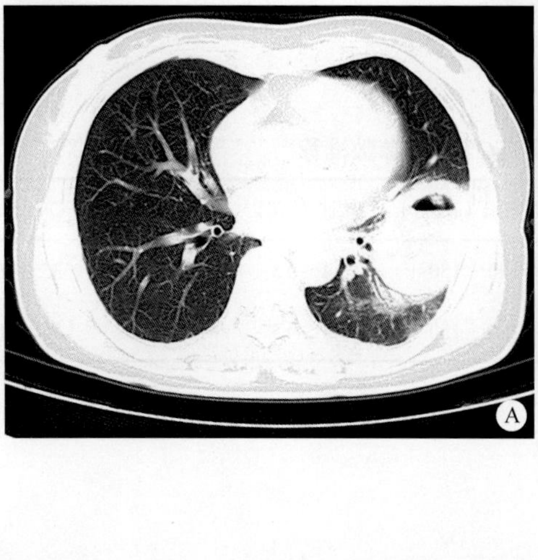

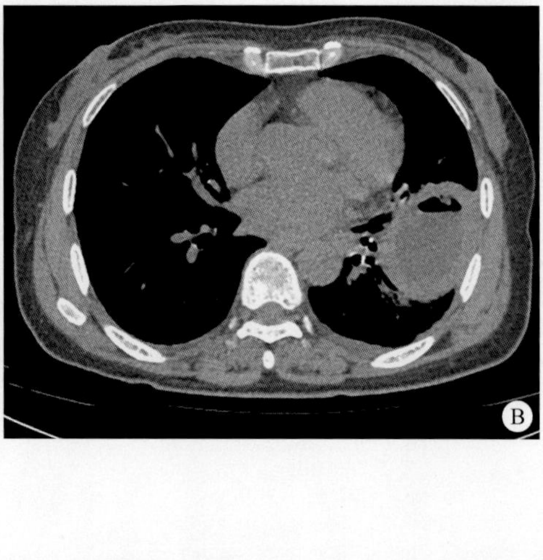

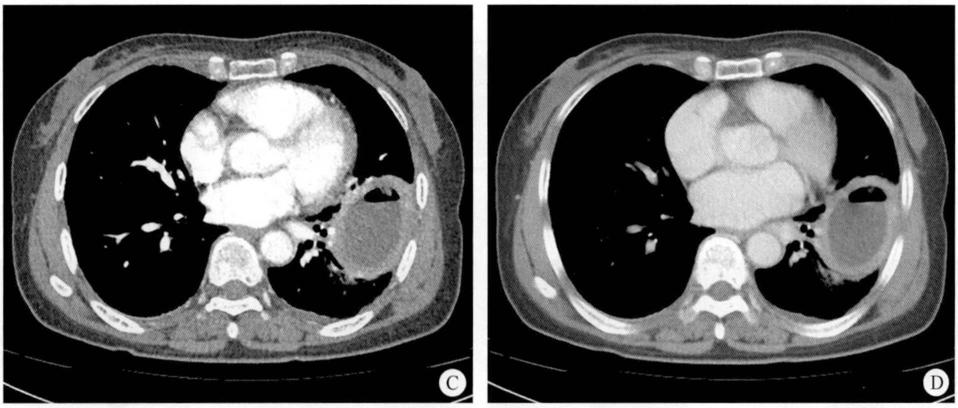

图6-14　胸部增强图像

A. 肺窗；B. 纵隔窗；C. 动脉期；D. 静脉期

四、胸部肿瘤性疾病CT检查

（一）检查设计方案：平扫★、增强★

1. 检查前准备　依据CT检查技术操作总则及质控规范执行。
2. 检查体位设计　同“胸部感染性疾病CT检查”。
3. 推荐参数

（1）采集参数：同“胸部感染性疾病CT检查”。
（2）注射方案：同“胸部感染性疾病CT检查”。
（3）重建算法：软组织算法及骨算法。
（4）窗口技术：纵隔窗300～350HU，30～40HU；肺窗1200～1600HU，−800～−600HU。

（二）影像评估标准

1. 检查范围　同“胸部感染性疾病CT检查”。
2. 图像要求　同“胸部感染性疾病CT检查”。

（三）影像存储要求

1. 上传图像内容（表6-32）

表6-32　胸部肿瘤性疾病CT检查上传图像推荐

编号	后处理技术	方位	重建算法	层厚及间距（mm）	窗口设置（HU）
1	重建	平扫横断位	软组织算法	≤1.5，≤1.5	纵隔窗（350，40）
2	重建	平扫横断位	骨算法	≤1.5，≤1.5	肺窗（1200，−600）
3	重建	动脉期横断位	软组织算法	≤1.5，≤1.5	纵隔窗（350，40）
4	重建	静脉期横断位	软组织算法	≤5.0，≤5.0	纵隔窗（350，40）

续表

编号	后处理技术	方位	重建算法	层厚及间距（mm）	窗口设置（HU）
5	MPR	横断位、冠状位、矢状位	软组织算法	≤5.0，≤5.0	软组织窗（400，40）
6	MIP	冠状位、矢状位，观察占位病变与周围气管、支气管及血管的关系			

2. 参考图像（图6-15）

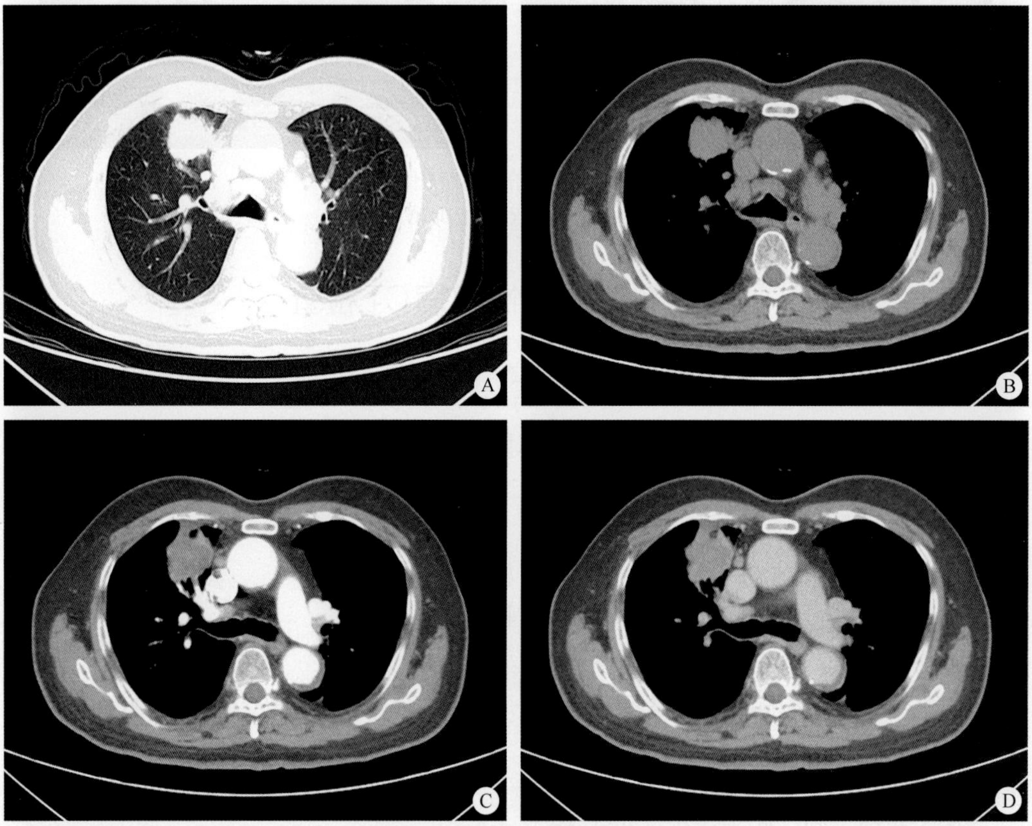

图6-15 胸部肿瘤增强图像

A. 肺窗；B. 纵隔窗；C. 动脉期；D. 静脉期

五、胸部血管疾病CT检查

（一）检查设计方案：CTA★、能谱CTA△

能谱CTA通过一次扫描，不仅能获得虚拟平扫图像，还能得到肺灌注信息，提高肺动脉小栓子的显示清晰度。同时可以实现一键式能量去骨，分离血管壁上的钙化斑块，直观显示钙化斑块与血管管腔的关系。

1. 检查前准备　依据CT检查技术操作总则及质控规范执行。

2. 检查体位设计　患者足先进，取仰卧位，身体置于床面中间，两臂上举抱头，胸部置于扫描野中心。

3. 推荐参数

（1）采集参数（表6-33）

表6-33 胸部血管疾病CT检查参数推荐

编号	序列名称	采集方式	管电压（kV）	管电流（mAs）	转速（s/r）	矩阵	FOV（cm）
1★	肺动脉CTA	螺旋	100～120	120～180	0.28～0.5	512×512	35～40
2△	肺动脉能谱CTA	螺旋	100/140	120/90	0.5～0.6	512×512	35～40
3★	主动脉CTA	螺旋	100～120	150～200	0.5～0.6	512×512	35～40
4★	主动脉能谱CTA	螺旋	100/140	150/100	0.5～0.6	512×512	35～40

（2）注射方案（表6-34）

表6-34 胸部血管疾病CT检查注射方案推荐

编号	序列名称	对比剂浓度（mgI/ml）	对比剂用量（ml）	对比剂流速（ml/s）	注射位置	监测阈值（HU）	延迟时间（s）
1	肺动脉CTA	350～400	35～45	3.5～4.0	右肘正中	80	2
2	肺动脉能谱CTA	350～400	40～60	4.0～5.0	右肘正中	70	2
3	主动脉CTA	350～400	60～80	4.0～5.0	右肘正中	100～120	5
4	主动脉能谱CTA	350～400	80～100	4.5～5.0	右肘正中	100～120	5

（3）重建算法：软组织算法。

（4）窗口技术：血管窗600～800HU，300～400HU。

（二）影像评估标准

1. 检查范围　自胸腔入口至肺下界/肋膈角。

2. 图像要求

（1）肺动脉CTA：清晰显示肺动脉干、左右肺动脉主干及其分支，能明确肺动脉栓子的位置、范围、程度、性质，大致了解肺动脉血流动力学的状态。

（2）主动脉CTA：清晰显示起始部及升主动脉、主动脉弓及弓上分支、降主动脉。病灶对比良好，如夹层、壁间血肿、动脉瘤，并可测量以下数值：破口/瘤体大小、瘤体上下口血管内径、受累段长度等。

（三）影像存储要求

1. 上传图像内容（表6-35）

表6-35 胸部血管疾病CT检查上传图像推荐

编号	后处理技术	方位	重建算法	层厚及间距（mm）	窗口设置（HU）
1	重建	横断位	软组织算法	≤1.5，≤1.0	血管窗（600，300）
2	肺动脉薄层MIP	横断位、冠状位、矢状位	重点显示病变区域		

续表

编号	后处理技术	方位	重建算法	层厚及间距（mm）	窗口设置（HU）
3	肺动脉VR	显示肺动脉主干、左右肺动脉及其分支			
4	主动脉VR	分别为正位、斜位（避开上腔静脉，依次显示弓上三支血管口）、侧位、后位。重点显示病变区域			
5	主动脉CPR	如夹层、壁间血肿、动脉瘤时保存血管CPR，并测量以下数值：破口/瘤体大小、瘤体上下口血管内径、受累段长度等			

2. 参考图像（图6-16）

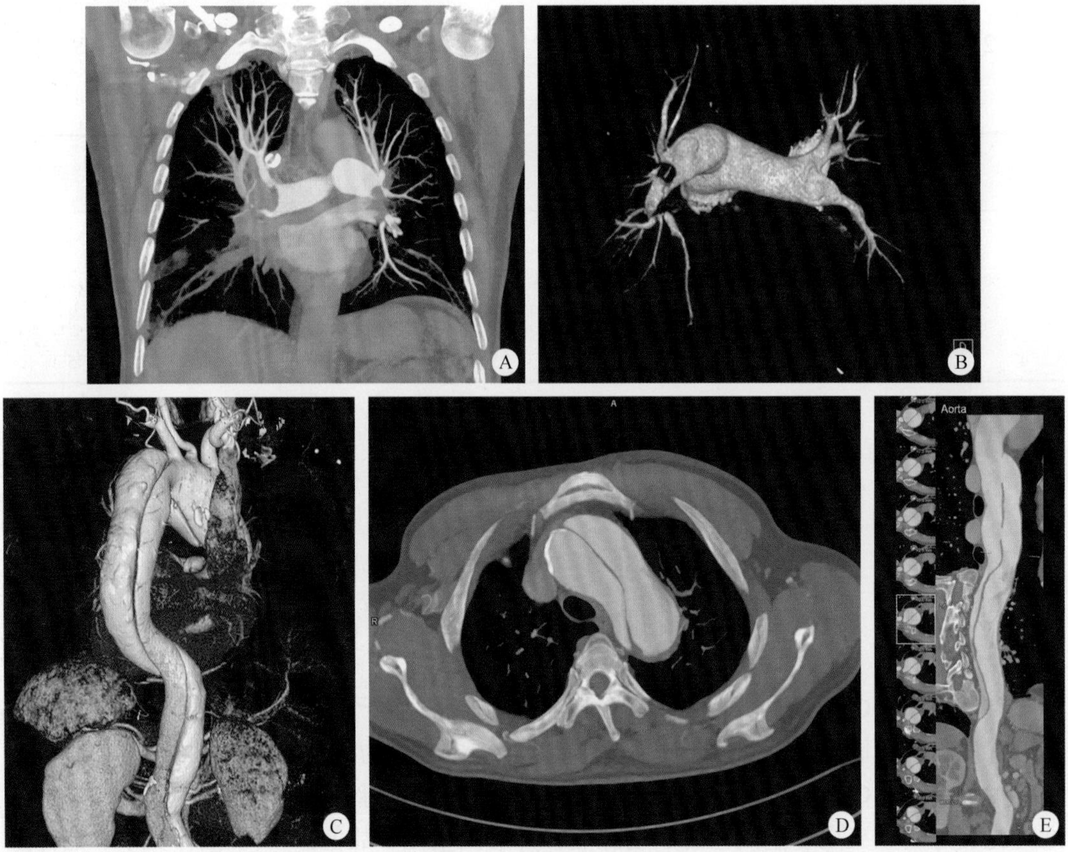

图6-16 胸部CTA图像

A. 肺动脉冠状位MIP；B. 肺动脉VR；C. 主动脉VR；D. 主动脉MPR；E. 主动脉CPR

六、心脏传导系统疾病CT检查

（一）检查设计方案：CTV★

1. 检查前准备　依据CT检查技术操作总则及质控规范执行。

2. 检查体位设计　患者足先进，取仰卧位，身体置于床面中间，两臂上举抱头，胸部置于扫描野中心。

3. 推荐参数

（1）采集参数（表6-36）

表6-36　心脏传导系统疾病CT检查参数推荐

编号	序列名称	采集方式	管电压（kV）	管电流（mAs）	转速（s/r）	矩阵	FOV（cm）
1*	CTV	螺旋（心电门控）	100～120	150～200	0.25～0.5	512×512	35～40

（2）注射方案（表6-37）

表6-37　心脏传导系统疾病CT检查注射方案推荐

编号	序列名称	对比剂浓度（mgI/ml）	对比剂用量（ml）	对比剂流速（ml/s）	注射位置	监测阈值（HU）	延迟时间（s）
1	肺静脉CTV	300～400	60～80	4.0～5.0	右肘正中	100～120	5

（3）重建算法：软组织算法。

（4）窗口技术：血管窗600～800HU，300～400HU。

（二）影像评估标准

1. 检查范围　从肺尖至心脏膈面，包含整个心脏及肺静脉。

2. 图像要求　肺静脉主干及各级分支清晰显示，受上腔静脉伪影干扰较小，心脏结构对比清晰。

（三）影像存储要求

1. 上传图像内容（表6-38）

表6-38　心脏传导系统疾病CT检查上传图像推荐

编号	后处理技术	方位	重建算法	层厚及间距（mm）	窗口设置（HU）
1	重建	横断位	软组织算法	≤1.5，≤1.0	血管窗（600，300）
2	VR	显示左心耳与左心室关系（将左心耳染色成不同颜色显示，以便更好区分）、测量左心房容积			
3	MIP	测量左心房前后径（矢状位厚层MIP），测量左心房上下径+左右径（冠状位厚层MIP）			
4	CPR	显示各支肺静脉，测量每支肺静脉开口处管径			

2.参考图像（图6-17）

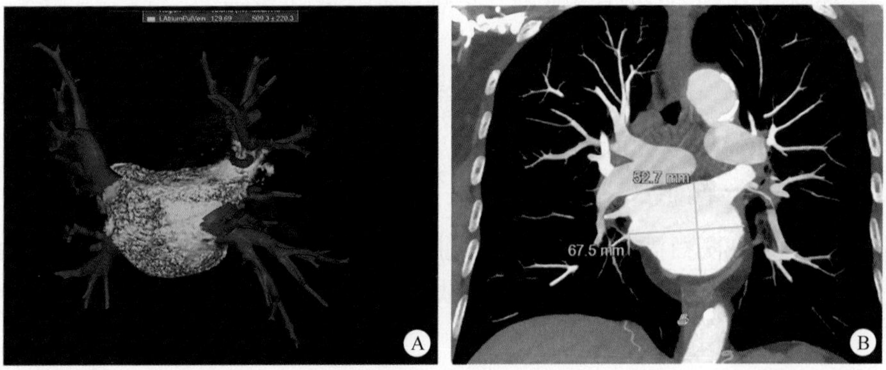

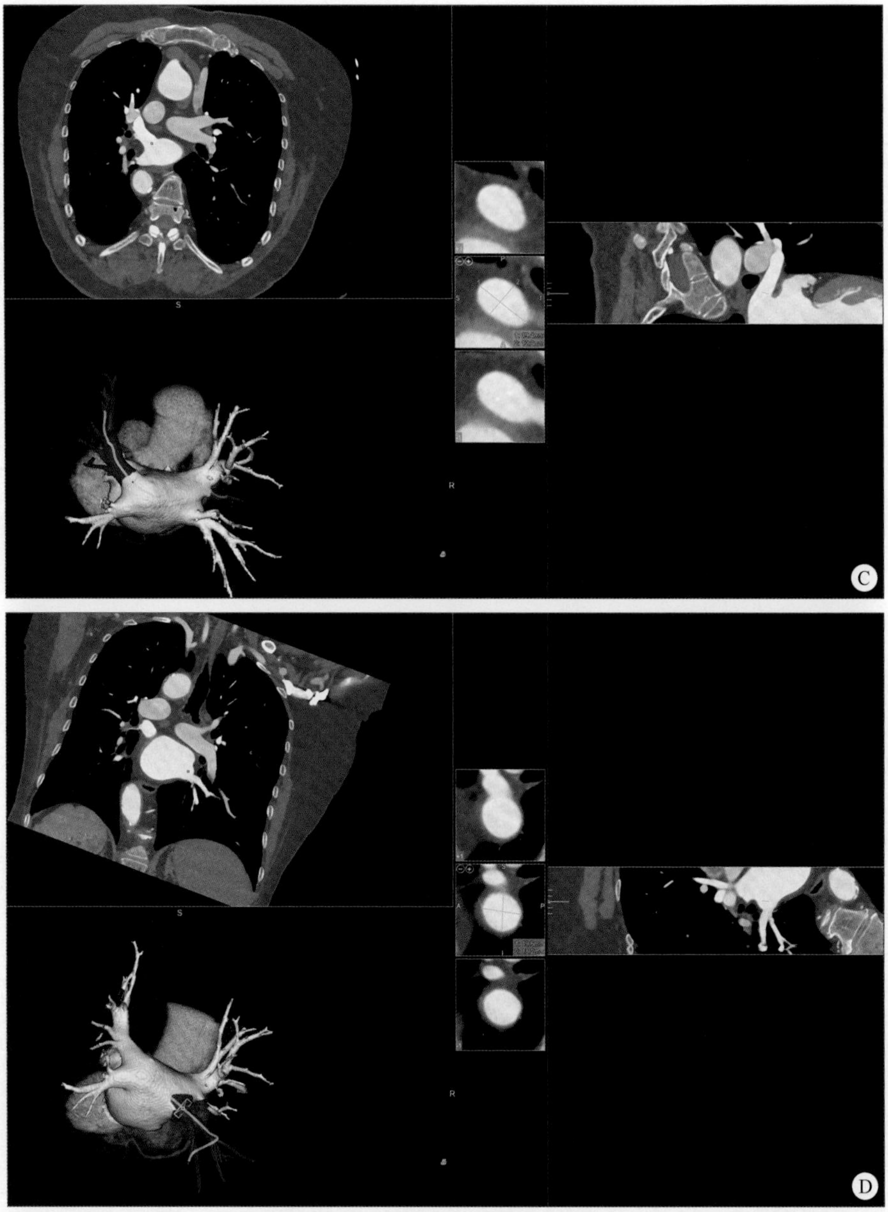

图6-17 肺静脉CTV图像

A. VR显示左心房容积；B. MIP显示左心房左右径及上下径；C. VR+CPR显示左上肺静脉内径；D. VR+CPR显示右下肺静脉内径

七、心脏血管疾病CT检查

（一）检查设计方案：平扫★、CTA★、能谱CTA△

能谱CTA通过一次扫描，不仅能观察冠脉的形态学改变，还能够评估冠脉的功能状态，对于评估冠脉狭窄、斑块稳定性及心肌缺血等方面具有重要意义。

1. 检查前准备 依据CT检查技术操作总则及质控规范执行。无论何种CT设备，心率控制都是必要的。建议64层及以上CT心率＜75次/分；双源CT心率＜90次/分；高心率患者需服用降心率药物（β受体阻滞剂）。对于偶发期前收缩患者，建议控制心率＜70次/分后进行扫描。降心率药物：舌下含服美托洛尔（倍他乐克）25～50mg，反复使用总剂量不超过100mg。禁忌证：房室传导阻滞、哮喘、低血压等。

2. 检查体位设计 患者足先进，取仰卧位，双臂上举置于头上，舒适放松，保持伸展状态，勿弯曲以免导致注射处血管破裂。身体长轴中线偏左侧，使心脏位于扫描区域中心；侧面定位线对准人体腋前线。

3. 推荐参数

（1）采集参数（表6-39）

表6-39 心脏血管及功能疾病CT检查参数推荐

编号	序列名称	采集方式	管电压（kV）	管电流（mAs）	转速（s/r）	矩阵	FOV（cm）
1★	平扫钙化积分	螺旋（心电门控）	120	60～100	0.25～0.50	512×512	20～25
2★	CTA	螺旋（心电门控）	100～120	200～300	0.25～0.50	512×512	20～25
3△	能谱CTA	螺旋（心电门控）	90/140	250/150	0.25～0.50	512×512	20～25

（2）注射方案（表6-40）

表6-40 心脏血管及功能疾病CT检查注射方案推荐

编号	序列名称	对比剂浓度（mgI/ml）	对比剂用量（ml）	对比剂流速（ml/s）	注射位置	监测阈值（HU）	延迟时间（s）
1	CTA	350～400	40～50	4.0～5.0	右肘正中	100～150	4～6
2	能谱CTA	350～400	60～70	4.0～5.0	右肘正中	100～150	4～6

注：若观察心肌缺血情况，需延迟5～8min行能谱CTA。

（3）重建算法：软组织算法。支架术后应同时采用软组织算法和骨算法的两组数据。

（4）窗口技术：平扫采用软组织窗350～400HU，30～50HU；增强后血管窗600～800HU，300～400HU。

（二）影像评估标准

1. 检查范围 从气管隆嵴下1～2cm至心膈面，包括整个心脏。搭桥术后患者从锁骨至心底，包括整个心脏大血管。

2. 图像要求 冠状动脉血管内CT值在350～450HU，右心房、右心室内的CT值在80～100HU。清晰显示冠状动脉三支主干（右冠状动脉、左前降支和左回旋支）及主要分支。清晰显示冠状动脉循环的分布优势，冠状动脉的起源位置和走行，可用于判断冠状动脉解剖变异。清晰显示冠状动脉管腔及血管壁，可用于评估动脉狭窄程度。

（三）影像存储要求

1. 上传图像内容（表6-41）

表6-41　心脏血管及功能疾病CT检查上传图像推荐

编号	后处理技术	方位	重建算法	层厚及间距（mm）	窗口设置（HU）
1	重建	钙化积分横断位	软组织算法	≤3.0，≤3.0	软组织窗（400，40）
2	重建	CTA横断位	软组织算法	≤0.75，≤0.5	血管窗（600，300）
3	心脏VR	左右冠状动脉开口起源、左右冠状动脉近段			
4	CPR	右冠状动脉中段及分支、兼顾前降支远段			
5	MIP	左右冠状动脉远段及分支，后室间沟评价冠状动脉优势型			
6	血管VR	左状动冠分叉处，含左前降支、左旋支近中段及对角支、钝缘支			
7	心功能分析	计算心室射血分数、心室容积、每搏输出量等，评估心脏收缩、舒张功能			
8	双能分析	评估心肌缺血情况			

2. 参考图像（图6-18）

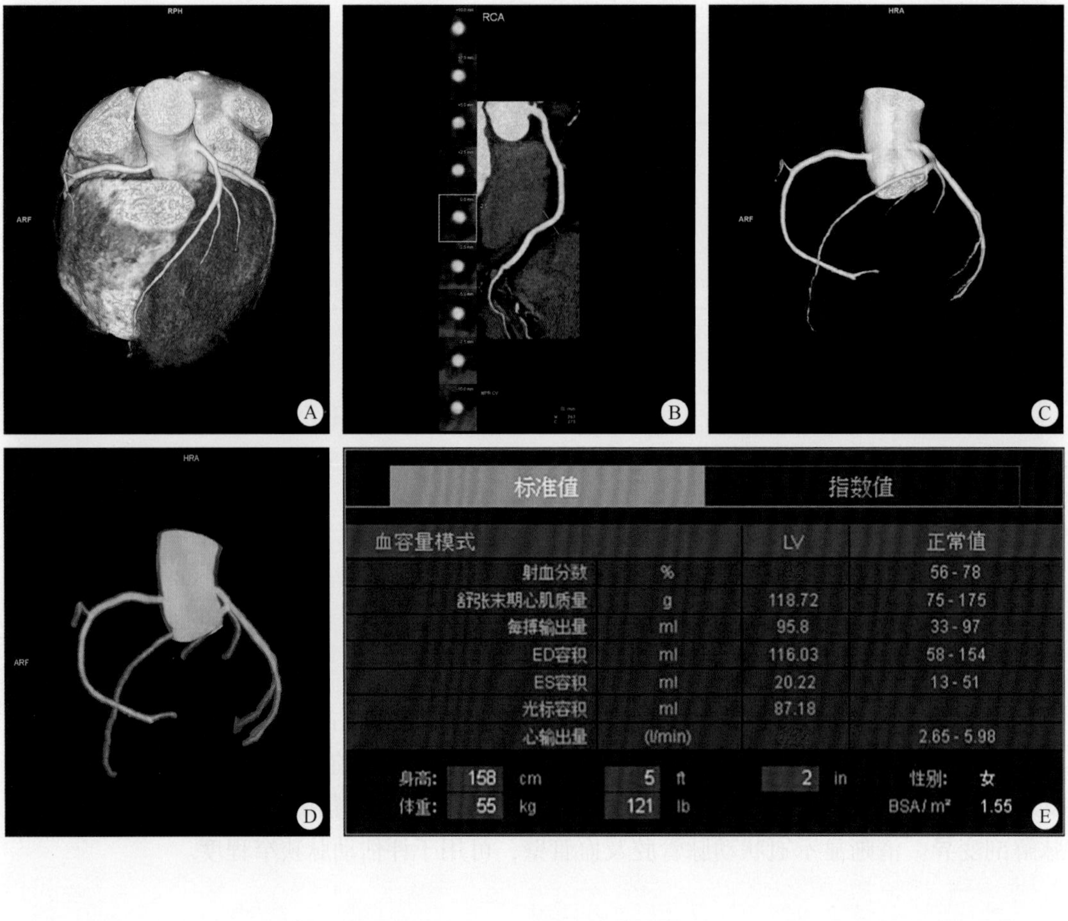

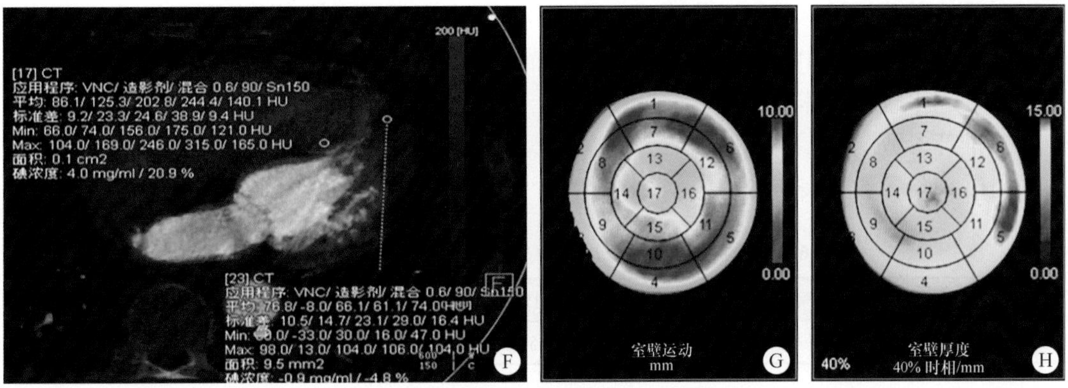

图6-18　心脏CTA图像

A. 心脏VR；B. 冠脉CPR；C. 冠脉树VR；D. 冠脉树MIP；E. 心功能参数图；F. 心肌灌注图；G. 室壁运动牛眼图；H. 室壁厚度牛眼图

第四节　腹　部

一、腹部疾病相关操作方案与CT技术的选择

检查操作方案名称及检查适应证	采用技术及方法				
	平扫	增强	能谱	CTA	灌注
腹部常规筛查/感染/代谢性疾病CT检查					
体检、肝硬化、脂肪肝、胆囊炎、胆管炎、胆囊结石、胆管结石、急性/慢性胰腺炎、脾结核、急性/慢性胃肠炎、细菌性/真菌性感染、寄生虫感染等	★				
腹部外伤性疾病CT检查					
肝/脾/胃肠道破裂、胆囊损伤、胰腺/脾挫裂伤、胰腺/脾血肿、胃肠道穿孔、胃肠道血管损伤（血管破裂、血栓形成）等	★	★			
腹部肿瘤性疾病CT检查					
肝/脾血管瘤、肝/脾/胰腺囊肿、肝硬化结节、肝/脾脓肿、肝/脾转移瘤、肝细胞癌、肝内胆管癌、胆囊癌、胰腺神经内分泌肿瘤、胰腺癌、胃肠道间质瘤、胃肠道息肉、胃癌等	★	★	Δ		Δ
腹部血管疾病CT检查					
肝/胰腺/脾动脉瘤、门静脉高压、门静脉血栓、腹主动脉瘤、腹主动脉夹层、食管-胃底静脉曲张、脾静脉曲张、胆道/脾血管血栓/栓塞、脾/胃肠道血管畸形等			Δ	★	

注：采用技术及方法选择符号含义说明："★"表示必选项，"Δ"表示可选项，可根据设备情况、患者情况及临床需求等自行选择。

二、腹部常规筛查/感染/代谢性疾病CT检查

（一）检查设计方案：平扫★

1. 检查前准备　依据CT检查技术操作总则及质控规范执行。

2. 检查体位设计　患者足先进，取仰卧位，双臂上举，身体正中矢状层面垂直于扫描床平面并与床面长轴中线重合，腹部置于扫描野中心。针对不能配合的患者可采用绑带束缚制动，双手置于身体两侧。

3. 推荐参数

（1）采集参数（表6-42）

表6-42　腹部常规筛查/感染/代谢性疾病CT检查参数推荐

编号	序列名称	采集方式	管电压（kV）	管电流（mAs）	转速（s/r）	矩阵	FOV（cm）
1★	平扫	螺旋	100～120	150～200	0.5～0.6	512×512	35～45

（2）重建算法：软组织算法。

（3）窗口技术：肝窗180～200HU，40～60HU；软组织窗350～400HU，40～50HU。

（二）影像评估标准

1. 检查范围　根据临床需求从膈顶以上向下扫描，包括相应组织器官（肝、胆、胰、脾、胃等）全部影像。

2. 图像要求　扫描范围内所有器官及软组织能够清晰显示，病变与周围结构对比明显；无异物、运动伪影，胃充盈良好，胃壁无皱褶；正常肝内血管结构（包括门静脉及肝静脉主干和分支）可明确分辨。

（三）影像存储要求

1. 上传图像内容（表6-43）

表6-43　腹部常规筛查/感染/代谢性疾病CT检查上传图像推荐

编号	后处理技术	方位	重建算法	层厚及间距（mm）	窗口设置（HU）
1	重建	横断位	软组织算法	≤1.5，≤1.5	软组织窗（400，40）
2	MPR	横断位	软组织算法	≤5.0，≤5.0	软组织窗（400，40）

2. 参考图像（图6-19）

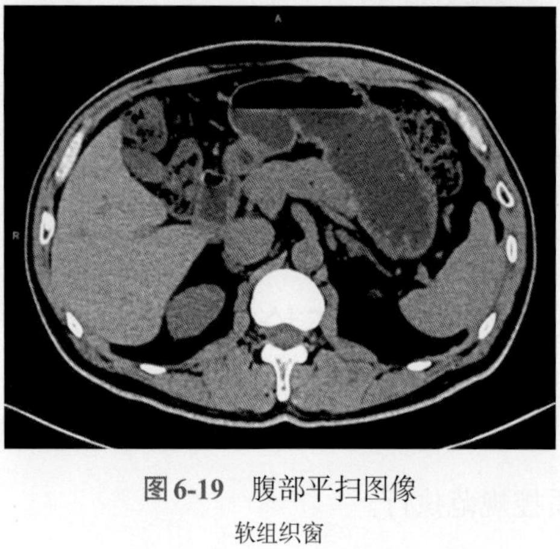

图6-19　腹部平扫图像
软组织窗

三、腹部外伤性疾病CT检查

（一）检查设计方案：平扫★、增强△

1. 检查前准备　依据CT检查技术操作总则及质控规范执行。

2. 检查体位设计　同“腹部常规筛查/感染/代谢性疾病CT检查”。

3. 推荐参数

（1）采集参数（表6-44）

表6-44　腹部外伤性疾病CT检查参数推荐

编号	序列名称	采集方式	管电压（kV）	管电流（mAs）	转速（s/r）	矩阵	FOV（cm）
1[★]	平扫	螺旋	100～120	150～200	0.5～0.6	512×512	18～24
2[△]	增强	螺旋	100～120	150～200	0.5～0.6	512×512	18～24

（2）注射方案（表6-45）

表6-45　腹部外伤性疾病CT检查注射方案推荐

编号	序列名称	对比剂浓度（mgI/ml）	对比剂用量（ml）	对比剂流速（ml/s）	注射位置	触发方式	动脉期（s）	静脉期（s）	延迟期（s）
1	增强	300～370	70～90	3.0～5.0	肘正中	经验法	30～40	65～75	120～180

注：根据临床需求及检查目的合理调整延迟时间。

（3）重建算法：软组织算法。

（4）窗口技术：肝窗180～200HU，40～60HU；软组织窗350～400HU，40～50HU；增强后窗宽：400～450HU；窗位：40～50HU。

（二）影像评估标准

1. 检查范围　同“腹部常规筛查/感染/代谢性疾病CT检查”。

2. 图像要求　平扫同“腹部常规筛查/感染/代谢性疾病CT检查”。增强扫描要求图像时相准确，能够分辨各期相中组织内应强化的血管和结构；病变可达到最佳显示，增强对比良好，与周围结构对比明显。

（三）影像存储要求

1. 上传图像内容（表6-46）

表6-46　腹部外伤性疾病CT检查上传图像推荐

编号	后处理技术	方位	重建算法	层厚及间距（mm）	窗口设置（HU）
1	重建	平扫横断位	软组织算法	≤1.5，≤1.5	软组织窗（400，40）
2	重建	动脉期横断位	软组织算法	≤1.5，≤1.5	软组织窗（400，40）
3	重建	静脉期横断位	软组织算法	≤1.5，≤1.5	软组织窗（400，40）
4	重建	延迟期横断位	软组织算法	≤5.0，≤5.0	软组织窗（400，40）
5	MPR	动脉期冠、矢状位	观察组织损伤情况及与周围血管关系		

2. 参考图像（图6-20）

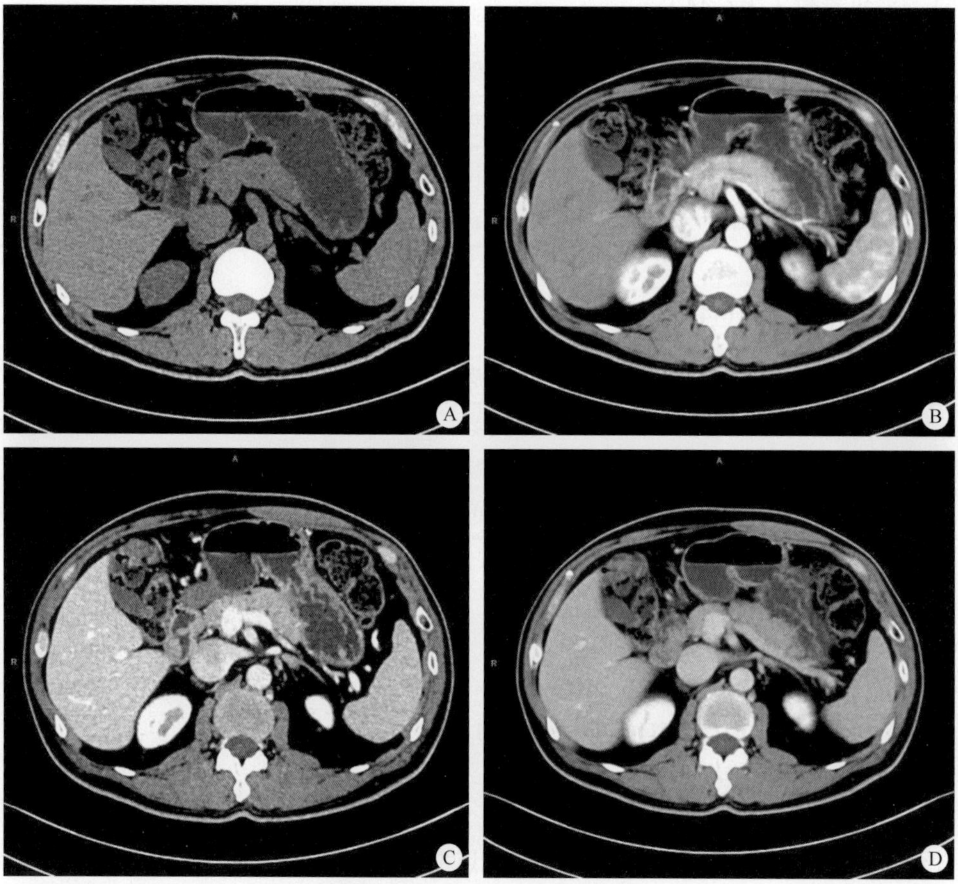

图6-20 腹部平扫与增强图像

A. 平扫；B. 动脉期增强；C. 静脉期增强；D. 延迟期增强

四、腹部肿瘤性疾病CT检查

（一）检查设计方案：平扫★、增强★、能谱增强△、灌注△

能谱增强检查能通过一次增强扫描获得增强图像和虚拟平扫图像，减少患者接受的辐射剂量，同时通过物质分离和分析技术能获得碘图、脂肪图、原子序数和电子密度图等多参数图像，极大地增加了诊断的信息量。

1. 检查前准备　依据CT检查技术操作总则及质控规范执行。

2. 检查体位设计　同“腹部外伤性疾病CT检查”。

3. 推荐参数

（1）采集参数（表6-47）

表6-47　腹部肿瘤性疾病CT检查参数推荐

编号	序列名称	采集方式	管电压（kV）	管电流（mAs）	转速（s/r）	矩阵	FOV（cm）
1★	平扫	螺旋	100～120	150～200	0.5～0.6	512×512	35～45
2★	增强	螺旋	100～120	150～200	0.5～0.6	512×512	35～45
3△	能谱增强	螺旋	100/140	150/100	0.5～0.6	512×512	35～45
4△	灌注	螺旋/宽体	80～100	100～150	0.5～0.6	512×512	35～45

（2）注射方案（表6-48）

表6-48　腹部肿瘤性疾病CT检查注射方案推荐

编号	序列名称	对比剂浓度（mgI/ml）	对比剂用量（ml）	对比剂流速（ml/s）	注射位置	触发方式	动脉期（s）	静脉期（s）	延迟期（s）
1	增强	300～370	70～90	2.5～3.5	肘正中	经验法	25～35	45～65	150～180
2	灌注	300～370	70～90	4.0～5.0	肘正中	/	5	/	/

注：根据临床需求及检查目的合理调整延迟时间。

（3）重建算法：软组织算法。

（4）窗口技术：肝窗180～200HU，40～60HU；软组织窗350～400HU，40～50HU；增强后窗宽：400～450HU；窗位：40～50HU。

（二）影像评估标准

1. 检查范围　同“腹部外伤性疾病CT检查”。

2. 图像要求　同“腹部外伤性疾病CT检查”。

3. 影像存储要求

（1）上传图像内容（表6-49）

表6-49　腹部肿瘤性疾病CT检查上传图像推荐

编号	后处理技术	方位	重建算法	层厚及间距（mm）	窗口设置（HU）
1	重建	平扫横断位	软组织算法	≤1.5，≤1.5	软组织窗（400，40）
2	重建	动脉期横断位	软组织算法	≤1.5，≤1.5	软组织窗（400，40）
3	重建	静脉期横断位	软组织算法	≤1.5，≤1.5	软组织窗（400，40）
4	重建	延迟期横断位	软组织算法	≤5.0，≤5.0	软组织窗（400，40）
5	MPR	动/静脉期冠状位、矢状位	观察肿瘤的血供情况及与周围组织结构关系		
6	能谱后处理	虚拟平扫及定量参数图			
7	灌注后处理	灌注参数图及定量分析			

（2）参考图像（图6-21）

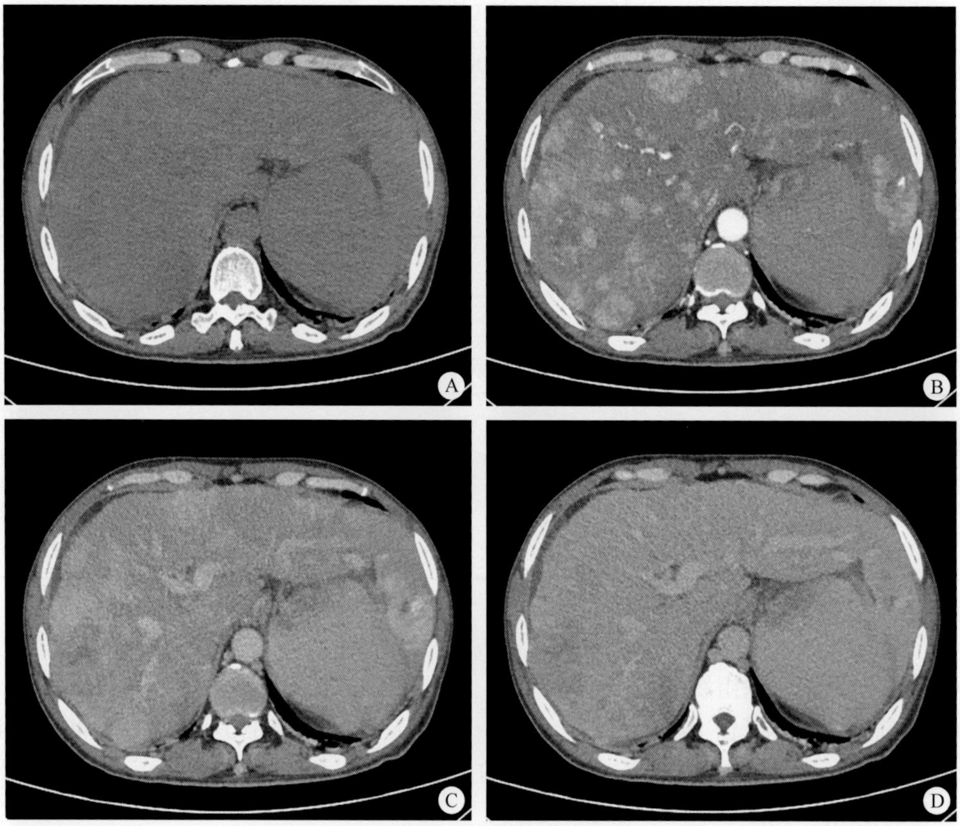

图6-21 肝肿瘤平扫增强图像

A. 平扫；B. 动脉期增强；C. 静脉期增强；D. 延迟期增强

五、腹部血管疾病CT检查

（一）检查设计方案：CTA★、能谱CTA△

CTA技术不仅能提供一般增强信息，还可以通过三维图像后处理技术显示腹部血管。能谱CTA能通过单能量成像技术优化血管显示，明显提高病变的显示清晰度，同时能自动去除体部的骨性结构，并分离血管壁上的钙化斑块，更形象直观地显示钙化斑块和血管管腔的关系。

1. 检查前准备　依据CT检查技术操作总则及质控规范执行。

2. 检查体位设计　患者足先进，取仰卧位，双臂上举，身体正中矢状层面垂直于扫描床平面并与床面长轴中线重合，腹部置于扫描野中心。针对不配合患者可采用绑带束缚制动，双手置于身体两侧。

3. 推荐参数

（1）采集参数（表6-50）

表6-50 腹部血管疾病CT检查参数推荐

编号	序列名称	采集方式	管电压（kV）	管电流（mAs）	转速（s/r）	矩阵	FOV（cm）
1★	平扫	螺旋	100～120	150～200	0.5～0.6	512×512	35～45
2★	CTA	螺旋	100～120	200～250	0.5～0.6	512×512	35～45
3△	能谱CTA	螺旋	100/140	150/100	0.5～0.6	512×512	35～45

（2）注射方案（表6-51）

表6-51 腹部血管疾病CT检查注射方案推荐

编号	序列名称	对比剂浓度（mgI/ml）	对比剂用量（ml）	对比剂流速（ml/s）	注射位置	监测阈值（HU）	动脉期（s）	静脉期（s）
1	CTA	350～400	80～100	4.0～5.0	右肘正中	120～150	5	20
2	能谱CTA	350～400	60～80	3.5～4.5	右肘正中	120～150	5	20

（3）重建算法：软组织算法。

（4）窗口技术：血管窗600～800HU，300～400HU。

（二）影像评估标准

1. 检查范围 自膈顶至髂前上棘层面。

2. 图像要求 血管强化效果好，无呼吸伪影，清晰显示肝、脾、胆囊、胰腺，动脉期清晰显示腹主动脉及其分支血管，能明确诊断腹主动脉夹层、腹主动脉瘤、肝血管异常及动脉狭窄闭塞等；静脉期清晰显示门静脉及其分支血管，能明确诊断血管异常及狭窄闭塞等。

（三）影像存储要求

1. 上传图像内容（表6-52）

表6-52 腹部血管疾病CT检查上传图像推荐

编号	后处理技术	方位	重建算法	层厚及间距（mm）	窗口设置（HU）
1	重建	横断位	软组织算法	≤1.5，≤1.0	血管窗（600，300）
2	MPR	横断位	软组织算法	≤5.0，≤5.0	血管窗（600，300）
3	VR	显示目标动脉或静脉系统，分别为正位、斜位、侧位、后位。观察动脉瘤的位置、大小及形态；清晰显示夹层破口位置及受累范围			
4	MIP	显示目标动脉或静脉系统，分别为正位、斜位、侧位、后位			
5	CPR	显示血管形态、走行及与病变的关系，观察动脉瘤的位置、大小及形态；清晰显示夹层破口位置及受累范围			

2. 参考图像（图6-22）

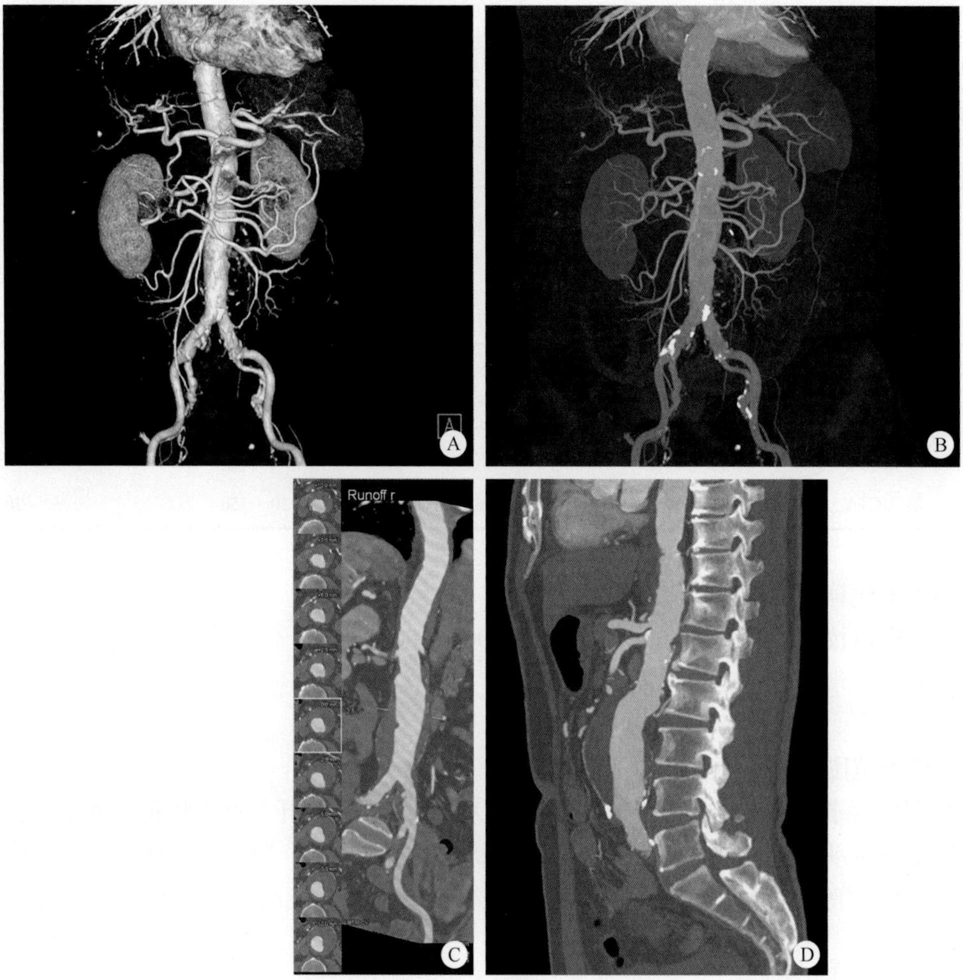

图6-22 腹部动脉瘤CTA图像

A. 血管VR；B. 血管MIP；C. 血管CPR；D. 血管MPR

第五节 盆腔及泌尿系统

一、盆腔及泌尿系统疾病相关操作方案与CT技术的选择

检查操作方案名称及检查适应证	采用技术及方法			
	平扫	增强	能谱	CTA
盆腔及泌尿系统常规筛查/感染性/功能性疾病CT检查				
体检、尿路感染（尿道炎、膀胱炎、肾盂肾炎、肾脓肿）、前列腺炎、前列腺增生、生殖系统炎症（精囊炎、睾丸炎、附睾炎）、宫颈炎、子宫内膜异位症、多囊卵巢综合征等	★			

续表

检查操作方案名称及检查适应证	采用技术及方法			
	平扫	增强	能谱	CTA
盆腔及泌尿系统创伤性疾病CT检查				
肾损伤（挫伤、裂伤和挫裂伤）、输尿管损伤、膀胱损伤、尿道损伤、生殖器损伤等	★	Δ		
盆腔及泌尿系统肿瘤性疾病CT检查				
盆腔转移瘤、淋巴瘤、肾囊肿、肾癌、膀胱癌、前列腺癌、直肠癌、宫颈癌、子宫肌瘤、卵巢囊肿等	★	★		
盆腔及泌尿系统血管疾病CT检查				
肾动脉狭窄、肾动脉瘤、肾静脉血栓、精索静脉曲张、盆腔淤血综合征等			Δ	★

注：采用技术及方法选择符号含义说明："★"表示必选项，"Δ"表示可选项，可根据设备情况、患者情况及临床需求等自行选择。

二、盆腔及泌尿系统常规筛查/感染性/功能性疾病CT检查

（一）检查设计方案：平扫★

1. 检查前准备　依据CT检查技术操作总则及质控规范执行。

2. 检查体位设计　患者足先进，取仰卧位，双臂上举，身体正中矢状层面垂直于扫描床平面并与床面长轴中线重合。针对不能配合的患者可采用绑带束缚制动，双手置于身体两侧。

3. 推荐参数

（1）采集参数（表6-53）

表6-53　盆腔及泌尿系统常规筛查/感染性/功能性疾病CT检查参数推荐

编号	序列名称	采集方式	管电压（kV）	管电流（mAs）	转速（s/r）	矩阵	FOV（cm）
1★	平扫	螺旋	100～120	180～220	0.5～0.6	512×512	35～45

（2）重建算法：软组织算法。

（3）窗口技术：软组织窗350～400HU，40～50HU。

（二）影像评估标准

1. 检查范围　盆腔检查从髂嵴平面向下至盆底，泌尿系统检查从肾上极向下至耻骨联合下缘，或根据病变调整扫描范围。

2. 图像要求　包括扫描范围内所有器官及软组织，无异物、运动伪影；可清晰显示扫描范围内诸结构，以及大血管的形态、边缘和密度；膀胱充盈良好，无塌陷或皱褶。

（三）影像存储要求

1. 上传图像内容（表6-54）

表6-54 盆腔及泌尿系统常规筛查/感染性/功能性疾病CT检查上传图像推荐

编号	后处理技术	方位	重建算法	层厚及间距（mm）	窗口设置（HU）
1	重建	横断位	软组织算法	≤1.5，≤1.5	软组织窗（400，40）
2	MPR	横断位	软组织算法	≤5.0，≤5.0	软组织窗（400，40）

2. 参考图像（图6-23）

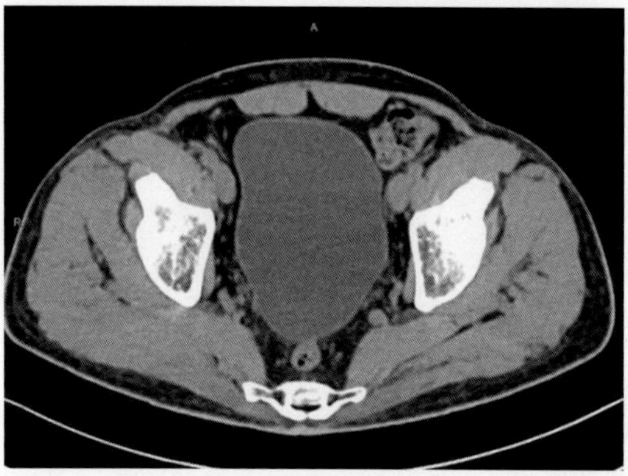

图6-23 盆腔平扫图像
软组织窗

三、盆腔及泌尿系统外伤性疾病CT检查

（一）检查设计方案：平扫★、增强△

1. 检查前准备 依据CT检查技术操作总则及质控规范执行。

2. 检查体位设计 同"盆腔及泌尿系统常规筛查/感染性/功能性疾病CT检查"。

3. 推荐参数

（1）采集参数（表6-55）

表6-55 盆腔及泌尿系统外伤性疾病CT检查参数推荐

编号	序列名称	采集方式	管电压（kV）	管电流（mAs）	转速（s/r）	矩阵	FOV（cm）
1★	平扫	螺旋	100～120	180～210	0.5～0.6	512×512	35～40
2△	增强	螺旋	100～120	180～210	0.5～0.6	512×512	35～40

（2）注射方案（表6-56）

表6-56 盆腔及泌尿系统外伤性疾病CT检查注射方案推荐

编号	序列名称	对比剂浓度（mgI/ml）	对比剂用量（ml）	对比剂流速（ml/s）	注射位置	触发方式	动脉期（s）	静脉期（s）
1	增强	300～370	60～80	2.5～3.0	肘正中	经验法	35～40	75～80

（3）重建算法：软组织算法。

（4）窗口技术：软组织窗350～400HU，40～50HU；增强后窗宽：400～450HU；窗位：40～50HU。

（二）影像评估标准

1. 检查范围 同"盆腔及泌尿系统常规筛查/感染性/功能性疾病CT检查"。

2. 图像要求　平扫要求同“盆腔及泌尿系统常规筛查/感染性/功能性疾病CT检查”。增强要求图像时相准确，可清晰显示扫描范围内诸结构的强化；病变可达到最佳显示，增强对比良好，与周围结构对比明显。

（三）影像存储要求

1. 上传图像内容（表6-57）

表6-57　盆腔及泌尿系统外伤性疾病CT检查上传图像推荐

编号	后处理技术	方位	重建算法	层厚及间距（mm）	窗口设置（HU）
1	重建	平扫横断位	软组织算法	≤1.5，≤1.5	软组织窗（400，40）
2	重建	动脉期横断位	软组织算法	≤1.5，≤1.5	软组织窗（400，40）
3	重建	静脉期横断位	软组织算法	≤1.5，≤1.5	软组织窗（400，40）

2. 参考图像（图6-24）

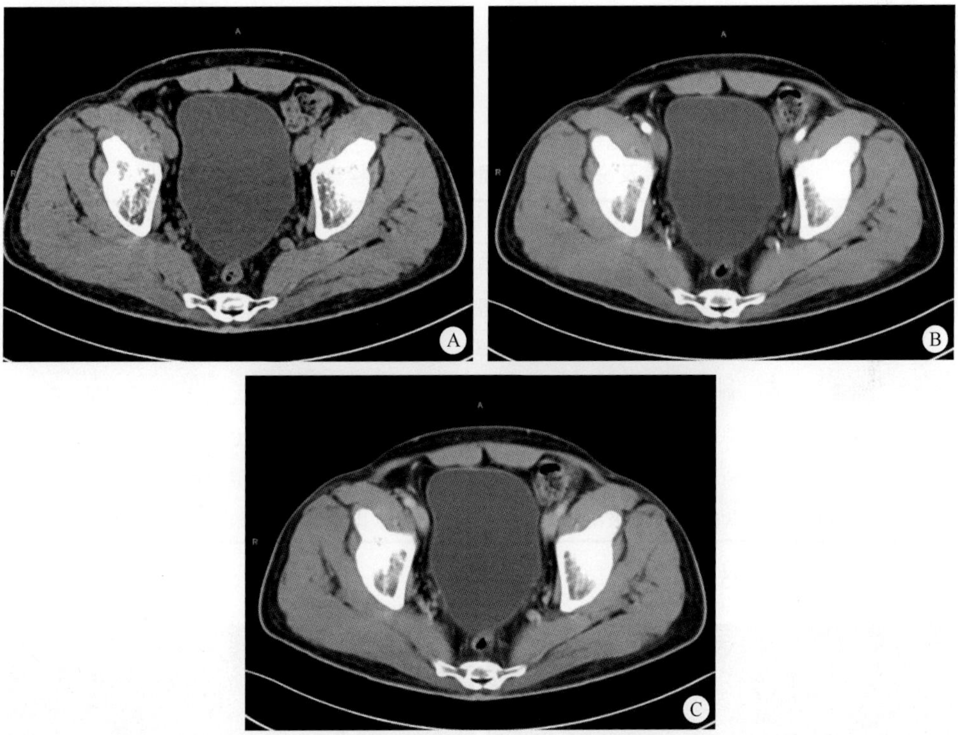

图6-24　盆腔平扫与增强图像

A. 平扫；B. 动脉期增强；C. 静脉期增强

四、盆腔及泌尿系统肿瘤性疾病CT检查

（一）检查设计方案：平扫★、增强★

1. 检查前准备　依据CT检查技术操作总则及质控规范执行。

2. 检查体位设计　同“盆腔及泌尿系统外伤性疾病CT检查”。

3. 推荐参数

（1）采集参数：同“盆腔及泌尿系统外伤性疾病CT检查”。

（2）注射方案：同“盆腔及泌尿系统外伤性疾病CT检查”。泌尿系统病变需加扫分泌期或延迟期，延迟时间为15～30min。

（3）重建算法：软组织算法。

（4）窗口技术：软组织窗：350～400HU，40～50HU；增强后窗宽：400～450HU；窗位：40～50HU。

（二）影像评估标准

1. 检查范围　同“盆腔及泌尿系统外伤性疾病CT检查”。

2. 图像要求　同“盆腔及泌尿系统外伤性疾病CT检查”。泌尿系统延迟期要求肾盏、肾盂、输尿管及膀胱内对比剂充盈，经过计算机后处理后，可三维重建显示肾、输尿管、膀胱的内腔解剖结构，从任意角度全方位观察病变与邻近组织间的关系。

（三）影像存储要求

1. 上传图像内容（表6-58）

表6-58　盆腔及泌尿系统肿瘤性疾病CT检查上传图像推荐

编号	后处理技术	方位	重建算法	层厚及间距（mm）	窗口设置（HU）
1	重建	平扫横断位	软组织算法	≤1.5，≤1.5	软组织窗（400，40）
2	重建	动脉期横断位	软组织算法	≤1.5，≤1.5	软组织窗（400，40）
3	重建	门脉期横断位	软组织算法	≤1.5，≤1.5	软组织窗（400，40）
4	重建	静脉期横断位	软组织算法	≤1.5，≤1.5	软组织窗（400，40）
5	VR	分别为正位、斜位、侧位、后位，显示病变位置及其与周围组织的关系			
6	MIP	分别为正位、斜位、侧位、后位，显示病变位置及其与周围组织的关系			
7	薄层MIP	冠状位、矢状位及横断位，以病变为中心显示其与周围组织及血管的关系			

2. 参考图像（图6-25）

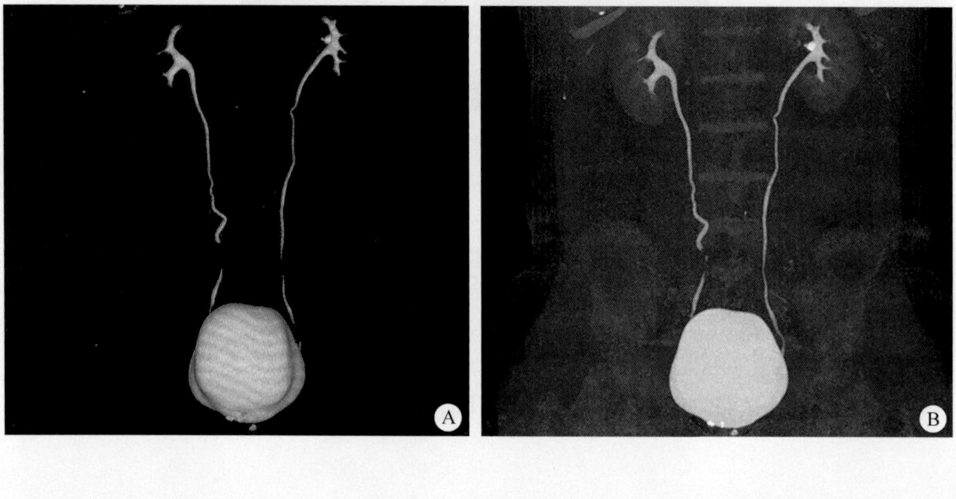

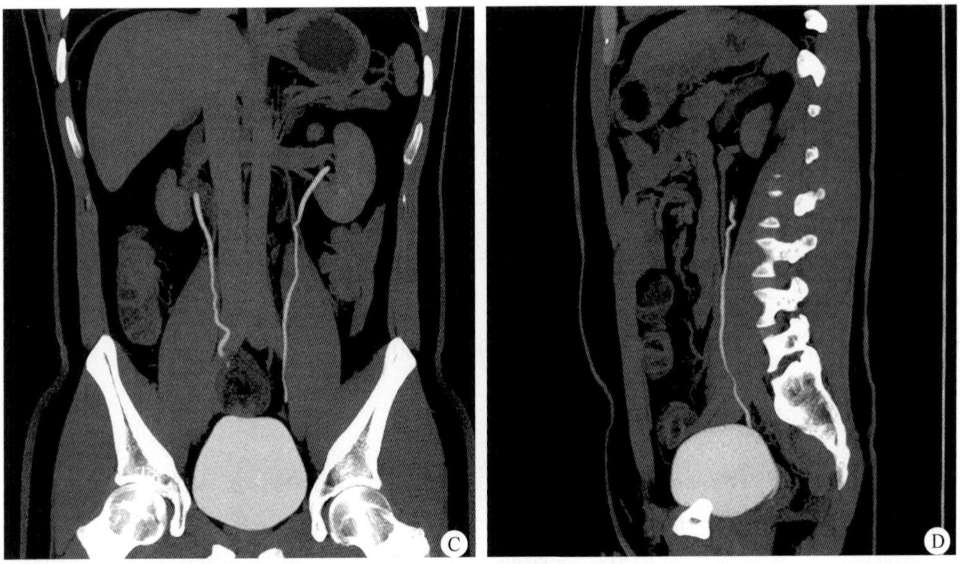

图6-25 泌尿系统CTU图像

A. 泌尿系统VR；B. 泌尿系统MIP；C：冠状位MIP；D. 矢状位MIP

五、盆腔及泌尿系统血管疾病CT检查

（一）检查设计方案：CTA★、能谱CTA△

CTA技术不仅能提供一般增强信息，还可以通过三维图像后处理技术显示腹部血管。能谱CTA能通过单能量成像技术优化血管显示，明显提高病变的显示清晰度，同时能自动去除体部的骨性结构，并分离血管壁上的钙化斑块，更形象直观地显示钙化斑块和血管管腔的关系。

1. 检查前准备　依据CT检查技术操作总则及质控规范执行。

2. 检查体位设计　患者足先进，取仰卧位，双臂上举，身体正中矢状层面垂直于扫描床平面并与床面长轴中线重合。针对不能配合的患者可采用绑带束缚制动，双手置于身体两侧。

3. 推荐参数

（1）采集参数（表6-59）

表6-59　盆腔及泌尿系统血管疾病CT检查参数推荐

编号	序列名称	采集方式	管电压（kV）	管电流（mAs）	转速（s/r）	矩阵	FOV（cm）
1★	平扫	螺旋	100～120	180～210	0.5～0.6	512×512	35～40
2★	CTA	螺旋	100～120	250～300	0.5～0.6	512×512	35～40
3△	能谱CTA	螺旋	100/140	150/100	0.5～0.6	512×512	35～40

（2）注射方案（表6-60）

表6-60 盆腔及泌尿系统血管疾病CT检查注射方案推荐

编号	序列名称	对比剂浓度（mgI/ml）	对比剂用量（ml）	对比剂流速（ml/s）	注射位置	监测阈值（HU）	延迟时间
1	CTA	350～400	70～80	4.0～5.0	右肘正中	120～150	5s
2	能谱CTA	350～400	60～70	3.5～4.5	右肘正中	120～150	5s

（3）重建算法：软组织算法。

（4）窗口技术：血管窗600～800HU，300～400HU。

（二）影像评估标准

1. 检查范围　盆腔检查从髂嵴平面向下至盆底，泌尿系统检查从肾上极向下至耻骨联合下缘，或根据病变调整扫描范围。

2. 图像要求　血管强化效果好，无呼吸、运动伪影，清晰显示盆腔器官组织的结构形态。清晰显示肾动脉、主动脉、髂动脉及其分支血管，能明确诊断主动脉夹层、主动脉瘤、肾血管异常及动脉狭窄闭塞等。

（三）影像存储要求

1. 上传图像内容（表6-61）

表6-61 盆腔及泌尿系统血管疾病CT检查上传图像推荐

编号	后处理技术	方位	重建算法	层厚及间距（mm）	窗口设置（HU）
1	重建	横断位	软组织算法	≤1.5，≤1.0	血管窗（600，300）
2	MPR	横断位	软组织算法	≤5.0，≤5.0	血管窗（600，300）
3	VR	显示目标动脉或静脉系统，分别为正位、斜位、侧位、后位。观察动脉瘤的位置、大小及形态			
4	MIP	显示目标动脉或静脉系统，分别为正位、斜位、侧位、后位			
5	CPR	显示血管形态、走行及与病变的关系，观察动脉瘤的位置、大小及形态			

2. 参考图像（图6-26）

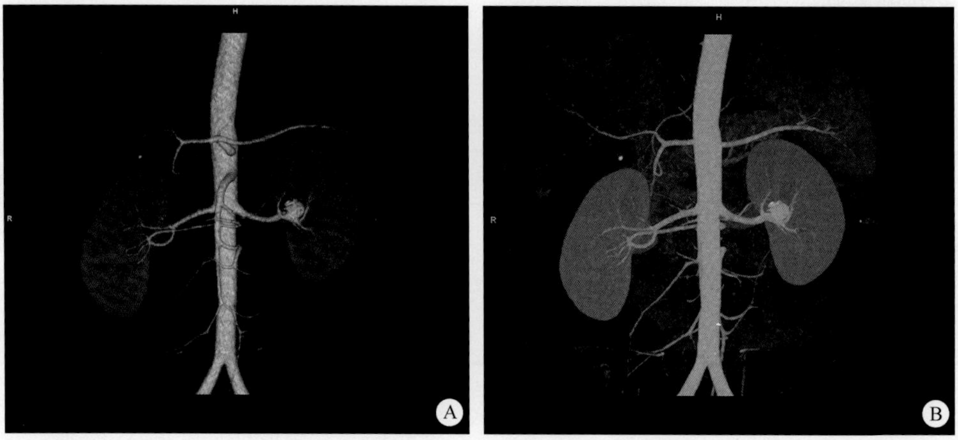

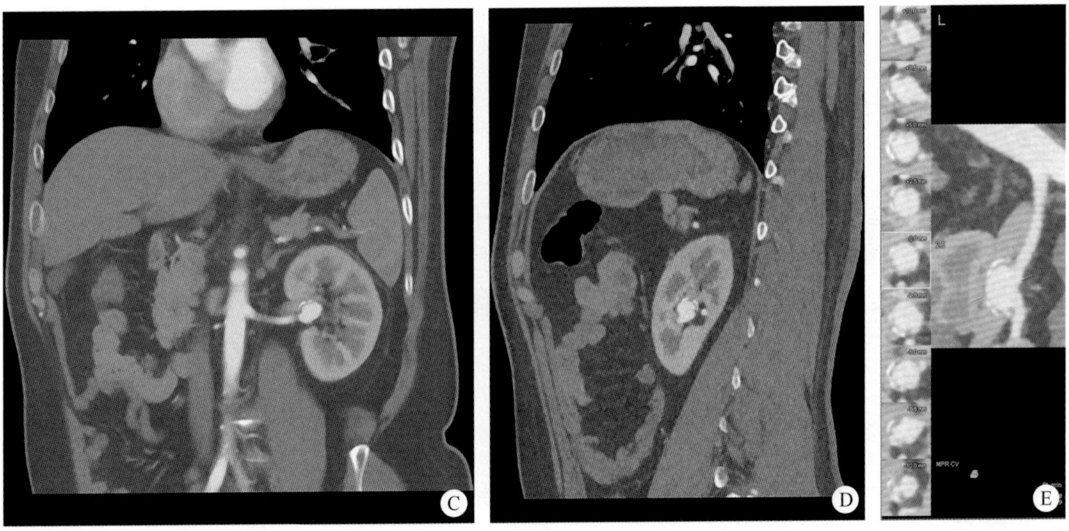

图 6-26　肾动脉瘤 CTA 图像

A. 肾动脉 VR；B. 肾动脉 MIP；C. 冠状位 MPR；D. 矢状位 MPR；E. 肾动脉 CPR

第六节　脊柱、四肢关节

一、脊柱、四肢关节疾病相关操作方案与CT技术的选择

检查操作方案名称及检查适应证	采用技术及方法				
	平扫	增强	能谱	CTA	CTV
脊柱常规筛查/退变性/外伤性疾病 CT 检查					
体检、强直性脊柱炎、椎间盘膨出/突出、椎管狭窄、脊柱侧弯、脊柱骨折、关节脱位、软组织（韧带、肌腱和关节囊）损伤等	★				
脊柱感染性/肿瘤性疾病 CT 检查					
脊髓炎、椎间盘感染、脊柱转移瘤、骨肉瘤、脊索瘤、神经鞘瘤、胶质瘤、平滑肌瘤、脂肪瘤等	★	★			
四肢关节退变性/创伤性疾病 CT 检查					
关节炎、关节不稳、关节功能障碍、关节脱位、关节内骨折等	★				
四肢关节感染性/肿瘤性疾病 CT 检查					
关节感染、骨髓炎、骨软骨瘤、骨肉瘤、骨软骨肉瘤、关节内囊肿、骨脂肪瘤、骨纤维瘤、骨转移瘤等	★	★			
四肢关节动脉血管疾病 CT 检查					
血管瘤、动脉硬化闭塞症、动脉血栓形成、动静脉瘘、动静脉畸形、血管解剖结构异常等			Δ	★	
四肢关节静脉血管疾病 CT 检查					
原发性/继发性静脉曲张、先天静脉发育不良、静脉瓣膜关闭不全、深静脉血栓形成等					★

注：采用技术及方法选择符号含义说明：“★”表示必选项，“Δ”表示可选项，可根据设备情况、患者情况及临床需求等自行选择。

二、脊柱常规筛查/退变性/外伤性疾病CT检查

（一）检查设计方案：平扫★

1. 检查前准备　依据CT检查技术操作总则及质控规范执行。

2. 检查体位设计　患者头/足先进，取仰卧位，头部置于床面中间，头部略垫高或下颌稍抬起，使椎体尽可能与床面平行，颈椎扫描时双臂自然置于身体两侧，双肩尽量向下，胸腰椎和骶尾椎扫描时双臂上举，椎体置于扫描野中心。推荐使用双定位像定位。

3. 推荐参数

（1）采集参数（表6-62）

表6-62　脊柱常规筛查/退变性/外伤性疾病CT检查参数推荐

编号	序列名称	采集方式	管电压（kV）	管电流（mAs）	转速（s/r）	矩阵	FOV（cm）
1★	平扫	螺旋	100～120	180～220	0.5～0.7	512×512	20～25

（2）重建算法：软组织算法及骨算法。金属置入物术后检查应选择去金属伪影算法（SEMAR、O-MAR、iMAR、Smart MAR等）。

（3）窗口技术：软组织窗350～400HU，30～50HU；骨窗1500～2500HU，400～700HU。

（二）影像评估标准

1. 检查范围　根据临床检查目的设置扫描范围，上下界多包含一个椎体。

2. 图像要求　清晰显示所有目标椎体及附属结构，包括椎体、椎管、椎旁软组织等，各组织对比良好，椎旁软组织间隙清晰可见。

（三）影像存储要求

1. 上传图像内容（表6-63）

表6-63　脊柱常规筛查/退变性/外伤性疾病CT检查上传图像推荐

编号	后处理技术	方位	重建算法	层厚及间距（mm）	窗口设置（HU）
1	重建	横断位	软组织算法	≤1.5，≤1.5	软组织窗（400，40）
2	重建	横断位	骨算法	≤1.5，≤1.5	骨窗（1500，500）
3	MPR	冠、矢状位	软组织算法	≤3.0，≤3.0	骨窗（1500，500）
4	VR	径向重组8幅（显示病变为主）			
5	MIP（备选）	径向重组8幅（显示病变为主，内固定术后）			

2. 参考图像（图6-27）

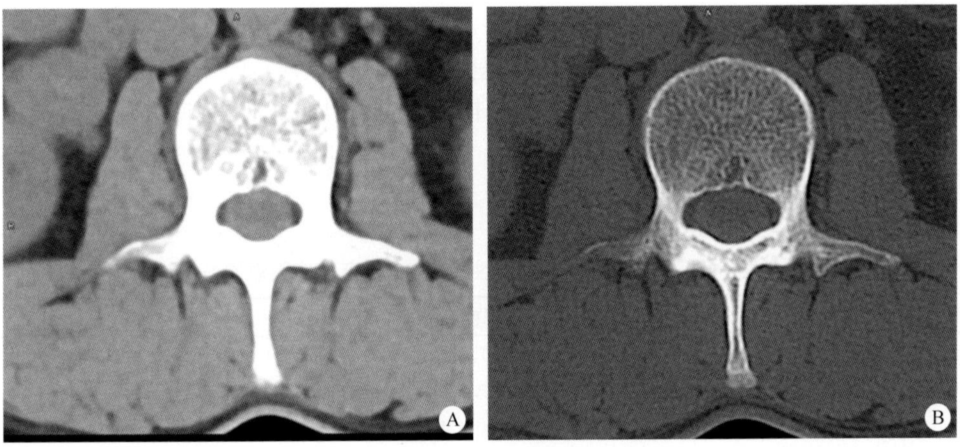

图6-27　腰椎平扫图像

A. 软组织窗；B. 骨窗

三、脊柱感染性/肿瘤性疾病CT检查

（一）检查设计方案：平扫★、增强★

1. 检查前准备　依据CT检查技术操作总则及质控规范执行。

2. 检查体位设计　同“脊柱常规筛查/退变性/外伤性疾病CT检查”。

3. 推荐参数

（1）采集参数（表6-64）

表6-64　脊柱感染性/肿瘤性疾病CT检查参数推荐

编号	序列名称	采集方式	管电压（kV）	管电流（mAs）	转速（s/r）	矩阵	FOV（cm）
1★	平扫	螺旋	100～120	180～220	0.5～0.7	512×512	20～25
2★	增强	螺旋	100～120	180～220	0.5～0.7	512×512	20～25

（2）注射方案（表6-65）

表6-65　脊柱感染性/肿瘤性疾病CT检查注射方案推荐

编号	序列名称	对比剂浓度（mgI/ml）	对比剂用量（ml）	对比剂流速（ml/s）	注射位置	触发方式	延迟时间（s）
1	动脉期	300～370	60～80	2.5～3.0	肘正中	经验法	25～35
2	静脉期	300～370	60～80	2.5～3.0	肘正中	经验法	60～70

（3）重建算法：软组织算法及骨算法。金属置入物术后检查应选择去金属伪影算法（SEMAR、O-MAR、iMAR、Smart MAR等）。

（4）窗口技术：软组织窗350～400HU，30～50HU；骨窗1500～2500HU，400～700HU。

（二）影像评估标准

1. 检查范围　同“脊柱常规筛查/退变性/外伤性疾病CT检查”。

2. 图像要求　平扫同“脊柱常规筛查/退变性/外伤性疾病CT检查”。增强扫描要求软组织明显强化，血管显示清晰，病变达到最佳显示，并与周围结构有良好对比。

（三）影像存储要求

1. 上传图像内容（表6-66）

表6-66　脊柱感染性/肿瘤性疾病CT检查上传图像推荐

编号	后处理技术	方位	重建算法	层厚及间距（mm）	窗口设置（HU）
1	重建	横断位	软组织算法	≤1.5，≤1.5	软组织窗（400，40）
2	重建	横断位	骨算法	≤1.5，≤1.5	骨窗（1500，500）
3	重建	动脉期横断位	软组织算法	≤1.5，≤1.5	软组织窗（400，40）
4	重建	静脉期横断位	软组织算法	≤5.0，≤5.0	软组织窗（400，40）
5	MPR	冠、矢状位，显示病变形态、血管及其与周围组织的关系			

2. 参考图像（图6-28）

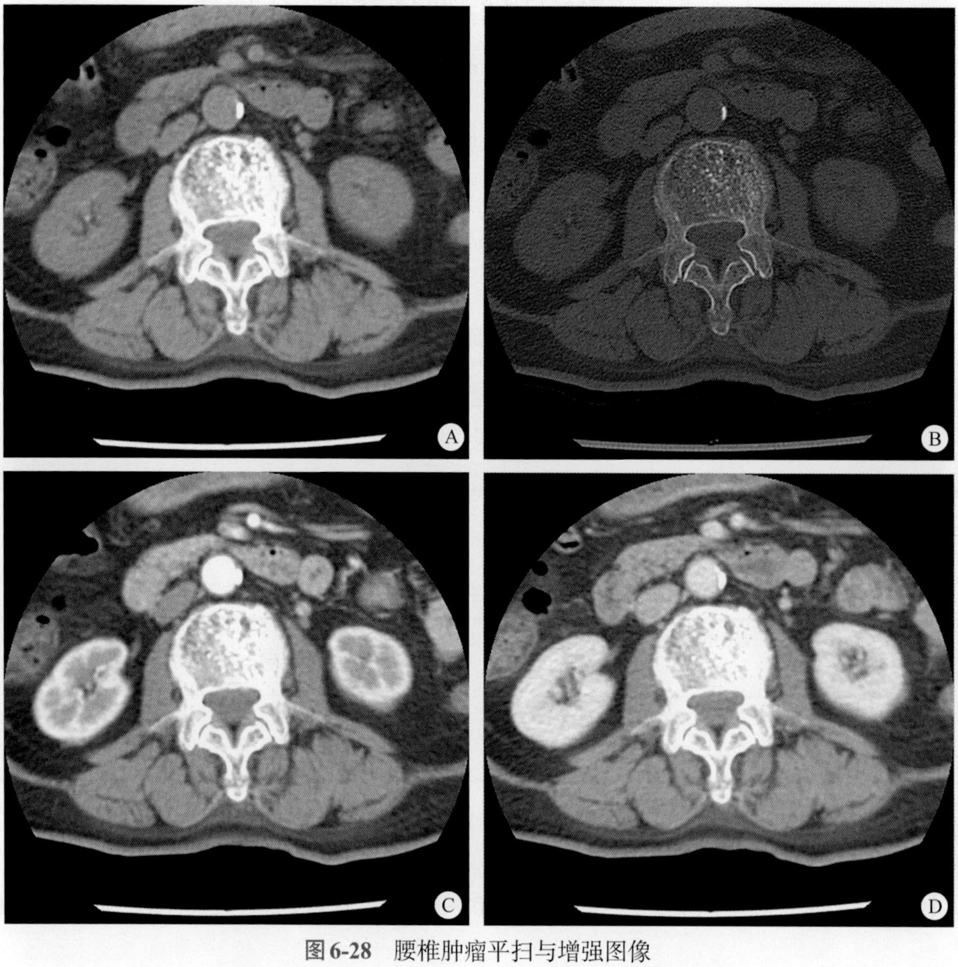

图6-28　腰椎肿瘤平扫与增强图像

A. 平扫软组织窗；B. 平扫骨窗；C. 动脉期增强；D. 静脉期增强

四、四肢关节退变性/外伤性疾病CT检查

（一）检查设计方案：平扫*

1. 检查前准备　依据CT检查技术操作总则及质控规范执行。

2. 检查体位设计　患者头或足先进，取仰卧位，双下肢伸直，足尖向上，受检部位置于检查床中心。

3. 推荐参数

（1）采集参数（表6-67）

表6-67　四肢关节退变性/外伤性疾病CT检查参数推荐

编号	序列名称	采集方式	管电压（kV）	管电流（mAs）	转速（s/r）	矩阵	FOV（cm）
1*	平扫	螺旋	100～120	150～180	0.5～0.7	512×512	15～40

（2）重建算法：软组织算法及骨算法。金属置入物术后检查应选择去金属伪影算法（SEMAR、O-MAR、iMAR、Smart MAR等）。

（3）窗口技术：软组织窗350～400HU，30～50HU；骨窗1500～2500HU，400～700HU。

（二）影像评估标准

1. 检查范围　根据临床检查目的设置扫描范围，包含目标肢体及关节。

2. 图像要求　清晰显示目标骨性结构及周围软组织，各组织对比良好；可明确分辨骨质（骨皮质、骨小梁）、关节间隙、邻近的肌群、韧带和脂肪组织；病变可达到最佳显示，并与周围结构有良好对比。

（三）影像存储要求

1. 上传图像内容（表6-68）

表6-68　四肢关节退变性/外伤性疾病CT检查上传图像推荐

编号	后处理技术	方位	重建算法	层厚及间距（mm）	窗口设置（HU）
1	重建	横断位	软组织算法	≤1.5，≤1.5	软组织窗（400，40）
2	重建	横断位	骨算法	≤1.5，≤1.5	骨窗（1500，500）
3	MPR	冠状位、矢状位	骨算法	≤3.0，≤3.0	骨窗（1500，500）
4	VR	径向重组8幅（显示病变为主）			
5	MIP（备选）	径向重组8幅（显示病变为主，内固定术后）			

2. 参考图像（图6-29）

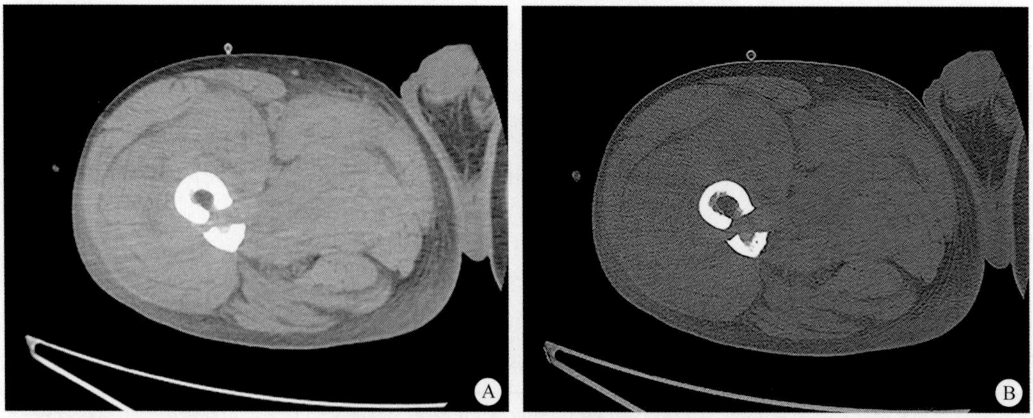

图6-29　下肢平扫图像

A. 软组织窗；B. 骨窗

五、四肢关节感染性/肿瘤性疾病CT检查

（一）检查设计方案：平扫★、增强★

1. 检查前准备　依据CT检查技术操作总则及质控规范执行。

2. 检查体位设计　同"四肢关节退变性/外伤性疾病CT检查"。

3. 推荐参数

（1）采集参数（表6-69）

表6-69　四肢关节感染性/肿瘤性疾病CT检查参数推荐

编号	序列名称	采集方式	管电压（kV）	管电流（mAs）	转速（s/r）	矩阵	FOV（cm）
1★	平扫	螺旋	100～120	150～180	0.5～0.7	512×512	15～40
2★	增强	螺旋	100～120	150～180	0.5～0.7	512×512	15～40

（2）注射方案（表6-70）

表6-70　四肢关节感染性/肿瘤性疾病CT检查注射方案推荐

编号	序列名称	对比剂浓度（mgI/ml）	对比剂用量（ml）	对比剂流速（ml/s）	注射位置	触发方式	延迟时间（s）
1	动脉期	300～370	60～80	2.5～3.0	肘正中	经验法	30～35
2	静脉期	300～370	60～80	2.5～3.0	肘正中	经验法	80～150

（3）重建算法：软组织算法及骨算法。金属置入物术后检查应选择去金属伪影算法（SEMAR、O-MAR、iMAR、Smart MAR等）。

（4）窗口技术：软组织窗350～400HU，30～50HU；骨窗1500～2500HU，400～700HU。

（二）影像评估标准

1. 检查范围　同“四肢关节退变性/外伤性疾病CT检查”。

2. 图像要求　平扫同“四肢关节退变性/外伤性疾病CT检查”。增强扫描要求软组织明显强化，血管显示清晰，病变达到最佳显示，并与周围结构有良好对比。

（三）影像存储要求

1. 上传图像内容（表6-71）

表6-71　四肢关节感染性/肿瘤性疾病CT检查上传图像推荐

编号	后处理技术	方位	重建算法	层厚及间距（mm）	窗口设置（HU）
1	重建	横断位	软组织算法	≤1.5，≤1.5	软组织窗（400，40）
2	重建	横断位	骨算法	≤1.5，≤1.5	骨窗（1500，500）
3	重建	动脉期横断位	软组织算法	≤1.5，≤1.5	软组织窗（400，40）
4	重建	静脉期横断位	软组织算法	≤5.0，≤5.0	软组织窗（400，40）
5	MPR	冠状位、矢状位，显示病变形态、血管及其与周围组织的关系			

2. 参考图像（图6-30）

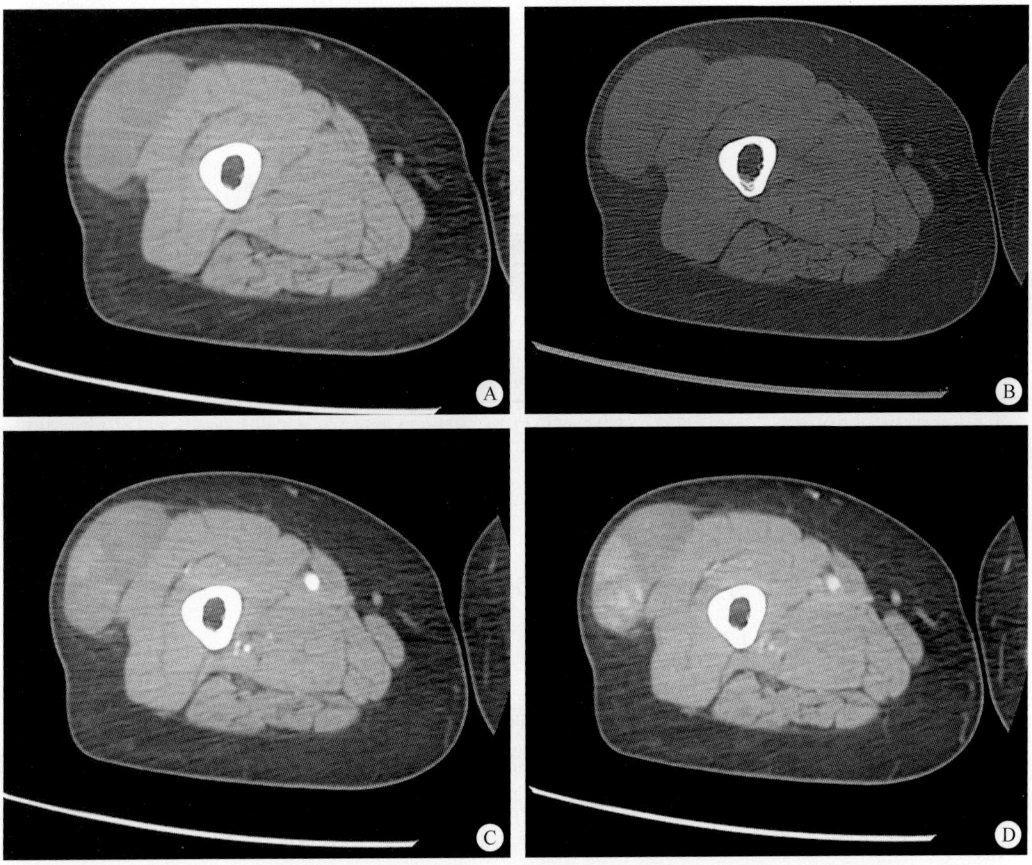

图6-30　下肢肿瘤平扫与增强图像

A. 平扫软组织窗；B. 平扫骨窗；C. 动脉期增强；D. 静脉期增强

六、四肢关节动脉血管疾病CT检查

（一）检查设计方案：CTA★、能谱CTA△

CTA技术不仅够提供一般增强信息，还可以通过三维图像后处理技术显示腹部血管。能谱CTA能通过单能量成像技术优化血管显示，明显提高病变的显示清晰度。同时能自动去除体部的骨性结构，并分离血管壁上的钙化斑块，更形象直观地显示钙化斑块和血管管腔的关系。

1. 检查前准备　依据CT检查技术操作总则及质控规范执行。

2. 检查体位设计　患者头/足先进，取仰卧位，双下肢伸直，足尖向上，受检部位置于检查床中心。

3. 推荐参数

（1）采集参数（表6-72）

表6-72　四肢关节动脉血管疾病CT检查参数推荐

编号	序列	采集方式	管电压（kV）	管电流（mAs）	转速（s/r）	矩阵	FOV（cm）
1★	CTA	螺旋	80～120	120～180	0.27～0.50	512×512	20～40
2△	能谱CTA	螺旋	90/140	100/60	0.27～0.50	512×512	20～40

（2）注射方案（表6-73）

表6-73　四肢关节动脉血管疾病CT检查注射方案推荐

编号	序列	对比剂浓度（mgI/ml）	对比剂用量（ml）	对比剂流速（ml/s）	注射位置	监测层面	监测阈值（HU）	延迟时间
1	CTA	350～400	70～90	3.5～5.0	健侧肘正中	主动脉/腘动脉	120～150	5s/10s
2	能谱CTA	350～400	60～80	3.5～4.5	健侧肘正中	主动脉/腘动脉	120～150	5s/10s

注：上肢CTA监测ROI置于主动脉弓层面，延迟5s开始扫描；下肢CTA监测ROI置于腹主动脉分叉层面或腘动脉层面，延迟10s开始扫描。

（3）重建算法：软组织算法。

（4）窗口技术：血管窗600～800HU，300～400HU。

（二）影像评估标准

1. 检查范围　根据临床检查目的设置扫描范围，包含目标肢体及关节。

2. 图像要求　清晰显示各动脉与邻近器官、软组织的位置关系。上肢CTA：清晰显示锁骨下动脉、肱动脉、桡动脉、尺动脉等的解剖形态及动脉管腔充盈状态；下肢CTA：清晰显示腹主动脉、膝上动脉、膝下动脉及足背动脉的解剖形态及动脉管腔充盈状态。

（三）影像存储要求

1. 上传图像内容（表6-74）

表6-74　四肢关节动脉血管疾病CT检查上传图像推荐

编号	后处理技术	方位	重建算法	层厚及间距（mm）	窗口设置（HU）
1	重建	横断位	软组织算法	≤1.5，≤1.0	血管窗（600，300）
2	VR	保留动脉血管前后各一张；透明骨+血管VRT斜位			
3	MIP	尽可能去骨+去渣（静脉、肠道、软组织等）后，保留动脉血管前后各一张			
4	CPR	锁骨下-肱、桡、尺动脉分别做三张探针；腹主-髂总、髂总-髂外、股浅-腘和胫前、胫后、腓动脉血管探针			

2. 参考图像（图6-31）

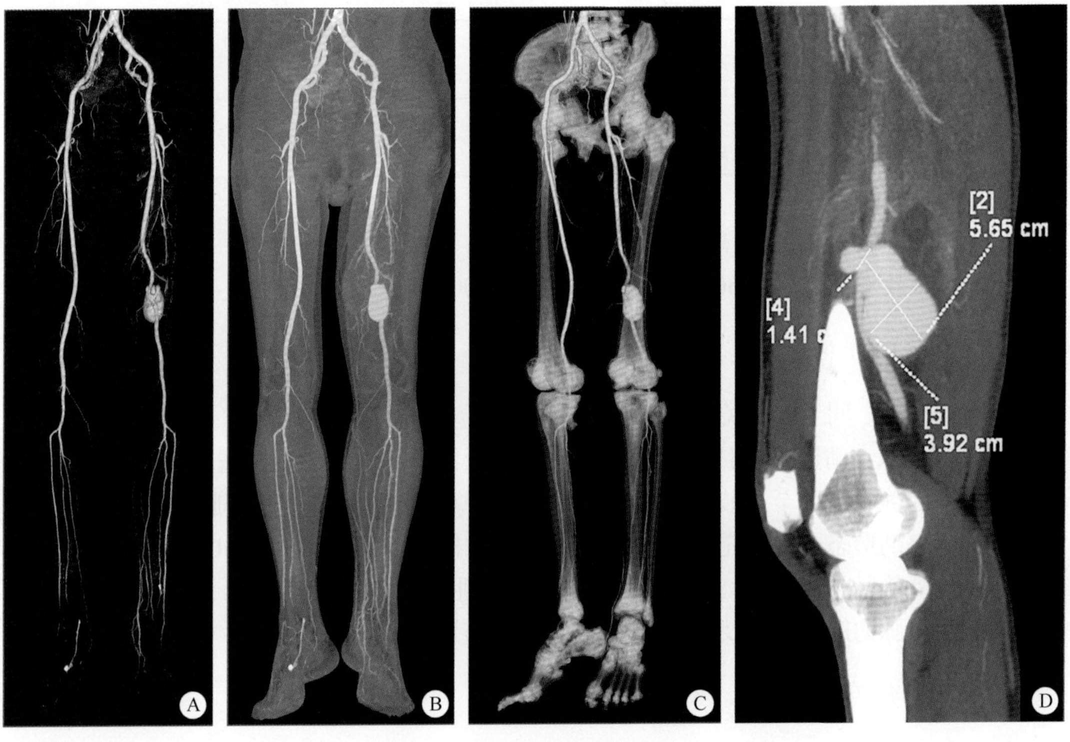

图6-31　下肢动脉瘤CTA图像

A. 血管VR；B. 血管MIP；C. 血管透明骨VR；D. 血管CPR

七、四肢关节静脉血管疾病CT检查

（一）检查设计方案：CTV★

1. 检查前准备　依据CT检查技术操作总则及质控规范执行。

2. 检查体位设计　同“四肢关节动脉血管疾病CT检查”。

3. 推荐参数

（1）采集参数（表6-75）

表6-75　四肢关节静脉血管疾病CT检查参数推荐

编号	序列	采集方式	管电压（kV）	管电流（mAs）	转速（s/r）	矩阵	FOV（cm）
1*	CTV	螺旋	80～120	120～180	0.4～0.6	512×512	20～40

（2）注射方案（表6-76～表6-77）

表6-76　四肢关节静脉血管疾病CT检查注射方案推荐（间接法）

编号	序列	对比剂浓度（mgI/ml）	对比剂用量（ml）	对比剂流速（ml/s）	注射位置	触发方式	延迟时间（s）
1	CTV	350～400	120～150	3.0～4.0	肘正中	监测法	90

表6-77　四肢关节静脉血管疾病CT检查注射方案推荐（直接法）

编号	序列	对比剂浓度（mgI/ml）	对比剂用量（ml）	对比剂流速（ml/s）	注射位置	触发方式	延迟时间（s）
1	CTV	350～400（1：4=对比剂：生理盐水）	80～100	1.5～2.5	患侧深静脉	经验法	50～70

（3）重建算法：软组织算法。

（4）窗口技术：血管窗600～800HU，300～400HU。

（二）影像评估标准

1. 检查范围　同“四肢关节动脉血管疾病CT检查”。

2. 图像要求　清晰显示目标区域内静脉与邻近器官、软组织的位置关系。上肢CTV：清晰显示上腔静脉层面至上肢层面深静脉、浅静脉（包括肱静脉、腋静脉、贵要静脉、头静脉等）的解剖形态及管腔充盈状态，对比良好，末端血管显示；下肢CTV：清晰显示髂总静脉、髂外静脉、股静脉、大隐静脉、腘静脉、胫前静脉、胫后静脉、腓静脉、小隐静脉等下肢深静脉的解剖形态及管腔充盈状态，下肢浅静脉基本不显影。

（三）影像存储要求

1. 上传图像内容（表6-78）

表6-78　四肢关节静脉血管疾病CT检查上传图像推荐

编号	后处理技术	方位	重建算法	层厚及间距（mm）	窗口设置（HU）
1	重建	横断位	软组织算法	≤1.5，≤1.0	血管窗（600，300）
2	VR	保留静脉血管前后各一张；透明骨+血管VRT斜位			
3	MIP	尽可能去骨+去渣（肠道、软组织等）后，保留静脉血管前后各一张			
4	CPR	肱静脉、腋静脉、贵要静脉、头静脉分别做探针；髂总静脉、髂外静脉、股静脉、大隐静脉、腘静脉、胫前静脉、胫后静脉、腓静脉、小隐静脉等下肢深静脉血管探针			

2. 参考图像（图6-32）

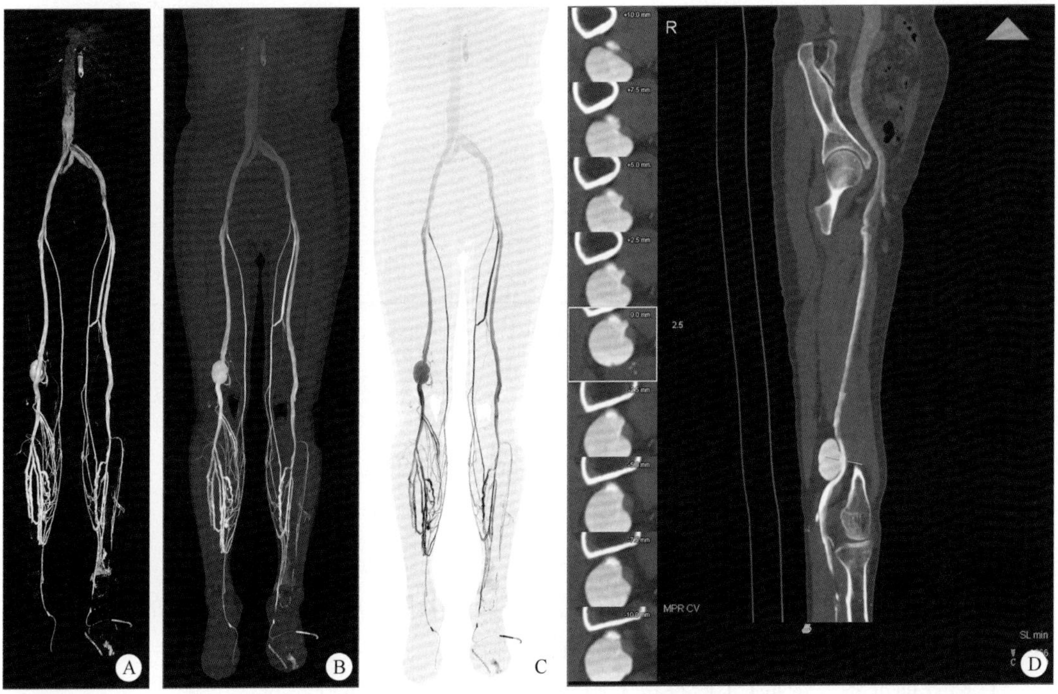

图6-32　下肢静脉瘤CTV图像

A. 血管VR；B. 血管MIP；C. 血管反色MIP；D. 血管CPR

第七节　特殊检查

一、特殊临床项目相关操作方案与CT技术的选择

检查操作方案名称及检查适应证	采用技术及方法	
	能谱（平扫）	CTA
头部能谱CT检查		
介入术后复查等	★	
结石成分分析CT检查		
泌尿系结石（肾结石、输尿管结石、膀胱结石）等	★	
痛风结节分析CT检查		
足踝部、膝关节、手部（包括掌骨和指骨）的疼痛等	★	
骨髓水肿分析CT检查		
急性/慢性创伤性疾病等	★	
TAVR术前评估CT检查		
血管瘤、动脉硬化闭塞症、血栓形成、动静脉瘘、动静脉畸形、血管解剖结构异常等	★	★

续表

检查操作方案名称及检查适应证	采用技术及方法	
	能谱（平扫）	CTA
胸痛三联征CT检查		
急性胸痛、肺栓塞、主动脉夹层、急性冠脉综合征等		★
心脑血管一站式CT检查		
心脑血管疾病等		★
低剂量胸部CT检查		
肺小结节、早期肺癌筛查等	★	

注：采用技术及方法选择符号含义说明："★"表示必选项，"Δ"表示可选项，可根据设备情况、患者情况及临床需求等自行选择。

二、头部能谱CT检查

（一）检查设计方案：能谱平扫★

能谱CT可以有效鉴别颅内出血和对比剂外渗，水基图/虚拟平扫图显示的高密度区代表出血，而碘图显示的高密度区则代表对比剂外渗。

1. 检查前准备　依据CT检查技术操作总则及质控规范执行。

2. 检查体位设计　患者头先进，取仰卧位，头正中矢状层面垂直于扫描床平面并与床面长轴中线重合，头置于头托内，下颌内收，使两侧听眦线所在平面垂直于床面，两外耳孔与床面等距。

3. 推荐参数

（1）采集参数（表6-79）

表6-79　头部双能量CT检查参数推荐

编号	序列	采集方式	管电压（kV）	管电流（mAs）	转速（s/r）	矩阵	FOV（cm）
1★	能谱平扫	螺旋	80/140	200/150	0.5～1.0	512×512	18～24

（2）重建算法：软组织算法及骨算法。

（3）窗口技术：脑窗80～100HU，35～50HU；骨窗1500～2500HU，400～700HU。

（二）影像质控

1. 检查范围　从枕骨大孔开始向上扫描至颅顶层面。

2. 图像要求　包含颅脑，双侧脑组织对称，无异物、运动伪影；脑窗：清晰显示各脑组织结构；骨窗：清晰显示颅骨结构；颅脑病变可达到最佳显示，并与周围结构有良好对比；能谱参数图彩色编码技术可以清晰显示病变区域并进行区分。

（三）影像存储要求

1. 上传图像内容（表6-80）

表6-80　头部双能量CT检查上传图像推荐

编号	后处理技术	方位	重建算法	层厚及间距（mm）	窗口设置（HU）
1	重建	虚拟120kV横断位	软组织算法	≤1.5，≤1.5	脑窗（90，40）
2	重建	虚拟120kV横断位	骨算法	≤1.5，≤1.5	骨窗（1500，500）
3	重建	80kV横断位	软组织算法	≤1.5，≤1.5	脑窗（90，40）
4	重建	140kV横断位	软组织算法	≤1.5，≤1.5	脑窗（90，40）
5	MPR重组	虚拟120kV横断位	软组织算法	≤5.0，≤5.0	脑窗（90，40）
6	能谱重组	虚拟平扫图和碘图			

2. 参考图像（图6-33）

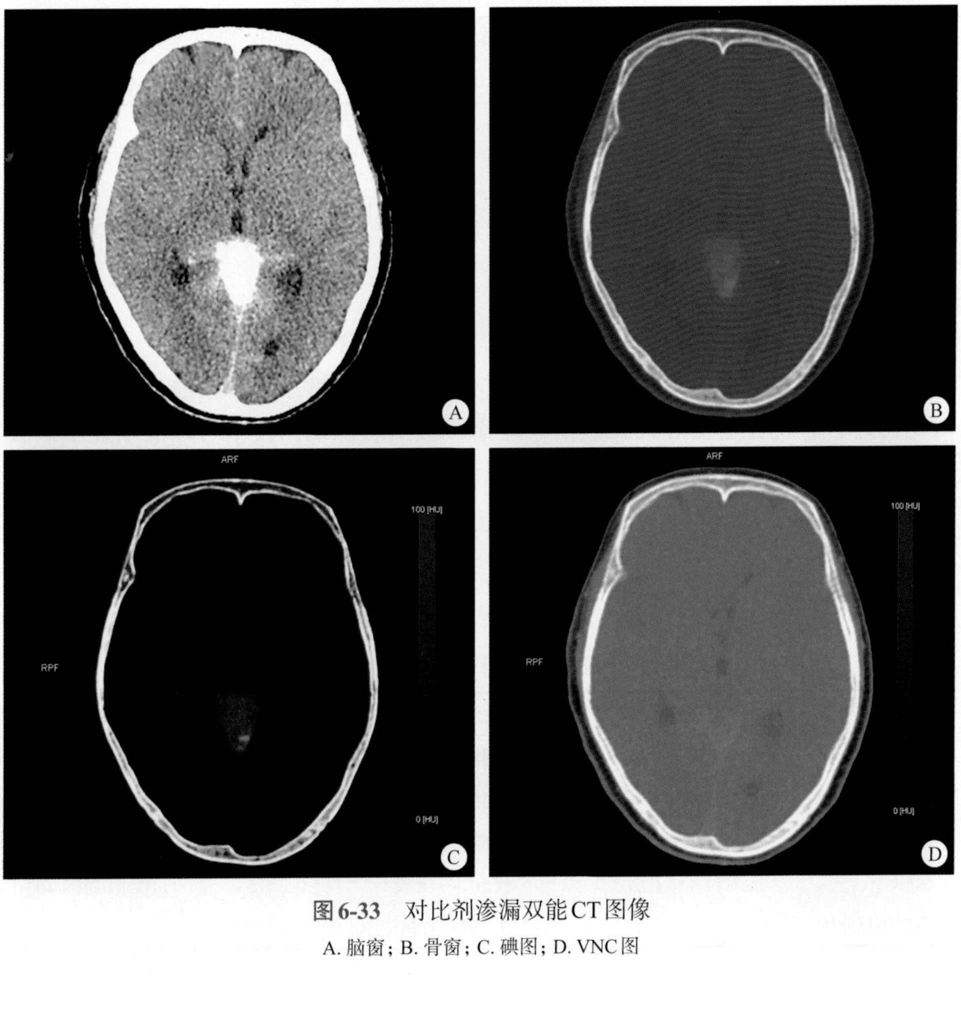

图6-33　对比剂渗漏双能CT图像

A. 脑窗；B. 骨窗；C. 碘图；D. VNC图

三、结石成分分析CT检查

（一）检查设计方案：能谱平扫★

能谱CT不仅可以清晰地显示泌尿系统各器官（肾、输尿管和膀胱），准确诊断是否存在结石，以及结石的位置、大小和数量，还可以通过其特殊的数据处理和分析功能，对结石的成分进行准确的定性分析。

1. 检查前准备　依据CT检查技术操作总则及质控规范执行。

2. 检查体位设计　患者足先进，取仰卧位，头正中矢状层面垂直于扫描床平面并与床面长轴中线重合，两臂上举抱头；驼背或不宜仰卧者可采用俯卧位或背部垫高。腹部置于扫描野中心。对于呼吸困难不能屏气者或婴幼儿，扫描中应适当加大螺距，缩短扫描时间，以减少运动伪影。

3. 推荐参数

（1）采集参数（表6-81）

表6-81　结石成分分析CT检查参数推荐

编号	序列名称	采集方式	管电压（kV）	管电流（mAs）	转速（s/r）	矩阵	FOV（cm）
1★	能谱CT	螺旋	100/140	150/100	0.5～0.6	512×512	35～40

（2）重建算法：软组织算法。

（3）窗口技术：软组织窗350～400HU，30～50HU。

（二）影像评估标准

1. 检查范围　自肾上缘往下扫描至膀胱，男性需包含外尿道。

2. 图像要求　泌尿系全部解剖结构，包括肾、肾盂、输尿管、膀胱、前列腺等显示清晰，对比良好，膀胱充盈良好，无皱褶。能谱参数图彩色编码技术可以清晰显示病变区域并进行区分。

（三）影像存储要求

1. 上传图像内容（表6-82）

表6-82　结石成分分析CT检查上传图像推荐

编号	后处理技术	方位	重建算法	层厚及间距（mm）	窗口设置（HU）
1	重建	100kV横断位	软组织算法	≤1.5，≤1.5	软组织窗（400，40）
2	重建	140kV横断位	软组织算法	≤1.5，≤1.5	软组织窗（400，40）
3	MPR	虚拟120kV横断位	软组织算法	≤5.0，≤5.0	软组织窗（400，40）
4	MPR	冠状位（结石层面）	软组织算法	≤5.0，≤5.0	软组织窗（400，40）
5	双能结石分析	肾结石标记图、能谱曲线图			

2. 参考图像（图6-34）

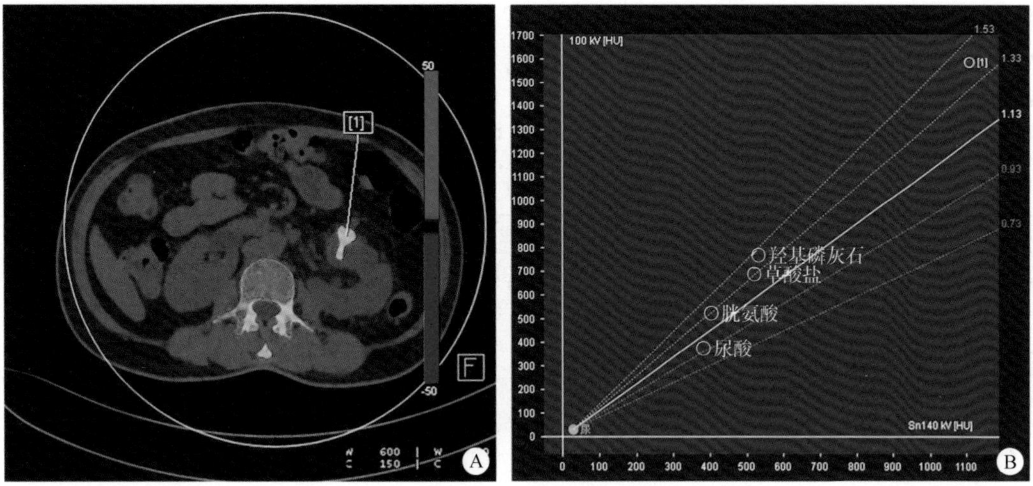

图6-34　肾结石双能CT图像

A. 能谱彩图；B. 结石参数图

四、痛风结节分析CT检查

（一）检查设计方案：能谱平扫★

能谱CT可以准确地检测出痛风石中的尿酸盐成分，还可以通过彩色编码技术对痛风石的大小、位置、形态等进行更直观和全面地观察分析。

1. 检查前准备　依据CT检查技术操作总则及质控规范执行。

2. 检查体位设计

（1）足踝部、膝关节：患者足先进，取仰卧位，身体正中矢状层面垂直于扫描床平面并平行于床面长轴中线，扫描部位置于检查床中心，足尖向上，保持中立位。

（2）手：患者头先进，取俯卧位，患侧上举置于检查床中心，掌心向下，手掌长轴平行于床面长轴。

3. 推荐参数

（1）采集参数（表6-83）

表6-83　痛风结节分析CT检查参数推荐

编号	序列名称	采集方式	管电压（kV）	管电流（mAs）	转速（s/r）	矩阵	FOV（cm）
1★	能谱平扫	螺旋	80/140	300/100	0.27～0.5	512×512	18～24

（2）重建算法：软组织算法及骨算法。

（3）窗口技术：软组织窗350～400HU，30～50HU；骨窗1500～2500HU，400～700HU。

（二）影像评估标准

1. 检查范围　包括目标组织诸骨结构及周围软组织。

2. 图像要求　清晰显示目标骨性结构及周围软组织，各组织对比良好；可明确分辨骨质（骨皮质、骨小梁）、关节间隙、邻近的肌群、韧带和脂肪组织；能谱参数图彩色编码技术可以清晰显示病变区域并进行区分。

（三）影像存储要求

1. 上传图像内容（表6-84）

表6-84　痛风结节分析CT检查上传图像推荐

编号	后处理技术	方位	重建算法	层厚及间距（mm）	窗口设置（HU）
1	重建	80kV横断位	软组织算法	≤1.5，≤1.5	软组织窗（400，40）
2	重建	1400kV横断位	软组织算法	≤1.5，≤1.5	软组织窗（400，40）
3	MPR	虚拟120kV横断位	骨算法	≤1.5，≤1.5	骨窗（1500，500）
4	MPR	虑拟120kV横断位	软组织算法	≤5.0，≤5.0	软组织窗（400，40）
5	双能痛风石分析	冠状位（痛风石层面）	软组织算法	≤2.0，≤2.0	骨窗（1500，500）
6	双能痛风石分析	矢状位（痛风石层面）	软组织算法	≤2.0，≤2.0	骨窗（1500，500）
7	双能痛风石分析	VR，痛风石显示完全，无遮挡			

2. 参考图像（图6-35）

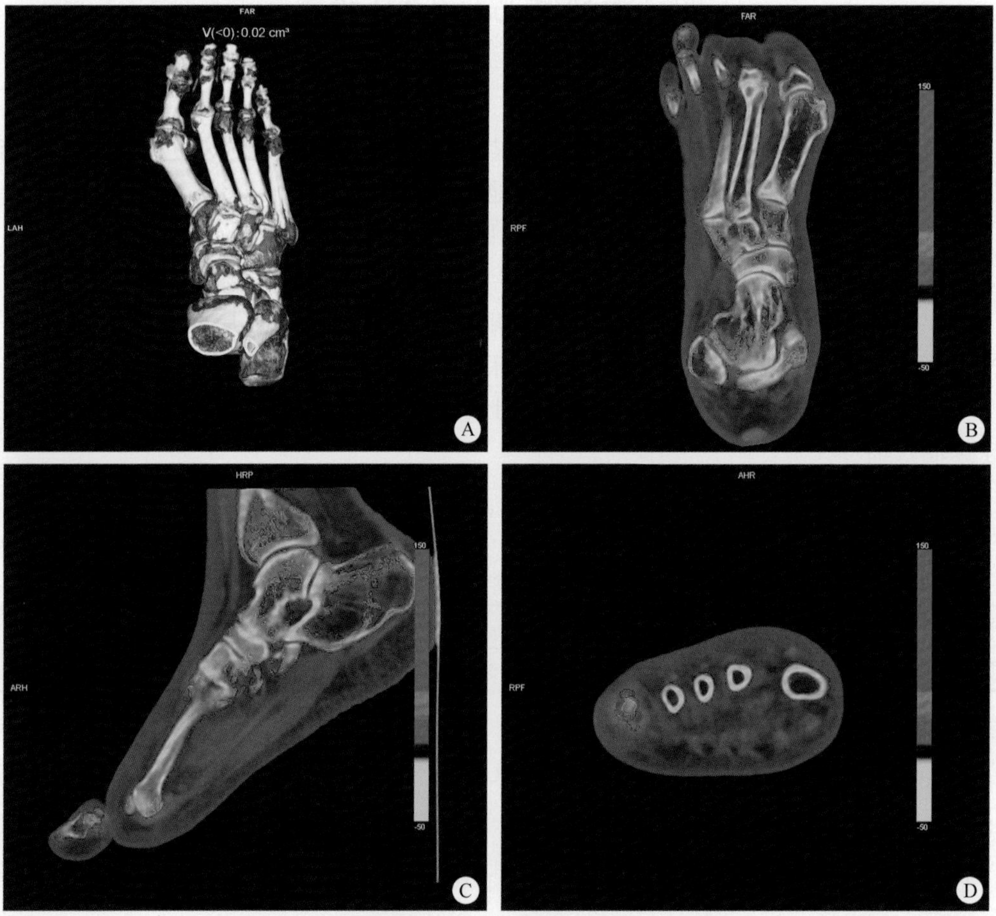

图6-35　足部痛风双能CT图像

A. VR；B. 冠状位彩图；C. 矢状位彩图；D. 横断位彩图

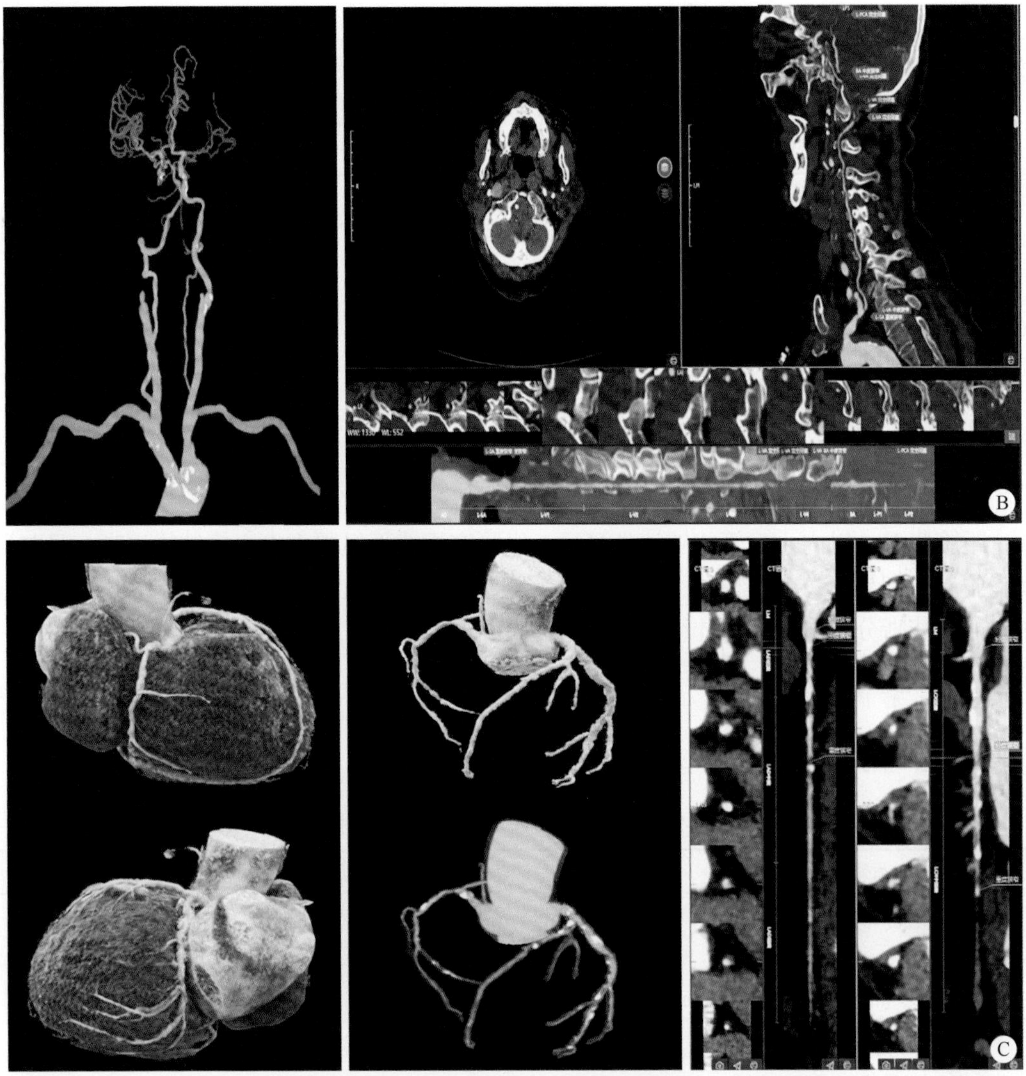

图6-39　心脑血管一站式CTA图像

A. 头颈血管VR+MIP；B. 头颈血管MIP+CPR；C. 冠脉VR+MIP+CPR

九、低剂量胸部CT检查

（一）检查设计方案：平扫★

1. 检查前准备　依据CT检查技术操作总则及质控规范执行。

2. 检查体位设计　患者取仰卧位，身体置于床面中间，两臂上举抱头；驼背或不宜仰卧者，以及对少量胸腔积液和胸膜肥厚进行鉴别诊断者可采用俯卧位；胸部置于扫描野中心。

3. 推荐参数

（1）采集参数（表6-96）

表6-96 低剂量胸部CT检查参数推荐

编号	序列名称	采集方式	管电压（kV）	管电流（mAs）	转速（s/r）	矩阵	FOV（cm）
1*	平扫	螺旋	100～120	40～60	0.4～0.5	512×512	30～35

（2）重建算法：软组织算法及骨算法。

（3）窗口技术：纵隔窗300～350HU，30～40HU；肺窗1200～1600HU，-800～-600HU。

（二）影像评估标准

1. 检查范围 从肺尖到肋膈角（包括全部肺）。

2. 图像要求 清晰显示并能分辨肺野与纵隔软组织的解剖结构，肺窗模式下肺纹理清晰，距胸膜1cm以内小血管能够清晰显示；纵隔窗模式下纵隔内大血管结构清晰，且与周围脂肪有锐利界面；骨窗模式下可清晰显示胸壁诸骨的骨皮质和骨小梁。高分辨薄层重建图像能够清晰分辨次级肺小叶结构及叶间胸膜。

（三）影像存储要求

1. 上传图像内容（表6-97）

表6-97 低剂量胸部CT检查上传图像推荐

编号	后处理技术	方位	重建算法	层厚及间距（mm）	窗口设置（HU）
1	重建	横断位	软组织算法	≤1.5，≤1.5	纵隔窗（350，30）
2	重建	横断位	骨算法	≤1.5，≤1.5	肺窗（1200，-600）
3	MPR、MIP、CPR	显示结节内部血管结构、周围边缘及血管情况			

2. 参考图像（图6-40）

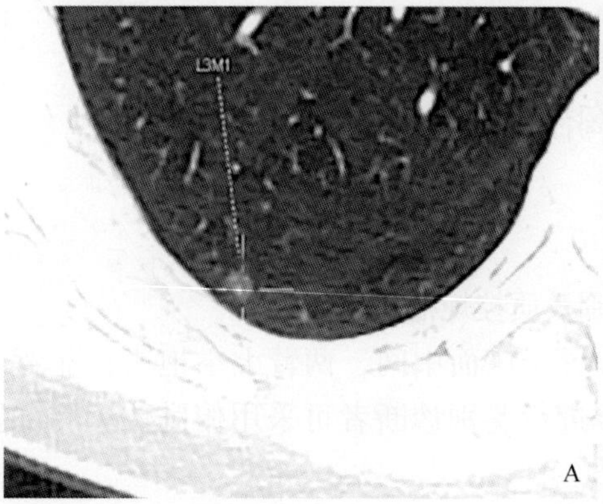

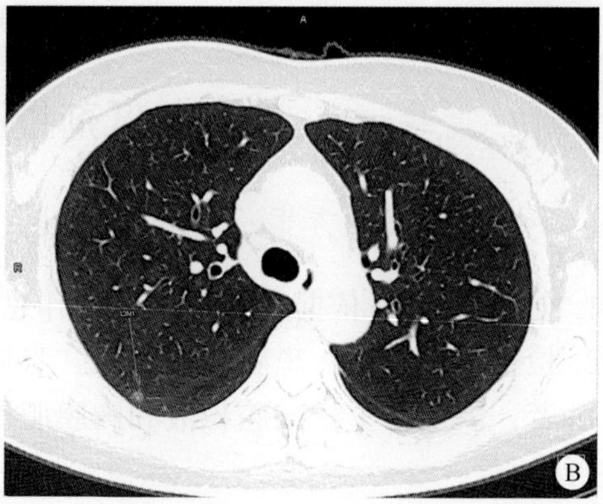

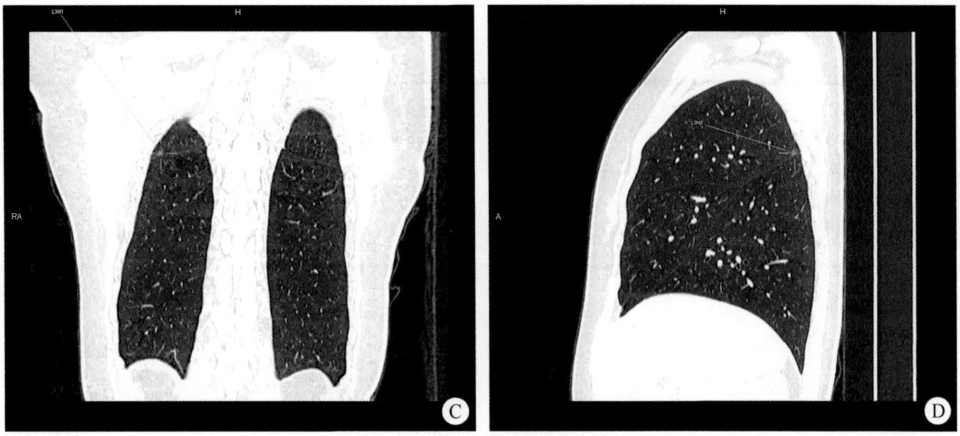

图6-40 肺结节CT图像

A. 横断位放大定位；B. 横断位；C. 冠状位；D. 矢状位

（张志伟 陈维娟 黎 川 温 云 李信友 冉启胜 桂 爽 邓 昊 韦 鑫
余 菡 周治明 方 霓 张 蓉 赖 奇 蒋雯丽 刘俊伶）

第七章 MRI技术

第一节 头 部

检查操作方案名称及检查适应证	采用技术及方法											
	平扫	DWI	MRA	MRV	SWI	DTI	PWI	MRS	ASL	MRH	CSF	增强
颅脑常规筛查MRI检查												
脑萎缩、颅脑先天畸形、体检等	★											
颅脑动脉疾病MRI检查												
动脉瘤、动脉狭窄或闭塞、动静脉畸形、硬脑膜动静脉瘘、烟雾病等	★		★									
颅脑静脉疾病MRI检查												
静脉窦血栓形成、静脉栓塞、海绵状血管畸形、静脉血管瘤、静脉畸形等	★			★	Δ							Δ
颅脑缺血性疾病MRI检查												
短暂性脑缺血发作（TIA）、脑梗死、动脉狭窄、脑血栓形成、溶栓治疗前后等	★	★	★		Δ		Δ		Δ			
颅脑出血性疾病MRI检查												
自发性脑出血、动脉瘤破裂、蛛网膜下腔出血、肿瘤卒中、外伤性脑出血、静脉窦栓塞继发出血等	★	Δ	★	Δ	★							Δ
颅内动脉管壁评估MRI检查												
动脉粥样硬化斑块形成、血管瘤、血管炎、动脉夹层、动脉狭窄/闭塞、烟雾病、可逆性脑血管收缩综合征等	★	★	★		Δ							★
颅脑感染性疾病与炎症性疾病MRI检查												
化脓性脑膜炎、HIV相关脑病、病毒性脑炎、颅内结核、朊病毒病等	★	Δ						Δ				★
颅脑占位性病变MRI检查												
颅内肿瘤及类肿瘤样病变、转移瘤、血管外皮细胞瘤等	★	Δ	Δ	Δ				Δ				★
颅内肿瘤多功能分析MRI检查												
颅内肿瘤病变（胶质瘤、室管膜瘤等）术前评估等	★	★	★	★		★	Δ	Δ	Δ			★

续表

检查操作方案名称及检查适应证	采用技术及方法											
	平扫	DWI	MRA	MRV	SWI	DTI	PWI	MRS	ASL	MRH	CSF	增强
癫痫高分辨MRI检查												
脑部发育异常（灰质异位、穿通畸形），脑部发育异常（皮质发育不良、灰质异位、穿通畸形等），颞叶硬化，海马病变，脑肿瘤，退行性变（AD/MS），脑血管病（血管畸形、脑出血、脑梗死等），颅内感染，外伤等	★				Δ							Δ
脑脊液循环障碍疾病MRI检查												
脑积水、高颅压、低颅压综合征、脑脊液漏、Chiari Ⅰ型畸形、蛛网膜囊肿等	★					Δ					Δ	
垂体及鞍区疾病筛查MRI检查												
生长发育异常、垂体发育不良、垂体萎缩、退行性改变（空泡蝶鞍）等	★											
垂体及鞍区占位性病变MRI检查												
垂体病变（增生、垂体腺瘤、垂体脓肿、Rathke裂囊肿、垂体后叶及垂体柄病变）、颅咽管瘤、动脉瘤、脑膜瘤等	★											★
脑神经疾病MRI检查												
三叉神经痛、脑神经血管压迫综合征、三叉神经鞘瘤、面肌痉挛、耳神经痛、神经性耳鸣、神经损伤、神经缺如、神经炎、神经占位、神经鞘瘤等	★		★							★		Δ

注：采用技术及方法选择符号含义说明：“★”表示必选项，“Δ”表示可选项，可根据设备情况、患者情况及临床需求等自行选择。

一、疾病检查方案推荐

（一）颅脑常规筛查MRI检查

1. 检查设计方案　平扫★。

2. 检查前准备　依据MRI检查技术操作总则及质控规范执行。

3. 线圈及体位要求　头部各检查方案的线圈及体位要求基本相同，按照下述执行，后续不再重复介绍，如有特殊情况，将另行说明。

（1）线圈选择：头颅相控阵线圈或头颈联合线圈。

（2）体位设计：患者取仰卧位，头先进，头置于线圈内，人体长轴与床面长轴一致，双手置于身体两侧（双手不交叉）；头颅正中矢状面与线圈纵轴保持一致，并垂直于床面，头部两侧用海绵垫进行固定；定位中心对准眉间及线圈中心。

4. 推荐参数（表7-1，表7-2）

表 7-1　颅脑常规筛查 MRI 检查推荐参数（1.5T）

编号	序列	方位	TR（ms）	TE（ms）	层厚（mm）	层间隔（mm）	FOV（cm）	矩阵	相位编码
1★	T_1WI FLAIR	矢状位	2000～2500	<30	5～6	≤层厚 20%	20～24	≥256×192	AP
2★	T_2WI	横轴位	>2000	80～130	5～6	≤层厚 20%	20～24	≥256×192	LR
3★	T_2WI FLAIR	横轴位	8000～11 000	>120	5～6	≤层厚 20%	20～24	≥256×192	LR
4★	T_1WI FLAIR	横轴位	2000～2500	<30	5～6	≤层厚 20%	20～24	≥256×192	LR

表 7-2　颅脑常规筛查 MRI 检查推荐参数（3.0T）

编号	序列	方位	TR（ms）	TE（ms）	层厚（mm）	层间隔（mm）	FOV（cm）	矩阵	相位编码
1★	T_1WI FLAIR	矢状位	2200～2700	<30	5～6	≤层厚 20%	20～24	≥288×224	AP
2★	T_2WI	横轴位	>2000	80～130	5～6	≤层厚 20%	20～24	≥288×224	LR
3★	T_2WI FLAIR	横轴位	8000～11 000	>120	5～6	≤层厚 20%	20～24	≥288×224	LR
4★	T_1WI FLAIR	横轴位	2200～2700	<30	5～6	≤层厚 20%	20～24	≥288×224	LR

注：①为了增加灰白质对比，推荐选择 T_1WI FLAIR 序列，1.5T 推荐 TI 650～750ms，3.0T 推荐 TI 700～900ms，TR≈2.5～3 倍 TI；②T_2WI FLAIR 序列在高场设备中，推荐 TI 2100～2800ms，在临床实际应用中，TI 一般选择 2100～2500ms，TR≈3～4 倍 TI；③相位编码注释：AP（前后）、LR（左右）、HF（头足），后续不再重复说明。

5. 参考图像（图 7-1）

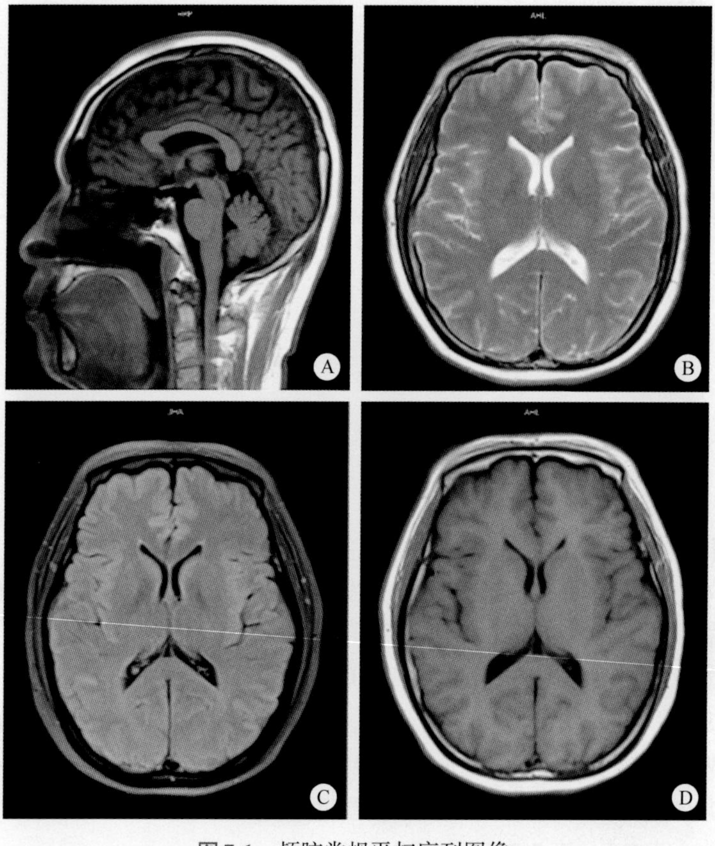

图 7-1　颅脑常规平扫序列图像

A. 矢状位 T_1WI FLAIR；B. 横轴位 T_2WI；C. 横轴位 T_2WI FLAIR；D. 横轴位 T_1WI FLAIR

（二）颅脑动脉疾病MRI检查

1. 检查设计方案 平扫★、MRA★。

2. 检查前准备 依据MRI检查技术操作总则及质控规范执行。

3. 推荐参数（表7-3，表7-4）

表7-3 颅脑动脉疾病MRI检查推荐参数（1.5T）

编号	序列	方位	TR（ms）	TE（ms）	层厚（mm）	层间隔（mm）	FOV（cm）	矩阵	相位编码
1★	T_1WI FLAIR	矢状位	2000～2500	＜30	5～6	≤层厚20%	20～24	≥256×192	AP
2★	T_2WI	横轴位	＞2000	80～130	5～6	≤层厚20%	20～24	≥256×192	LR
3★	T_2WI FLAIR	横轴位	8000～11000	＞120	5～6	≤层厚20%	20～24	≥256×192	LR
4★	T_1WI FLAIR	横轴位	2000～2500	＜30	5～6	≤层厚20%	20～24	≥256×192	LR
5★	3D TOF MRA	横轴位	Min	Min_out	0.6～1	0	20～24	≥320×256	LR
	利用3D TOF MRA原始图像进行MIP后处理，清晰显示大脑前、中、后动脉及Willis环血管，提供前后/后前位、仰头/俯头位、头足/足头位、侧位、左右斜位等MIP图像展示血管及病变								

注：3D TOF MRA的TR、TE均设为系统允许的最小值（Min），其中TE选择反相位（Min_out），以尽量减少背景的信号

表7-4 颅脑动脉疾病MRI检查推荐参数（3.0T）

编号	序列	方位	TR（ms）	TE（ms）	层厚（mm）	层间隔（mm）	FOV（cm）	矩阵	相位编码
1★	T_1WI FLAIR	矢状位	2200～2700	＜30	5～6	≤层厚20%	20～24	≥288×224	AP
2★	T_2WI	横轴位	＞2000	80～130	5～6	≤层厚20%	20～24	≥288×224	LR
3★	T_2WI FLAIR	横轴位	8000～11000	＞120	5～6	≤层厚20%	20～24	≥288×224	LR
4★	T_1WI FLAIR	横轴位	2200～2700	＜30	5～6	≤层厚20%	20～24	≥288×224	LR
5★	3D TOF MRA	横轴位	Min	Min_out	0.5～0.8	0	20～24	≥384×256	LR
	利用3D TOF MRA原始图像进行MIP后处理，清晰显示大脑前、中、后动脉及Willis环血管，提供前后/后前位、仰头/俯头位、头足/足头位、侧位、左右斜位等MIP图像展示血管及病变								

注：①3D TOF MRA的TR、TE均设为系统允许的最小值（Min），其中TE选择反相位（Min_out），以尽量减少背景的信号，一般1.5T为6.9ms，3.0T为3.4ms；②3D TOF MRA在表格中的层间距表示通过层面内插技术得到无间距图像，扫描时采用重叠多个薄块采集技术（薄块越薄，饱和效应越轻；重叠越多，血管连续性越好，但时间越长），推荐薄块间重叠1/5～1/4。

4. 病例图像展示（图7-2）

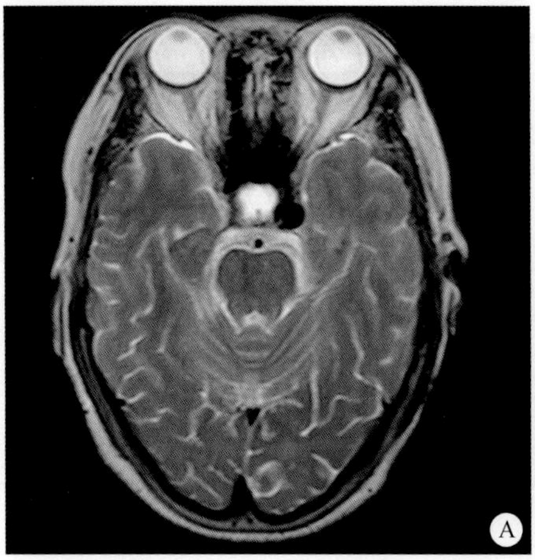

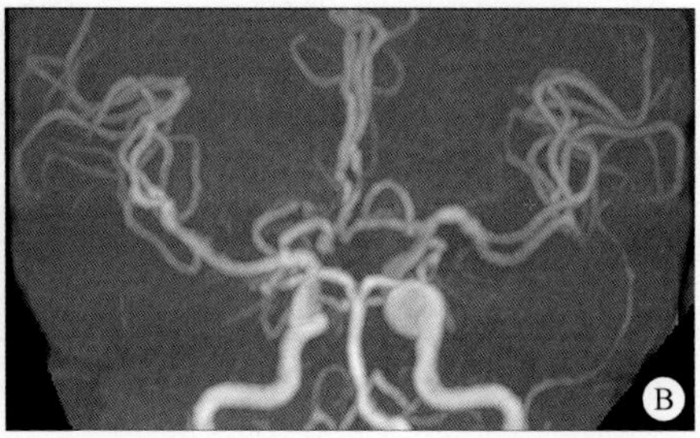

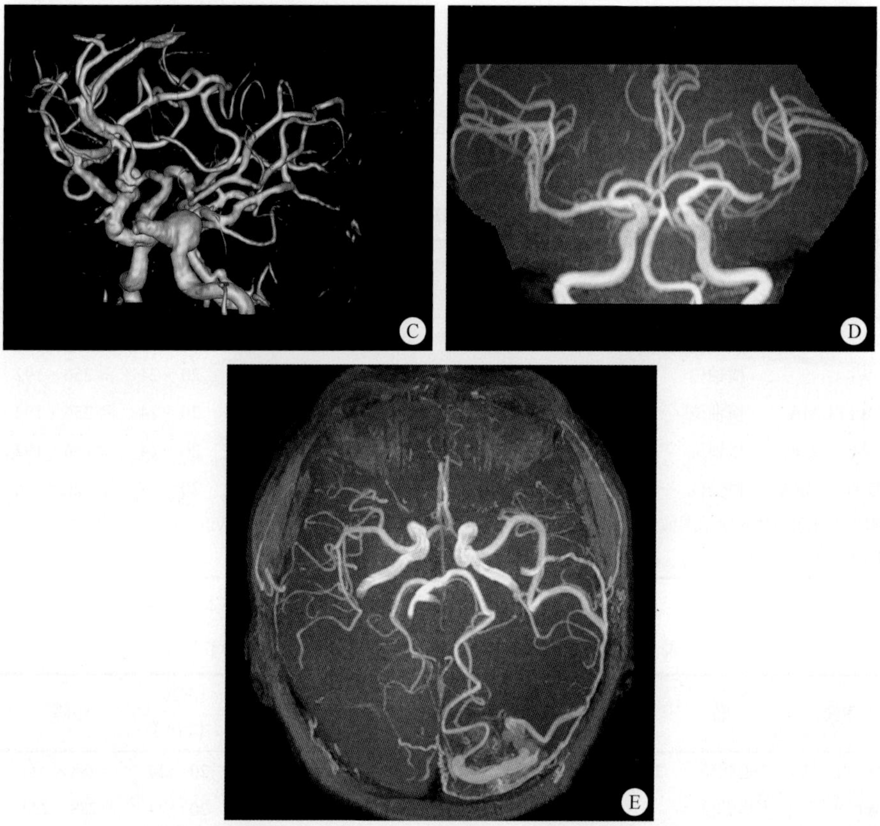

图 7-2　3D TOF MRA 在颅脑动脉疾病中的应用

A～C. 一例动脉瘤的病例，分别为横轴位 T_2WI、3D TOF MRA 的 MIP 和 VR 图像，清晰显示动脉瘤的大小及位置；D. 一例动脉狭窄的病例，3D TOF MRA 的 MIP 图像清晰显示左侧大脑中动脉 M_1 段远侧份重度狭窄；E. 左侧枕部动静脉畸形，3D TOF MRA 的 MIP 图像可见供血动脉及引流静脉

（三）颅脑静脉疾病 MRI 检查

1. 检查设计方案　平扫★、MRV★、SWI△、增强△。

2 检查前准备　依据 MRI 检查技术操作总则及质控规范执行。

3. 推荐参数（表 7-5，表 7-6）

表 7-5　颅脑静脉疾病筛查 MRI 检查推荐参数（1.5T）

编号	序列	方位	TR（ms）	TE（ms）	层厚（mm）	层间隔（mm）	FOV（cm）	矩阵	相位编码
1★	T_1WI FLAIR	矢状位	2000～2500	＜30	5～6	≤层厚20%	20～24	≥256×192	AP
2★	T_2WI	横轴位	＞2000	80～130	5～6	≤层厚20%	20～24	≥256×192	LR
3★	T_2WI FLAIR	横轴位	8000～11000	＞120	5～6	≤层厚20%	20～24	≥256×192	LR
4★	T_1WI FLAIR	横轴位	2000～2500	＜30	5～6	≤层厚20%	20～24	≥256×192	LR
5★	3D PC MRV	矢状位	Min	Min	1～1.5	≤层厚20%	20～24	≥288×256	AP
	利用3D PC MRV原始图像进行MIP后处理，提供后前位、头足位、左右斜位等MIP图展示横窦、乙状窦、矢状窦等								

续表

编号	序列	方位	TR(ms)	TE(ms)	层厚(mm)	层间隔(mm)	FOV(cm)	矩阵	相位编码
6△	3D T_1WI+C	矢状位	Min	Min	≤1	≤层厚20%	20～24	≥256×192	AP
7△	SWI	横轴位	50～60	30～50	1～1.5	≤层厚20%	20～24	≥288×256	LR
	获得幅度图、相位图、SWI图以及利用SWI图进行最小密度投影的MIP图，MIP图选择较厚层厚对低信号进行投影能更好显示颅脑整体的小静脉情况，有助于判断出血、钙化、铁沉积等								

表7-6 颅脑静脉疾病MRI检查推荐参数（3.0T）

编号	序列	方位	TR(ms)	TE(ms)	层厚(mm)	层间隔(mm)	FOV(cm)	矩阵	相位编码
1★	T_1WI FLAIR	矢状位	2200～2700	＜30	5～6	≤层厚20%	20～24	≥288×224	AP
2★	T_2WI	横轴位	＞2000	80～130	5～6	≤层厚20%	20～24	≥288×224	LR
3★	T_2WI FLAIR	横轴位	8000～11 000	＞120	5～6	≤层厚20%	20～24	≥288×224	LR
4★	T_1WI FLAIR	横轴位	2200～2700	＜30	5～6	≤层厚20%	20～24	≥288×224	LR
5★	3D PC MRV	矢状位	Min	Min	1～1.5	≤层厚20%	20～24	≥320×256	AP
	利用3D PC MRV原始图像进行MIP后处理，提供后前位、头足位、左右斜位等MIP图展示横窦、乙状窦、矢状窦等								
6△	3D T_1WI+C	矢状位	Min	Min	≤1	≤层厚20%	20～24	≥256×256	AP
7△	SWI	横轴位	25～35	10～20	1～1.5	≤层厚20%	20～24	≥384×256	LR
	获得幅度图、相位图、SWI图及利用SWI图进行最小密度投影的MIP图，MIP图选择较厚层厚对低信号进行投影能更好地显示颅脑整体的小静脉情况，有助于判断出血、钙化、铁沉积等								

注：①MRV可反映脑静脉窦的形态和血流状态，颅内静脉3D PC MRV流速编码值设置10～15cm/s则可以抑制动脉血管显示，一般为目标血管最大流速的120%（比预设值流速高的血流产生高信号，比预设值流速低的血流信号降低或消失），为避免动脉污染，下方施加平行于颅底的饱和带；②当存在静脉窦发育不良时，平扫MRI及MRV诊断静脉窦血栓可能存在困难，增强扫描可更清晰地显示静脉，表现为血栓部分不强化，呈三角征或条样充盈缺损；③在颅内静脉发育畸形时也可采用SWI观察小静脉的情况。

4. 病例图像展示（图7-3）

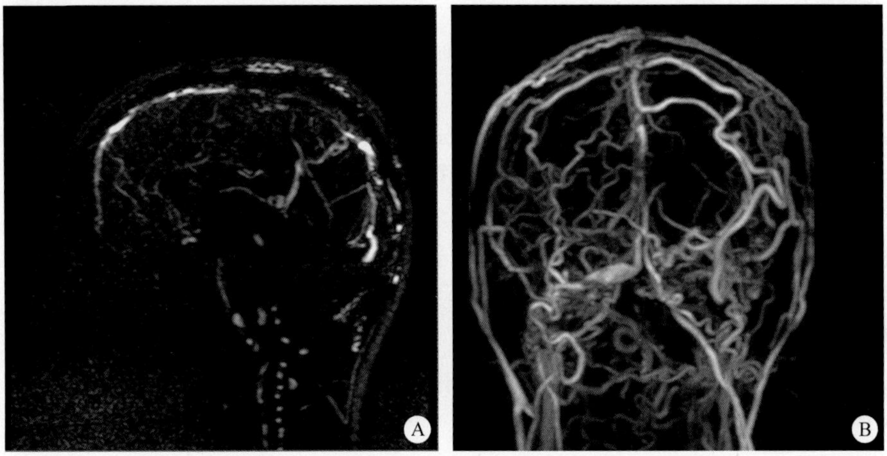

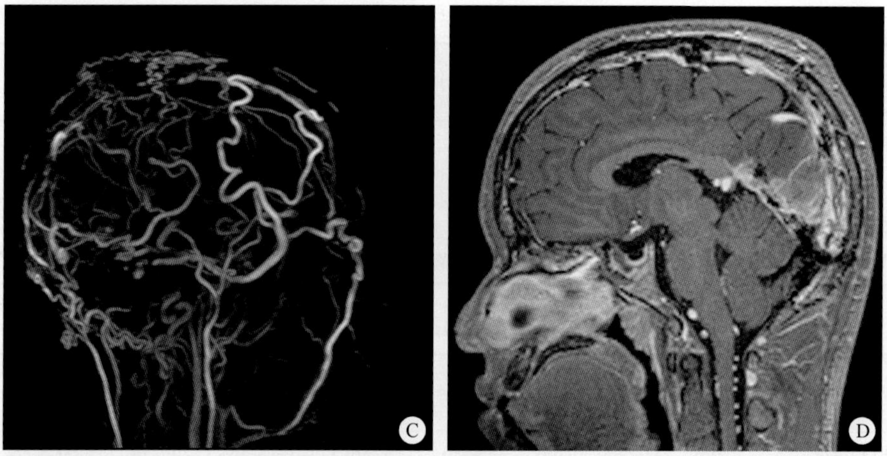

图 7-3 颅内静脉窦血栓

A. 3D PC MRV原始图像；B、C. 对应的MIP图像，下矢状窦、左侧横窦及乙状窦未显示，上矢状窦及直窦部分显示，右侧横窦、乙状窦内信号不均，脑浅深静脉明显迂曲增粗；D. 矢状位增强T_1WI图像可见静脉窦内多发结节状及条状低信号影

（四）颅脑缺血性疾病 MRI 检查

1. 检查设计方案　平扫*、DWI*、MRA*、SWI$^{\Delta}$、ASL$^{\Delta}$、PWI（DSC）$^{\Delta}$。
2. 检查前准备　依据MRI检查技术操作总则及质控规范执行。
3. 参数推荐（表7-7，表7-8）

表 7-7　颅脑缺血性疾病 MRI 检查参数推荐（1.5T）

编号	序列	方位	TR（ms）	TE（ms）	层厚（mm）	层间隔（mm）	FOV（cm）	矩阵	相位编码
1*	T_1WI FLAIR	矢状位	2000～2500	＜30	5～6	≤层厚20%	20～24	≥256×192	AP
2*	T_2WI	横轴位	＞2000	80～130	5～6	≤层厚20%	20～24	≥256×192	LR
3*	T_2WI FLAIR	横轴位	8000～11 000	＞120	5～6	≤层厚20%	20～24	≥256×192	LR
4*	T_1WI FLAIR	横轴位	2000～2500	＜30	5～6	≤层厚20%	20～24	≥256×192	LR
5*	DWI	横轴位	＞2000	Min	5～6	≤层厚20%	20～24	≥160×128	PA
	推荐B值为0和1000s/mm^2，获得B值为0和1000s/mm^{2}的DWI图像，再利用两个B值图像获得ADC图像								
6*	3D TOF MRA	横轴位	Min	Min_out	0.6～1	0	20～24	≥320×256	LR
	利用3D TOF MRA原始图像进行MIP后处理，清晰显示大脑前、中、后动脉及Willis环血管，提供前后/后前位、仰头/俯头位、头足/足头位、侧位、左右斜位等MIP图像展示血管及病变								
7$^{\Delta}$	SWI	横轴位	50～60	30～50	1～1.5	≤层厚20%	20～24	≥288×256	LR
	获得幅度图、相位图、SWI图以及利用SWI图进行最小密度投影的mIP图，mIP图选择较厚层厚对低信号进行投影能更好显示颅脑整体的小静脉情况，有助于判断出血、钙化、铁沉积等								
8$^{\Delta}$	ASL	横轴位	4000～8000	Min	5～6	≤层厚50%	20～24	≥192×192	AP
	获得ASL原始图像，通过后处理软件分析可得到用于测量CBF值的定量图								
9$^{\Delta}$	PWI（DSC）	横轴位	1500～2000	≥30	5～6	≤层厚20%	20～24	≥128×128	AP
	经过后处理软件分析可得到rCBF、rCBV、rMTT、TTP、T_{max}图像及对应参数结果								

表7-8　颅脑缺血性疾病MRI检查参数推荐（3.0T）

编号	序列	方位	TR（ms）	TE（ms）	层厚（mm）	层间隔（mm）	FOV（cm）	矩阵	相位编码
1★	T_1WI FLAIR	矢状位	2200～2700	＜30	5～6	≤层厚20%	20～24	≥288×224	AP
2★	T_2WI	横轴位	＞2000	80～130	5～6	≤层厚20%	20～24	≥288×224	LR
3★	T_2WI FLAIR	横轴位	8000～11 000	＞120	5～6	≤层厚20%	20～24	≥288×224	LR
4★	T_1WI FLAIR	横轴位	2200～2700	＜30	5～6	≤层厚20%	20～24	≥288×224	LR
5★	DWI	横轴位	＞2000	Min	5～6	≤层厚20%	20～24	≥160×160	PA
	推荐B值为0和1000s/mm^2，获得B值为0和1000s/mm^2的DWI图，再利用两个B值图像获得ADC图								
6★	3D TOF MRA	横轴位	Min	Min_out	0.5～0.8	0	20～24	≥384×256	LR
	利用3D TOF MRA原始图像进行MIP后处理，清晰显示大脑前、中、后动脉及Willis环血管，提供前后/后前位、仰头/俯头位、头足/足头位、侧位、左右斜位等MIP图像展示血管及病变								
7△	SWI	横轴位	25～35	10～20	1～1.5	≤层厚20%	20～24	≥384×256	LR
	获得幅度图、相位图、SWI图以及利用SWI图进行最小密度投影的mIP图，mIP图选择较厚层厚对低信号进行投影能更好显示颅脑整体的小静脉情况，有助于判断出血、钙化、铁沉积等								
8△	ASL	横轴位	4000～8000	Min	5～6	≤层厚50%	20～24	≥256×192	AP
	获得ASL原始图像，通过后处理软件分析可得到用于测量CBF值的定量图								
9△	PWI（DSC）	横轴位	1500～2000	≥30	5～6	≤层厚20%	20～24	≥192×128	AP
	经过后处理软件分析可得到rCBF、rCBV、rMTT、TTP、T_{max}图像及对应参数结果								

注：①DWI在发病后非常短的时间内（十几分钟到几小时）即可显示脑缺血组织的细胞毒性水肿，目前是探测超急性脑梗死最敏感的成像方法；②3D TOF MRA可在较短的时间内方便快速地对大血管狭窄或闭塞进行显示；③SWI可显示脑梗死病变中合并的出血及微出血，发现小于10mm^3的病变，进行溶栓治疗前的风险评估；④ASL可在不适用外源性对比剂的情况下获得CBF灌注参数。ASL序列PLD参数推荐：新生儿2000ms，儿童1500ms，成人1800ms，对于年龄大于70岁的健康受试者及成年患者推荐2000ms；⑤DSC可以显示脑缺血低灌注的区域，可为临床判断缺血半暗带提供一定依据。DSC序列使用对比剂剂量为0.1mmol/kg，在序列扫描5期以后启动高压注射器以4～5ml/s流速注射，扫描期相约45～60期，成像时间70～90s。

4. 病例图像展示（图7-4）

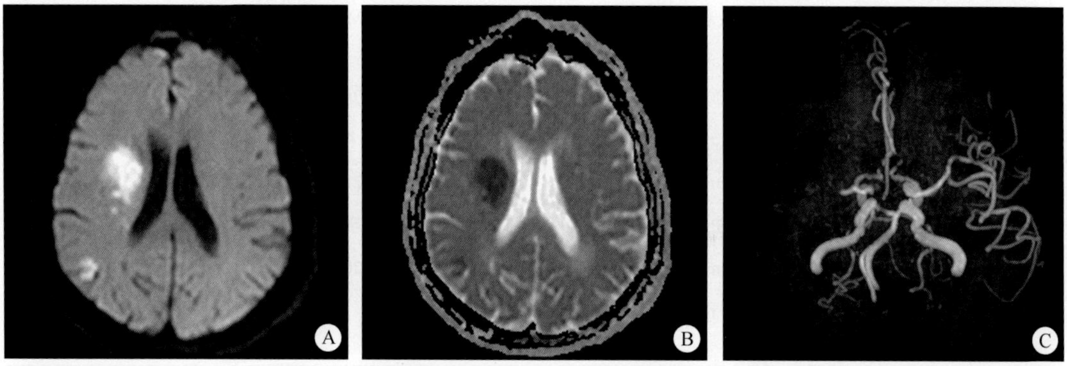

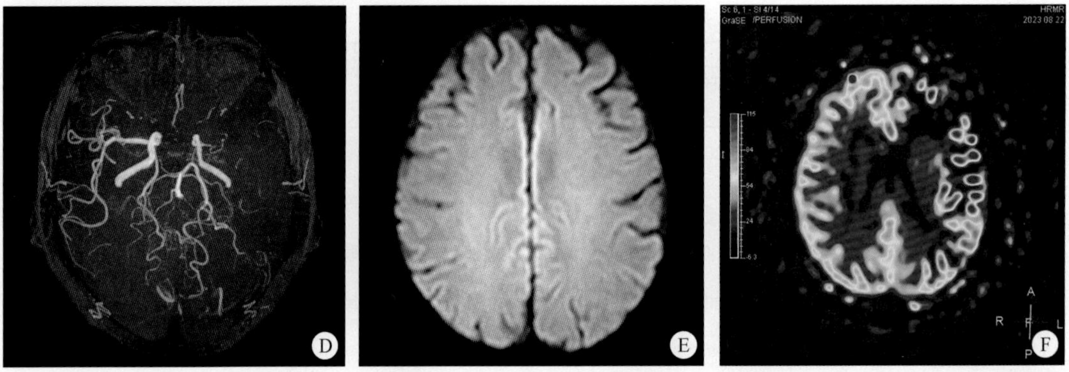

图7-4　颅内缺血性病变

A～C.一例颅内动脉闭塞致近期脑梗死病例，右侧额顶颞岛叶散斑片、结节状DWI（A）高信号，ADC（B）呈低信号；3D TOF MRA的轴位MIP图像（C）示右侧大脑中动脉M1段管腔闭塞，远端分支稀疏。D～F.一例颅内动脉粥样硬化慢性闭塞病例，3D TOF MRA的轴位MIP图像（D）示左侧大脑中动脉M1近端管腔重度狭窄，DWI（E）未见明显高信号灶，ASL（F）示左侧大脑中动脉分支侧支循环部分代偿并部分脑实质CBF减低

（五）颅脑出血性疾病MRI检查

1. 检查设计方案　平扫★、MRA★、SWI★、DWI△、MRV△、增强△。
2. 检查前准备　依据MRI检查技术操作总则及质控规范执行。
3. 推荐参数（表7-9，表7-10）

表7-9　颅脑出血性疾病MRI检查参数推荐（1.5T）

编号	序列	方位	TR(ms)	TE(ms)	层厚(mm)	层间隔(mm)	FOV(cm)	矩阵	相位编码
1★	T_1WI FLAIR	矢状位	2000～2500	＜30	5～6	≤层厚20%	20～24	≥256×192	AP
2★	T_2WI	横轴位	＞2000	80～130	5～6	≤层厚20%	20～24	≥256×192	LR
3★	T_2WI FLAIR	横轴位	8000～11000	＞120	5～6	≤层厚20%	20～24	≥256×192	LR
4★	T_1WI FLAIR	横轴位	2000～2500	＜30	5～6	≤层厚20%	20～24	≥256×192	LR
5★	3D TOF MRA	横轴位	Min	Min_out	0.6～1	0	20～24	≥320×256	LR
	利用3D TOF MRA原始图像进行MIP后处理，清晰显示大脑前、中、后动脉及Willis环血管，提供前后/后前位、仰头/俯头位、头足/足头位、侧位、左右斜位等MIP图像展示血管及病变								
6★	SWI	横轴位	50～60	30～50	1～1.5	≤层厚20%	20～24	≥288×256	LR
	获得幅度图、相位图、SWI图以及利用SWI图进行最小密度投影的MIP图，MIP图选择较厚层厚对低信号进行投影能更好显示颅脑整体的小静脉情况，有助于判断出血、钙化、铁沉积等								
7△	DWI	横轴位	＞2000	Min	5～6	≤层厚20%	20～24	≥160×128	PA
	推荐B值为0和1000s/mm²，获得B值为0和1000s/mm²的DWI图，再利用两个B值图像重建出ADC图								
8△	3D PC MRV	矢状位	Min	Min	1～1.5	≤层厚20%	20～24	≥288×256	AP
	利用3D PC MRV原始图像进行MIP后处理，提供后前位、头足位、左右斜位等MIP图像展示横窦、乙状窦、矢状窦等								
9△	3D T_1WI+C	矢状位	Min	Min	≤1	≤层厚20%	20～24	≥256×192	AP
	利用3D T_1WI+C原始薄层图像进行多平面重组，获得横轴位、冠状位的薄层或厚层图像，多方位展示脑组织结构或病变情况								

表7-10　颅脑出血性疾病MRI检查参数推荐（3.0T）

编号	序列	方位	TR（ms）	TE（ms）	层厚（mm）	层间隔（mm）	FOV（cm）	矩阵	相位编码
1★	T_1WI FLAIR	矢状位	2200～2700	＜30	5～6	≤层厚20%	20～24	≥288×224	AP
2★	T_2WI	横轴位	＞2000	80～130	5～6	≤层厚20%	20～24	≥288×224	LR
3★	T_2WI FLAIR	横轴位	8000～11000	＞120	5～6	≤层厚20%	20～24	≥288×224	LR
4★	T_1WI FLAIR	横轴位	2200～2700	＜30	5～6	≤层厚20%	20～24	≥288×224	LR
5★	3D TOF MRA	横轴位	Min	Min_out	0.5～0.8	0	20～24	≥384×256	LR
	利用3D TOF MRA原始图像进行MIP后处理，清晰显示大脑前、中、后动脉及Willis环血管，提供前后/后前位、仰头/俯头位、头足/足头位、侧位、左右斜位等MIP图像展示血管及病变								
6★	SWI	横轴位	25～35	10～20	1～1.5	≤层厚20%	20～24	≥384×256	LR
	获得幅度图、相位图、SWI图以及利用SWI图进行最小密度投影的MIP图，MIP图选择较厚层厚对低信号进行投影能更好显示颅脑整体的小静脉情况，有助于判断出血、钙化、铁沉积等								
7△	DWI	横轴位	＞2000	Min	5～6	≤层厚20%	20～24	≥160×160	PA
	推荐B值为0和1000s/mm²，获得B值为0和1000s/mm²的DWI图，再利用两个B值图像重建出ADC图								
8△	3D PC MRV	矢状位	Min	Min	1～1.5	≤层厚20%	20～24	≥320×256	AP
	利用3D PC MRV原始图像进行MIP后处理，提供后前位、头足位、左右斜位等MIP图像展示横窦、乙状窦、矢状窦等								
9△	3D T_1WI+C	矢状位	Min	Min	≤1	≤层厚20%	20～24	≥256×256	AP
	利用3D T_1WI+C原始薄层图像进行多平面重组，获得横轴位、冠状位的薄层或厚层图像，多方位展示脑组织结构或病变情况								

注：①MRA序列可显示动脉瘤、动静脉畸形及其供血动脉；②SWI对出血比较敏感，急性期即可呈明显的低信号，尤其对微出血检出具有独特的敏感性；③对于临床静脉窦栓塞病变继发出血的病例，可进行MRV或增强协助明确诊断；④拟诊断肿瘤出血需加扫增强T_1WI。增强序列推荐使用3D薄层序列，并进行多方位重组，可选择3D扰相GRE T_1WI序列。也可选用施加了反转恢复预脉冲的MP-RAGE序列增加灰白质对比（采用最短的TR、TE，TR一般为3～10ms，TE一般为1～5ms）。增强扫描尽量在注射对比剂至少3min以后开始扫描；⑤在急性脑出血的患者中，DWI可同时发现潜在的隐匿性脑梗死，同时能更好地评估出血演变过程。

4. 病例图像展示（图7-5）

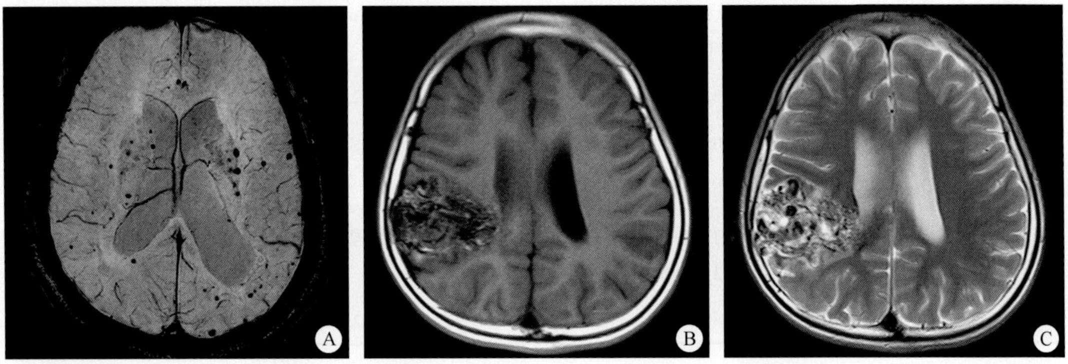

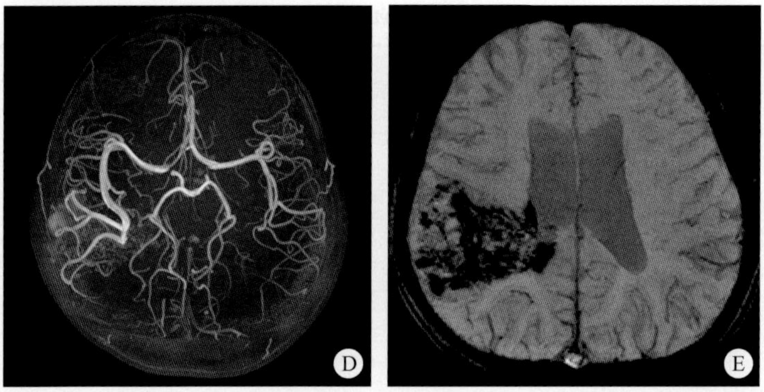

图7-5　颅内出血性疾病

A. 一例颅内多发微出血病例，SWI可见颅内多处斑点状、类圆形低信号；B～E. 一例AVM伴出血病例，右侧颞顶叶团块状异常信号影，横轴位T_1WI、T_2WI（B、C）呈混杂T_1、T_2信号，3D TOF MRA的轴位MIP图像（D）可见右侧大脑中动脉远端增粗、增多、迂曲，SWI（E）可见病灶内多发迂曲血管影并不规则低信号

（六）颅内动脉管壁评估MRI检查

1. 检查设计方案　平扫★、DWI★、MRA★、SWIΔ、2D/3D T_1WI★、2D/3D T_1WI+C★。
2. 检查前准备　依据MRI检查技术操作总则及质控规范执行。
3. 推荐参数（表7-11，表7-12）

表7-11　颅内动脉管壁评估MRI检查推荐参数（1.5T）

编号	序列	方位	TR（ms）	TE（ms）	层厚（mm）	层间隔（mm）	FOV（cm）	矩阵	相位编码
1★	T_2WI FLAIR	横轴位	8000～11000	＞120	5～6	≤层厚20%	20～24	≥256×192	LR
2★	DWI	横轴位	＞2000	Min	5～6	≤层厚20%	20～24	≥160×128	PA
	推荐B值为0和1000s/mm²，获得B值为0和1000s/mm²的DWI图，再利用两个B值图像重建出ADC图								
3★	3D TOF MRA	横轴位	Min	Min_out	0.6～1	0	20～24	≥320×256	LR
	利用3D TOF MRA原始图像进行MIP后处理，清晰显示大脑前、中、后动脉及Willis环血管，提供前后/后前位、仰头/俯头位、头足/足头位、侧位、左右斜位等MIP图像展示血管及病变								
4Δ	SWI	横轴位	50～60	30～50	1～1.5	≤层厚20%	20～24	≥288×256	LR
	获得幅度图、相位图、SWI图以及利用SWI图进行最小密度投影的mIP图，mIP图选择较厚层厚对低信号进行投影能更好显示颅脑整体的小静脉情况，有助于判断出血、钙化、铁沉积等								
5★	2D T_1WI	斜轴位	300～800	＜30	＜0.4	1.5～2.0	20～24	≥320×320	/
6★	CE-MRA-Pre	冠状位	Min	Min	0.8～1.5	0	25～30	≥320×288	LR
7★	CE-MRA-Post	冠状位	Min	Min	0.8～1.5	0	25～30	≥320×288	LR
	利用CE-MRA-Pre及CE-MRA-Post序列图像进行剪影，再利用剪影的血管图像进行MIP后处理，清晰显示颅内主要动脉及其分支，MIP图展示方式同3D TOF MRA								
8★	2D T_1WI+C	斜轴位	300～800	＜30	＜0.4	1.5～2.0	20～24	≥320×320	/

表7-12 颅内动脉管壁评估MRI检查推荐参数（3.0T）

编号	序列	方位	TR（ms）	TE（ms）	层厚（mm）	层间隔（mm）	FOV（cm）	矩阵	相位编码
1★	T_2WI FLAIR	横轴位	8000～11000	＞120	5～6	≤层厚20%	20～24	≥288×224	LR
2★	DWI	横轴位	＞2000	Min	5～6	≤层厚20%	20～24	≥160×160	PA
	推荐B值为0和1000s/mm^2，获得B值为0和1000s/mm^2的DWI图，再利用两个B值图像重建出ADC图								
3★	3D TOF MRA	横轴位	Min	Min_out	0.5～0.8	0	20～24	≥384×256	LR
	利用3D TOF MRA原始图像进行MIP后处理，清晰显示大脑前、中、后动脉及Willis环血管，提供前后/后前位、仰头/俯头位、头足/足头位、侧位、左右斜位等MIP图像展示血管及病变								
4^{Δ}	SWI	横轴位	25～35	10～20	1～1.5	≤层厚20%	20～24	≥384×256	LR
	获得幅度图、相位图、SWI图以及利用SWI图进行最小密度投影的mIP图，mIP图选择较厚层厚对低信号进行投影能更好显示颅脑整体的小静脉情况，有助于判断出血、钙化、铁沉积等								
5★	3D T_1WI	矢状位	＜900	＜30	0.4～0.6	0	20～24	≥384×384	AP
	利用3D T_1WI原始图像，进行多平面重组（MPR），要求必须包括垂直病变血管管腔长轴重组方位；利用3D T_1WI原始图像，沿血管中心进行曲面重组（CPR），显示左右大脑前、中动脉及其主要分支，展示病变血管								
6★	CE-MRA	冠状位	Min	Min	0.8～1.5	0	25～30	≥320×320	AP
	利用平扫及动脉期图像进行剪影，再利用剪影的血管图像进行MIP后处理，清晰显示颅内主要动脉及其分支，MIP图展示方式同3D TOF MRA								
7★	3D T_1WI+C	矢状位	＜900	＜30	0.4～0.6	0	20～24	≥384×384	AP
	利用3D T_1WI原始图像，进行多方位重组，要求必须包括垂直病变血管管腔长轴重组方位；利用3D T_1WI原始图像，沿血管中心重组CPR显示左右大脑前、中动脉及其主要分支，展示病变血管								

注：①在目前的临床环境中，首选在3.0T场强MRI成像平台上进行颅内动脉血管壁成像。1.5TMRI成像设备受SNR的限制，推荐进行2D血管壁高分辨率成像，增强扫描前后层厚、层间距及层面位置保持一致。2D序列推荐平面内分辨率＜0.4mm×0.4mm，垂直于病变血管走行方向。3D序列采用可变聚焦角三维FSE（3D VFA-FSE）序列进行大范围扫描，并具备各向同性，可进行其他方位图像重组。增强扫描后2D/3D T_1WI+C序列在打药后5min进行扫描；②MRA除了能辅助后续管壁成像的扫描定位，还可检测颅内动脉狭窄性病变。3.0T推荐行CE-MRA即可，可使用超快速扫描序列行多期动态扫描，如DISCO/4D THRIVE/TWIST VIBE/tFAST。1.5T则可采用3D TOF MRA，或补充CE-MRA；③SWI除了能显示早期微出血以外，还能显示急性脑梗死责任动脉内的血栓，表现为局部血管增粗并低信号。同时能反映缺血半暗带内毛细血管和静脉中脱氧血红蛋白与氧合血红蛋白比率的显著增加，为灌注技术提供更多补充依据，与患者预后密切相关。

4. 病例图像展示（图7-6）

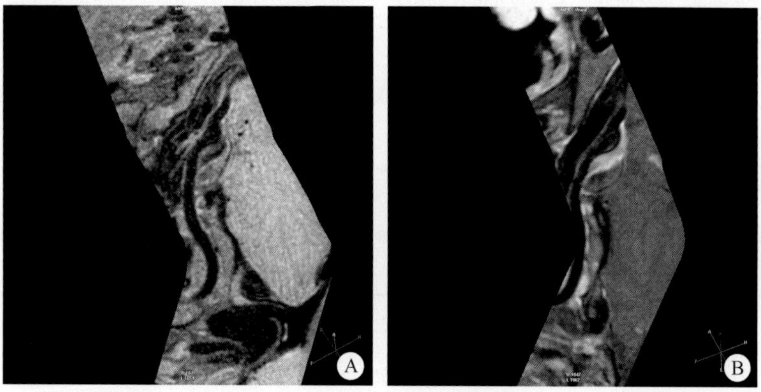

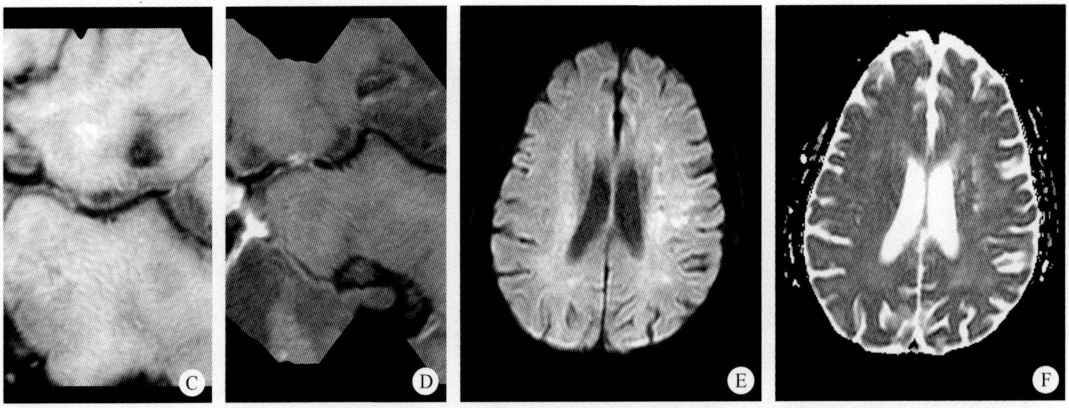

图7-6 颅内动脉管壁评估

A、B.一例颅内动脉夹层动脉瘤，3D VFA-FSE平扫（A）可见左侧椎动脉V_4段局限性瘤样膨大，瘤壁间血肿形成，管壁内局限性新月形短T_1高信号影，增强扫描（B）内膜区可见明显不均匀强化区；C、D.一例颅内动脉血管壁易损斑块形成病例，左侧大脑中动脉M_1段起始部局限性管壁不均匀增厚，壁内见等信号斑块（C），表面不光整，增强扫描（D）可见斑块明显强化，管腔重度狭窄（C、D），左侧侧脑室旁散在斑点、结节状DWI（E）高信号，ADC（F）等信号影，提示近期脑梗死

（七）颅脑感染性与炎性疾病MRI检查

1. 检查设计方案　平扫★、DWI△、增强★、MRS△。
2. 检查前准备　依据MRI检查技术操作总则及质控规范执行。
3. 推荐参数（表7-13，表7-14）

表7-13 颅脑感染性与炎性疾病MRI检查参数推荐（1.5T）

编号	序列	方位	TR（ms）	TE（ms）	层厚（mm）	层间隔（mm）	FOV（cm）	矩阵	相位编码
1★	T_1WI FLAIR	矢状位	2000～2500	＜30	5～6	≤层厚20%	20～24	≥256×192	AP
2★	T_2WI	横轴位	＞2000	80～130	5～6	≤层厚20%	20～24	≥256×192	LR
3★	T_2WI FLAIR	横轴位	8000～11000	＞120	5～6	≤层厚20%	20～24	≥256×192	LR
4★	T_1WI FLAIR	横轴位	2000～2500	＜30	5～6	≤层厚20%	20～24	≥256×192	LR
5△	DWI	横轴位	＞2000	Min	5～6	≤层厚20%	20～24	≥160×128	PA
	推荐B值为0和1000s/mm²，获得B值为0和1000s/mm²的DWI图，再利用两个B值图像重建出ADC图								
6★	3D T_1WI+C	矢状位	Min	Min	≤1	≤层厚20%	20～24	≥256×192	AP
	利用3D T_1WI+C原始薄层图像进行多平面重组，获得横轴位、冠状位的薄层或厚层图像，多方位展示脑组织结构或病变情况								
7△	多体素MRS	横轴位	1000～3000	144	15～30	/	/	≥12×12	/
	MRS分析：ROI选择病灶与正常脑组织，避开空气、脑脊液、颅骨等，得到谱线图、代谢物分布图及相对含量（如Cho/Cr、Cho/NAA等）								

表7-14 颅脑感染性与炎性疾病MRI检查参数推荐（3.0T）

编号	序列	方位	TR(ms)	TE(ms)	层厚（mm）	层间隔（mm）	FOV（cm）	矩阵	相位编码
1*	T_1WI FLAIR	矢状位	2200～2700	＜30	5～6	≤层厚20%	20～24	≥288×224	AP
2*	T_2WI	横轴位	＞2000	80～130	5～6	≤层厚20%	20～24	≥288×224	LR
3*	T_2WI FLAIR	横轴位	8000～11000	＞120	5～6	≤层厚20%	20～24	≥288×224	LR
4*	T_1WI FLAIR	横轴位	2200～2700	＜30	5～6	≤层厚20%	20～24	≥288×224	LR
5$^{\Delta}$	DWI	横轴位	＞2000	Min	5～6	≤层厚20%	20～24	≥160×160	PA
	推荐B值为0和1000s/mm^2，获得B值为0和1000s/mm^2的DWI图，再利用两个B值图像重建出ADC图								
6*	3D T_1WI+C	矢状位	Min	Min	≤1	≤层厚20%	20～24	≥256×256	AP
	利用3D T_1WI+C原始薄层图像进行多平面重组，获得横轴位、冠状位的薄层后厚层图像，多方位展示脑组织结构或病变情况								
7$^{\Delta}$	多体素MRS	横轴位	1000～3000	144	10～20	/	/	≥16×16	/
	MRS分析：ROI选择病灶与正常脑组织，避开空气、脑脊液、颅骨等，得到谱线图、代谢物分布图及相对含量（如Cho/Cr、Cho/NAA等）								

注：①MRS在中枢神经系统炎性疾病的应用主要有两个方面：有助于区分炎性疾病和肿瘤性疾病；有助于评估炎性病变的急慢性期。颅脑炎性疾病可分为自身免疫性疾病（如多发性硬化、自身免疫性脑炎等）及感染性疾病（如病毒性脑炎、脑脓肿、寄生虫感染等）。脑脓肿的脓腔内主要为各种细菌代谢物，缺乏正常脑组织代谢物，MRS表现为Cho、NAA、Cr等均明显减低或缺如，脓腔内的脓液可出现特征性的氨基酸峰，包括亮氨酸峰、乙酸盐峰、丁二酸盐峰；脑炎最常见的有单纯性疱疹病毒感染，多发时病灶容易鉴别，单发、具有占位效应的脑炎病灶通常需要与低级别肿瘤相鉴别。脑炎的MRS表现可有Cho峰增高、NAA峰下降、Lac峰增高等，而肿瘤Cho与NAA的比值常大于2。多发性硬化是一种自身免疫性疾病，部分表现为肿块影病灶，MRS有助于鉴别肿瘤和肿块影脱髓鞘病变及多发性硬化病灶的急慢性期。②短TEMRS（≤75ms）可见短T_2的代谢物，如Lip、mI、Glx，信号强度高，谱线上可显示的代谢产物峰多于长TEMRS；长TEMRS（＞75ms），基线平稳，利于显示长T_2物质，如144ms有利于观察到倒置的乳酸峰。当怀疑颅内化脓性感染、单纯疱疹病毒性脑炎等时，推荐采用2D多体素MRS，TE推荐144ms。③MRS可在增强后扫描更有利于病灶精准定位。④脑脓肿在DWI上表现为明显的高信号，其ADC值降低，可作为颅内感染性囊性病变（如脑脓肿）与坏死囊变肿瘤的鉴别诊断依据。

4. 病例图像展示（图7-7）

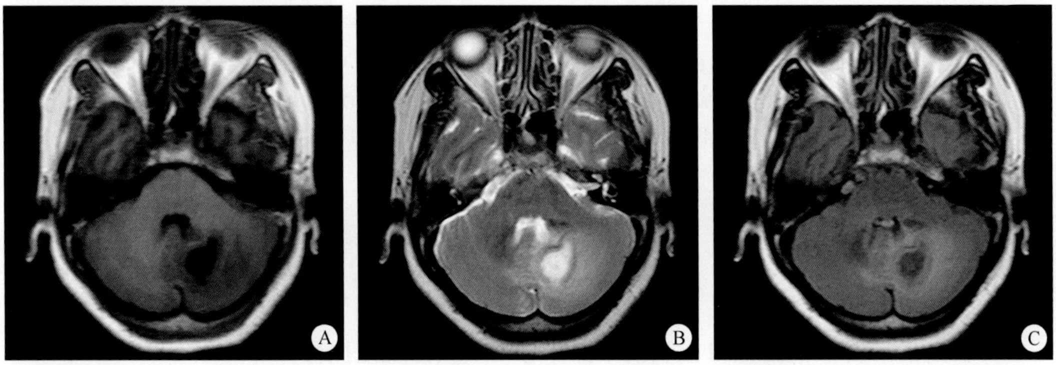

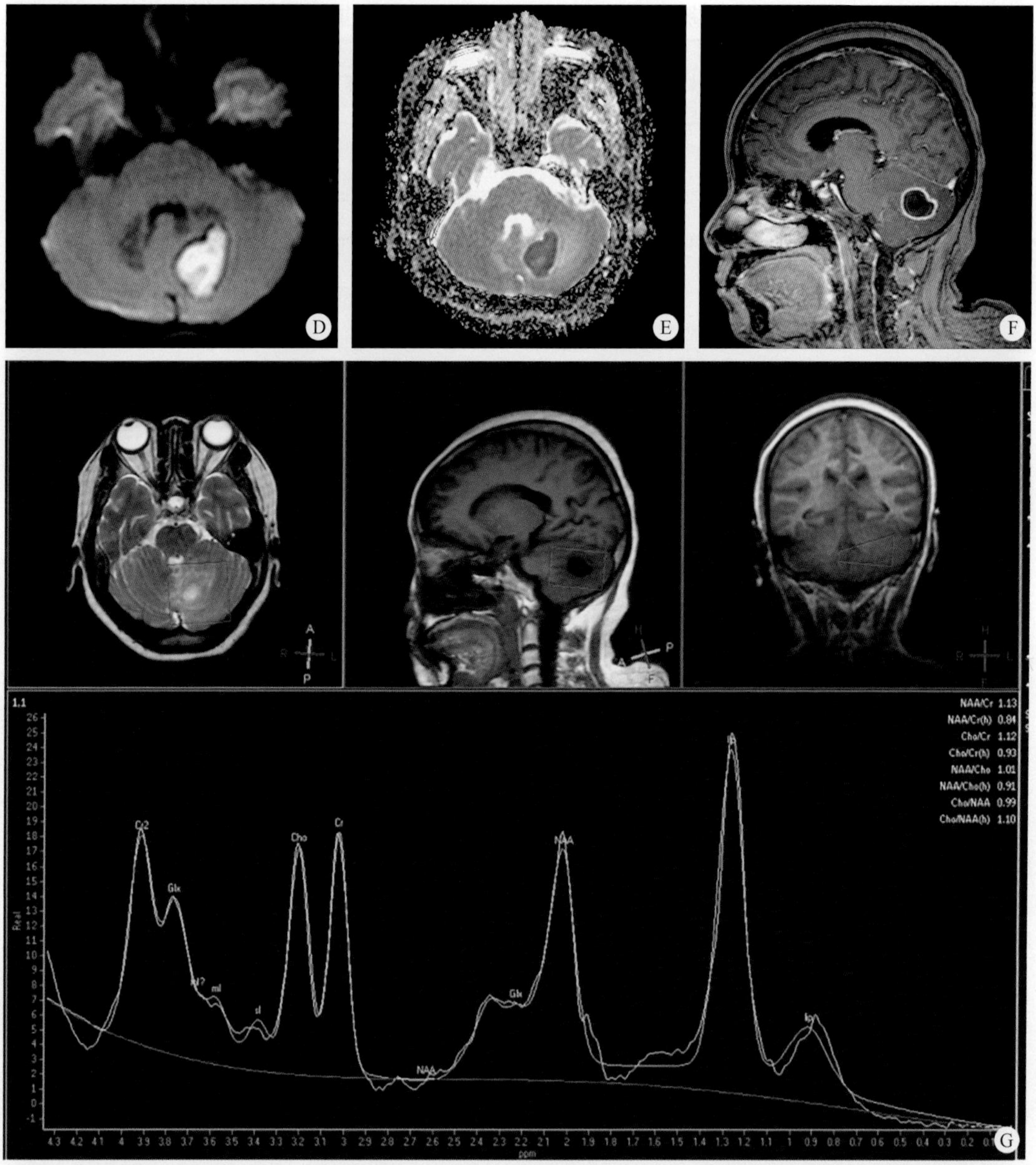

图7-7 脑脓肿

左侧小脑半球见一类圆形混杂信号，病灶中央T_1WI（A）呈低信号，T_2WI（B）呈高信号，T_2WI FLAIR（C）上病变中央低信号，外周环绕水肿带高信号，DWI（D）上中央高信号，外周低信号，ADC（E）上中央低信号，外周稍高信号，矢状位增强扫描T_1WI（F）示病灶呈环状明显强化，病灶中央未强化，MRS（G）示病灶实质成分内Cr峰增高、Lip峰升高

（八）颅脑占位性病变MRI检查

1. 检查设计方案 平扫★、DWI△、MRA△、MRV△、增强★、MRS△。
2. 检查前准备 依据MRI检查技术操作总则及质控规范执行。

3. 推荐参数（表7-15，表7-16）

表7-15 颅脑占位性病变MRI检查推荐参数（1.5T）

编号	序列	方位	TR（ms）	TE（ms）	层厚（mm）	层间隔（mm）	FOV（cm）	矩阵	相位编码
1★	T_1WI FLAIR	矢状位	2000～2500	＜30	5～6	≤层厚20%	20～24	≥256×192	AP
2★	T_2WI	横轴位	＞2000	80～130	5～6	≤层厚20%	20～24	≥256×192	LR
3★	T_2WI FLAIR	横轴位	8000～11000	＞120	5～6	≤层厚20%	20～24	≥256×192	LR
4★	T_1WI FLAIR	横轴位	2000～2500	＜30	5～6	≤层厚20%	20～24	≥256×192	LR
5△	DWI	横轴位	＞2000	Min	5～6	≤层厚20%	20～24	≥160×128	PA
	推荐B值为0和1000s/mm²，获得B值为0和1000s/mm²的DWI图，再利用两个B值图像重建出ADC图								
6△	3D TOF MRA	横轴位	Min	Min_out	0.6～1	0	20～24	≥320×256	LR
	利用3D TOF MRA原始图像进行MIP后处理，清晰显示大脑前、中、后动脉及Willis环血管，提供前后/后前位、仰头/俯头位、头足/足头位、侧位、左右斜位等MIP图像展示血管及病变								
7△	3D PC MRV	矢状位	Min	Min	1～1.5	≤层厚20%	20～24	≥288×256	AP
	利用3D PC MRV原始图像进行MIP后处理，提供后前位、头足位、左右斜位等MIP图像展示横窦、乙状窦、矢状窦等								
8★	3D T_1WI+C	矢状位	Min	Min	≤1	≤层厚20%	20～24	≥256×192	AP
	利用3D T_1WI+C原始薄层图像进行多平面重组，获得横轴位、冠状位的薄层或厚层图像，多方位展示脑组织结构或病变情况								
9△	多/单体素MRS	横轴位	1000～3000	/	/	/	/	/	/
	MRS分析：ROI选择病灶与正常脑组织，避开空气、脑脊液、颅骨等，得到谱线图、代谢物分布图及相对含量（如Cho/Cr、Cho/NAA等）								

表7-16 颅脑占位性病变MRI检查推荐参数（3.0T）

编号	序列	方位	TR（ms）	TE（ms）	层厚（mm）	层间隔（mm）	FOV（cm）	矩阵	相位编码
1★	T_1WI FLAIR	矢状位	2200～2700	＜30	5～6	≤层厚20%	20～24	≥288×224	AP
2★	T_2WI	横轴位	＞2000	80～130	5～6	≤层厚20%	20～24	≥288×224	LR
3★	T_2WI FLAIR	横轴位	8000～11000	＞120	5～6	≤层厚20%	20～24	≥288×224	LR
4★	T_1WI FLAIR	横轴位	2200～2700	＜30	5～6	≤层厚20%	20～24	≥288×224	LR
5★	DWI	横轴位	＞2000	Min	5～6	≤层厚20%	20～24	≥160×160	PA
	推荐B值为0和1000s/mm²，获得B值为0和1000s/mm²的DWI图，再利用两个B值图像重建出ADC图								
6△	3D TOF MRA	横轴位	Min	Min_out	0.5～0.8	0	20～24	≥384×256	LR
	利用3D TOF MRA原始图像进行MIP后处理，清晰显示大脑前、中、后动脉及Willis环血管，提供前后/后前位、仰头/俯头位、头足/足头位、侧位、左右斜位等MIP图像展示血管及病变								
7△	3D PC MRV	矢状位	Min	Min	1～1.5	≤层厚20%	20～24	≥320×256	AP
	利用3D PC MRV原始图像进行MIP后处理，提供后前位、头足位、左右斜位等MIP图像展示横窦、乙状窦、矢状窦等								
8★	3D T_1WI+C	矢状位	Min	Min	≤1	≤层厚20%	20～24	≥256×256	AP

续表

编号	序列	方位	TR(ms)	TE(ms)	层厚(mm)	层间隔(mm)	FOV(cm)	矩阵	相位编码
	利用3D T_1WI+C原始薄层图像进行多平面重组，获得横轴位、冠状位的薄层或厚层图像，多方位展示脑组织结构或病变情况								
9$^{\Delta}$	单/多体素MRS	横轴位	1000～3000	/	/	/	/	/	/
	MRS分析：ROI选择病灶与正常脑组织，避开空气、脑脊液、颅骨等，得到谱线图、代谢物分布图及相对含量（Cho/Cr、Cho/NAA等）								

注：①DWI有助于颅内占位性病变的良、恶性鉴别与定性诊断；②MRA、MRV可用于观察病灶与血管之间的关系；③颅内肿瘤等占位性病变的MRS应用中，应先选择短TE（TE推荐35ms）的单体素采集，体素应尽量设置在实性部分以帮助定性。然后可采用2D多体素采集，以了解病变范围及边缘情况，有助于鉴别转移瘤与原发肿瘤等；④单体素采集体素大小推荐20mm×20mm×20mm，病变太小可适当调整，TE推荐35ms；多体素层厚、矩阵参考“颅脑感染性与炎性病变MRI检查”，TE推荐144ms。

4. 病例图像展示（图7-8）

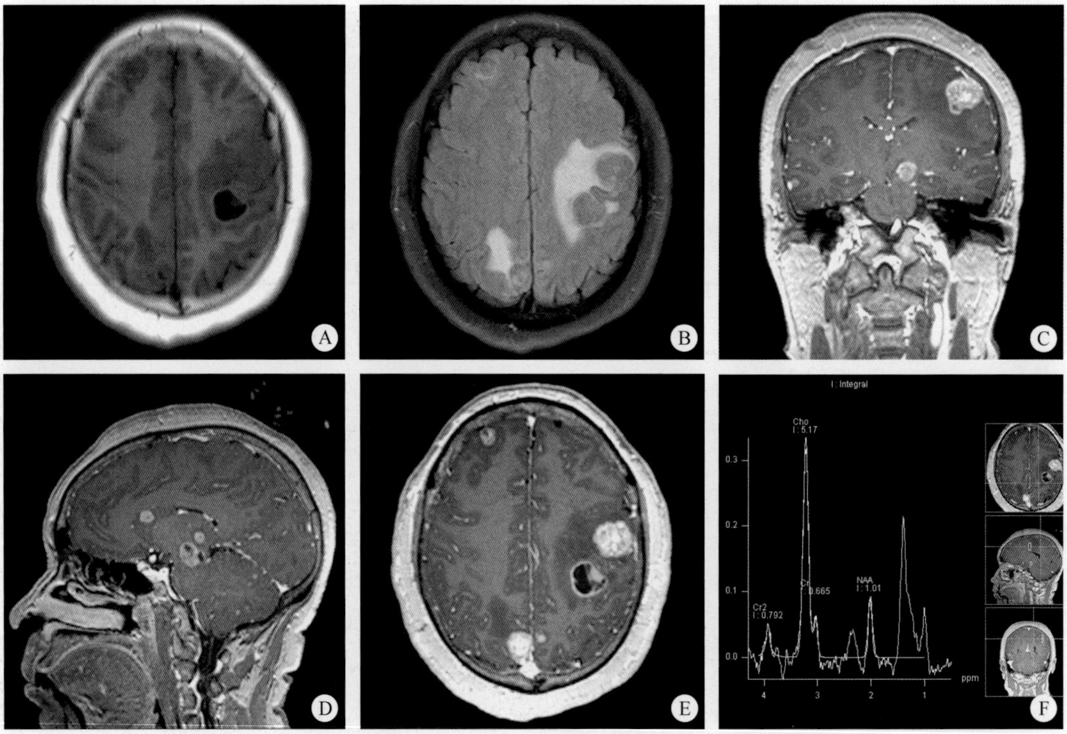

图7-8 脑转移瘤

颅内可见多发结节状T_1WI（A）稍低信号影，T_2WI FLAIR（B）等/稍高信号影，三方位增强扫描T_1WI（C、D、E）示病灶呈不均匀强化，MRS（F）示感兴趣区病灶内Cho峰升高，NAA峰减低，可见Lip或Lac峰

（九）颅脑肿瘤多功能分析MRI检查

1. 检查设计方案　平扫★、DWI★、MRA★、MRV★、DTI★、ASL$^{\Delta}$、PWI（DSC）$^{\Delta}$、增强★、MRS$^{\Delta}$。

2. 检查前准备 依据MRI检查技术操作总则及质控规范执行。

3. 推荐参数（表7-17，表7-18）

表7-17 颅脑肿瘤多功能分析MRI检查参数推荐（1.5T）

编号	序列	方位	TR（ms）	TE（ms）	层厚（mm）	层间隔（mm）	FOV（cm）	矩阵	相位编码
1★	T_1WI FLAIR	矢状位	2000～2500	＜30	5～6	≤层厚20%	20～24	≥256×192	AP
2★	T_2WI	横轴位	＞2000	80～130	5～6	≤层厚20%	20～24	≥256×192	LR
3★	T_2WI FLAIR	横轴位	8000～11000	＞120	5～6	≤层厚20%	20～24	≥256×192	LR
4★	T_1WI FLAIR	横轴位	2000～2500	＜30	5～6	≤层厚20%	20～24	≥256×192	LR
5★	DWI	横轴位	＞2000	Min	5～6	≤层厚20%	20～24	≥160×128	PA
6★	3D TOF MRA	横轴位	Min	Min_out	0.6～1	0	20～24	≥320×256	LR
	利用3D TOF MRA原始图像进行MIP后处理，清晰显示大脑前、中、后动脉及Willis环血管，提供前后/后前位、仰头/俯头位、头足/足头位、侧位、左右斜位等MIP图像展示血管及病变								
7★	3D PC MRV	矢状位	Min	Min	1～1.5	≤层厚20%	20～24	≥288×256	AP
	利用3D PC MRV原始图像进行MIP后处理，提供后前位、头足位、左右斜位等MIP图像展示横窦、乙状窦、矢状窦等								
8★	DTI	横轴位	＞3000	Min	2～4	0	24～26	≥100×100	AP
	多方位展示胼胝体（前后/后前/左侧/右侧/上面观/下面观）、皮质脊髓束（左右旋转）的纤维束走行，针对占位性病变应显示病灶与纤维束的关系（或与其他序列如3D T_1WI融合显示）								
9△	ASL	横轴位	4000～8000	Min	5～6	≤层厚50%	20～24	≥192×192	AP
	获得ASL原始图像，通过后处理软件分析可得到用于测量CBF值的定量图								
10△	PWI（DSC）	横轴位	1500～2000	≥30	5～6	≤层厚20%	20～24	≥128×128	AP
	经过后处理软件分析可得到rCBF、rCBV、rMTT、TTP、T_{max}图像及对应参数结果								
11★	3D T_1WI+C	矢状位	Min	Min	≤1	≤层厚20%	20～24	≥256×192	AP
	利用3D T_1WI+C原始薄层图像进行多平面重组，获得横轴位与冠状位的厚层图像，多方位展示脑组织结构或病变情况								
12△	多/单体素MRS	横轴位	1000～3000	/	/	/	/	/	/
	MRS分析：ROI选择病灶与正常脑组织，避开空气、脑脊液、颅骨等，得到谱线图、代谢物分布图及相对含量（如Cho/Cr、Cho/NAA等）								

表7-18 颅脑肿瘤多功能分析MRI检查参数推荐（3.0T）

编号	序列	方位	TR（ms）	TE（ms）	层厚（mm）	层间隔（mm）	FOV（cm）	矩阵	相位编码
1★	T_1WI FLAIR	矢状位	2200～2700	＜30	5～6	≤层厚20%	20～24	≥288×224	AP
2★	T_2WI	横轴位	＞2000	80～130	5～6	≤层厚20%	20～24	≥288×224	LR
3★	T_2WI FLAIR	横轴位	8000～11000	＞120	5～6	≤层厚20%	20～24	≥288×224	LR
4★	T_1WI FLAIR	横轴位	2200～2700	＜30	5～6	≤层厚20%	20～24	≥288×224	LR
5★	DWI	横轴位	＞2000	Min	5～6	≤层厚20%	20～24	≥160×160	PA
	推荐B值为0和1000s/mm^2，获得B值为0和1000s/mm^2的DWI图，再利用两个B值图像重建出ADC图								

续表

编号	序列	方位	TR（ms）	TE（ms）	层厚（mm）	层间隔（mm）	FOV（cm）	矩阵	相位编码
6★	3D TOF MRA	横轴位	Min	Min_out	0.5～0.8	0	20～24	≥384×256	LR
	利用3D TOF MRA原始图像进行MIP后处理，清晰显示大脑前、中、后动脉及Willis环血管，提供前后/后前位、仰头/俯头位、头足/足头位、侧位、左右斜位等MIP图像展示血管及病变								
7★	3D PC MRV	矢状位	Min	Min	1～1.5	≤层厚20%	20～24	≥320×256	AP
	利用3D PC MRV原始图像进行MIP后处理，提供后前位、头足位、左右斜位等MIP图像展示横窦、乙状窦、矢状窦等								
8★	DTI	横轴位	＞3000	Min	2～4	0	24～26	≥128×128	AP
	多方位展示胼胝体（前后/后前/左侧/右侧/上面观/下面观）、皮质脊髓束（前后位/左右斜位）的纤维束走行，针对占位性病变应显示病灶与纤维束的关系（或与其他序列如3D T_1WI 融合显示）								
9△	ASL	横轴位	4000～8000	Min	5～6	≤层厚50%	20～24	≥256×192	AP
	获得ASL原始图像，通过后处理软件分析可得到用于测量CBF值的定量图								
10△	PWI（DSC）	横轴位	1500～2000	≥30	5～6	≤层厚20%	20～24	≥192×128	AP
	经过后处理软件分析可得到rCBF、rCBV、rMTT、TTP、T_{max}图像及对应参数结果								
11★	3D T_1WI+C	矢状位	Min	Min	≤1	≤层厚20%	20～24	≥256×256	AP
	利用3D T_1WI+C原始薄层图像进行多平面重组，获得横轴位与冠状位的厚层图像，多方位展示脑组织结构或病变情况								
12△	多/单体素MRS	横轴位	1000～3000	/	/	/	/	/	/
	MRS分析：ROI选择病灶与正常脑组织，避开空气、脑脊液、颅骨等，得到谱线图、代谢物分布图及相对含量（如Cho/Cr、Cho/NAA等）								

注：①DWI有助于颅内占位性病变的良、恶性鉴别，DWI可根据不同囊变成分的性质鉴别不同的囊变肿瘤，鉴别良性、非典型恶性脑膜瘤等。②MRA、MRV可用于判断病灶与血管之间的关系。③DTI可呈现肿瘤与毗邻的重要神经纤维束的关系，与结构像融合可在手术导航过程中调整手术切除范围，降低术后生活能力大幅下降的风险。DTI序列一般采用单次激发SE-EPI序列，TR大于3000ms，TE采用系统默认最短（通常为40～110ms），非零B值选择1000～1500s/mm^2，（成年人颅脑检查多采用1000s/mm^2）；扩散敏感梯度磁场方向数设置大于6个，临床应用推荐设置为16，具体可根据MRI设备硬件条件而定。④颅内肿瘤等占位性病变的MRS应用中，应先选择短TE（TE推荐35ms）的单体素采集，体素应尽量设置在实性部分以帮助定性。然后可采用2D多体素采集，以了解病变范围及边缘情况，有助于鉴别转移瘤与原发肿瘤。单体素的采集体素大小推荐20mm×20mm×20mm，病变太小可适当调整，TE推荐35ms；多体素层厚、矩阵参考"颅脑感染性与炎性病变MRI检查"，TE推荐144ms。⑤ASL与DSC能够显示占位区域灌注情况，提供定量灌注信息，进行胶质瘤分级等。

4. 病例图像展示（图7-9）

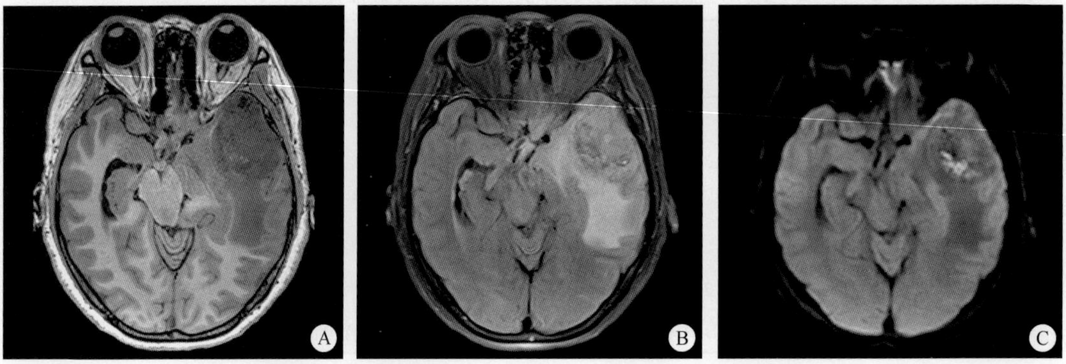

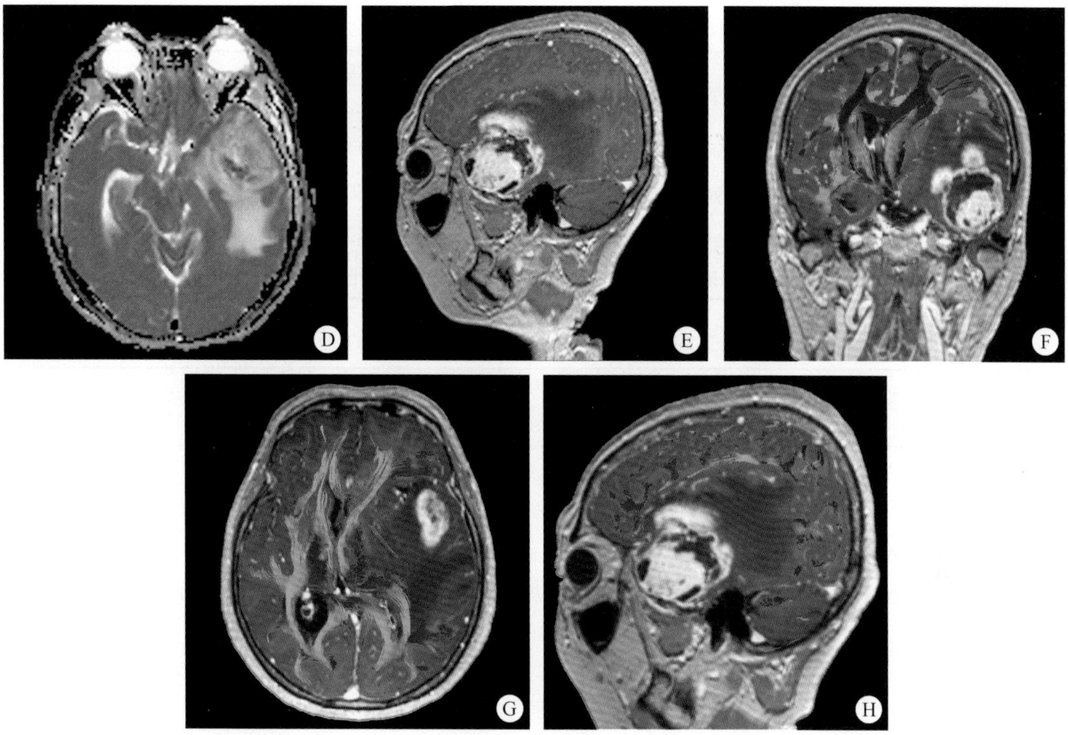

图7-9　脑胶质瘤

左侧颞叶见团块状T_1WI（A）低信号影、T_2WI FLAIR（B）呈高信号影，周围可见大片状高信号影，DWI（C）可见结节状高信号，对应区域ADC（D）低信号，增强扫描T_1WI（E）病灶明显强化，其内斑片状无强化区，DTI纤维束融合图像（F～H）示左侧皮质脊髓束受压移位，局部白质纤维束减少并部分中断

（十）癫痫高分辨MRI检查

1. 检查设计方案　平扫（2D、3D）★、SWI△、增强△。
2. 检查前准备　依据MRI检查技术操作总则及质控规范执行。
3. 推荐参数（表7-19，表7-20）

表7-19　癫痫MRI检查参数推荐（1.5T）

编号	序列	方位	TR（ms）	TE（ms）	层厚（mm）	层间隔（mm）	FOV（cm）	矩阵	相位编码
1★	T_1WI FLAIR	斜冠状位	2000～2500	＜30	2～3	≤层厚10%	20～24	≥288×224	LR
2★	T_2WI FLAIR	斜冠状位	8000～11000	＞120	2～3	≤层厚10%	20～24	≥288×224	LR
3★	T_2WI FLAIR	横轴位	8000～11000	＞120	5～6	≤层厚20%	20～24	≥256×192	LR
4△	SWI	横轴位	50～60	30～50	1～1.5	≤层厚20%	20～24	≥288×256	LR
	获得幅度图、相位图、SWI图以及利用SWI图进行最小密度投影的mIP图，mIP图选择较厚层厚对低信号进行投影能更好显示颅脑整体的小静脉情况，有助于判断出血、钙化、铁沉积等								
5★	3D T_2WI	矢状位	＞2000	＞200	≤1	≤层厚10%	20～24	≥256×256	AP
	利于3D T_2WI进行颅脑冠状位与横轴位及海马斜冠状位多平面重组，多方位观察颅脑及海马有无异常								

续表

编号	序列	方位	TR(ms)	TE(ms)	层厚(mm)	层间隔(mm)	FOV(cm)	矩阵	相位编码
6★	3D T_1WI	矢状位	Min	Min	≤1	≤层厚10%	20～24	≥256×256	AP
	利于3D T_1WI进行颅脑冠状位与横轴位以及海马斜冠状位多平面重组，多方位观察颅脑及海马有无异常								
7△	3D T_1WI+C	矢状位	Min	Min	≤1	≤层厚20%	20～24	≥256×192	AP
	利于3D T_1WI+C进行颅脑冠状位与横轴位多平面重组，观察颅脑有无异常病灶								

表7-20 癫痫MRI检查参数推荐（3.0T）

编号	显示属性	序列	方位	TR(ms)	TE(ms)	层厚(mm)	层间隔(mm)	FOV(cm)	矩阵	相位编码
1★	采集	3D T_1WI	矢状位	Min	Min	≤1	≤层厚10%	20～24	≥320×320	AP
		利于3D T_1WI进行颅脑冠状位与横轴位以及海马斜冠状位多平面重组，多方位观察颅脑及海马有无异常								
2★	采集	3D T_2WI FLAIR	矢状位	＞3000	＞200	≤1	≤层厚10%	20～24	≥320×320	AP
		利于3D T_2WI FLAIR进行颅脑冠状位/横轴位以及海马斜冠状位多平面重组，多方位观察颅脑及海马有无异常								
3★	采集	T_2WI	横轴位	＞2000	80～130	2～3	≤层厚10%	20～24	≥320×256	LR
4★	采集	T_2WI	冠状位	＞2000	80～130	2～3	≤层厚10%	20～24	≥320×256	LR
5△	采集	SWI	横轴位	25～35	10～20	1～1.5	≤层厚20%	20～24	≥384×256	LR
		获得幅度图、相位图、SWI图及利用SWI图进行最小密度投影的MIP图，MIP图选择较厚层厚对低信号进行投影能更好地显示颅脑整体的小静脉情况，有助于判断出血、钙化、铁沉积等								
6△	采集	3D T_1WI+C	矢状位	Min	Min	≤1	≤层厚20%	20～24	≥256×256	AP
		利于3D T_1WI+C进行颅脑冠状位与横轴位多平面重组，观察颅脑有无异常病灶								

注：①癫痫按其致病灶所在的部位分为颞叶癫痫、额叶癫痫和枕叶癫痫，其中颞叶癫痫占据症状性癫痫的2/3。颞叶癫痫主要关注海马情况，1.5T采用2D序列可满足诊断需求。②颞叶以外的症状性癫痫主要病因为大脑灰质发育异常，较大畸形时，常规2D序列能发现病灶；但对于一些较细微的皮质畸形或病因不清的难治性癫痫，临床上尽量选择3T的MRI设备进行3D扫描，采用1mm等体素成像。③其他一些包括含有神经元起源的肿瘤或靠近皮质生长的脑胶质瘤，采用常规头部平扫加增强就能较好地显示病灶。④如果出现出血样改变，需要增加SWI序列。⑤3D T_2WI、3D T_2WI FLAIR序列采用可变聚焦角三维FSE（3D VFA～FSE）T_2WI序列，有效TE值＞120，3D T_2WI FLAIR序列TI推荐2100～2500ms。

4. 病例图像展示（图7-10）

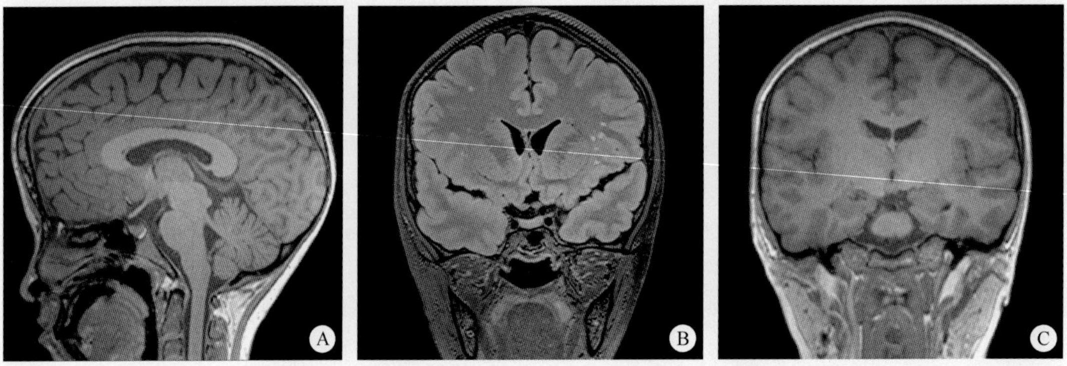

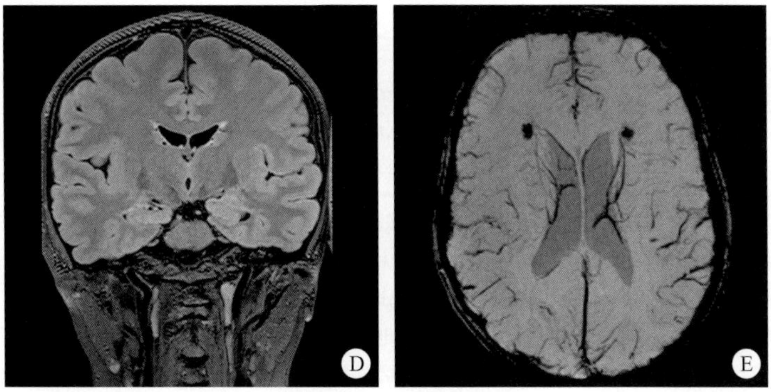

图7-10 癫痫

矢状位T_1WI（A）示头颅前后径较长，颌面骨相对较小，提示颅面骨发育异常；重组冠状位T_2WI FLAIR（B）示双侧大脑半球皮层下多发散在斑点状高信号灶；重组冠状位T_1WI和T_2WI FLAIR（C、D）示双侧岛叶局部皮层较对侧稍增厚且黑白质分界模糊，提示局灶性脑皮质发育不良；SWI（E）示双侧侧脑室前角旁对称性低信号结节影，提示钙化灶

（十一）脑脊液循环障碍疾病MRI检查

1. 检查设计方案　平扫（2D、3D）*、DTI$^{\Delta}$、CSF$^{\Delta}$。
2. 检查前准备　根据MRI检查技术操作总则及质控规范执行。
3. 推荐参数（表7-21，表7-22）

表7-21　脑脊液循环障碍疾病MRI检查参数推荐（1.5T）

编号	序列	方位	TR（ms）	TE（ms）	层厚（mm）	层间隔（mm）	FOV（cm）	矩阵	相位编码
1*	T_1WI FLAIR	矢状位	2000～2500	＜30	5～6	≤层厚20%	20～24	≥256×192	AP
2*	3D T_2WI	矢状位/冠状位	＞2000	＞200	≤1	≤层厚10%	20～24	≥256×256	AP/LR
3*	T_2WI FLAIR	横轴位	8000～11000	＞120	5～6	≤层厚20%	20～24	≥256×192	LR
4*	T_1WI FLAIR	横轴位	2000～2500	＜30	5～6	≤层厚20%	20～24	≥256×192	LR
5$^{\Delta}$	CSF in-plane	矢状位	＞3000	＜800	1～3	/	20～24	≥100×100	AP
6$^{\Delta}$	CSF through-plane	横轴位	＞3000	＜800	1～3	/	18～22	≥100×100	AP
	采用流速分析软件进行后处理，得到流速、流量、平均流速、峰值流速、面积等								
7$^{\Delta}$	DTI	横轴位	＞3000	Min	2～4	0	24～26	≥100×100	AP
	多方位展示各脑室周围神经纤维束毗邻结构（或与其他序列如3D T_1WI融合显示），评估神经压迫、受损情况								

表7-22　脑脊液循环障碍疾病MRI检查参数推荐（3.0T）

编号	序列	方位	TR（ms）	TE（ms）	层厚（mm）	层间隔（mm）	FOV（cm）	矩阵	相位编码
1*	T_1WI FLAIR	矢状位	2200～2700	＜30	5～6	≤层厚20%	20～24	≥288×224	AP
2*	3D T_2WI	矢状位/冠状位	＞3000	＞200	≤1	≤层厚10%	20～24	≥256×256	AP/LR
3*	T_2WI FLAIR	横轴位	8000～11000	＞120	5～6	≤层厚20%	20～24	≥288×224	LR
4*	T_1WI FLAIR	横轴位	2200～2700	＜30	5～6	≤层厚20%	20～24	≥288×224	LR
5$^{\Delta}$	CSF in-plane	矢状位	＞3000	＜800	1～3	/	20～24	≥100×100	AP
6$^{\Delta}$	CSF through-plane	斜轴位	＞3000	＜800	1～3	/	20～24	≥100×100	AP
	采用流速分析软件进行后处理，得到流速、流量、平均流速、峰值流速、面积等								

续表

编号	序列	方位	TR(ms)	TE(ms)	层厚(mm)	层间隔(mm)	FOV(cm)	矩阵	相位编码
7$^{\Delta}$	DTI	横轴位	＞3000	Min	2～4	0	24～26	≥128×128	AP
多方位展示各脑室周围神经纤维束毗邻结构（或与其他序列如3D T_1WI融合显示），评估神经压迫、受损情况									

注：①T_2WI序列推荐采用三维薄层扫描，可进行多方位重组。观察脑脊液鼻漏采用冠状位有助于疾病的诊断及显示漏口，观察中脑导水管采用矢状位有助于观察其结构，从而作为中脑导水管脑脊液电影成像或流速测定的定位像。②CSF一般要求流速编码设置为目标结构最大流速的120%，CSF流速编码通常设置在10～15cm/s，儿童流速设置为8cm/s，若图像发生相位卷褶，可调整加大流速编码。③CSF in-plane序列采用2D电影（Cine）PC法，针对大脑正中矢状裂中脑导水管层面进行连续扫描，可评价脑脊液流动状态；CSF through-plane序列扫描层面垂直中脑导水管走行，可进行该层面脑脊液流速定量分析。④脑室增大或脑积水严重时需评估脑室周围神经纤维束的走行改变，可选择DTI序列。

4. 病例图像展示（图7-11）

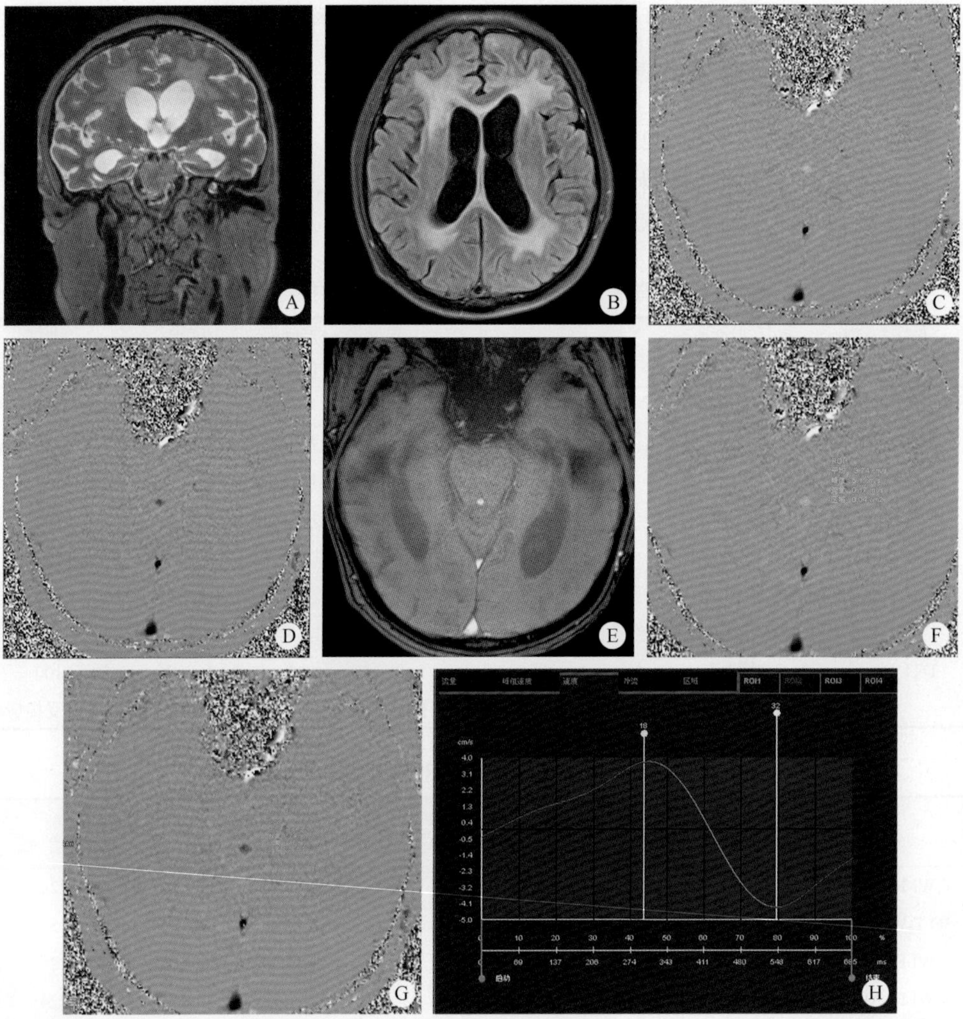

图7-11 交通性脑积水

重组冠状位T_2WI（A）示脑室系统均扩张，以幕上脑室明显；T_2WI FLAIR（B）可见双侧大脑深部白质片状高信号影，提示间质性脑积水；相位图（C、D）及幅度图（E）显示心动周期内足向及头向脑脊液流动尚可；定量分析（F～H）：收缩期峰值速度5.10cm/s（足向），舒张期峰值速度–5.14cm/s（头向）

（十二）垂体及鞍区疾病筛查MRI检查

1. 检查设计方案　平扫（2D★、3D△）。

2. 检查前准备　依据MRI检查技术操作总则及质控规范执行。

3. 推荐参数（表7-23，表7-24）

表7-23　垂体及鞍区疾病筛查MRI检查参数推荐（1.5T）

编号	序列	方位	TR（ms）	TE（ms）	层厚（mm）	层间隔（mm）	FOV（cm）	矩阵	相位编码
1★	T_1WI	矢状位	300～700	＜20	2～3	≤层厚10%	15～18	≥256×192	AP
2★	T_1WI	冠状位	300～700	＜20	2～3	≤层厚10%	15～18	≥256×192	LR
3★	T_2WI	冠状位	＞2000	80～110	2～3	≤层厚10%	15～18	≥256×192	LR

表7-24　垂体及鞍区疾病筛查MRI检查参数推荐（3.0T）

编号	序列	方位	TR（ms）	TE（ms）	层厚（mm）	层间隔（mm）	FOV（cm）	矩阵	相位编码
1★	T_1WI	矢状位	500～800	＜30	2～3	≤层厚10%	15～18	≥256×224	AP
2★	T_1WI	冠状位	500～800	＜30	2～3	≤层厚10%	15～18	≥256×224	LR
3★	T_2WI	冠状位	＞3000	100～130	2～3	≤层厚10%	15～18	≥256×224	LR
4△	3D T_2WI	冠状位	＞3000	＞200	≤1	≤层厚10%	15～18	≥320×256	LR

注：①垂体扫描一般无须脂肪抑制，当目标观察区域可见异常高信号时，则须加扫脂肪抑制T_1WI；②垂体及鞍区的解剖结构复杂且相对较小，提高空间分辨率能更好地显示小病灶及微小解剖结构，3D T_2WI（VFA-FSE T_2WI）序列能进行薄层无间隔高分辨扫描，推荐选择3.0T，可根据需求用3D T_2WI取代冠状位常规2D T_2WI序列。

4. 病例图像展示（图7-12）

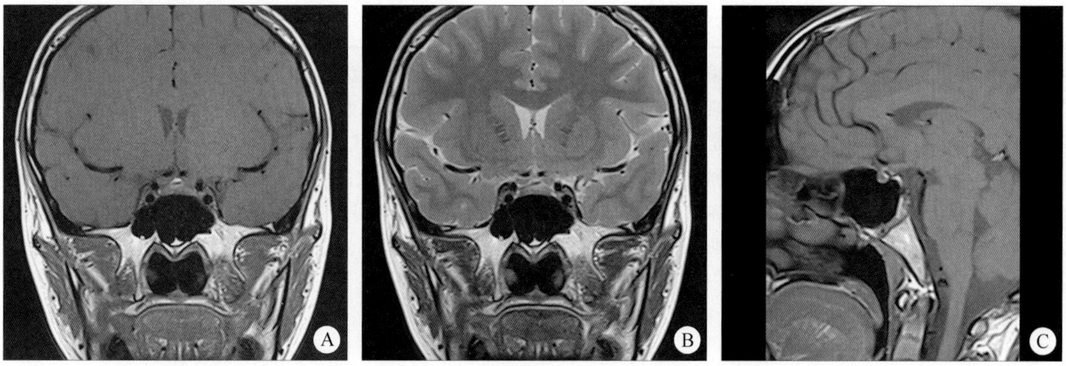

图7-12　垂体及鞍区疾病筛查MRI检查

A～C. 分别为冠状位T_1WI、T_2WI及矢状位T_1WI，可见蝶鞍发育较小，垂体及垂体柄显示欠清且信号不均，提示垂体发育不良

（十三）垂体及鞍区占位性病变MRI检查

1. 检查设计方案　平扫（2D★、3D△）、增强★。

2. 检查前准备　依据MRI检查技术操作总则及质控规范执行。

3. 推荐参数（表7-25，表7-26）

表7-25　垂体及鞍区占位性病变MRI检查参数推荐（1.5T）

编号	序列	方位	TR（ms）	TE（ms）	层厚（mm）	层间隔（mm）	FOV（cm）	矩阵	相位编码
1★	T_1WI	矢状位	300～700	<20	2～3	≤层厚10%	15～18	≥256×192	AP
2★	T_1WI	冠状位	300～700	<20	2～3	≤层厚10%	15～18	≥256×192	LR
3★	T_2WI	冠状位	>2000	80～110	2～3	≤层厚10%	15～18	≥256×192	LR
4★	DCE T_1WI+C	冠状位	300～800	<20	2～3	≤层厚10%	15～18	≥224×160	LR
	采用动态分析软件进行后处理，针对病灶或正常垂体绘制感兴趣区，得到时间信号强度曲线，评估病灶的强化特征								
5★	T_1WI+C	矢状位	300～700	<20	2～3	≤层厚10%	15～18	≥256×192	AP
6★	T_1WI+C	横轴位	300～700	<20	2～3	≤层厚10%	15～18	≥256×192	LR

表7-26　垂体及鞍区占位性病变MRI检查参数推荐（3.0T）

编号	序列	方位	TR（ms）	TE（ms）	层厚（mm）	层间隔（mm）	FOV（cm）	矩阵	相位编码
1★	T_1WI	矢状位	300～800	<20	2～3	≤层厚10%	15～18	≥256×224	AP
2★	T_1WI	冠状位	300～800	<20	2～3	≤层厚10%	15～18	≥256×224	LR
3★	T_2WI	冠状位	>3000	100～130	2～3	≤层厚10%	15～18	≥256×224	LR
4△	3D T_2WI	冠状位	>3000	100～130	≤1	≤层厚10%	15～18	≥320×256	LR
5★	DCE T_1WI+C	冠状位	300～800	<20	2～3	≤层厚10%	15～18	≥224×192	LR
	采用动态分析软件进行后处理，针对病灶或正常垂体绘制感兴趣区，得到时间信号强度曲线，评估病灶的强化特征								
6★	T_1WI+C	矢状位	500～800	<30	2～3	≤层厚10%	15～18	≥256×192	AP
7★	T_1WI+C	横轴位	500～800	<30	2～3	≤层厚10%	15～18	≥256×192	LR
8△	3D T_1WI+C	冠状位	Min	Min	≤1	≤层厚10%	15～18	≥320×256	LR

注：①垂体增强推荐动态增强扫描，采用2D FSE T_1WI序列（DCE T_1WI+C）行冠状位扫描，然后进行单期矢状位和横轴位T_1WI；②一些病变可能会有延迟强化的表现，动态增强后可加扫空间分辨率及信噪比更高的矢状/横轴位扫描，而对于病变较大者（如大腺瘤等）三方位更有利于观察和定位。也可采用增强VFA-FSE T_1WI序列取代常规2D T_1WI增强序列进行扫描，可更好地显示垂体内小病灶及海绵窦内部的微小解剖结构，并进行多方位重组，有助于病变的精准评估；③为了防止明显强化的垂体组织掩盖较小的垂体瘤，钆对比剂推荐半剂量，即0.05mmol/kg。动态增强序列时间分辨率10～20秒/期，注射对比剂前先扫蒙片，团注对比剂后连续扫描不少于2min，期相一般设置为6～8期。为保证时间分辨率，层面内的空间分辨率可适当降低。

4. 病例图像展示（图7-13）

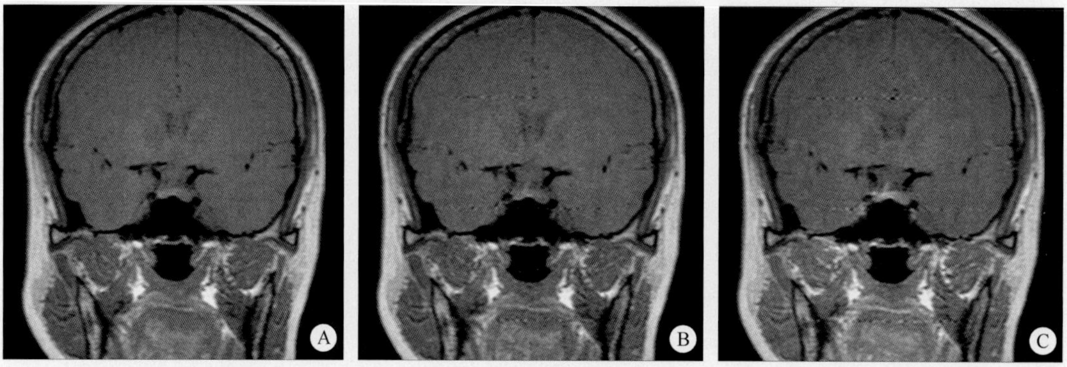

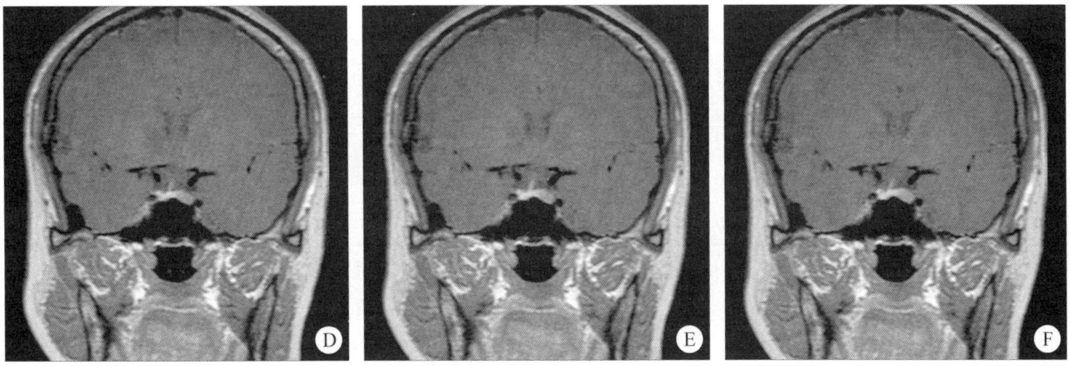

图 7-13　垂体微腺瘤的动态增强检查

A～F. 为增强前蒙片及动态增强5期图像，可见垂体呈早期快速强化，左侧缘一结节呈相对低强化，提示微腺瘤

（十四）脑神经疾病 MRI 检查

1. 检查设计方案　平扫★、MRA★、MRH★、增强△。
2. 检查前准备　依据MRI检查技术操作总则及质控规范执行。
3. 推荐参数（表7-27，表7-28）

表 7-27　脑神经疾病筛查 MRI 检查参数推荐（1.5T）

编号	序列	方位	TR（ms）	TE（ms）	层厚（mm）	层间隔（mm）	FOV（cm）	矩阵	相位编码
1★	3D T_2WI FS	横轴位	＞1000	120～200	＜1	0	16～22	≥320×320	LR
	利用3D T_2WI FS，沿神经走行方向平行和垂直进行多平面重组，多角度展示神经情况，以及与周围血管的关系								
2★	3D TOF MRA	横轴位	Min	Min_out	＜1	0	16～22	≥256×256	LR
	利用3D TOF MRA，沿神经走行方向平行和垂直进行多平面重组，多角度展示血管情况，以及与周围神经的关系								
3★	T_1WI	横轴位	300～700	＜20	2～3	≤层厚10%	16～22	≥256×256	LR
4★	T_2WI	横轴位	＞2000	80～110	2～3	≤层厚10%	16～22	≥256×256	LR
5△	T_1WI+C	横轴位	300～700	＜20	2～3	≤层厚10%	16～22	≥256×256	LR
6△	T_1WI+C	矢状位	300～700	＜20	2～3	≤层厚10%	16～22	≥256×256	AP
7△	T_1WI+C	冠状位	300～700	＜20	2～3	≤层厚10%	16～22	≥256×256	LR

表 7-28　脑神经疾病筛查 MRI 检查参数推荐（3.0T）

编号	序列	方位	TR（ms）	TE（ms）	层厚（mm）	层间隔（mm）	FOV（cm）	矩阵	相位编码
1★	3D T_2WI FS	横轴位	＞1000	120～200	＜0.8	0	16～22	≥384×384	LR
	利用3D T_2WI FS，沿神经走行方向平行和垂直进行多平面重组，多角度展示神经情况，以及与周围血管的关系								
2★	3D TOF MRA	横轴位	Min	Min_out	＜0.8	0	16～22	≥320×320	LR
	利用3D TOF MRA，沿神经走行方向平行和垂直进行多平面重组，多角度展示血管情况，以及与周围神经的关系								
3★	T_1WI	横轴位	500～800	＜30	2～3	≤层厚10%	16～22	≥288×256	LR
4★	T_2WI	横轴位	＞3000	100～130	2～3	≤层厚10%	16～22	≥288×256	LR

续表

编号	序列	方位	TR（ms）	TE（ms）	层厚（mm）	层间隔（mm）	FOV（cm）	矩阵	相位编码
5^{Δ}	T_1WI+C	横轴位	500～800	＜30	2～3	≤层厚10%	16～22	≥288×256	LR
6^{Δ}	T_1WI+C	矢状位	500～800	＜30	2～3	≤层厚10%	16～22	≥288×256	AP
7^{Δ}	T_1WI+C	冠状位	500～800	＜30	2～3	≤层厚10%	16～22	≥288×256	LR

①3D T_2WI FS采用可变聚焦角三维FSE（3D VFA-FSE）进行神经水成像（MRH），提供高分辨的神经成像，图像上神经、血管均为低信号。对于血管的显示通常采用3D TOF MRA，调整参数（减小翻转角）以提高背景组织信号及细小血管显示，让血管、神经、脑脊液三者对比度显示达到不同。两者相结合观察各自走行及关系，两者可进行图像融合后处理，更好地观察血管与神经走行关系。②若未出现神经炎、占位或肿瘤性病变，平扫检查（编号1～4）即可满足诊断需求，否则需加做增强检查（编号1～7）。

4. 病例图像展示（图7-14）

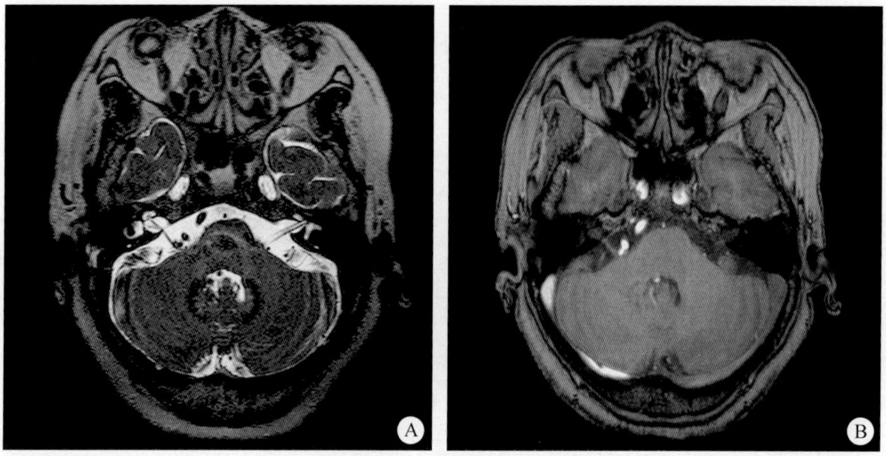

图7-14 面听神经压迫

A、B. 分别为面听神经3D T_2WI FS和3D TOF MRA图像，可见右侧神经走行区与邻近小血管（小脑前下动脉）关系密切，局部可见压迫移位

二、影像质控

（一）颅脑常用技术及方法

1. 平扫

（1）显示范围：覆盖枕骨大孔至颅顶，包含全脑组织结构或病变范围。横轴位扫描基线平行于AC-PC连线，冠状位垂直于大脑矢状裂并平行于脑干，全脑两侧结构基本对称显示；矢状位平行于大脑矢状裂，可在一个层面全程显示脑干结构。

（2）图像要求：T_2WI FLAIR图像脑脊液信号充分抑制。大脑灰白质对比在不同权重图像均显示清晰，不同组织结构的信号强度对比可反映各自的权重特征，病变与正常组织对比清晰；同一扫描方位的各序列层面位置、层厚及层间距尽量保持一致；无明显伪影，满足诊断需求。

2. 3D TOF MRA

（1）显示范围：以Willis环为中心，上至胼胝体顶部，下至岩枕大孔，通常包含C_1段和胼周动脉，或根据目标血管调整。扫描基线与侧脑室后角连线成15°左右的夹角（适当倾斜让更多血管走行垂直于扫描层块，有利于远端及小血管的显示）。

（2）图像要求：动脉显示以Willis环为主，大脑前、中、后动脉等显示清晰、连续，背景抑制佳，血流对比好，信号均匀，无明显百叶窗伪影和假阳性狭窄等，满足诊断需求。

3. CE-MRA

（1）显示范围：推荐冠状位扫描，以Willis环为中心，包括大脑前、中、后动脉等。

（2）图像要求：清晰显示Willis环，大脑前、中、后动脉等主干及分支，对比度、信噪比及空间分辨率佳，时相准确，较少静脉污染。蒙片与血管像参数一致，能进行图像剪影。

4. 3D PC MRV

（1）显示范围：矢状位扫描平行于大脑镰，上下覆盖上矢状窦至乙状窦，左右覆盖乙状窦。

（2）图像要求：上矢状窦、下矢状窦、直窦、乙状窦、横窦、窦汇等显示清晰、连续，信号均匀，较少动脉干扰，能清晰显示管腔及腔内充盈缺损等病变，无明显伪影，满足诊断需求。

5. SWI

（1）显示范围：覆盖枕骨大孔至颅顶，包含全脑组织结构或病变范围。扫描基线平行于AC-PC连线，全脑两侧结构基本对称显示。

（2）图像要求：信噪比与空间分辨率较高，小静脉、钙化、出血等与周围组织结构对比信号差异较大，提供幅度图、相位图、SWI图及mIP图，mIP图像颅内静脉显示连续、清晰。无明显的磁敏感伪影、相位卷褶伪影、动脉流入增强伪影等，满足诊断需求。

6. ASL

（1）显示范围：覆盖枕骨大孔至颅顶，包含全脑组织结构或病变范围。扫描基线平行于AC-PC连线，全脑两侧结构基本对称显示。

（2）图像要求：PLD选择合适，无明显动脉血无效标记、动脉通过伪影、分水岭伪影及存留的ASL信号等，提供CBF图，信噪比与空间分辨率较高，能清晰显示各脑组织区域，或病变区域灌注对比清晰。

7. PWI

（1）显示范围：覆盖枕骨大孔至颅顶，包含全脑组织结构或病变范围。扫描基线平行于AC-PC连线，全脑两侧结构基本对称显示。

（2）图像要求：时间分辨率高，首过灌注效果好（曲线下降幅度＞30%），流入、流出效应明显，动脉输入函数曲线基线平稳，波峰窄，提供CBF、CBV、MTT、TTP、T_{max}等参数图或测量结果。无明显运动伪影，满足诊断需求。

8. MRS

（1）显示范围：单体素定位感兴趣区置于病变范围内，体素大小根据病变大小决定，一般不小于10 mm×10 mm×10mm；多体素定位应该包含病灶及周围正常脑组织，ROI选择应避开空气、脑脊液、颅骨、脂肪等，置于病灶及周围正常脑组织。

（2）图像要求：MRS谱线基线平稳，常见化合物尖峰明显，谱线拟合准确，分辨率佳（理想状态单体素半高宽＜15，多体素半高宽＜25，半高宽越小，分辨率越高）；感兴趣区定位准确，置于正常脑组织时谱线（Hunter角）呈上升方向；定量分析采用相对定量，在中枢神经系统应用中，若以肌酸（Cr）为参照物，其他代谢物峰的高度或峰下面积与之比较（如NAA/Cr），所示结果是两种代谢物的信号强度比值，而非绝对定量。

9. DTI

（1）显示范围：覆盖枕骨大孔至颅顶，包含全脑组织结构或病变范围。扫描基线平行于AC-PC连线，全脑两侧结构基本对称显示。

（2）图像要求：DTI原始图像无明显运动伪影、磁敏感伪影等。后处理图像准确追踪胼胝体、皮质脊髓束，占位性病变应显示病灶与纤维束的关系（或与其他序列如3D T_1WI融合显示）。

10. CSF

（1）显示范围：CSF in-plane序列扫描层面为大脑正中矢状裂中脑导水管层面，在正中矢状面显示脑脊液循环区域，如第三脑室、中脑导水管、第四脑室等；CSF through-plane序列扫描层面应在正中矢状面定位，层面选择上下丘之间水平，与中脑导水管长轴垂直。

（2）图像要求：CSF流速编码设置合理，CSF through-plane原始图像（幅度图、相位图）上清晰可见导水管解剖结构，无明显"相位混淆"伪影等，流速分析所得速度-时间分布曲线能够反映ROI脑脊液流速随心动周期变化特点，提供峰值流速、平均流速等测量结果。

（二）癫痫MRI检查

1. 显示范围　推荐序列中斜冠状位为沿垂直于海马长轴方向的斜冠状位，包含全海马，其余序列均为全脑覆盖扫描。

2. 图像要求　大脑及海马解剖结构显示对称，图像的灰质、白质、脑脊液之间有足够对比，图像的空间分辨力和成像平面适合观察微小致痫灶（三维图像分辨率满足无层间距的1mm或更小的各向同性体素）。无明显伪影，满足诊断需求。

（三）垂体及鞍区疾病/占位性病变MRI检查

1. 显示范围　垂体位于图像中心，矢状位正中层面通过大脑及脑干中线，包含双侧海绵窦；冠状位根据垂体柄倾斜角度而定，在正中矢状面图像上平行于垂体柄或垂直于鞍底，包含蝶鞍前缘到蝶鞍后缘（病变较大应增加范围包含全部病变）。

2. 图像要求　矢状位推荐扫描层数为奇数层，正中层面通过大脑及脑干中线，冠状位左右基本对称，能清晰显示垂体、垂体柄、视交叉及周围组织结构空间关系及异常改变，无明显伪影，满足诊断需求。增强强化对比合适，病灶与正常垂体组织对比清晰。

（四）脑神经疾病MRI检查

1. 显示范围　包括需显示的脑神经结构及整个病变范围。

2. 图像要求　神经走行区域或病变位于图像中心，两侧基本对称；MRH序列空间分辨率高、信噪比佳，神经、血管与脑脊液对比突出；MRA与MRH序列保持一致的FOV、层厚及层间距。

第二节　颌面部、颈部

检查操作方案名称及检查适应证	采用技术及方法				
	平扫	DWI	MRA	MRH	增强
眼眶疾病筛查MRI检查					
视物模糊、神经萎缩、青光眼、眼眶外伤等	★				
眼眶炎性/占位性病变MRI检查					
眼眶炎症（如炎性假瘤）、视神经炎、眼眶肿瘤及肿瘤样病变、转移瘤、血管瘤、淋巴瘤、Graves眼病等	★	Δ			★
鼻及鼻窦疾病筛查MRI检查					
鼻窦炎、黏液囊肿、鼻中隔偏曲、流鼻血、嗅觉障碍等	★				
鼻及鼻窦炎性/占位性病变MRI检查					
鼻窦炎、鼻息肉、纤维血管瘤、鼻部占位性病变、鼻部肿瘤及肿瘤样病变等	★	Δ			★
内听道疾病筛查MRI检查					
内听道发育异常、内耳道狭窄、人工耳蜗植入术前评估等	★		★		
耳部炎性/占位性病变MRI检查					
耳道炎（内耳炎、慢性单纯性中耳炎、坏死性外耳道炎、胆汁瘤），耳部肿瘤及类肿瘤样变等	★	Δ			★
梅尼埃综合征MRI检查					
内耳内淋巴积水、突发性耳聋、大前庭导水管综合征、耳鸣、听力下降、耳胀闷感、眩晕等	★			★	★
咽喉、颌面部疾病筛查MRI检查					
腺体样肥大、先天性囊肿、咽喉及颌面部不适等	★				
咽喉、颌面部炎性/占位性病变MRI检查					
咽喉感染，鼻咽、口咽及颌面部肿瘤，淋巴瘤，纤维血管瘤，恶性黑色素瘤，鼻咽部淀粉样变等	★	Δ			★
颈部疾病筛查MRI检查					
甲状（旁）腺结节，颈部软组织、淋巴结病变筛查等	★				
颈部炎性/占位性病变MRI检查					
颈部炎症、感染，颈部（甲状腺）肿瘤及肿瘤样病变，淋巴瘤，鼻咽、口咽肿瘤颈部转移等	★	Δ			★
颞下颌关节疾病MRI检查					
颞下颌关节紊乱综合征、颞下颌关节强直等	★				
颈动脉血管壁病变高分辨MRI检查					
血管瘤，动脉夹层，血管炎，血管狭窄、闭塞，血管斑块，动脉粥样硬化等	★		★		★

注：采用技术及方法选择符号含义说明："★"表示必选项，"Δ"表示可选项，可根据设备情况、患者情况及临床需求等自行选择。

一、眼眶疾病筛查MRI检查

（一）检查设计方案：平扫★

1. 检查前准备　依据MRI检查技术操作总则及质控规范执行。

2. 线圈及体位要求

（1）线圈选择：头颅相控阵线圈、头颈联合线圈或眼部专用线圈。

（2）体位设计：患者取仰卧位，头先进，头置于线圈内，人体长轴与床面长轴一致，双手置于身体两侧（双手不交叉）；头颅正中矢状面与线圈纵轴保持一致，并垂直于床面，头部两侧用海绵垫进行固定；定位中心对准眼眶及线圈中心。

3. 推荐参数（表7-29，表7-30）

表7-29　眼眶疾病筛查MRI检查推荐参数（1.5T）

编号	序列	方位	TR（ms）	TE（ms）	层厚（mm）	层间隔（mm）	FOV（cm）	矩阵	相位编码
1★	T_2WI	横轴位	＞2000	80～110	3～4	≤层厚10%	16～20	≥256×192	LR
2★	T_2WI FS	横轴位	＞2000	80～110	3～4	≤层厚10%	16～20	≥256×224	LR
3★	T_2WI FS	冠状位	＞2000	80～110	3～4	≤层厚10%	16～20	≥256×224	LR
4★	T_1WI	横轴位	300～700	＜20	3～4	≤层厚10%	16～20	≥256×192	LR
5★	T_2WI-L FS	斜矢状位	＞2000	80～110	3～4	≤层厚10%	16～20	≥256×224	AP
6★	T_2WI-R FS	斜矢状位	＞2000	80～110	3～4	≤层厚10%	16～20	≥256×224	AP

表7-30　眼眶疾病筛查MRI检查推荐参数（3.0T）

编号	序列	方位	TR（ms）	TE（ms）	层厚（mm）	层间隔（mm）	FOV（cm）	矩阵	相位编码
1★	T_2WI	横轴位	＞3000	100～130	3～4	≤层厚10%	16～20	≥288×224	LR
2★	T_2WI FS	横轴位	＞3000	100～130	3～4	≤层厚10%	16～20	≥288×224	LR
3★	T_2WI FS	冠状位	＞3000	100～130	3～4	≤层厚10%	16～20	≥288×224	LR
4★	T_1WI	横轴位	500～800	＜30	3～4	≤层厚10%	16～20	≥288×224	LR
5★	T_2WI-L FS	斜矢状位	＞3000	100～130	3～4	≤层厚10%	16～20	≥288×224	AP
6★	T_2WI-R FS	斜矢状位	＞3000	100～130	3～4	≤层厚10%	16～20	≥288×224	AP

注：①以横轴位、冠状位为主，此两个方位可全方位观察各方向病变相关解剖，冠状位可较好地观察病变位置及与眼外肌、视神经的关系。②当需要观察眼上肌群、下直肌及视神经管内段改变时，可采用斜矢状位。

（二）影像显示标准

1. 显示范围　包含眼球、眼肌、视神经，眼眶上、下壁，内、外侧壁等邻近组织结构。

2. 图像要求　横轴位、冠状位图像在矢状位上分别平行、垂直视神经长轴，双侧基本对称，两个方位均可清晰显示各方向病变相关解剖；双侧斜矢状位在横轴位上分别与相应侧视神经长轴平行，清晰显示眼上肌群、下直肌及视神经管内段。眼球及视神经位于图像中心，空间分辨率及信噪比佳，压脂序列脂肪抑制均匀，无明显运动伪影，满足诊断需求。

3. 病例图像展示（图7-15）

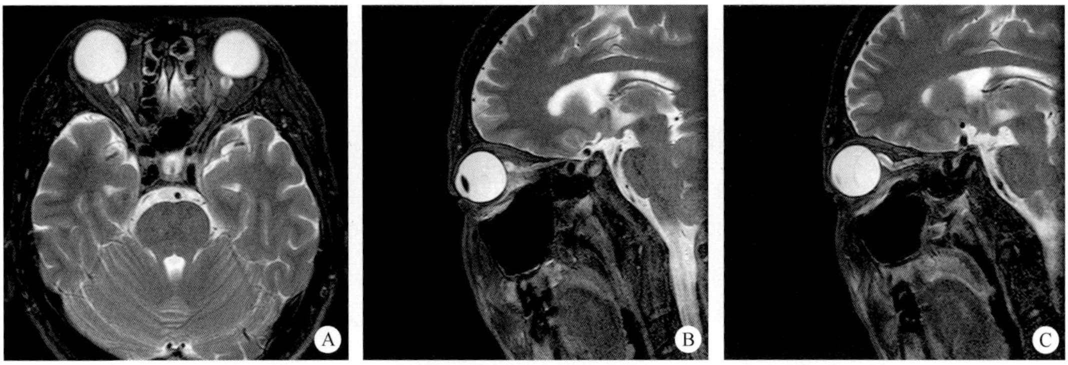

图7-15　视神经萎缩

A～C. 分别为横轴位、左右矢状位T_2WI FS图像，可见双侧视神经萎缩，边缘信号稍增高

二、眼眶炎性/占位性病变MRI检查

（一）检查设计方案：平扫★、增强★、DWI△

1. 检查前准备　依据MRI检查技术操作总则及质控规范执行。

2. 线圈及体位要求　同“眼眶疾病筛查MRI检查”。

3. 推荐参数（表7-31，表7-32）

表7-31　眼眶炎性/占位性病变MRI检查推荐参数（1.5T）

编号	序列	方位	TR（ms）	TE（ms）	层厚（mm）	层间隔（mm）	FOV（cm）	矩阵	相位编码
1★	T_2WI	横轴位	＞2000	80～110	3～4	≤层厚10%	16～20	≥256×192	LR
2★	T_2WI FS	横轴位	＞2000	80～110	3～4	≤层厚10%	16～20	≥256×192	LR
3★	T_2WI FS	冠状位	＞2000	80～110	3～4	≤层厚10%	16～20	≥256×192	LR
4★	T_1WI FS	横轴位	300～700	＜30	3～4	≤层厚10%	16～20	≥256×192	LR
5★	T_2WI FS-L	斜矢状位	＞2000	80～110	3～4	≤层厚10%	16～20	≥256×192	AP
6★	T_2WI FS-R	斜矢状位	＞2000	80～110	3～4	≤层厚10%	16～20	≥256×192	AP
7△	DWI	横轴位	＞3000	Min	3～4	≤层厚10%	18～24	≥100×100	AP
	推荐低B值0～100s/mm²，高B值700～1000s/mm²，获得两个B值的图像，重建ADC图像								
8★	DCE T_1WI+C	横轴位	Min	Min	1～3	≤层厚10%	16～20	≥256×160	LR
9★	T_1WI+C	横轴位	300～700	＜20	3～4	≤层厚10%	16～20	≥256×192	LR
10★	T_1WI+C	冠状位	300～700	＜20	3～4	≤层厚10%	16～20	≥256×192	LR
11△	T_1WI+C	斜矢状位	300～700	＜20	3～4	≤层厚10%	16～20	≥256×192	AP

表 7-32　眼眶炎性/占位性病变 MRI 检查推荐参数（3.0T）

编号	序列	方位	TR（ms）	TE（ms）	层厚（mm）	层间隔（mm）	FOV（cm）	矩阵	相位编码
1★	T_2WI	横轴位	＞3000	100～130	3～4	≤层厚10%	16～20	≥288×224	LR
2★	T_2WI FS	横轴位	＞3000	100～130	3～4	≤层厚10%	16～20	≥288×224	LR
3★	T_2WI FS	冠状位	＞3000	100～130	3～4	≤层厚10%	16～20	≥288×224	LR
4★	T_1WI FS	横轴位	500～800	＜30	3～4	≤层厚10%	16～20	≥288×224	LR
5★	T_2WI FS-L	斜矢状位	＞3000	100～130	3～4	≤层厚10%	16～20	≥288×224	AP
6★	T_2WI FS-R	斜矢状位	＞3000	100～130	3～4	≤层厚10%	16～20	≥288×224	AP
7△	DWI	横轴位	＞3000	Min	3～4	≤层厚10%	18～24	≥128×138	AP
	推荐低B值0～100s/mm^2，高B值700～1000s/mm^2，获得两个B值的图像，重建ADC图像								
8★	DCE T_1WI+C	横轴位	Min	Min	1～3	≤层厚10%	16～20	≥288×160	LR
9★	T_1WI+C	横轴位	500～800	＜30	3～4	≤层厚10%	16～20	≥288×224	LR
10★	T_1WI+C	冠状位	500～800	＜30	3～4	≤层厚10%	16～20	≥288×224	LR
11△	T_1WI+C	斜矢状位	500～800	＜30	3～4	≤层厚10%	16～20	≥288×224	AP

注：①DWI及ADC的改变与组织学类型相关，结果有助于良、恶性病变的鉴别及肿瘤边界的识别，但眶内及眼球变形伪影较重，有条件的设备可以采用一些DWI新技术（小视野、高清等）改善图像质量；②眼球病变的MRI增强扫描可以采用常规增强或动态增强，对于肿瘤或肿瘤样病变，推荐采用动态增强技术（首选3D扰相GRE序列），通过增强后病变的信号强度变化可反映肿瘤组织的灌注、血管通透性、对比剂流入及流出等药物动力学情况，判断肿瘤的良、恶性。随后再采用FSE T_1WI序列进行三方位扫描，可根据情况选择病变显示最清晰方位施加脂肪抑制，病变侧增强后可加扫斜矢状位。

（二）影像显示标准

1. 显示范围　同“眼眶疾病筛查MRI检查”。

2. 图像要求　平扫要求同“眼眶疾病筛查MRI检查”。动态增强扫描选取显示病变最佳方位进行扫描，时间信号强度曲线分析时感兴趣区选择避开肿瘤内的血管和囊变区，信号强度变化能反映肿瘤组织的灌注情况。

3. 病例图像展示（图7-16）

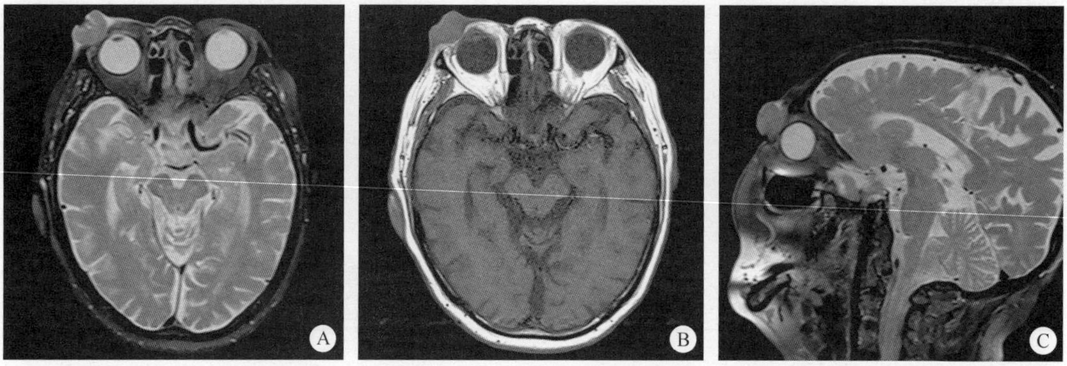

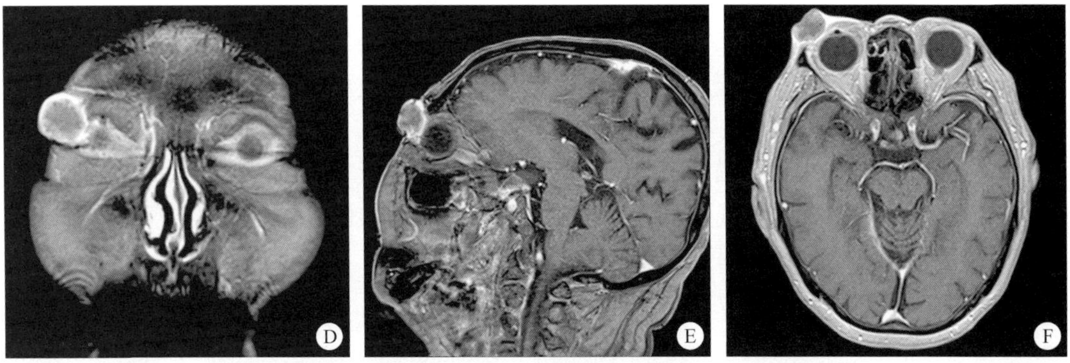

图7-16 眼眶肿瘤性病变

A～C. 分别为横轴位T_2WI FS、T_1WI及矢状位T_2WI FS图像，可见右侧上眼睑结节状异常信号影，其内信号不均，三方位增强T_1WI（D～F）可见不均匀强化，邻近球后脂肪稍受压

三、鼻及鼻窦疾病筛查MRI检查

（一）检查设计方案：平扫★

1. 检查前准备 依据MRI检查技术操作总则及质控规范执行。

2. 线圈及体位要求

（1）线圈选择：头颅相控阵线圈或头颈联合线圈。

（2）体位设计：患者取仰卧位，头部先进，头部置于线圈内，人体长轴与床面长轴一致，双手置于身体两侧（双手不交叉）；头颅正中矢状面与线圈纵轴保持一致，并垂直于床面，头部两侧用海绵垫进行固定；定位中心对准鼻根部及线圈中心。

3. 推荐参数（表7-33，表7-34）

表7-33 鼻及鼻窦疾病筛查MRI检查推荐参数（1.5T）

编号	序列	方位	TR（ms）	TE（ms）	层厚（mm）	层间隔（mm）	FOV（cm）	矩阵	相位编码
1★	T_2WI FS	冠状位	＞2000	80～110	3～4	≤层厚10%	16～20	≥256×192	LR
2★	T_2WI FS	横轴位	＞2000	80～110	3～4	≤层厚10%	16～20	≥256×192	LR
3★	T_2WI	横轴位	＞2000	80～110	3～4	≤层厚10%	16～20	≥256×192	LR
4★	T_1WI	横轴位	300～700	＜20	3～4	≤层厚10%	16～20	≥256×192	LR

表7-34 鼻及鼻窦疾病筛查MRI检查推荐参数（3.0T）

编号	序列	方位	TR（ms）	TE（ms）	层厚（mm）	层间隔（mm）	FOV（cm）	矩阵	相位编码
1★	T_2WI FS	冠状位	＞3000	100～130	3～4	≤层厚10%	16～20	≥288×224	LR
2★	T_2WI FS	横轴位	＞3000	100～130	3～4	≤层厚10%	16～20	≥288×224	LR
3★	T_2WI	横轴位	＞3000	100～130	3～4	≤层厚10%	16～20	≥288×224	LR
4★	T_1WI	横轴位	500～800	＜30	3～4	≤层厚10%	16～20	≥288×224	LR

注：鼻及鼻窦扫描以横轴位、冠状位为主，此两个方位可全面观察各方向解剖关系、病变对周围结构的累及。辅以矢状位，有助于病变前后方向的侵犯的显示。

（二）影像显示标准

1. 显示范围　横轴位上至额窦、下至软腭下缘；冠状位从鼻尖到枕骨大孔前缘；矢状位从一侧颞骨到另一侧颞骨；根据实际病变调整。

2. 图像要求　横轴位扫描基线平行于硬腭，矢状位平行于人体正中矢状面，冠状位基线垂直于硬腭水平；窦腔内气体、骨髓、黏膜等组织结构的信号强度对比可反映各自的权重特征，脂肪抑制均匀，无明显运动伪影，满足诊断需求。

3. 病例图像展示（图7-17）

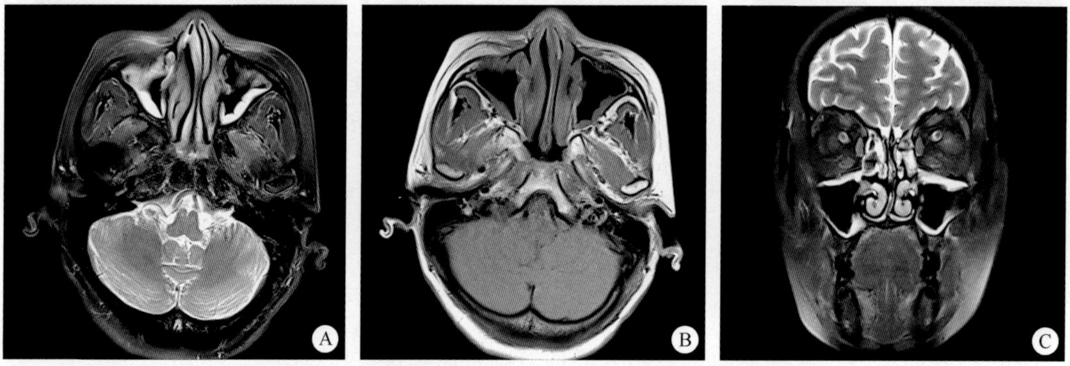

图7-17　鼻窦炎

A～C. 分别为横轴位 T_2WI FS、T_1WI 及冠状位 T_2WI FS，可见双侧鼻腔、筛窦及中、下鼻甲、上颌窦黏膜增厚

四、鼻及鼻窦炎性/占位性病变MRI检查

（一）检查设计方案：平扫★、增强★、DWI△

1. 检查前准备　依据MRI检查技术操作总则及质控规范执行。

2. 线圈及体位要求　同“鼻及鼻窦疾病筛查MRI检查”。

3. 推荐参数（表7-35，表7-36）

表7-35　鼻及鼻窦炎性/占位性病变MRI检查推荐参数（1.5T）

编号	序列	方位	TR（ms）	TE（ms）	层厚（mm）	层间隔（mm）	FOV（cm）	矩阵	相位编码
1★	T_2WI FS	冠状位	＞2000	80～110	3～4	≤层厚10%	16～20	≥256×192	LR
2★	T_2WI FS	横轴位	＞2000	80～110	3～4	≤层厚10%	16～20	≥256×192	LR
3★	T_2WI	横轴位	＞2000	80～110	3～4	≤层厚10%	16～20	≥256×192	LR
4★	T_1WI FS	横轴位	300～700	＜20	3～4	≤层厚10%	16～20	≥256×192	LR
5△	DWI	横轴位	＞3000	Min	3～4	≤层厚10%	18～24	≥100×100	AP
推荐低B值0～100s/mm², 高B值700～1000s/mm², 获得两个B值的图像，重建ADC图像									

续表

编号	序列	方位	TR(ms)	TE(ms)	层厚(mm)	层间隔(mm)	FOV(cm)	矩阵	相位编码
6★	DCE T_1WI+C	横轴位	Min	Min	1～3	≤层厚10%	16～20	≥256×160	LR
7★	T_1WI+C	横轴位	300～700	＜20	3～4	≤层厚10%	16～20	≥256×192	LR
8★	T_1WI+C	冠状位	300～700	＜20	3～4	≤层厚10%	16～20	≥256×192	LR
9△	T_1WI+C	矢状位	300～700	＜20	3～4	≤层厚10%	16～20	≥256×192	AP

表7-36 鼻及鼻窦炎性/占位性病变MRI检查推荐参数(3.0T)

编号	序列	方位	TR(ms)	TE(ms)	层厚(mm)	层间隔(mm)	FOV(cm)	矩阵	相位编码
1★	T_2WI FS	冠状位	＞3000	100～130	3～4	≤层厚10%	16～20	≥288×224	LR
2★	T_2WI FS	横轴位	＞3000	100～130	3～4	≤层厚10%	16～20	≥288×224	LR
3★	T_2WI	横轴位	＞3000	100～130	3～4	≤层厚10%	16～20	≥288×224	LR
4★	T_1WI FS	横轴位	500～800	＜30	3～4	≤层厚10%	16～20	≥288×224	LR
5△	DWI	横轴位	＞3000	Min	3～4	≤层厚10%	18～24	≥128×138	AP
推荐低B值0～100s/mm², 高B值700～1000s/mm², 获得两个B值的图像, 重建ADC图像									
6★	DCE T_1WI+C	横轴位	Min	Min	1～3	≤层厚10%	16～20	≥288×160	LR
7★	T_1WI+C	横轴位	500～800	＜30	3～4	≤层厚10%	16～20	≥288×224	LR
8★	T_1WI+C	冠状位	500～800	＜30	3～4	≤层厚10%	16～20	≥288×224	LR
9△	T_1WI+C	矢状位	500～800	＜30	3～4	≤层厚10%	16～20	≥288×224	AP

注：①鼻腔鼻窦病变多种多样，DWI及ADC值是鉴别病变性质的重要手段。发现软组织病变时，建议常规加扫DWI。为减少磁场不均匀带来的图像变形，有条件的设备可以采用一些DWI新技术（小视野、高清等）改善图像质量；②鼻及鼻窦病变的MRI增强扫描可以采用常规增强或动态增强，对于肿瘤或肿瘤样病变，推荐采用动态增强技术（首选3D扰相GRE序列），通过增强后病变的信号强度变化可反映肿瘤组织的灌注、血管通透性、对比剂流入及流出等药物动力学情况，判断肿瘤的良恶性。随后再采用FSE T_1WI序列进行三方位扫描，可根据情况选择病变显示最清晰方位施加脂肪抑制。

（二）影像显示标准

1. 显示范围　同“鼻及鼻窦疾病筛查MRI检查”。

2. 图像要求　平扫要求同“鼻及鼻窦疾病筛查MRI检查”，动态增强扫描选取显示病变最佳方位进行扫描，时间信号强度曲线分析时感兴趣区选择避开肿瘤内的血管和囊变区，信号强度变化能反映肿瘤组织的灌注情况。

3. 病例图像展示（图7-18）

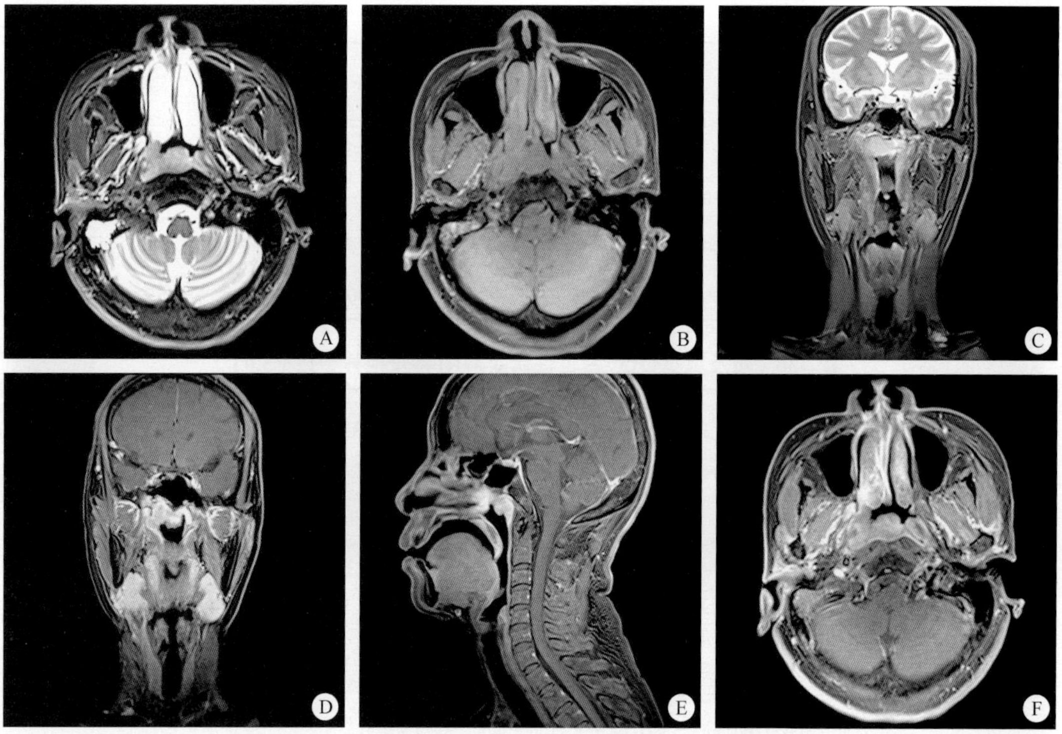

图7-18 鼻咽癌

A～C. 分别为横轴位T_2WI FS、T_1WI FS及冠状位T_2WI FS，可见鼻咽部顶后壁增厚并软组织影，鼻咽腔狭窄，右侧咽隐窝、咽鼓管咽口狭窄，三方位增强T_1WI（D～F）扫描肿块明显不均匀强化

五、内听道疾病筛查MRI检查

（一）检查设计方案：平扫★、MRH★

1. 检查前准备 依据MRI检查技术操作总则及质控规范执行。

2. 线圈及体位要求

（1）线圈选择：头颅相控阵线圈或头颈联合线圈。

（2）体位设计：患者取仰卧位，头部先进，头部置于线圈内，人体长轴与床面长轴一致，双手置于身体两侧（双手不交叉）；头颅正中矢状面与线圈纵轴保持一致，并垂直于床面，头部两侧用海绵垫进行固定；定位中心对准鼻根部及线圈中心。

3. 推荐参数（表7-37，表7-38）

表7-37 内听道疾病筛查MRI检查推荐参数（1.5T）

编号	序列	方位	TR（ms）	TE（ms）	层厚（mm）	层间隔（mm）	FOV（cm）	矩阵	相位编码
1★	T_2WI MRH FS	横轴位	＞1000	140～200	0.4～0.8	0	18～22	≥320×320	LR
	重组垂直于内听道的斜矢状位，展示面神经、前庭上、下神经及蜗神经之间的关系								
	进行MIP或薄层MIP后处理，多角度观察，展示迷路、内听道等结构形态及相互关系								

续表

编号	序列	方位	TR(ms)	TE(ms)	层厚(mm)	层间隔(mm)	FOV(cm)	矩阵	相位编码
2★	T_1WI	横轴位	300～700	＜20	2～3	≤层厚10%	18～22	≥256×256	LR
3★	T_2WI FS	横轴位	＞2000	80～110	2～3	≤层厚10%	18～22	≥256×256	LR
4★	T_2WI FS	冠状位	＞2000	80～110	2～3	≤层厚10%	18～22	≥256×256	LR

表7-38 内听道疾病筛查MRI检查推荐参数(3.0T)

编号	序列	方位	TR(ms)	TE(ms)	层厚(mm)	层间隔(mm)	FOV(cm)	矩阵	相位编码
1★	T_2WI MRH FS	横轴位	编码	140～200	0.4～0.8	0	18～22	≥384×384	LR
		重组垂直于内听道的斜矢状位，展示面神经、前庭上、下神经以及蜗神经之间的关系							
		进行MIP或薄层MIP后处理，多角度观察，展示迷路、内听道等结构形态及相互关系							
2★	T_1WI	横轴位	500～800	＜30	2～3	≤层厚10%	18～22	≥288×256	LR
3★	T_2WI FS	横轴位	＞3000	100～130	2～3	≤层厚10%	18～22	≥288×256	LR
4★	T_2WI FS	冠状位	＞3000	100～130	2～3	≤层厚10%	18～22	≥288×256	LR

(二)影像显示标准

1. 显示范围 横轴位上缘包括弓状隆起，下缘包括乳突尖；冠状位前缘包括骨迷路前缘，后缘包括半规管。

2. 图像要求 横轴位扫描基线平行于听眶上线，冠状位垂直于听眶上线。两侧内听道结构基本对称显示，图像分辨率及信噪比佳，脂肪抑制均匀，可以清晰显示软组织及病变情况。颞骨、脑脊液、神经、淋巴液等结构的信号强度对比可反映各自的权重特征，在不同权重图像均显示清晰。无明显运动伪影，满足诊断需求。

3. 病例图像展示(图7-19)

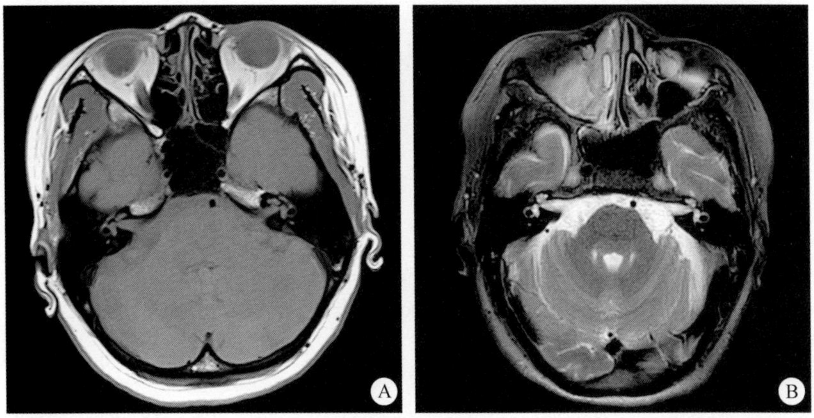

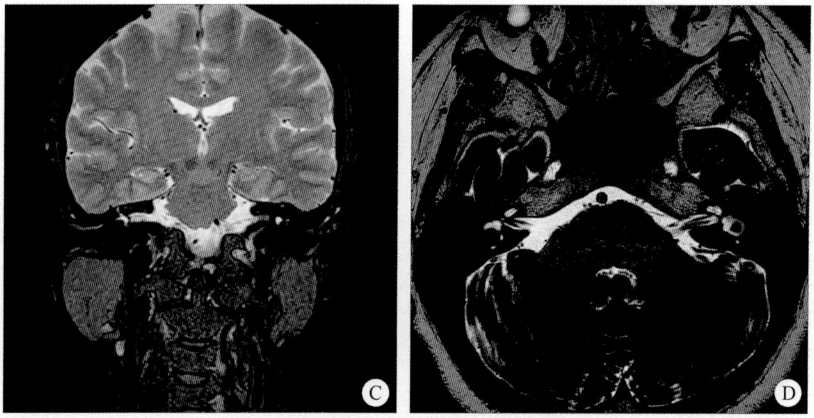

图7-19　内耳疾病筛查常用序列图像

A～C. 分别为横轴位T_1WI、T_2WI FS及冠状位T_2WI FS，可清晰显示软组织特征；D. 内耳水成像（T_2WI MRH FS），该序列图像上的内耳淋巴液呈现高信号，可清晰显示耳蜗基底周、中间周、顶周，显示内听道结构，同时显示内听道、脑桥小脑三角血管袢与神经关系

六、耳部炎性/占位性病变MRI检查

（一）检查设计方案：平扫★、增强★、DWI△

1. 检查前准备　依据MRI检查技术操作总则及质控规范执行。
2. 线圈及体位要求　同“内听道疾病筛查MRI检查”。
3. 推荐参数（表7-39，表7-40）

表7-39　耳部炎性/占位性病变MRI检查推荐参数（1.5T）

编号	序列	方位	TR（ms）	TE（ms）	层厚（mm）	层间隔（mm）	FOV（cm）	矩阵	相位编码
1★	T_2WI MRH FS	横轴位	＞1000	140～200	0.4～0.8	0	18～22	≥320×320	LR
	重组垂直于内听道的斜矢状位，展示面神经、前庭上、下神经及蜗神经之间的关系								
	进行MIP或薄层MIP后处理，多角度观察，展示迷路、内听道等结构形态及相互关系								
2★	T_1WI	横轴位	300～700	＜20	2～3	≤层厚10%	18～22	≥256×256	LR
3★	T_1WI FS	横轴位	300～700	＜20	2～3	≤层厚10%	18～22	≥256×256	LR
4★	T_2WI FS	冠状位	＞2000	80～110	2～3	≤层厚10%	18～22	≥256×256	LR
5△	DWI	横轴位	＞3000	Min	2～3	≤层厚10%	18～24	≥100×100	AP
	推荐低B值0～100s/mm²，高B值700～1000s/mm²，获得两个B值的图像，重建ADC图像								
6★	T_1WI+C	横轴位	300～700	＜20	2～3	≤层厚10%	16～20	≥256×192	LR
7★	T_1WI+C	冠状位	300～700	＜20	2～3	≤层厚10%	16～20	≥256×192	LR
8△	T_1WI+C	（斜）矢状位	300～700	＜20	2～3	≤层厚10%	16～20	≥256×192	AP

表7-40 耳部炎性/占位性病变MRI检查推荐参数（3.0T）

编号	序列	方位	TR（ms）	TE（ms）	层厚（mm）	层间隔（mm）	FOV（cm）	矩阵	相位编码
1★	T_2WI MRH FS	横轴位	＞1000	140～200	0.4～0.8	0	18～22	≥384×384	LR
重组垂直于内听道的斜矢状位，展示面神经，前庭上、下神经及蜗神经之间的关系									
进行MIP或薄层MIP后处理，多角度观察，展示迷路、内听道等结构形态及相互关系									
2★	T_1WI	横轴位	500～800	＜30	2～3	≤层厚10%	18～22	≥288×256	LR
3★	T_1WI FS	横轴位	500～800	＜30	2～3	≤层厚10%	18～22	≥288×256	LR
4★	T_2WI FS	冠状位	＞3000	100～130	2～3	≤层厚10%	18～22	≥288×256	LR
5△	DWI	横轴位	＞3000	Min	2～3	≤层厚10%	18～24	≥128×138	AP
推荐低B值0～100s/mm²，高B值700～1000s/mm²，获得两个B值的图像，重建ADC图像									
6★	T_1WI+C	横轴位	500～800	＜30	2～3	≤层厚10%	16～20	≥288×224	LR
7★	T_1WI+C	冠状位	500～800	＜30	2～3	≤层厚10%	16～20	≥288×224	LR
8△	T_1WI+C	（斜）矢状位	500～800	＜30	2～3	≤层厚10%	16～20	≥288×224	AP

注：耳部炎症、胆汁瘤、胆固醇样肉芽肿、良恶性肿瘤之间扩散特征存在明显差异，ADC值变化与组织学类型相关，结果有助于判断病变性质。发现软组织病变时，建议常规扫描DWI序列。由于耳部磁场均匀性较差，单次激发SE-EPI-DWI序列图像信噪比较差，常伴有不同程度磁敏感伪影，应尽量避免使用，新型设备推荐采用基于FSE或螺旋桨技术的DWI或小视野DWI。

（二）影像显示标准

1. 显示范围　同“内听道疾病筛查MRI检查”。

2. 图像要求　平扫要求同“内听道疾病筛查MRI检查”；增强前扫描一个方位脂肪抑制T_1WI，增强后进行横轴位、冠状位扫描，如面神经病变，则需施加平行于面神经鼓室段的斜矢状位（利于观察颞骨内段面神经全长）T_1WI+C，脂肪抑制均匀，强化效果好，无明显运动伪影，满足诊断需求。

3. 病例图像展示（图7-20）

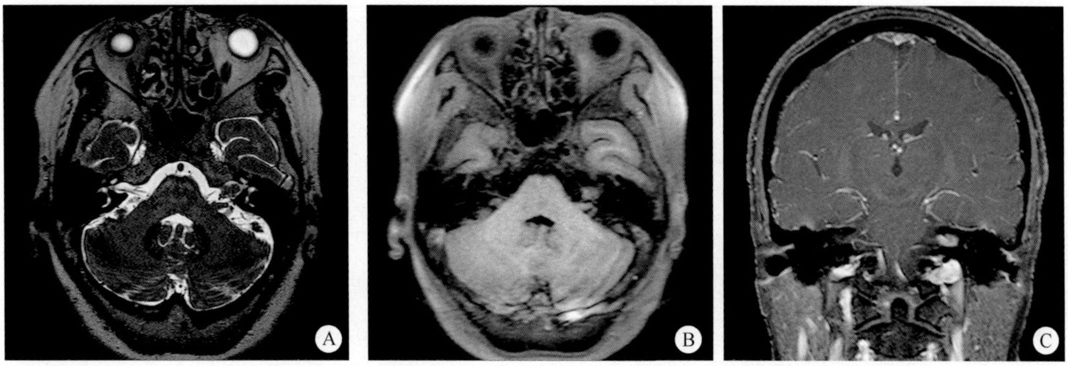

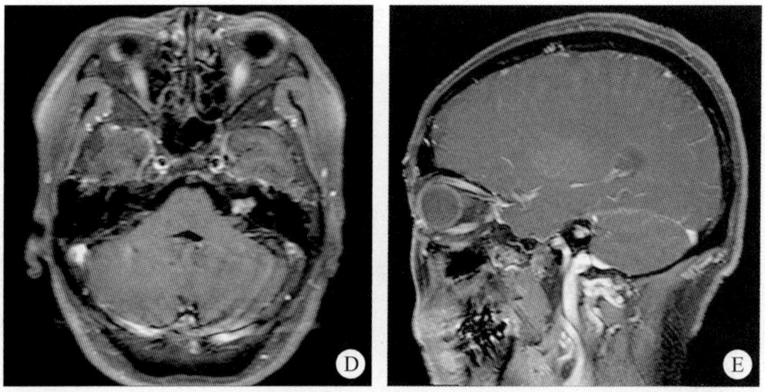

图7-20 耳部听神经瘤

A、B. 分别为横轴位内耳水成像（T_2WI MRH FS）、T_1WI FS图像，左侧内耳道内见一不规则状等T_1、长T_2信号影，信号不均匀，与听神经关系密切，三方位增强T_1WI（C～E）扫描呈不均匀强化

七、梅尼埃综合征MRI检查

（一）检查设计方案：平扫★、MRH★、T_2WI FLAIR平扫/增强★

1. 检查前准备　依据MRI检查技术操作总则及质控规范执行。
2. 线圈及体位要求　同“内听道疾病筛查MRI检查”。
3. 推荐参数（表7-41，表7-42）

表7-41　梅尼埃综合征MRI检查推荐参数（1.5T）

编号	序列	方位	TR（ms）	TE（ms）	层厚（mm）	层间隔（mm）	FOV（cm）	矩阵	相位编码
1★	T_2WI MRH FS	横轴位	＞1000	140～200	0.4～0.8	0	18～22	≥320×320	LR
	重组冠状位，展示内听道形态结构，面神经，前庭上、下神经及蜗神经之间的关系								
	进行MIP或薄层MIP后处理，多角度观察，立体展示迷路、内听道等结构形态及相互关系								
2★	3D T_2 FLAIR	横轴位	＞9000	＞80	≤1	0.5	16～18	≥256×128	LR
3★	3D T_2 FLAIR+C	横轴位	＞9000	＞80	≤1	0.5	16～18	≥256×128	LR

表7-42　梅尼埃综合征MRI检查推荐参数（3.0T）

编号	序列	方位	TR（ms）	TE（ms）	层厚（mm）	层间隔（mm）	FOV（cm）	矩阵	相位编码
1★	T_2WI MRH FS	横轴位	＞1000	140～200	0.4～0.8	0	18～22	≥384×384	LR
	重组冠状位，展示内听道形态结构，面神经，前庭上、下神经及蜗神经之间的关系								
	进行MIP或薄层MIP后处理，多角度观察，立体展示迷路、内听道等结构形态及相互关系								
2★	3D T_2 FLAIR	横轴位	＞9000	＞100	0.4～0.6	0	16～18	≥384×384	LR
3★	3D T_2 FLAIR+C	横轴位	＞9000	＞100	0.4～0.6	0	16～18	≥384×384	LR

（二）影像显示标准

1. 显示范围　根据检查要求或实际病变具体确定范围，如覆盖甲状腺或整段颈部等。

2. 图像要求　横轴位扫描基线根据所需检查部位进行选择，口腔以上部位基线平行于硬腭，口腔以下平行于下颌骨下缘；冠状位上左右结构尽量对称，矢状位平行于脊柱长轴；图像信噪比良好，脂肪抑制均匀；淋巴结、肌肉、软组织、病变等结构的信号强度对比可反映各自的权重特征，显示清晰，无明显运动伪影。

3. 病例图像展示（图7-23）

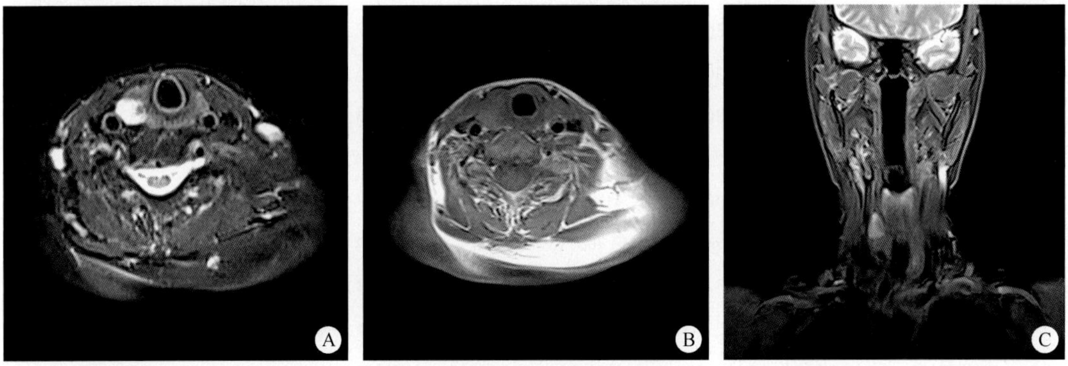

图7-23　颈部疾病筛查MRI检查

A～C. 分别为横轴位T_2WI FS、T_1WI及冠状位T_2WI FS，可见甲状腺右侧叶上极混杂信号结节

十一、颈部炎性/占位性病变MRI检查

（一）检查设计方案：平扫★、增强★、DWI△

1. 检查前准备　依据MRI检查技术操作总则及质控规范执行。

2. 线圈及体位要求　多通道头颈联合线圈，或头部相控阵线圈+颈部线圈。

3. 推荐参数（表7-49，表7-50）

表7-49　颈部炎性/占位性病变MRI检查推荐参数（1.5T）

编号	序列	方位	TR（ms）	TE（ms）	层厚（mm）	层间隔（mm）	FOV（cm）	矩阵	相位编码
1★	T_2WI FS	冠状位	＞2000	80～110	2～4	≤层厚20%	20～25	≥256×192	HF
2★	T_2WI	横轴位	＞2000	80～110	2～4	≤层厚20%	20～25	≥256×192	LR
3★	T_2WI FS	横轴位	＞2000	80～110	2～4	≤层厚20%	20～25	≥256×192	LR
4★	T_1WI FS	横轴位	300～700	＜20	2～4	≤层厚20%	20～25	≥256×192	LR
5★	DWI	横轴位	＞3000	Min	2～4	≤层厚20%	20～25	≥100×100	AP
	推荐低B值0～100s/mm^2，高B值700～1000s/mm^2，获得两个B值的图像，重建ADC图像								
6★	DCE T_1WI+C	横轴位	Min	Min	2～4	≤层厚20%	20～25	≥256×160	LR
7★	T_1WI+C	横轴位	300～700	＜20	2～4	≤层厚20%	20～25	≥256×192	LR

续表

编号	序列	方位	TR(ms)	TE(ms)	层厚(mm)	层间隔(mm)	FOV(cm)	矩阵	相位编码
8★	T_1WI+C	冠状位	300～700	<20	2～4	≤层厚20%	20～25	≥256×192	HF
9★	T_1WI+C	矢状位	300～700	<20	2～4	≤层厚20%	20～25	≥256×192	AP

表7-50 颈部炎性/占位性病变MRI检查推荐参数（3.0T）

编号	序列	方位	TR(ms)	TE(ms)	层厚（mm）	层间隔(mm)	FOV(cm)	矩阵	相位编码
1★	T_2WI FS	冠状位	>3000	100～130	2～4	≤层厚20%	20～25	≥288×224	HF
2★	T_2WI	横轴位	>3000	100～130	2～4	≤层厚20%	20～25	≥288×224	LR
3★	T_2WI FS	横轴位	>3000	100～130	2～4	≤层厚20%	20～25	≥288×224	LR
4★	T_1WI FS	横轴位	300～700	<30	2～4	≤层厚20%	20～25	≥288×224	LR
5★	DWI	横轴位	>3000	Min	2～4	≤层厚20%	20～25	≥128×128	AP
	推荐低B值0～100s/mm², 高B值700～1000s/mm², 获得两个B值的图像, 重建ADC图像								
6★	DCE T_1WI+C	横轴位	Min	Min	2～4	≤层厚20%	20～25	≥288×160	LR
7★	T_1WI+C	横轴位	300～700	<30	2～4	≤层厚20%	20～25	≥288×224	LR
8★	T_1WI+C	冠状位	300～700	<30	2～4	≤层厚20%	20～25	≥288×224	HF
9★	T_1WI+C	矢状位	300～700	<30	2～4	≤层厚20%	20～25	≥288×224	AP

注：①DWI有助于颈部病灶的良恶性鉴别、判断淋巴结分级、预测肿瘤的治疗、鉴别肿瘤复发放疗反应，对颈部肿瘤的治疗选择和优化具有重要意义。②增强扫描可以采用常规增强或动态增强，对于肿瘤或肿瘤样病变，推荐采用动态增强技术（首选3D扰相GRE序列）进行横轴位扫描，后补充冠状位及矢状位FSE T_1WI序列。③T_2WI脂肪抑制可选用STIR技术，有条件的设备T_2WI及T_1WI增强扫描都建议采用基于DIXON的水脂分离技术

（二）影像显示标准

1. 显示范围　同“颈部疾病筛查MRI检查”。

2. 图像要求　平扫要求同“颈部疾病筛查MRI检查”；根据具体情况增强扫描前至少先进行一个方位的脂肪抑制T_1WI，增强扫描后分别进行横轴位、冠状位和矢状位的脂肪抑制T_1WI增强扫描；各组织结构强化显示效果良好，无运动伪影，满足诊断需求。

3. 病例图像展示（图7-24）

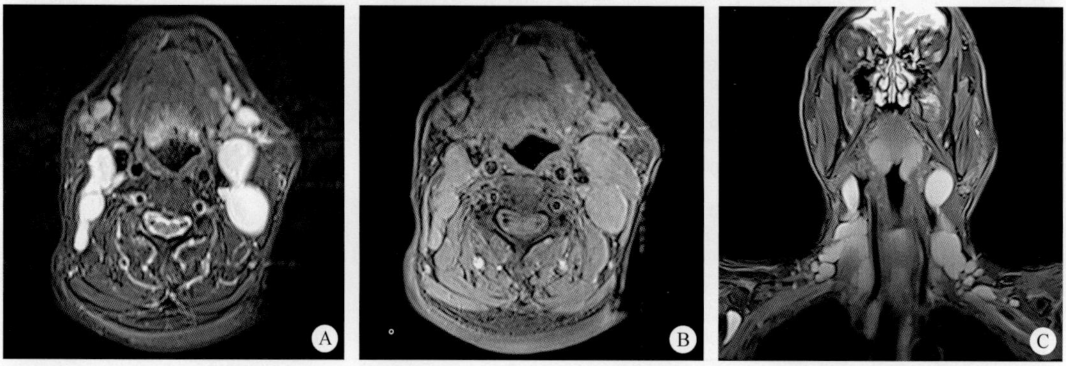

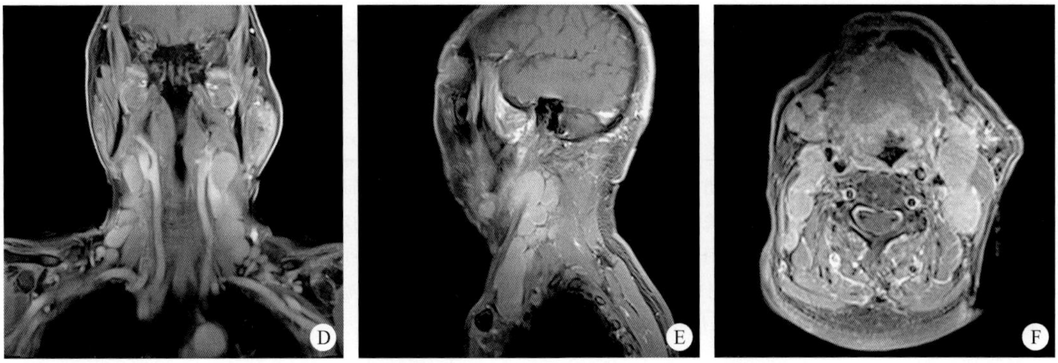

图7-24 颈部炎性/占位性病变

A～C. 分别为横轴位T_2WI FS、T_1WI FS及冠状位T_2WI FS，可见颈部淋巴结增多、肿大，部分似有融合；三方位增强T_1WI扫描（D～F）均匀轻度强化

十二、颞下颌关节疾病MRI检查

（一）检查设计方案：平扫★

1. 检查前准备 依据MRI检查技术操作总则及质控规范执行。

2. 线圈及体位要求

（1）线圈选择：头颅相控阵线圈或头颈联合线圈或颞下颌关节专用线圈。

（2）体位设计：患者取仰卧位，头部先进，尽量使双侧颞下颌关节对称，下颌内收。定位中心对准外耳道前方1cm左右。需进行闭口位和开口位扫描，开口位辅助张口器，嘴尽量张大到3.5cm以上位置，嘱患者保持不动。

3. 推荐参数（表7-51，表7-52）

表7-51 颞下颌关节疾病MRI检查推荐参数（1.5T）

编号	序列	方位	TR(ms)	TE(ms)	层厚(mm)	层间隔(mm)	FOV(cm)	矩阵	相位编码
1★	T_2WI FS_CLOSE	横轴位	＞2000	80～110	2～3	≤层厚10%	18～24	≥256×256	LR
2★	PDWI FS_CLOSE	斜矢状位	＞2000	20～40	2～3	≤层厚10%	12～18	≥288×256	AP
3★	T_1WI _CLOSE	斜矢状位	300～700	10～20	2～3	≤层厚10%	12～18	≥288×256	AP
4★	PDWI_CLOSE	斜冠状位	＞2000	20～40	2～3	≤层厚10%	12～18	≥288×256	LR
5★	PDWI FS_OPEN	斜矢状位	＞2000	20～40	2～3	≤层厚10%	12～18	≥288×256	AP

表7-52 颞下颌关节疾病MRI检查推荐参数（3.0T）

编号	序列	方位	TR(ms)	TE(ms)	层厚(mm)	层间隔(mm)	FOV(cm)	矩阵	相位编码
1★	T_2WI FS_CLOSE	横轴位	＞3000	100～130	2～3	≤层厚10%	18～24	≥288×256	LR
2★	PDWI FS_CLOSE	斜矢状位	＞3000	30～50	2～3	≤层厚10%	12～18	≥320×256	AP
3★	T_1WI _CLOSE	斜矢状位	500～800	10～30	2～3	≤层厚10%	12～18	≥320×256	AP
4★	PDWI_CLOSE	斜冠状位	＞3000	30～50	2～3	≤层厚10%	12～18	≥320×256	LR

续表

编号	序列	方位	TR(ms)	TE(ms)	层厚(mm)	层间隔(mm)	FOV(cm)	矩阵	相位编码
5*	PDWI FS_OPEN	斜矢状位	>3000	30～50	2～3	≤层厚10%	12～18	≥320×256	AP

注：①颞下颌关节MRI至少应包括闭口位和最大开口位，有时还需要补充不同开口角度的开口位扫描。②通常先进行横轴位扫描，该方位有助于排除非颞下颌关节的病变，同时作为斜冠状位、矢状位的定位像。③针对纤维软骨性的关节盘，首选中等权重的PDWI序列，而T_2WI序列对关节积液、炎症、水肿等显示更佳。非脂肪抑制T_1WI更利于观察骨骼及肌肉病变。④开口位扫描应合理控制扫描时间，利用专用的辅助张口器可减少患者运动。另外为了节约时间斜冠状位一般双侧同时扫描，此时两侧定位像交叉重叠处易产生带状低信号伪影，通常该伪影并不干扰病变显示。

（二）影像显示标准

1. 显示范围　横轴位范围自颅底到下颌骨下缘，斜冠状位、矢状位包含颞下颌关节盘及邻近组织结构。

2. 图像要求　横轴位扫描基线平行于左右髁突，左右基本对称；斜矢状位扫描基线垂直于髁突长轴，基本平行于下颌骨体部；斜冠状位平行于髁突长轴。清晰显示关节盘形态、位置、信号及软组织层次对比。骨质、软组织、积液等的信号强度对比可反映各自的权重特征，无明显伪影，满足诊断需求。

3. 病例图像展示（图7-25）

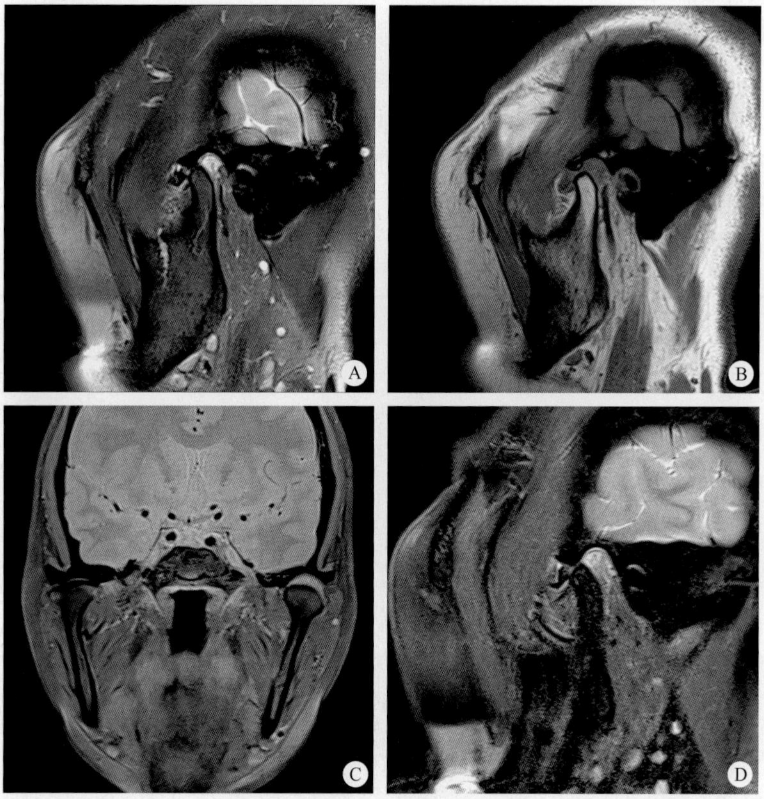

图7-25　颞下颌关节紊乱

A～C. 分别为闭口位斜矢状位T_2WI FS、T_1WI及冠状位PDWI FS，可见左侧颞下颌关节盘相对髁突向前移，周围软组织稍肿胀；张口位斜矢状位T_2WI FS（D）可见关节盘不能复位，提示颞下颌关节紊乱（不可复型）

十三、颈动脉血管壁病变MRI检查

（一）检查设计方案：平扫★、MRA★、2D/3D T_1WI★、2D/3D T_1WI+C★

1. 检查前准备　依据MRI检查技术操作总则及质控规范执行。

2. 线圈及体位要求

（1）线圈选择：多通道头颈联合线圈，或颈部线圈。

（2）体位设计：患者取仰卧位，头部先进，中心对准喉结，或根据病变血管选择定位中心线。嘱患者平静呼吸，不做吞咽动作。

3. 推荐参数（表7-53，表7-54）

表7-53　颈动脉血管壁病变MRI检查推荐参数（1.5T）

编号	序列	方位	TR（ms）	TE（ms）	层厚（mm）	层间隔（mm）	FOV（cm）	矩阵	相位编码
1★	2D T_1WI FS	横轴位	＜900	＜30	1.5～2	0	14～20	≥288×288	LR
2★	2D T_2WI FS	横轴位	＞2000	80～130	1.5～2	0	14～20	≥288×288	LR
3△	2D PDWI FS	横轴位	＞2000	＜30	1.5～2	0	14～20	≥288×288	LR
4★	3D TOF MRA	横轴位	Min	Min_out	0.8～1.5	20%～25%	20～25	≥320×256	LR
	利用3D TOF MRA进行MIP后处理，清晰显示两侧颈动脉、椎动脉及其分支，前后位、后前位、左右斜位多角度展示血管情况								
5★	CE-MRA-Pre	冠状位	Min	Min	0.8～1.5	0	25～30	≥320×256	LR
6★	CE-MRA-Post	冠状位	Min	Min	0.8～1.5	0	25～30	≥320×256	LR
	利用CE-MRA-Pre与CE-MRA-Post序列进行减影，再对剪影的血管图像进行MIP后处理，清晰显示颈动脉、椎动脉及其分支，MIP图像展示方式同3D TOF MRA								
7★	2D T_1WI FS+C	横轴位	＜900	＜30	1.5～2	0	14～20	≥320×320	LR

表7-54　颈动脉血管壁病变MRI检查推荐参数（3.0T）

编号	序列	方位	TR（ms）	TE（ms）	层厚（mm）	层间隔（mm）	FOV（cm）	矩阵	相位编码
1★	3D T_1WI+C	冠状位	＜900	＜30	0.4～0.6	0	20～25	≥320×320	LR
	利用3D T_1WI 原始图像进行多方位重组，要求必须包括垂直病变血管管腔长轴重组方位								
	利用3D T_1WI 原始图像，沿血管中心重组CPR显示左右颈动脉、椎动脉及其主要分支，展示病变血管								
2△	2D T_1WI FS	横轴位	＜900	＜30	1.5～2	0	14～20	≥288×288	LR
3△	2D T_2WI FS	横轴位	＞2000	80～130	1.5～2	0	14～20	≥288×288	LR
4△	2D PDWI FS	横轴位	＞2000	＜30	1.5～2	0	14～20	≥288×288	LR
5△	3D TOF MRA	横轴位	Min	Min_out	0.8～1.5	20%～25%	20～25	≥320×288	LR
	利用3D TOF MRA进行MIP后处理，清晰显示两侧颈动脉、椎动脉及其分支，前后位、后前位、左右斜位多角度展示血管情况								

续表

编号	序列	方位	TR（ms）	TE（ms）	层厚（mm）	层间隔（mm）	FOV（cm）	矩阵	相位编码
6★	CE-MRA-Pre	冠状位	Min	Min	0.8～1.5	0	25～30	≥320×288	LR
7★	CE-MRA-Post	冠状位	Min	Min	0.8～1.5	0	25～30	≥320×288	LR
	利用CE-MRA-Pre与CE-MRA-Post序列进行减影，再对剪影的血管图像进行MIP后处理，清晰显示颈动脉、椎动脉及其分支，MIP图像展示方式同3D TOF MRA								
8★	3D T_1WI+C	冠状位	＜900	＜30	0.4～0.6	0	20～25	≥320×320	LR
	利用3D T_1WI原始图像进行多方位重组，要求必须包括垂直病变血管管腔长轴重组方位								
	利用3D T_1WI原始图像，沿血管中心重组CPR显示左右颈动脉、椎动脉及其主要分支，展示病变血管								

注：①在目前的临床环境中，首先推荐在3.0T场强MRI成像平台上进行颈动脉血管壁成像。1.5T MRI成像设备受SNR的限制，仅推荐进行2D血管壁成像。2D T_1WI序列推荐平面内分辨率＜0.5mm×0.5mm，垂直病变血管扫描；3D T_1WI采用高分辨FSE序列，并具备各向同性，可进行其他方位图像重组，冠状位更大覆盖范围扫描。3D T_1WI+C序列打药后5min进行扫描。②MRA除了能辅助后续管壁成像的扫描定位，还可检测颅内动脉狭窄性病变。3.0T推荐行CE-MRA即可，可使用快速扫描序列行多期动态扫描，如DISCO/4D THRIVE/TWIST VIBE/tFAST。1.5T则可采用3D TOF MRA与CE-MRA相结合。

（二）影像显示标准

1. 显示范围　2D序列应以责任血管为中心，上下覆盖至少3～4cm。3D序列包含颈部动脉及周围组织结构，从主动脉弓到基底动脉，或根据具体病变范围选择。

2. 图像要求　2D/3D黑血序列图像管腔与外壁边界显示清晰，管腔流空明显，管壁信号特征可以分析，无明显运动伪影、磁敏感伪影、血流伪影、强化信号伪影等，满足诊断需求。

3. 病例图像展示（图7-26）

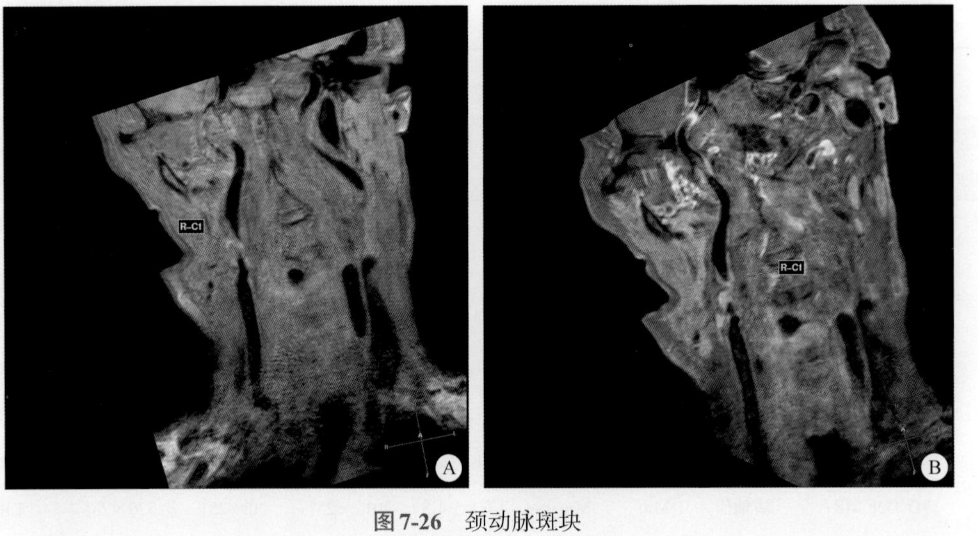

图7-26　颈动脉斑块

3D VFA-FSE平扫（A）可见颈动脉窦-颈内动脉C_1起始段管腔内斑块形成，管腔几近闭塞，增强扫描（B）内膜区可见中度不均匀强化，提示斑块不稳定，并血栓形成

第三节　胸　　部

检查操作方案名称及检查适应证	采用技术及方法						
	平扫	DWI	亮血成像	黑血成像	MRA	增强	延迟增强
胸部占位性病变MRI检查							
肺部占位性病变、纵隔占位性病变、胸壁占位性病变、气管占位性病变、食管占位性病变等	★	★				★	
乳腺病变MRI检查							
乳腺增生、乳腺炎、乳腺结节、乳腺占位、乳腺癌、假体植入术后等	★	★				★	
心脏形态及功能评估MRI检查							
瓣膜疾病、先天性心脏病，心功能评估，限制性心脏病，肺源性心脏病等			★	★			
心脏心肌病变MRI检查							
冠心病，缺血性、扩张型、应激性、肥厚型心肌病，心肌炎，左心室致密化不全，心肌淀粉样变，系统性疾病累积心脏，致心律失常性右心室心肌病，心包疾病（心包积液、心包炎、心包占位），心脏占位性病变，左心房心肌纤维化等			★	★		★	★
心脏冠状动脉病变MRI检查							
儿童冠状动脉起源及发育异常，冠状动脉扩张，冠状动脉瘤，冠心病中低风险患者冠状动脉主干病变的筛查诊断等			Δ		★		
主动脉病变MRI检查							
主动脉夹层、主动脉瘤、主动脉狭窄等	Δ		★	★	★		

注：采用技术及方法选择符号含义说明："★"表示必选项，"Δ"表示可选项，可根据设备情况、患者情况及临床需求等自行选择。

一、胸部占位性病变MRI检查

（一）检查设计方案：平扫★、DWI★、增强★

1. 检查前准备

（1）常规准备和增强准备：依据MRI检查技术操作总则及质控规范执行。

（2）特殊准备：训练患者平静规律呼吸和呼气末屏气；按要求放置呼吸门控装置、心电电极（首选）或指脉门控装置。

2. 线圈及体位要求

（1）线圈选择：体部相控阵表面线圈或心脏线圈。

（2）体位设计：患者取仰卧位，头或足先进，人体长轴与床面长轴一致，双手上举置于头颈部两侧，对于肩部不适患者也可将双手置于胸部两侧并尽量紧贴身体。中心线位于两乳头连线中点，或根据病变具体位置而定。

3. 推荐参数（表7-55，表7-56）

表7-55 胸部占位性病变MRI检查推荐参数（1.5T）

编号	序列	方位	TR(ms)	TE(ms)	层厚(mm)	层间隔(mm)	FOV(cm)	矩阵	相位编码
1*	T_2WI FS	横轴位	＞2000	70～90	3～6	≤层厚20%	30～45	≥256×192	AP
2*	T_2WI	横轴位	＞2000	70～90	3～6	≤层厚20%	30～45	≥256×192	AP
3*	T_2WI FS	冠状位	＞2000	70～90	3～6	≤层厚20%	30～45	≥256×192	AP
4*	T_1WI	横轴位	Min	Min	2～3	≤层厚20%	30～45	≥256×192	AP
5*	DWI	横轴位	＞3000	Min	3～6	≤层厚20%	30～45	≥100×100	AP
	推荐低B值0～100s/mm^2，高B值600～1000s/mm^2，获得两个B值的图像，重建ADC图像								
6*	DCE T_1WI+C	横轴位	Min	Min	2～3	≤层厚20%	30～45	≥256×192	AP

表7-56 胸部占位性病变MRI检查推荐参数（3.0T）

编号	序列	方位	TR(ms)	TE(ms)	层厚(mm)	层间隔(mm)	FOV(cm)	矩阵	相位编码
1*	T_2WI FS	横轴位	＞3000	70～90	3～6	≤层厚20%	30～45	≥256×224	AP
2*	T_2WI	横轴位	＞3000	70～90	3～6	≤层厚20%	30～45	≥256×224	AP
3*	T_2WI FS	冠状位	＞3000	70～90	3～6	≤层厚20%	30～45	≥256×224	AP
4*	3D T_1WI	横轴位	Min	Min	2～3	≤层厚20%	30～45	≥256×224	AP
5*	DWI	横轴位	＞3000	Min	3～6	≤层厚20%	30～45	≥164×164	AP
	推荐低B值0～100s/mm^2，高B值600～1000s/mm^2，获得两个B值的图像，重建ADC图像								
6*	DCE T_1WI+C	横轴位	Min	Min	2～3	≤层厚20%	30～45	≥256×224	AP

注：①T_2WI采用FSE序列，根据患者呼吸控制状态、病变部位、病变受心血管搏动影响程度及临床检查目的的不同，可选择呼吸触发FSE T_2WI、屏气FSE T_2WI或半K空间采集SS-FSE T_2WI，其中呼吸触发序列组织对比更好，选用脂肪抑制技术增加组织对比并减少伪影。②一旦T_1WI上发现异常高信号需常规加扫同方位的脂肪抑制T_1WI。设备条件允许的情况下，首选3D GRE四对比序列，一次屏气扫描可获得同相、反相、水相、脂相四种对比，有助于脂肪成分及出血成分的检测与区分，也可以选择2D扰相GRE同反相位序列或替代。③增强采用多期动态扫描，肺部病变建议包括肺动脉期、动脉期、静脉期、平衡期、延迟期，其他病变至少包括动脉期、静脉期、平衡期。

（二）影像显示标准

1. 显示范围　应根据病变具体位置和侵及范围而定，以横轴位为主，必要时加扫冠状位、矢状位或倾斜角度的方位，完全覆盖病变范围。

2. 图像要求　图像空间分辨率、对比度佳，脂肪抑制均匀，能够清晰识别病变位置、内部成分及其与周围组织关系；增强图像根据需要进行多期动态扫描，正常组织与病变组织之间强化对比清晰，扫描时相合适，多期结合能够反映病变特点；单次激发超快速序列与常规序列相结合，屏气与呼吸门控技术相结合，无明显的呼吸、心搏等伪影，满足诊断需求。

3. 病例图像展示（图7-27）

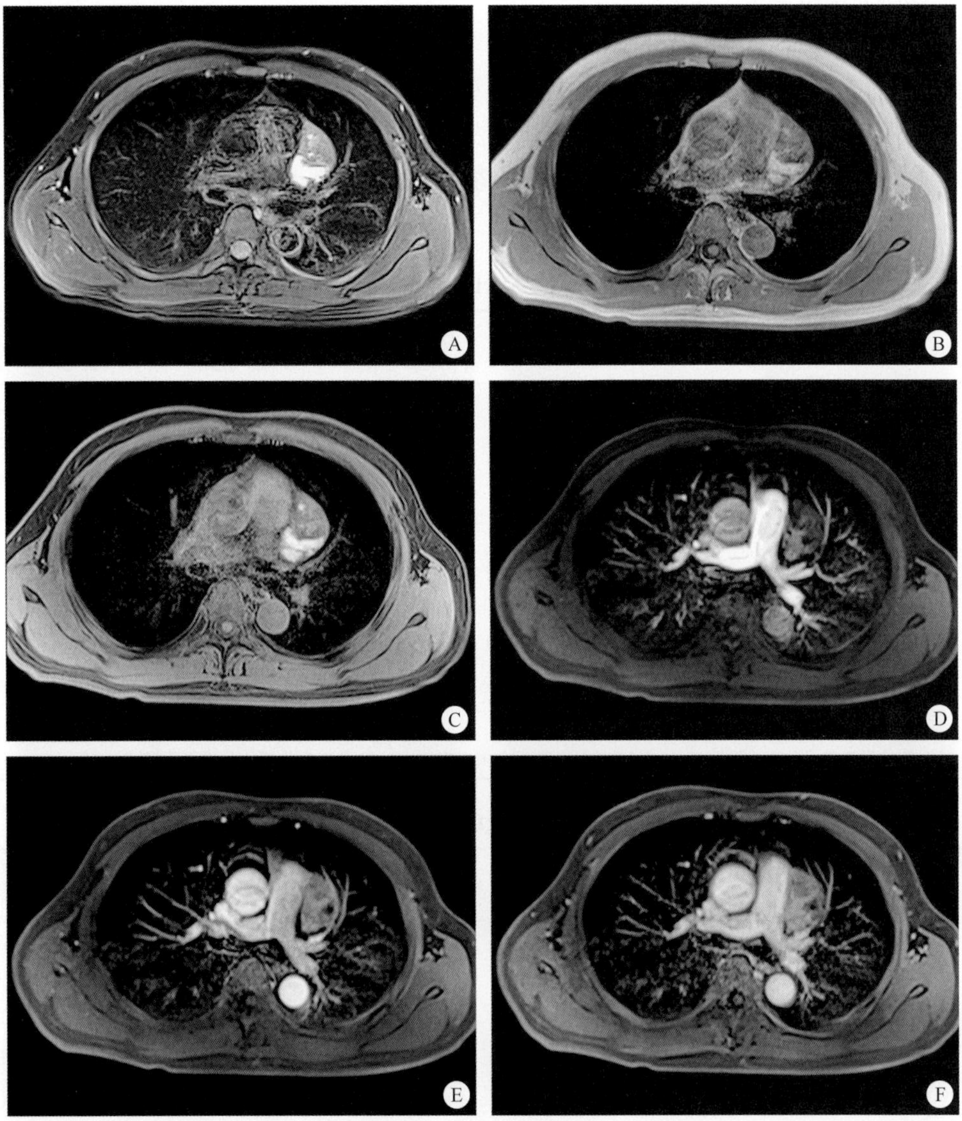

图7-27 纵隔占位性病变

A～C. 分别为横轴位T_2WI FS、T_1WI 及T_1WI FS，左中纵隔可见不规则肿块影，呈T_1高/低信号、T_2高/等混杂信号；轴位T_1WI增强（D～F. 分别为肺动脉期、动脉期、静脉期）扫描见少许絮状强化，与邻近肺动脉主干、左上肺静脉及左心耳关系密切，提示肿瘤性病变可能

二、乳腺病变MRI检查

（一）检查设计方案：平扫★、DWI★、动态增强★

1. 检查前准备

（1）常规准备和增强准备：依据MRI检查技术操作总则及质控规范执行。

（2）特殊准备：对于青春期后至绝经前的女性患者，乳腺MRI检查的最佳时间为月经周期的第2周；嘱咐患者平静呼吸、浅慢呼吸，腹部起伏幅度不宜过大。

2. 线圈及体位要求

（1）线圈选择：乳腺线圈。

（2）体位设计：患者取俯卧位，头或足先进，乳腺自然垂直于乳腺线圈的两个凹槽中，乳头尽量位于线圈中心，使乳腺处于自然状态，中心线位于两乳头连线中点。双手上举置于头颈部两侧，对于肩部不适患者也可将双手置于胸部两侧。

3. 推荐参数（表7-57，表7-58）

表7-57 乳腺病变MRI检查推荐参数（1.5T）

编号	序列	方位	TR（ms）	TE（ms）	层厚（mm）	层间隔（mm）	FOV（cm）	矩阵	相位编码
1*	T_2WI FS	横轴位	＞2000	80～110	3～5	≤层厚10%	36～40	≥288×256	LR
2*	3D T_1WI	横轴位	Min	Min	1～3	0	36～40	≥256×224	LR
3*	T_2WI FS-L	矢状位	＞2000	70～90	3～5	≤层厚10%	24～28	≥288×256	HF
4*	T_2WI FS-R	矢状位	＞2000	70～90	3～5	≤层厚10%	24～28	≥288×256	HF
5*	DWI	横轴位	3000～10000	Min	3～5	≤层厚10%	36～40	≥128×128	AP
	推荐低B值0～100s/mm^2，高B值600～1000s/mm^2，获得两个B值的图像，重建ADC图像								
6*	DCE T_1WI+C	横轴位	Min	Min	1～3	0	36～40	≥320×288	LR
	利用动脉期及蒙片序列剪影，显示动脉血管或病灶血供情况。并选择强化对比好的剪影图像进行MIP后处理（横轴位/冠状位/左右侧矢状位）显示病灶血供情况 时间信号强度曲线分析：针对病灶、正常腺体、脂肪勾画ROI做时间信号强度曲线，分析强化模式								

表7-58 乳腺病变MRI检查推荐参数（3.0T）

编号	序列	方位	TR（ms）	TE（ms）	层厚（mm）	层间隔（mm）	FOV（cm）	矩阵	相位编码
1*	T_2WI FS	横轴位	＞3000	80～130	3～5	≤层厚10%	36～40	≥320×288	LR
2*	3D T_1WI	横轴位	Min	Min	1～3	0	36～40	≥288×224	LR
3*	T_2WI FS-L	矢状位	＞3000	80～110	3～5	≤层厚10%	24～28	≥320×288	HF
4*	T_2WI FS-R	矢状位	＞3000	80～110	3～5	≤层厚10%	24～28	≥320×288	HF
5*	DWI	横轴位	3000～10000	Min	3～5	≤层厚10%	36～40	≥128×128	AP
	推荐低B值0～100s/mm^2，高B值800～1000s/mm^2，获得两个B值的图像，重建ADC图像								
6*	DCE T_1WI+C	横轴位	Min	Min	1～3	0	36～40	≥384×320	LR
	利用动脉期及蒙片序列剪影，显示动脉血管或病灶血供情况。并选择强化对比好的剪影图像进行MIP后处理（横轴位/冠状位/左右侧矢状位）显示病灶血供情况 时间信号强度曲线分析：针对病灶、正常腺体、脂肪勾画ROI做时间信号强度曲线，分析强化模式								

注：①乳腺富含脂肪组织，T_2WI应该常规进行脂肪抑制，但普通频率选择饱和脂肪抑制技术通常效果不佳，采用STIR、SPAIR或DIXON技术可改善脂肪抑制效果；②T_1WI序列一般无须施加脂肪抑制，但如有异常高信号时则须加扫一个脂肪抑制T_1WI，序列可选用FSE序列或2D/3D扰相GRE序列；③增强后扫描时相一般5～7期，注意对比剂开始注射与扫描启动时间的掌控，确保增强第一期或第二期的K空间中心信息采集时刻正好落在对比剂开始注射90s左右。

（二）影像显示标准

1. 显示范围　包含双侧乳腺腺体组织及腋窝淋巴结。

2. 图像要求 图像空间分辨率、信噪比佳，双侧乳腺及周围淋巴结显示清晰，脂肪抑制均匀、完全，不同组织结构的信号强度对比可反映各自的权重特征。无明显的呼吸、心搏等伪影，满足诊断需求；病灶强化效果对比清晰，而乳腺腺体强化背景较弱，有助于病变的检出和特征分析；后处理分析的ROI选择准确，绘制时间信号强度曲线能反映正常组织或病变的增强特点。

3. 病例图像展示（图7-28）

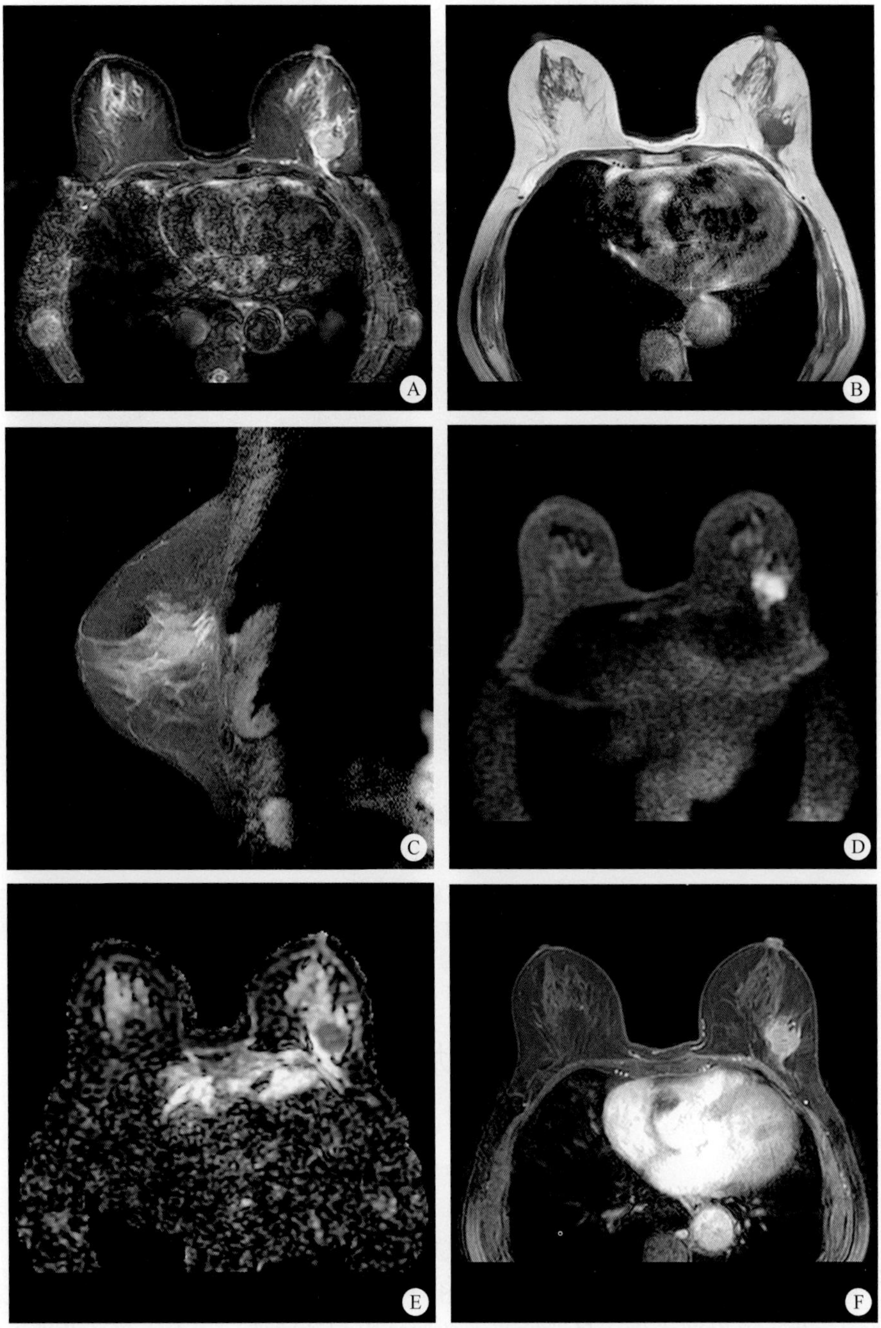

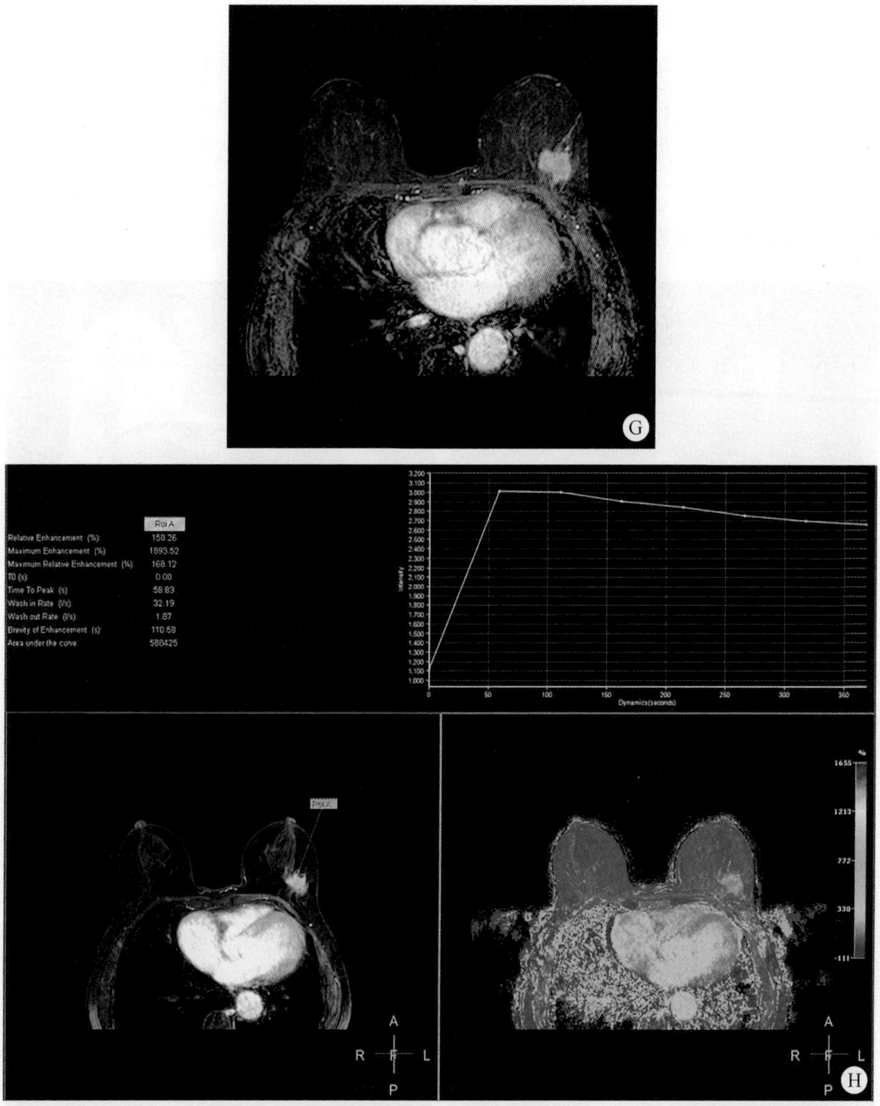

图7-28 乳腺癌

A～C. 分别为横轴位T_2WI FS、T_1WI及矢状位T_2WI FS图像，左乳外上象限可见不规则团块影，呈稍长T_1、稍长T_2信号且信号欠均匀；DWI（D）及ADC（E）提示弥散受限；横轴位T_1WI动态增强（F、G. 分别为增强图像及对应的剪影图像）呈不均匀明显强化，其时间信号强度曲线（H）呈上升下降型，提示乳腺癌，BI-RADS 6类

三、心脏形态及功能评估MRI检查

（一）检查设计方案：亮血★、黑血★

1. 检查前准备

（1）常规准备：依据MRI检查技术操作总则及质控规范执行。

（2）特殊准备：训练患者平静规律呼吸和呼气末屏气；心率控制，建议检查之前控制心率＜75次/分，以保证成像质量；按要求放置呼吸门控装置、心电电极（首选）或指脉门控装置。

2. 线圈及体位要求

（1）线圈选择：心脏专用线圈或体部相控阵线圈。

（2）体位设计：患者取仰卧位，头或足先进，以胸部左缘第3肋间隙作为线圈的中心参考点。双手上举置于头颈部两侧，对于肩部不适患者也可将双手置于胸部两侧。

3. 推荐参数（表7-59，表7-60）

表7-59 心脏形态及功能评估MRI检查推荐参数（1.5T）

编号	序列	方位	TR（ms）	TE（ms）	层厚（mm）	层间隔（mm）	FOV（cm）	矩阵	相位编码
1★	T_2WI（SS）	横轴位	Max	50～90	6～8	≤层厚20%	30～40	≥256×224	AP
2★	T_2WI（SS）	矢状位	Max	50～90	6～8	≤层厚20%	30～40	≥256×224	AP
3★	Cine（B-SSFP）	二腔心	Min	Min	6～8	/	30～40	≥128×100	AP/LR
4★	Cine（B-SSFP）	三腔心	Min	Min	6～8	/	30～40	≥128×100	AP
5★	Cine（B-SSFP）	四腔心	Min	Min	6～8	/	30～40	≥128×100	AP/LR
6★	Cine（B-SSFP）	左心室流出道	Min	Min	6～8	/	30～40	≥128×100	LR
7★	Cine（B-SSFP）	右心室流出道	Min	Min	6～8	/	30～40	≥128×100	AP
8★	Cine（B-SSFP）	右心室三腔心	Min	Min	6～8	/	30～40	≥128×100	AP
9★	Cine（B-SSFP）	左心室短轴位	Min	Min	6～8	/	30～40	≥128×100	AP
左心室功能分析：利用左心室短轴位电影（SAX-CINE）序列分析得到左心室血流动力学参数（CO/CI/SV/SVI/EF/EDV/ESV）									

表7-60 心脏形态及功能评估MRI检查推荐参数（3.0T）

编号	序列	方位	TR（ms）	TE（ms）	层厚（mm）	层间隔（mm）	FOV（cm）	矩阵	相位编码
1★	T_2WI（SS）	横轴位	Max	50～90	6～8	≤层厚20%	30～40	≥256×224	AP
2★	T_2WI（SS）	矢状位	Max	50～90	6～8	≤层厚20%	30～40	≥256×224	AP
3★	Cine（B-SSFP）	二腔心	Min	Min	6～8	/	30～40	≥160×100	AP/LR
4★	Cine（B-SSFP）	三腔心	Min	Min	6～8	/	30～40	≥160×100	AP
5★	Cine（B-SSFP）	四腔心	Min	Min	6～8	/	30～40	≥160×100	AP/LR
6★	Cine（B-SSFP）	左心室流出道	Min	Min	6～8	/	30～40	≥160×100	LR
7★	Cine（B-SSFP）	右心室流出道	Min	Min	6～8	/	30～40	≥160×100	AP
8★	Cine（B-SSFP）	右心室三腔心	Min	Min	6～8	/	30～40	≥160×100	AP
9★	Cine（B-SSFP）	左心室短轴位	Min	Min	6～8	/	30～40	≥160×100	AP
左心室功能分析：利用SAX-CINE序列分析得到左心室血流动力学参数（CO/CI/SV/SVI/EF/EDV/ESV）									

注：①黑血的横轴位、矢状位T_2WI序列主要通过流空效应消除成像层面内的血流信号，一般采用半傅里叶采集SS-FSE（HASTE）序列，TR设置为系统允许最大值（Max），但TR太长时屏气时间会增加，因此如果患者屏气时长允许更长的情况下，TR建议设置为1000ms左右；②亮血成像采用平衡稳态自由进动（balance steady state free procession，B-SSFP）序列，要求心电触发方式为回顾性，每心动周期相位数大于16；③成像层面的选择可根据具体病变调整，如先天性心脏病需评估平行四腔心、短轴电影序列并包含心房。

（二）影像显示标准

1. 显示范围　T_2WI（SS）序列横轴位覆盖主动脉弓至心尖，矢状位包含心脏，以及电影序列扫描标准左/右心室两腔心、四腔心、三腔心（左心室流入道、流出道）、左心室流出道、右心室流出道、右心室三腔心、左心室短轴位。

2. 图像要求

（1）亮血成像心腔、血管腔与心肌对比良好（血液明显高信号、心肌中等信号），心内、外膜分界清晰，序列能以电影形式显示心脏的运动功能。

（2）心脏及瓣膜结构所扫平面标准，心脏、心肌、瓣膜、大血管等解剖结构及毗邻关系显示清晰，无明显的呼吸、心搏、磁敏感等伪影，满足诊断需求。

3. 病例图像展示（图7-29）

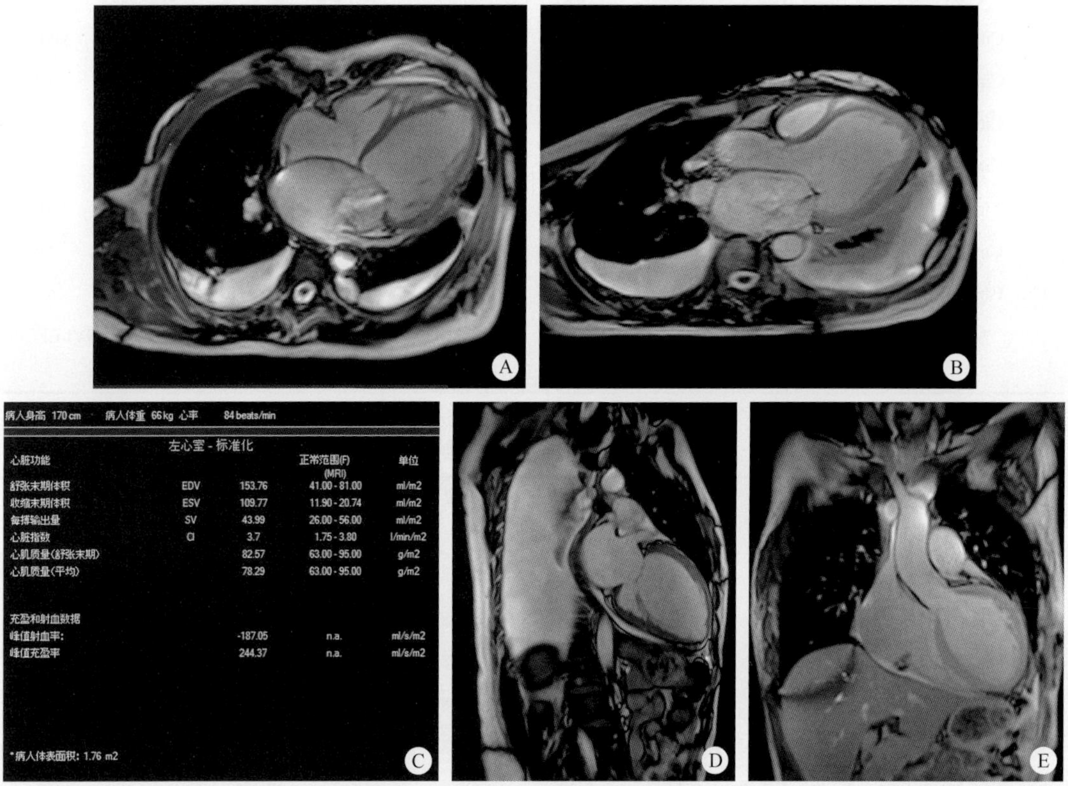

图7-29　心脏形态及功能评估MRI检查

A、B. 分别为四腔心、三腔心电影图像，可见二尖瓣大量反流信号，提示二尖瓣重度关闭不全；C. 心功能分析结果提示左心收缩功能明显下降。D、E. 分别为二腔心、左心室流出道扫描图像

四、心脏心肌病变MRI检查

（一）检查设计方案：亮血★、黑血★、首过灌注（DCE T_1WI+C）★、延迟增强（LEG）$^{\Delta}$

1. 检查前准备　同“心脏形态及功能评估MRI检查”。

2. 线圈及体位要求　同“心脏形态及功能评估MRI检查”。

3. 推荐参数（表7-61，表7-62）

表7-61　心脏心肌病变MRI检查推荐参数（1.5T）

编号	序列	方位	TR（ms）	TE（ms）	层厚（mm）	层间隔（mm）	FOV（cm）	矩阵	相位编码
1★	T_2WI（SS）	横轴位	Max	50～90	6～8	≤层厚20%	30～40	≥256×224	AP
2★	T_2WI（SS）	矢状位	Max	50～90	6～8	≤层厚20%	30～40	≥256×224	AP
3★	Cine（B-SSFP）	二腔心	Min	Min	6～8	/	30～40	≥128×100	AP/LR
4★	Cine（B-SSFP）	三腔心	Min	Min	6～8	/	30～40	≥128×100	AP
5★	Cine（B-SSFP）	四腔心	Min	Min	6～8	/	30～40	≥128×100	AP/LR
6★	Cine（B-SSFP）	左心室流出道	Min	Min	6～8	/	30～40	≥128×100	LR
7★	Cine（B-SSFP）	右心室流出道	Min	Min	6～8	/	30～40	≥128×100	AP
8★	Cine（B-SSFP）	右心室三腔心	Min	Min	6～8	/	30～40	≥128×100	AP
9★	Cine（B-SSFP）	左心室短轴位	Min	Min	6～8	/	30～40	≥128×100	AP
左心室功能分析：利用SAX-CINE序列分析得到左室血流动力学参数（CO/CI/SV/SVI/EF/EDV/ESV）									
10★	T_1WI	四腔心	Max	＜30	6～8	/	30～40	≥256×224	AP/LR
11★	T_1WI FS	四腔心	Max	＜30	6～8	/	30～40	≥256×224	AP/LR
12★	T_2WI	四腔心	Max	60～120	6～8	/	30～40	≥256×224	AP/LR
13★	T_2WI FS	四腔心	Max	60～120	6～8	/	30～40	≥256×224	AP/LR
14★	DCE T_1WI+C	二/四/轴	Min	Min	6～8	≤层厚10%	30～40	≥192×160	/
15★	LGE	二腔心	300～800	Min	6～8	/	30～40	≥164×140	AP/LR
16★	LGE	四腔心	300～800	Min	6～8	/	30～40	≥164×140	AP/LR
17★	LGE	左心室短轴位	300～800	Min	6～8	≤层厚10%	30～40	≥164×140	/
18△	3D LGE	横轴位	Min	Min	1～2	0	30～40	≥192×140	AP

表7-62　心脏心肌病变MRI检查推荐参数（3.0T）

编号	序列	方位	TR（ms）	TE（ms）	层厚（mm）	层间隔（mm）	FOV（cm）	矩阵	相位编码
1★	T_2WI（SS）	横轴位	Max	50～90	6～8	≤层厚20%	30～40	≥256×224	AP
2★	T_2WI（SS）	矢状位	Max	50～90	6～8	≤层厚20%	30～40	≥256×224	AP
3★	Cine（B-SSFP）	二腔心	Min	Min	6～8	/	30～40	≥160×100	AP/LR
4★	Cine（B-SSFP）	三腔心	Min	Min	6～8	/	30～40	≥160×100	AP
5★	Cine（B-SSFP）	四腔心	Min	Min	6～8	/	30～40	≥160×100	AP/LR
6★	Cine（B-SSFP）	左心室流出道	Min	Min	6～8	/	30～40	≥160×100	LR
7★	Cine（B-SSFP）	右心室流出道	Min	Min	6～8	/	30～40	≥160×100	AP
8★	Cine（B-SSFP）	右心室三腔心	Min	Min	6～8	/	30～40	≥160×100	AP
9★	Cine（B-SSFP）	左心室横轴位	Min	Min	6～8	/	30～40	≥160×100	AP
左心室功能分析：利用SAX-CINE序列分析得到左心室血流动力学参数（CO/CI/SV/SVI/EF/EDV/ESV）									
10★	T_1WI	四腔心	Max	＜30	6～8	/	30～40	≥288×224	AP/LR

续表

编号	序列	方位	TR(ms)	TE(ms)	层厚(mm)	层间隔(mm)	FOV(cm)	矩阵	相位编码
11★	T_1WI FS	四腔心	Max	＜30	6～8	/	30～40	≥288×224	AP/LR
12★	T_2WI	四腔心	Max	60～120	6～8	/	30～40	≥288×224	AP/LR
13★	T_2WI FS	四腔心	Max	60～120	6～8	/	30～40	≥288×224	AP/LR
14★	DCE T_1WI+C	二/四/轴	Min	Min	6～8	≤层厚10%	30～40	≥192×192	/
15★	LGE	二腔心	300～800	Min	6～8	/	30～40	≥192×140	AP/LR
16★	LGE	四腔心	300～800	Min	6～8	/	30～40	≥192×140	AP/LR
17★	LGE	左心室短轴位	300～800	Min	6～8	≤层厚10%	30～40	≥192×140	/
18△	3D LGE	横轴位	Min	Min	1～1.5	0	30～40	≥256×164	AP

注：①黑血的T_1WI（FS）、T_2WI（FS）序列主要通过施加双/多反转脉冲消除成像层面内的血流信号，该序列使用非层面选择和层面选择两个180°准备脉冲消除血流信号，在其基础上可以施加选择性脂肪反转脉冲，获得脂肪抑制的效果，对心脏肿瘤、心包和心肌病变的鉴别诊断具有重要意义。TR设置为系统允许最大值（Max），但TR太长时屏气时间会增加，因此如果患者屏气时长允许更长的情况下，TR建议设置为800ms左右。②心肌首过灌注成像可采用IR-EPI T_1WI序列，一般需要在2个RR间期完成一次4～8层的图像采集，重复30～40次，采集1min左右，可在自由呼吸状态下采集，建议选择在对比剂首次通过的20s时间段内进行屏气，以减少呼吸伪影对灌注分析的干扰。对比剂用量0.05～0.1mmol/kg，3～7ml/s，在5～8s内注射完。③延迟增强成像多采用分段K空间填充的IR-FGRE序列，一般建议按照0.2mmol/kg体重给药，给药后8～20min扫描，TI时间在230～350ms，扫描时需要根据图像对比度做出即时的调整，临床应用中可采用预先估测理想TI（利于多个TI的快速序列进行快速扫描，找到心肌最黑层面的TI+20～30ms）或采用相位敏感反转恢复（phase sensitive inversion recovery，PSIR）序列。④心房病变如心房纤维化、心房颤动、心脏射频消融术前/后等，延迟增强成像推荐选择3D序列，结合膈肌导航进行自由呼吸扫描。⑤成像层面的选择可根据具体病变调整，例如，肥厚型心肌病需评估左心室两腔心、左心室流出道，ARVC需评估右心室两腔心、右心室流出道电影和延迟成像，冠心病、心肌炎、应激性心肌病需评估短轴T_2WI FS序列。

（二）影像显示标准

1. 显示范围　首过灌注图像层数至少包括标准心肌分段的3个轴位层面或者更多（或增加二腔心、四腔心层面），延迟增强成像扫描心室短轴位或者更多（或增加二腔心、四腔心层面），扫描时可根据具体病变实时调整扫描位置或增加扫描层数；其余序列显示范围同“心脏形态及功能评估MRI检查”。

2. 图像要求　黑血成像血液或脂肪抑制充分，心肌及周围结构显示清晰；灌注效果明显，能反映动态强化过程，图像变形及运动伪影较少；延迟扫描TI选择合适，正常心肌低信号，心腔高信号，病变心肌强化呈高信号且对比明显。

3. 病例图像展示（图7-30）

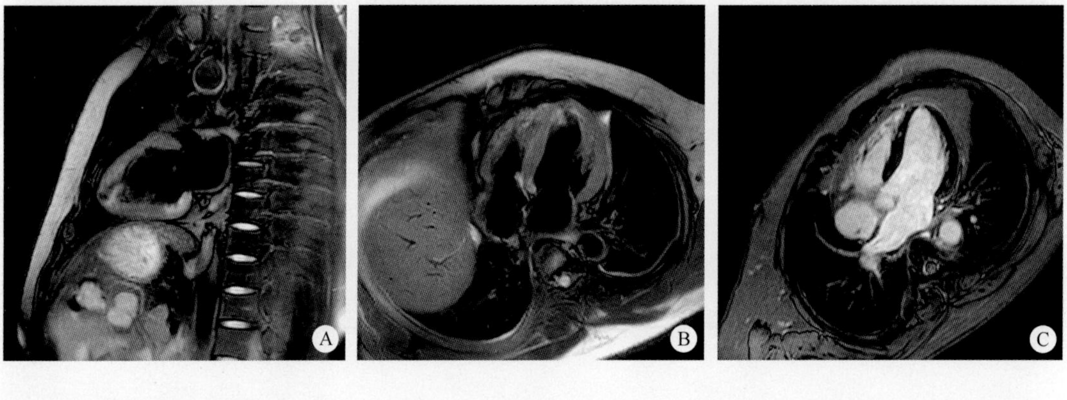

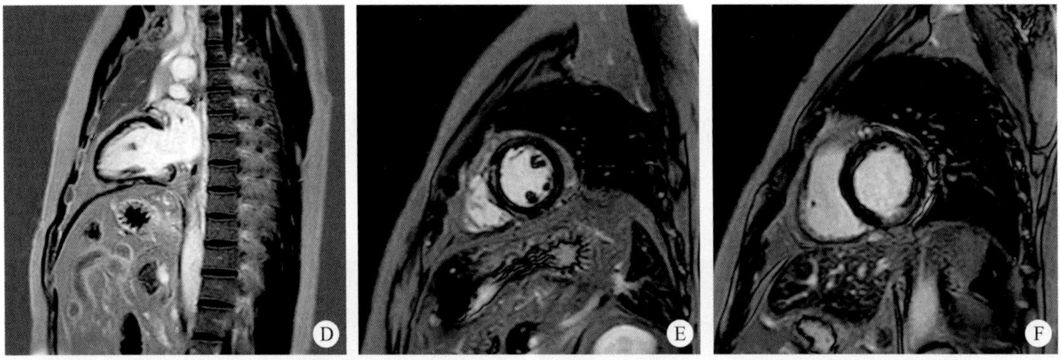

图7-30 心肌梗死

一例急性心肌梗死病例，左心室两腔心和四腔心T_2WI脂肪抑制（A、B）扫描可见左侧心肌下壁近端斑片状T_2信号影，延迟扫描四腔心（C）、两腔心（D）、短轴位（E、F）左心室下壁近端及室间隔中远端见条线状、斑片状延迟强化影

五、心脏冠状动脉病变MRI检查

（一）检查设计方案：亮血△、NCE-MRA★、CE-MRA△

1. 检查前准备 同"心脏形态及功能评估MRI检查"。
2. 线圈及体位要求 同"心脏形态及功能评估MRI检查"。
3. 推荐参数（表7-63，表7-64）

表7-63 心脏冠脉病变MRI检查推荐参数（1.5T）

编号	序列	方位	TR（ms）	TE（ms）	层厚（mm）	层间隔（mm）	FOV（cm）	矩阵	相位编码
1△	Cine（B-SSFP）	四腔心	Min	Min	6～8	/	30～40	≥128×100	AP
2★	3D SSFP	横轴位	Min	Min	0.8～1.5	≤层厚20%	30～40	≥256×256	AP
	沿血管走行追踪3根血管（RCA/LAD/LCX）进行CPR及MIP后处理，要求从不同角度展示主干开口、左行及病变节段								

表7-64 心脏冠脉病变MRI检查推荐参数（3.0T）

编号	序列	方位	TR（ms）	TE（ms）	层厚（mm）	层间隔（mm）	FOV（cm）	矩阵	相位编码
1△	Cine（B-SSFP）	四腔心	Min	Min	6～8	/	30～40	≥160×100	AP
2★	3D T_2-FGRE	横轴位	Min	Min	0.8～1.5	≤层厚20%	30～40	≥288×288	AP
	沿血管走行追踪3根血管（RCA/LAD/LCX）进行CPR及MIP后处理，要求从不同角度展示主干开口、左行及病变节段								

注：①磁共振冠状动脉成像（coronary MRA，CMRA）一般采用3D亮血序列扫描分为增强CMRA与非增强CMRA，后者在1.5T设备采用T_2准备的平衡式SSFP（B-SSFP）序列，3.0T设备采用T_2准备的FGRE（T_2-FGRE）序列采集，并加脂肪抑制技术以突显冠脉腔内血液的高信号。②CMRA一般采用前瞻性心电门控（心电触发）或指脉触发技术并结合膈肌导航技术。③四腔心电影序列用于观察冠脉的运动，冠脉在心动周期中连续静止的时段即为相对不运动期，CMRA应该在此时间窗内采集信号。

（二）影像显示标准

1. 显示范围　MRA序列扫描覆盖整个冠脉。

2. 图像要求　冠脉血管腔内血液呈明显高信号，心肌呈中等偏低信号。冠脉显示清晰，走行连续，脂肪抑制均匀，呼吸及心搏等伪影较少。

3. 病例图像展示（图7-31）

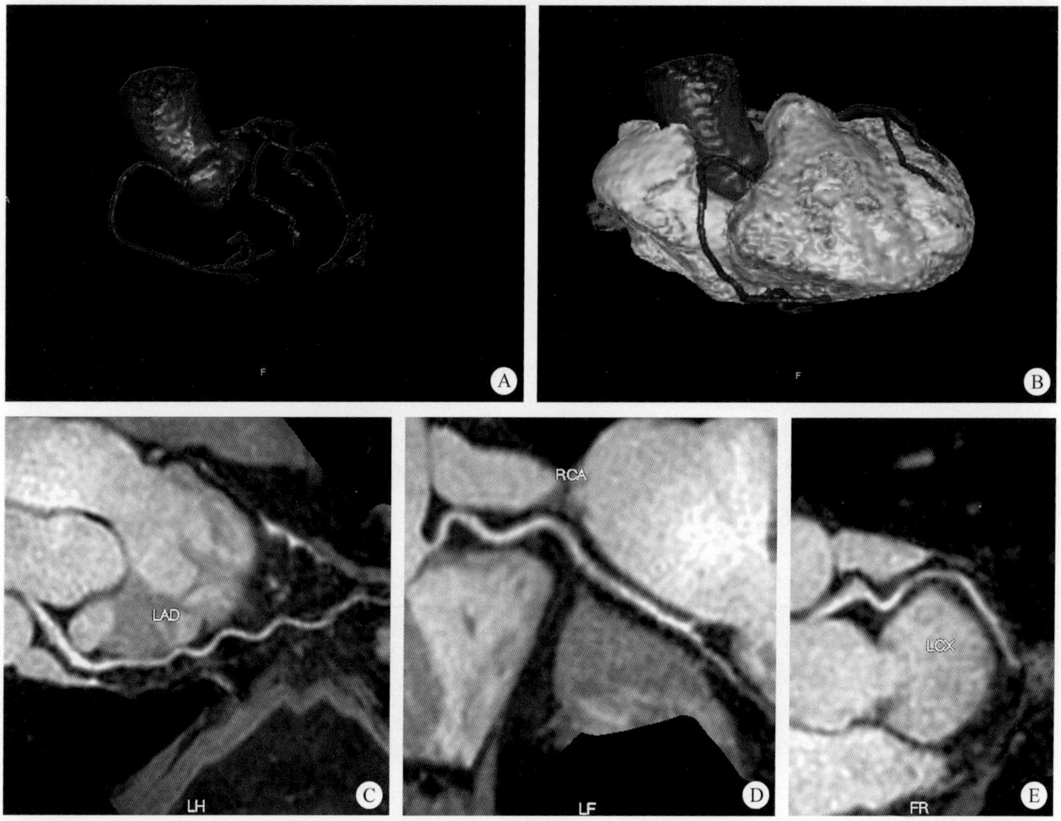

图7-31　心脏冠脉MRI检查

3.0T设备采集的非对比增强MRA图像。A.冠脉血管树；B.心脏及冠脉VR；C～E.分别为左前降支、右冠状动脉及左旋支的曲面重组图

六、主动脉病变MRI检查

（一）检查设计方案：黑血★、亮血★

1. 检查前准备

（1）常规准备：依据MRI检查技术操作总则及质控规范执行。

（2）特殊准备：训练患者平静规律呼吸和呼气末屏气；建议检查之前控制心率＜75次/分，以保证成像质量；按要求放置呼吸门控装置、心电电极（首选）或指脉门控装置。

2. 线圈及体位要求

（1）线圈选择：心脏专用线圈或体部相控阵线圈。

（2）体位设计：患者取仰卧位，头或足先进，以剑突作为线圈的中心参考点。双手上举置于头颈部两侧，对于肩部不适患者也可将双手置于胸部两侧。

3. 推荐参数（表7-65，表7-66）

表7-65　主动脉病变MRI检查推荐参数（1.5T）

编号	序列	方位	TR（ms）	TE（ms）	层厚（mm）	层间隔（mm）	FOV（cm）	矩阵	相位编码
1★	T_2WI（FS）	斜矢状位	＞2000	60～120	3～5	≤层厚10%	30～45	≥256×224	AP
2★	Cine（B-SSFP）	斜矢状位	Min	Min	3～5	≤层厚10%	30～45	≥164×140	AP
3△	3D T_2WI	斜矢状位	Min	Min	1～3	0	30～45	≥256×256	AP
4★	CE-MRA-pre	冠状位	Min	Min	1～3	0	30～45	≥256×256	LR
5★	CE-MRA-post	冠状位	Min	Min	1～3	0	30～45	≥256×256	LR
	沿血管走行追踪主动脉行CPR及MIP后处理，要求从不同角度展示主干开口、左行及病变节段								

表7-66　主动脉病变MRI检查推荐参数（3.0T）

编号	序列	方位	TR（ms）	TE（ms）	层厚（mm）	层间隔（mm）	FOV（cm）	矩阵	相位编码
1★	T_2WI（FS）	斜矢状位	＞2000	60～120	3～5	≤层厚10%	30～45	≥288×256	AP
2★	Cine（B-SSFP）	斜矢状位	Min	Min	3～5	≤层厚10%	30～45	≥224×164	AP
3△	3D T_2WI	斜矢状位	Min	Min	1～3	0	30～45	≥320×320	AP
4★	CE-MRA-pre	冠状位	Min	Min	1～3	0	30～45	≥320×320	LR
5★	CE-MRA-post	冠状位	Min	Min	1～3	0	30～45	≥320×320	LR
	沿血管走行追踪主动脉行CPR及MIP后处理，要求从不同角度展示主干开口、左行及病变节段								

注：①患者碘对比剂过敏或肾功能受损可选择非对比增强主动脉成像；②黑血序列一般采用二维DIR-FSE序列结合心电或指脉门控，或采用单次激发快速自旋回波序列显示血管壁情况；③亮血序列采用B-SSFP序列实现电影成像，或采用3D VFA TSE序列，在T_2WI对比的基础上结合反转恢复技术，通过脂肪抑制或流动补偿实现背景抑制突出显示液体信号，通过呼吸控制技术实现3D薄层血管成像，其特点是动静脉血管均显影；④CE-MRA序列采用三位扰相GRE T_1WI序列进行屏气扫描。

（二）影像显示标准

1. 显示范围　亮血成像扫描上界包含头臂干、左颈总动脉、左锁骨下动脉，下界范围包含两侧髂总动脉起始处，覆盖整个主动脉或病变范围；黑血序列可针对具体病变位置扫描。

2. 图像要求

（1）黑血序列管腔内血液充分，清晰显示管壁情况。

（2）亮血成像的管腔与周围组织对比良好。

（3）无明显的呼吸、心搏、磁敏感等伪影，满足诊断需求。

第四节 腹　部

检查操作方案名称及检查适应证	采用技术及方法				
	平扫	DWI	MRH	增强	延迟增强
胰胆管系统疾病筛查MRI检查					
胆石症，胆道/胰管发育异常，胆道狭窄、梗阻、扩张，胰腺囊性病变等	★	★	★		
胰胆管系统炎性/占位性病变MRI检查					
胆管/胆囊炎性及自身免疫性疾病，胆囊息肉，胆囊/胆管/胰腺癌或胆汁瘤等	★	★	★	★	
胰脾炎性/占位性病变检查			Δ		
胰腺炎、胰腺脓肿、胰腺实性病变、胰腺囊性肿瘤性病变、脾脓肿、脾炎、脾结核、脾占位性病变等	★	★		★	
肝病筛查MRI检查					
肝血管瘤、肝囊肿、脂肪肝等	★	★			
肝炎性/占位性病变MRI检查					
肝炎、肝脓肿、寄生虫感染、肝硬化、肝结节、肝癌、肝转移瘤、肝衰竭等	★	★		★	
肝胆特异性对比剂（钆塞酸二钠）增强MRI检查					
不典型肝细胞癌（HCC）鉴别诊断，HCC患者根治术前评估，HCC局部治疗后评估，转移瘤，良性病变鉴别诊断，胆系疾病诊断的补充（小胆管病变，胆系术后并发症评估）等	★	★		★	★
肾上腺疾病筛查MRI检查					
高血压病因待查、肾上腺囊肿、肾上腺出血等	★	★			
肾上腺占位性病变MRI检查					
肾上腺增生、肾上腺结节、肾上腺占位、肾上腺癌、淋巴瘤、肾上腺结核、转移瘤等	★	★		★	
肾病筛查MRI检查					
肾先天发育异常、结石、囊性病变、肾移植等	★	★			
肾炎性/占位性病变MRI检查					
肾感染性病变、肾实性占位、肾肿瘤等	★	★		★	
泌尿系统疾病筛查MRI检查					
泌尿系统梗阻、扩张、先天性发育异常等	★	★	★		
泌尿系统占位性病变MRI检查					
泌尿系统感染性疾病、泌尿系统肿瘤等	★	★	★	★	
小肠病变MRI检查					
炎性病变（如克罗恩病）、狭窄性病变、穿透性病变、血管性肠病、肿瘤性病变等	★	★		★	

注：采用技术及方法选择符号含义说明："★"表示必选项，"Δ"表示可选项，可根据设备情况、患者情况及临床需求等自行选择。

一、胰胆管系统疾病筛查MRI检查

（一）检查设计方案：平扫★、MRH（2D/3D MRCP）★、DWI★

1. 检查前准备　需做常规准备、胃肠道准备和呼吸训练：依据MRI检查技术操作总则及质控规范执行。

2. 线圈及体位要求

（1）线圈选择：腹部相控阵线圈。

（2）体位设计：患者取仰卧位，足或头先进，人体长轴与床面长轴一致，双手上举避免交叉接触，对于肩部不适患者也可将双手置于身体两侧并尽量紧贴身体；放置呼吸门控，定位中心为胸骨剑突下2～3cm。

3. 推荐参数（表7-67，表7-68）

表7-67 胰胆管系统疾病筛查MRI检查推荐参数（1.5T）

编号	序列	方位	TR（ms）	TE（ms）	层厚（mm）	层间隔（mm）	FOV（cm）	矩阵	相位编码
1*	B-SSFP FS	冠状位	2*TE	1.6～1.8	5～8	≤层厚20%	35～45	≥256×224	LR
2*	T_2WI FS	横轴位	＞2000	≈85	3～5	≤层厚20%	35～45	≥256×224	AP
3*	2D T_1WI _in/out	横轴位	Min	Min	3～5	≤层厚20%	35～45	≥256×224	AP
4*	2D MRCP	多角度	6000～8000	300～700	30～70	/	35～45	≥256×224	AP/LR
5*	3D MRCP	斜冠状位	＞2000	300～700	1～2	-0.5～-1	35～40	≥320×224	LR
	利用3D MRCP进行MIP（或薄层MIP）后处理，手动剪切周围组织减少背景干扰								
6*	DWI	横轴位	＞3000	Min	3～5	≤层厚20%	35～45	≥100×100	AP
	推荐低B值0～150s/mm²，高B值600～1000s/mm²，获得两个B值的图像，重建ADC图像								

表7-68 胰胆管系统疾病筛查MRI检查推荐参数（3.0T）

编号	序列	方位	TR（ms）	TE（ms）	层厚（mm）	层间隔（mm）	FOV（cm）	矩阵	相位编码
1*	T_2WI（SS）	冠状位	＞1000	80～100	5～8	≤层厚20%	35～45	≥288×224	LR
2*	T_2WI FS	横轴位	＞2000	≈85	3～5	≤层厚20%	35～45	≥288×224	AP
3*	3D T_1WI _in/out	横轴位	Min	Min	3～5	0	35～45	≥288×224	AP
4*	2D MRCP	多角度	6000～8000	300～700	30～70	/	55～45	≥288×224	AP/LR
5*	3D MRCP	斜冠状位	＞2000	300～700	1～2	-0.5～-1	35～40	≥320×256	LR
	利用3D MRCP进行MIP（或薄层MIP）后处理，手动剪切周围组织减少背景干扰								
6*	DWI	横轴位	＞3000	Min	3～5	≤层厚20%	35～45	≥128×128	AP
	推荐低B值0～150s/mm²，高B值600～1000s/mm²，获得两个B值的图像，重建ADC图像								

注：①肝T_1WI常规采用同反相位序列，1.5T通常使用2D扰相GRE，TE选择系统允许最小的同、反相位两个值：反相位2.1～2.5ms，同相位4.2～5.0ms；设备条件允许的情况下，3.0T首选3D GRE四对比序列，一次屏气扫描可获得同相、反相、水相、脂相四种对比，TE反相位1.1～1.3ms，同相位2.2～2.6ms。②T_2WI FS首选呼吸触发技术，呼吸不均匀者可补充屏气序列。其TE选择在70～90ms，当需要进行实性病变与富水病变的鉴别时，可增加TE值为120～150ms提高T_2权重。③MRCP应结合横轴位定位，尽量平行于目标胆管走行方向；2D MRCP采用多角度厚层投射时，每个层块扫描间隔时间5s以上，减少饱和效应。

（二）影像显示标准

1. 显示范围 MRCP序列覆盖肝内外胆管、胆总管、胆囊和胰管在内的整个胆道系统，或根据病变范围调整；其余平扫序列覆盖膈顶至十二指肠水平段，包括整个肝、脾及胆道系统。

2. 图像要求 MRCP图像空间分辨率、信噪比、对比度佳，背景干扰较少，清晰显示肝内外胆管、胆总管、胆囊和胰管的位置和毗邻关系；肝、胆囊、双侧肾等实质性器官及其周围组织显示良好；不同组织结构间的对比及病变与正常组织结构间的对比均可达到最佳显示；脂肪抑制均匀，无明显的运动伪影、磁敏感伪影等，满足诊断需求。

3. 病例图像展示（图7-32）

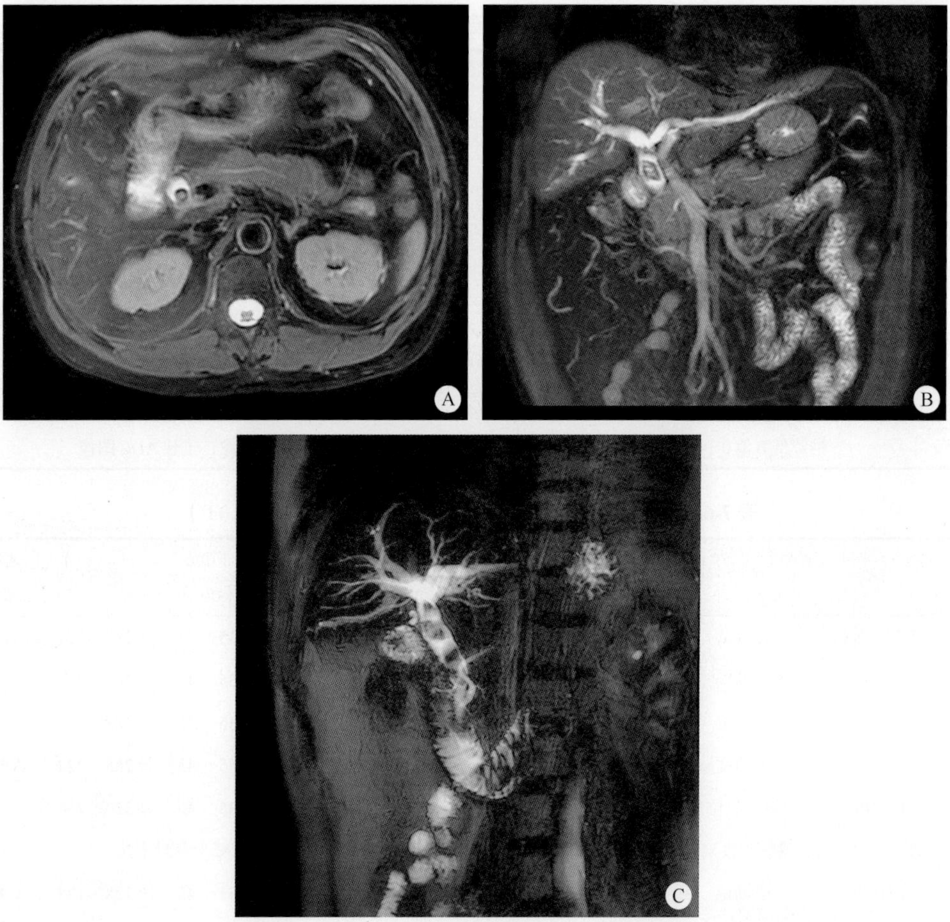

图7-32 胆道扩张

A、B. 分别为横轴位T_2WI FS、冠状位平衡式稳态进动序列图像，可见胆总管内短T_2结节影；MRCP（C）可见左右肝管及肝内胆管、肝总管、胆总管明显扩张，肝总管、胆总管多发结节状、条状低信号充盈缺损影

二、胰胆管系统炎性/占位性病变MRI检查

（一）检查设计方案：平扫★、MRH（2D/3D MRCP）★、DWI★、增强★

1. 检查前准备 需做常规准备、胃肠道准备、呼吸训练和增强准备：依据MRI检查技术操作总则及质控规范执行。

2. 线圈及体位要求 同“胰胆管系统疾病筛查MRI检查”。

3. 推荐参数（表7-69，表7-70）

表7-69 胰胆管系统炎性/占位性病变MRI检查推荐参数（1.5T）

编号	序列	方位	TR（ms）	TE（ms）	层厚（mm）	层间隔（mm）	FOV（cm）	矩阵	相位编码
1★	B-SSFP FS	冠状位	2*TE	1.6～1.8	5～8	≤层厚20%	35～45	≥256×224	LR
2★	T_2WI FS	横轴位	＞2000	≈85	3～5	≤层厚20%	35～45	≥256×224	AP
3★	2D T_1WI _in/out	横轴位	Min	Min	3～5	≤层厚20%	35～45	≥256×224	AP
4★	DWI	横轴位	＞3000	Min	3～5	≤层厚20%	35～45	≥100×100	AP
	推荐低B值0～150s/mm^2，高B值600～1000s/mm^2，获得两个B值的图像，重建ADC图像								
5★	DCE T_1WI+C	横轴位	Min	Min	3～5	−2～−1	35～45	≥256×224	AP
6★	3D T_1WI+C	冠状位	Min	Min	3～5	−2～−1	35～45	≥256×224	LR
7★	2D MRCP	多角度	6000～8000	300～700	30～70	/	35～45	≥256×224	AP/LR
8★	3D MRCP	斜冠状位	＞2000	300～700	1～2	−0.5～−1	35～40	≥320×224	LR
	利用3D MRCP进行MIP（或薄层MIP）后处理，手动剪切周围组织减少背景干扰								

表7-70 胰胆管系统炎性/占位性病变MRI检查推荐参数（3.0T）

编号	序列	方位	TR（ms）	TE（ms）	层厚（mm）	层间隔（mm）	FOV（cm）	矩阵	相位编码
1★	T_2WI（SS）	冠状位	＞1000	80～100	5～8	≤层厚20%	35～45	≥288×224	LR
2★	T_2WI FS	横轴位	＞2000	≈85	3～5	≤层厚20%	35～45	≥288×224	AP
3★	3D T_1WI _in/out	横轴位	Min	Min	3～5	0	35～45	≥288×224	AP
4★	DWI	横轴位	＞3000	Min	3～5	≤层厚20%	35～45	≥128×128	AP
	推荐低B值0～150s/mm^2，高B值600～1000s/mm^2，获得两个B值的图像，重建ADC图像								
5★	DCE T_1WI+C	横轴位	Min	Min	2～4	−2～−1	35～45	≥288×224	AP
6★	3D T_1WI+C	冠状位	Min	Min	2～4	−2～−1	35～45	≥288×224	LR
7★	2D MRCP	多角度	6000～8000	300～700	30～70	/	55～45	≥288×224	AP/LR
8★	3D MRCP	斜冠状位	＞2000	300～700	1～2	−0.5～−1	35～40	≥320×256	LR
	利用3D MRCP进行MIP（或薄层MIP）后处理，手动剪切周围组织减少背景干扰								

注：①多期增强扫描至少包括以下时相：增强前蒙片、动脉期、门脉期、平衡期，部分病例（廓清、包膜强化、瘢痕延迟强化、向心填充等）根据需要可延至6～10min；②MRCP序列建议放置增强后扫描，可改善背景抑制效果。

（二）影像显示标准

1. 显示范围 同“胰胆管系统疾病筛查MRI检查”。

2. 图像要求 增强扫描时相准确，能准确检出病灶、分析强化特征、判断肝循环状态；其余序列图像要求同“胰胆管系统疾病筛查MRI检查”。

3. 病例图像展示（图7-33）

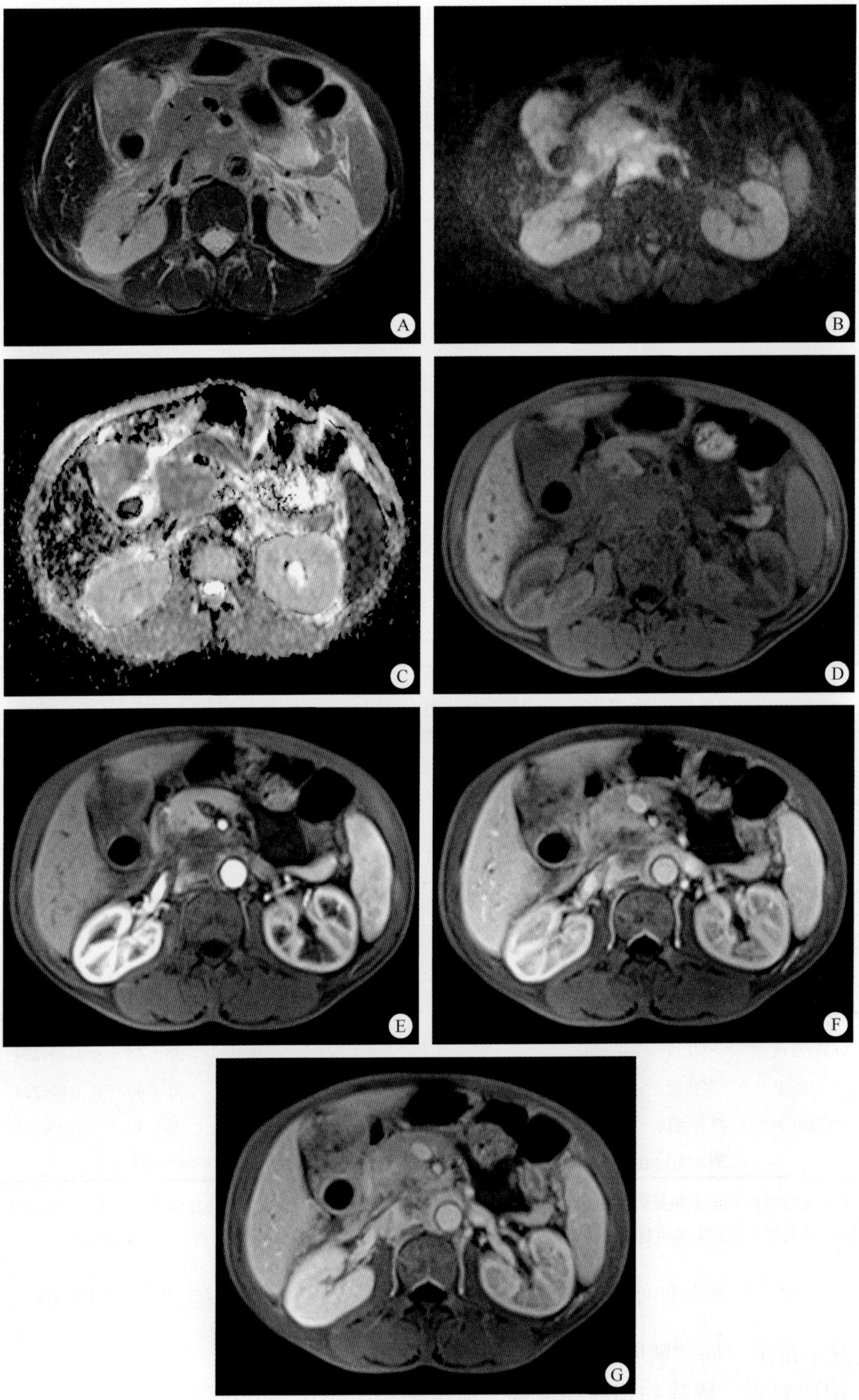

图7-33 胆囊癌

A. 横轴位T_2WI FS图像，可见胆囊增大，胆囊壁不规则增厚呈肿块状；DWI（B）及ADC（C）图像可见肿块弥散受限；增强扫描（D～G. 为蒙片、增强三期图像）呈不均匀轻度强化，符合胆囊癌改变

三、胰脾炎性/占位性病变MRI检查

（一）检查设计方案：平扫★、DWI★、MRH（2D/3D MRCP）△、增强★

1. 检查前准备 需做常规准备、胃肠道准备、呼吸训练和增强准备：依据MRI检查技术操作总则及质控规范执行。

2. 线圈及体位要求 同"胰胆管系统疾病筛查MRI检查"。

3. 推荐参数（表7-71，表7-72）

表7-71 胰脾炎性/占位性病变MRI检查推荐参数（1.5T）

编号	序列	方位	TR（ms）	TE（ms）	层厚（mm）	层间隔（mm）	FOV（cm）	矩阵	相位编码
1★	B-SSFP FS	冠状位	2*TE	1.6～1.8	3～5	≤层厚20%	35～45	≥256×224	LR
2★	T_2WI FS	横轴位	>2000	≈85	3～5	≤层厚20%	35～45	≥256×224	AP
3★	2D T_1WI _in/out	横轴位	Min	Min	3～5	≤层厚20%	35～45	≥256×224	AP
4★	DWI	横轴位	>3000	Min	3～5	≤层厚20%	35～45	≥100×100	AP
推荐低B值0～150s/mm²，高B值600～1000s/mm²，获得两个B值的图像，重建ADC图像									
5★	DCE T_1WI+C	横轴位	Min	Min	2～4	-2～-1	35～45	≥256×224	AP
6★	3D T_1WI+C	冠状位	Min	Min	3～5	-2～-1	35～45	≥256×224	LR
7△	2D MRCP	多角度	6000～8000	300～700	30～70	—	35～45	≥256×224	AP/LR
8△	3D MRCP	斜冠状位	>2000	300～700	1～2	-0.5～-1	35～40	≥320×224	LR
利用3D MRCP进行MIP（或薄层MIP）后处理，手动剪切周围组织减少背景干扰									

表7-72 胰脾炎性/占位性病变MRI检查推荐参数（3.0T）

编号	序列	方位	TR（ms）	TE（ms）	层厚（mm）	层间隔（mm）	FOV（cm）	矩阵	相位编码
1★	T_2WI（SS）	冠状位	>1000	80～100	3～5	≤层厚20%	35～45	≥288×224	LR
2★	T_2WI FS	横轴位	>2000	≈85	3～5	≤层厚20%	35～45	≥288×224	AP
3★	3D T_1WI _in/out	横轴位	Min	Min	3～5	0	35～45	≥288×224	AP
4★	DWI	横轴位	>3000	Min	3～5	≤层厚20%	35～45	≥128×128	AP
推荐低B值0～150s/mm²，高B值600～1000s/mm²，获得两个B值的图像，重建ADC图像									
5★	DCE T_1WI+C	横轴位	Min	Min	2～4	-2～-1	35～45	≥288×224	AP
6★	3D T_1WI+C	冠状位	Min	Min	2～4	-2～-1	35～45	≥288×224	LR
7△	2D MRCP	多角度	6000～8000	300～700	30～70	—	55～45	≥288×224	AP/LR
8△	3D MRCP	斜冠状位	>2000	300～700	1～2	-0.5～-1	35～40	≥320×256	LR
利用3D MRCP进行MIP（或薄层MIP）后处理，手动剪切周围组织减少背景干扰									

注：①胰腺病变造成胰管和（或）胆管梗阻者应加扫MRCP；②对于胰腺恶性肿瘤的病例，应扩大扫描范围覆盖全肝胰脾；③拟诊胰腺神经内分泌肿瘤尤其是胰岛素瘤的患者，推荐加扫动脉早期；④胰腺周围富含脂肪组织，无论T_1WI还是T_2WI都应该施加脂肪抑制；⑤脾动态增强采集时相与肝相同，建议延迟期至5min以上。

（二）影像显示标准

1. 显示范围　覆盖胰腺、脾、十二指肠壶腹部及病变区域结构。

2. 图像要求　层厚较薄，能够清晰显示胰腺、十二指肠壶腹部及病变区域结构；增强期相合适，包括动脉期（早、晚期）、静脉期、延迟期；不同组织结构间的对比及病变与正常组织结构间的对比均可达到最佳显示；无明显的运动伪影、磁敏感伪影等，满足诊断需求。

3. 病例图像展示（图7-34）

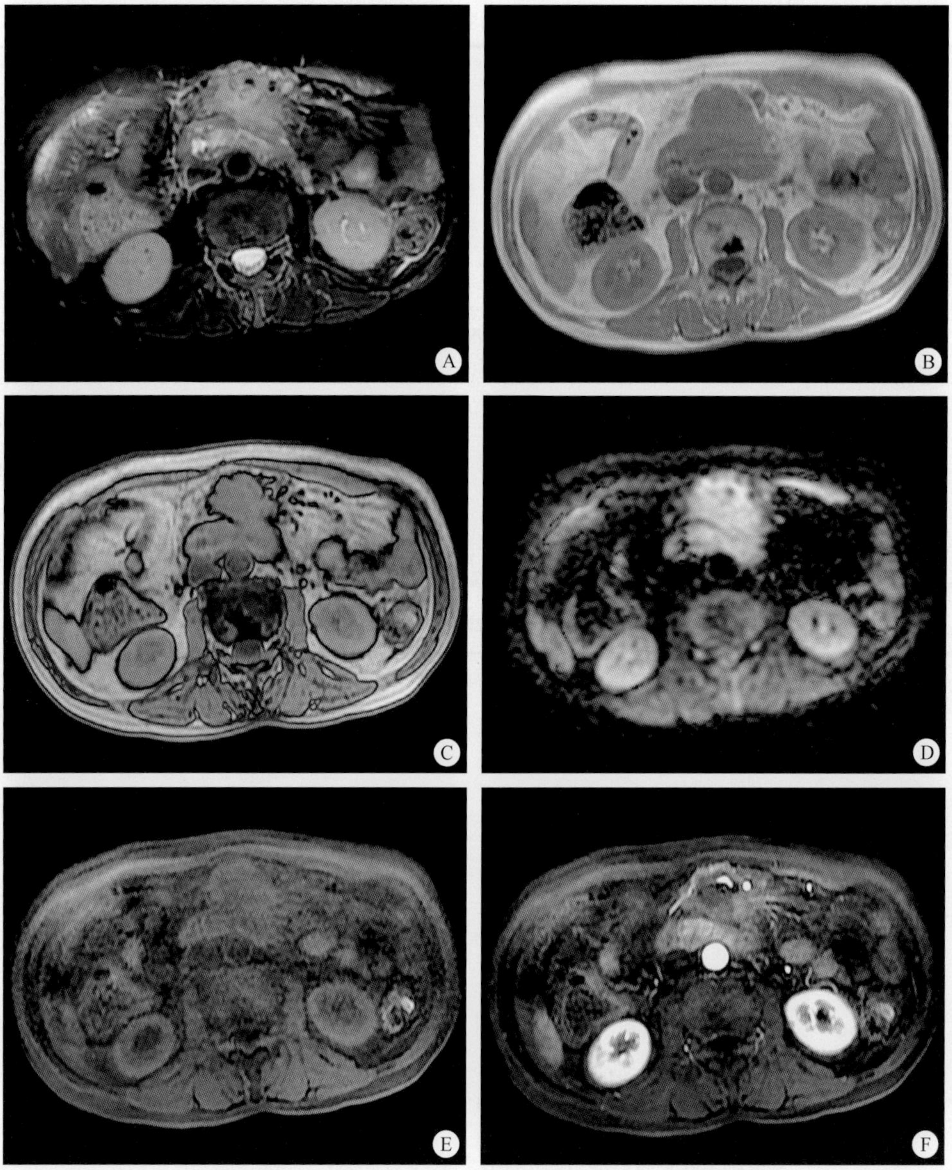

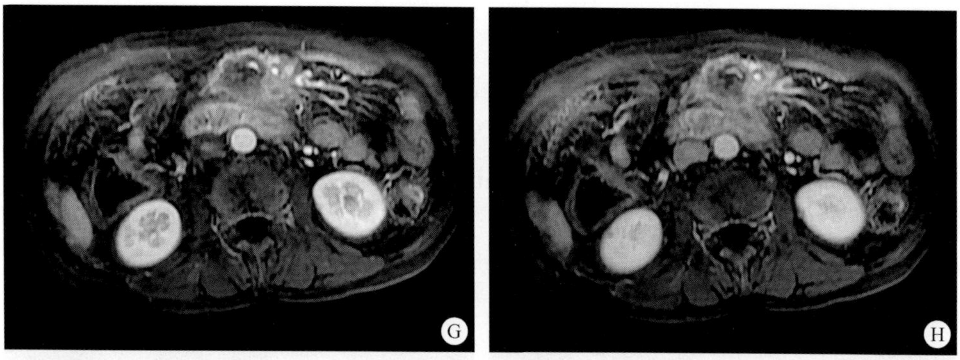

图7-34　胰腺癌

A～C. 分别为横轴位T_2WI FS、同相位及反相位T_1WI，可见胰腺颈体交界区稍长T_1稍长T_2信号团块影；DWI（D）可见肿块弥散受限；增强扫描（E～H. 为蒙片、增强三期图像）呈不均匀强化，提示胰腺癌

四、肝病筛查MRI检查

（一）检查设计方案：平扫★、DWI★

1. 检查前准备　需做常规准备、胃肠道准备和呼吸训练：依据MRI检查技术操作总则及质控规范执行。

2. 线圈及体位要求　同“胰胆管系统疾病筛查MRI检查”。

3. 推荐参数（表7-73，表7-74）

表7-73　肝病筛查MRI检查推荐参数（1.5T）

编号	序列	方位	TR（ms）	TE（ms）	层厚（mm）	层间隔（mm）	FOV（cm）	矩阵	相位编码
1★	B-SSFP FS	冠状位	2*TE	1.6～1.8	5～8	≤层厚20%	35～45	≥256×224	LR
2★	T_2WI FS	横轴位	＞2000	≈85	5～8	≤层厚20%	35～45	≥256×224	AP
3★	2D T_1WI _in/out	横轴位	Min	Min	5～8	0	35～45	≥256×224	AP
4★	DWI	横轴位	＞3000	Min	5～8	≤层厚20%	35～45	≥100×100	AP
	推荐低B值0～150s/mm^2，高B值600～1000s/mm^2，获得两个B值的图像，重建ADC图像								

表7-74　肝病筛查MRI检查推荐参数（3.0T）

编号	序列	方位	TR（ms）	TE（ms）	层厚（mm）	层间隔（mm）	FOV（cm）	矩阵	相位编码
1★	T_2WI（SS）	冠状位	＞1000	80～100	5～8	≤层厚20%	35～45	≥288×224	LR
2★	T_2WI FS	横轴位	＞2000	≈85	5～8	≤层厚20%	35～45	≥288×224	AP
3★	3D T_1WI _in/out	横轴位	Min	Min	3～5	0	35～45	≥288×224	AP
4★	DWI	横轴位	＞3000	Min	5～8	≤层厚20%	35～45	≥128×128	AP
	推荐低B值0～150s/mm^2，高B值600～1000s/mm^2，获得两个B值的图像，重建ADC图像								

注：①对于生长在近肝表面的局灶病变，至少应该有一方位垂直于该区域的肝表面，以充分显示病灶与周围的关系和病灶特征。②T_2WI FS序列根据患者的呼吸状况选择，推荐结合呼吸控制技术的自由呼吸扫描，呼吸不均匀者可结合补充屏气扫描。

（二）影像显示标准

1. 显示范围　范围包括整个肝及病变区域。

2. 图像要求　肝、胆囊、双侧肾、胰腺等实质性器官及其周围组织显示良好；各序列权重合适，不同组织结构间的对比及病变与正常组织结构间的对比均可达到最佳显示；扫描层面、层厚等合适，各序列均能评估病灶；扫描范围内信号强度均匀，脂肪抑制均匀，无明显的运动伪影、磁敏感伪影等，满足诊断需求。

3. 病例图像展示（图7-35）

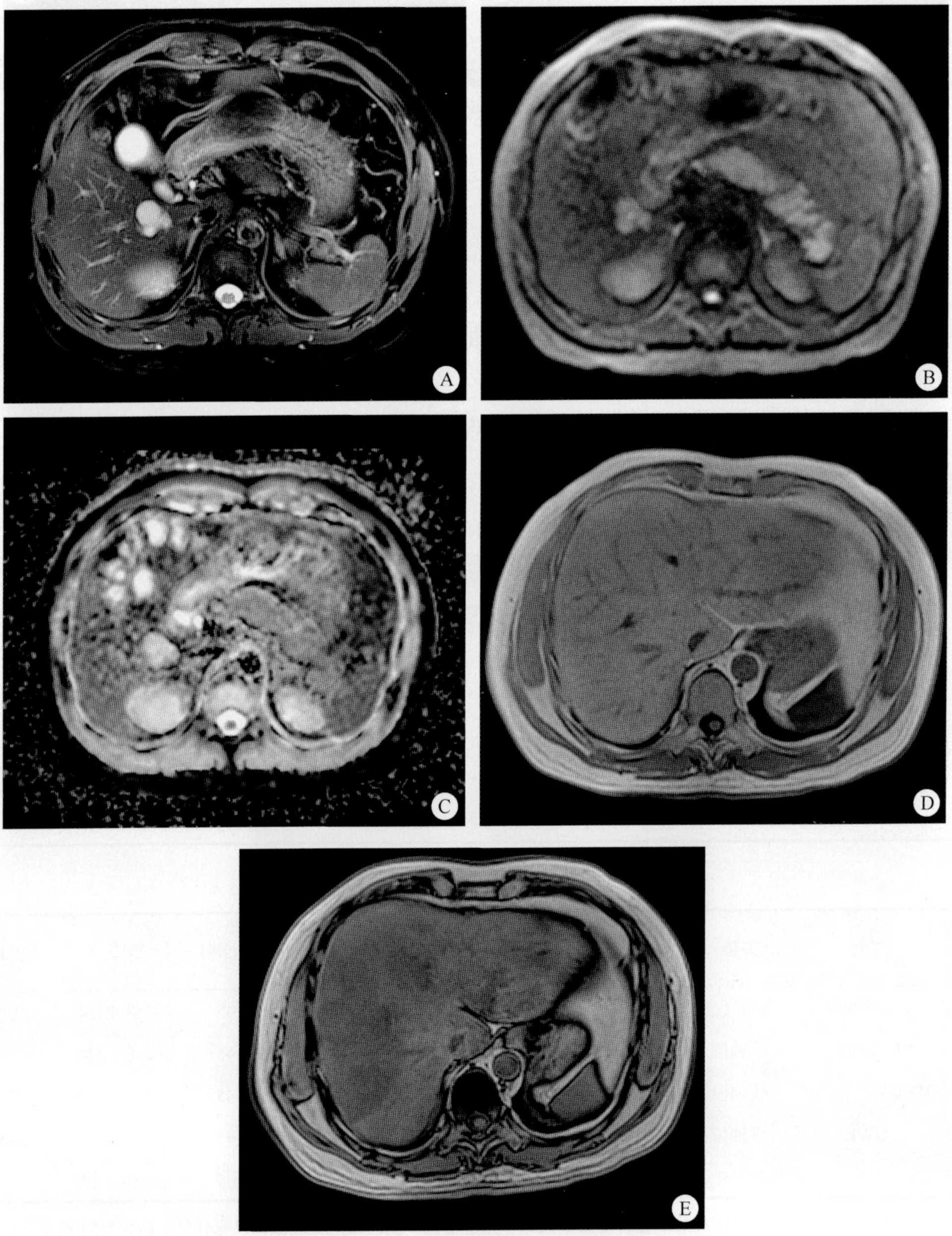

图7-35　肝病筛查MRI检查

A～C. 分别为横轴位T_2WI FS、DWI、ADC血管瘤；D、E. 分别为同、反相位T_1WI不均匀脂肪肝

五、肝炎性/占位性病变MRI检查

（一）检查设计方案：平扫★、DWI★、增强★

1. 检查前准备　需做常规准备、胃肠道准备、呼吸训练和增强准备：依据MRI检查技术操作总则及质控规范执行。

2. 线圈及体位要求　同“胰胆管系统疾病筛查MRI检查”。

3. 推荐参数（表7-75，表7-76）

表7-75　肝炎性/占位性病变MRI检查推荐参数（1.5T）

编号	序列	方位	TR（ms）	TE（ms）	层厚（mm）	层间隔（mm）	FOV（cm）	矩阵	相位编码
1★	B-SSFP FS	冠状位	2*TE	1.6～1.8	5～8	≤层厚20%	35～45	≥256×224	LR
2★	T_2WI FS	横轴位	＞2000	≈85	5～8	≤层厚20%	35～45	≥256×224	AP
3★	2D T_1WI _in/out	横轴位	Min	Min	5～8	≤层厚20%	35～45	≥256×224	AP
4★	DWI	横轴位	＞3000	Min	5～8	≤层厚20%	35～45	≥100×100	AP
	推荐低B值0～150s/mm^2，高B值600～1000s/mm^2，获得两个B值的图像，重建ADC图像								
5★	DCE T_1WI+C	横轴位	Min	Min	3～5	–2～–1	35～45	≥256×224	AP
6★	3D T_1WI+C	冠状位	Min	Min	3～5	–2～–1	35～45	≥256×224	LR

表7-76　肝脏炎性/占位性病变MRI检查推荐参数（3.0T）

编号	序列	方位	TR（ms）	TE（ms）	层厚（mm）	层间隔（mm）	FOV（cm）	矩阵	相位编码
1★	T_2WI（SS）	冠状位	＞1000	80～100	5～8	≤层厚20%	35～45	≥288×224	LR
2★	T_2WI FS	横轴位	＞2000	≈85	5～8	≤层厚20%	35～45	≥288×224	AP
3★	3D T_1WI _in/out	横轴位	Min	Min	3～5	0	35～45	≥288×224	AP
4★	DWI b0～150	横轴位	＞3000	Min	5～8	≤层厚20%	35～45	≥128×128	AP
	推荐低B值0～150s/mm^2，高B值600～1000s/mm^2，获得两个B值的图像，重建ADC图像								
5★	DCE T_1WI+C	横轴位	Min	Min	2～4	–2～–1	35～45	≥288×224	AP
6★	3D T_1WI+C	冠状位	Min	Min	2～4	–2～–1	35～45	≥288×224	LR

（二）影像显示标准

1. 显示范围　同“肝病筛查MRI检查”。

2. 图像要求　平扫序列要求同“肝病筛查MRI检查”；增强图像强化对比好，时相合适，至少应包括增强前（蒙片）、动脉晚期、门脉期及平衡期，动脉期建议扫描双动脉期（即动脉早期和动脉晚期）或多动脉期，部分病例（廓清、包膜强化、瘢痕延迟强化、向心填充等）根据需要可延至6～10min；无明显的运动伪影、磁敏感伪影等，满足诊断需求。

3. 病例图像展示（图7-36）

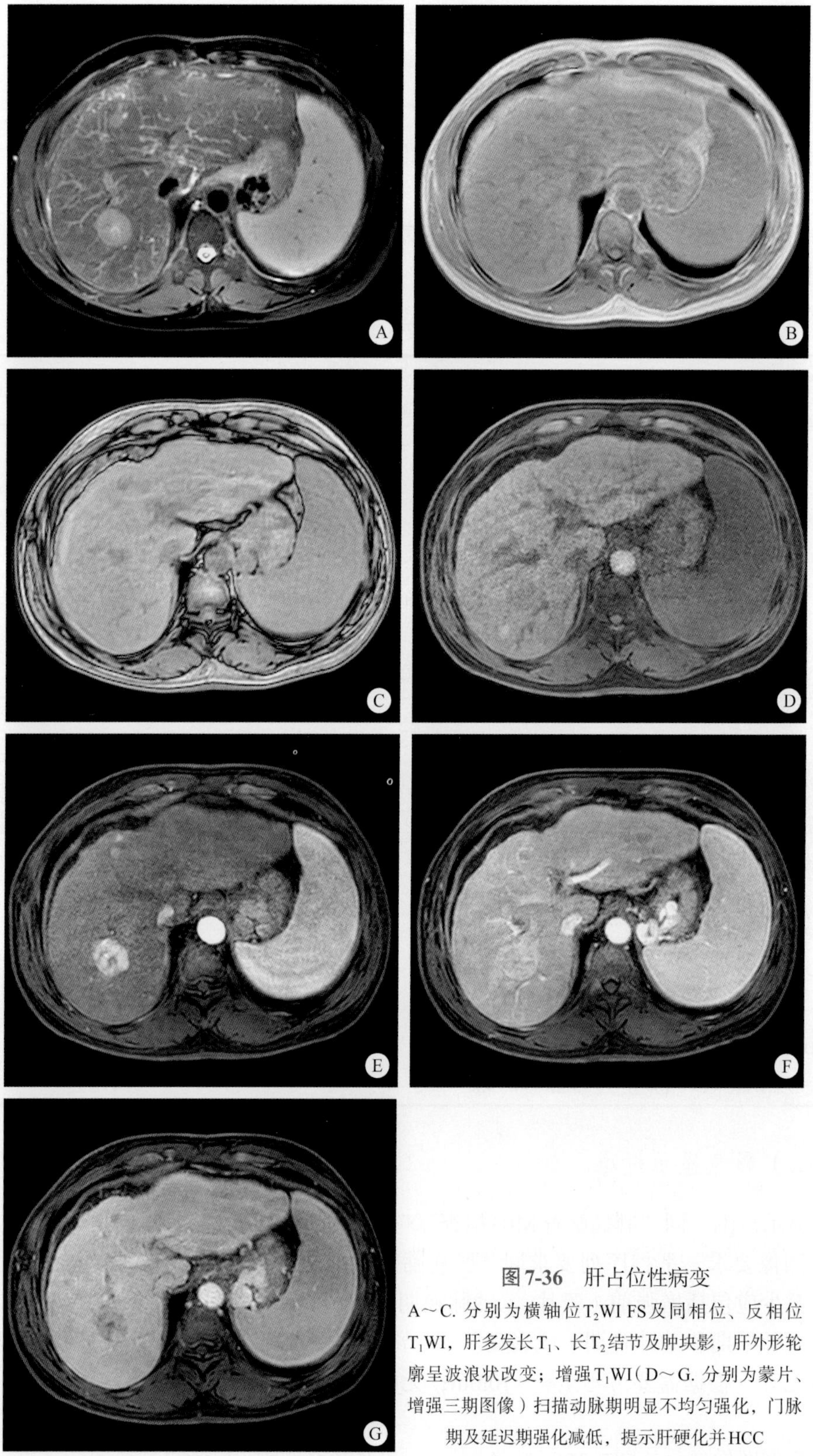

图7-36 肝占位性病变

A～C. 分别为横轴位T_2WI FS及同相位、反相位T_1WI，肝多发长T_1、长T_2结节及肿块影，肝外形轮廓呈波浪状改变；增强T_1WI（D～G. 分别为蒙片、增强三期图像）扫描动脉期明显不均匀强化，门脉期及延迟期强化减低，提示肝硬化并HCC

六、肝胆特异性对比剂（钆塞酸二钠）增强MRI检查

（一）检查设计方案：平扫*、DWI*、增强*、延迟增强*

1. 检查前准备 需做常规准备、胃肠道准备、呼吸训练和增强准备：依据MRI检查技术操作总则及质控规范执行。

2. 线圈及体位要求 同“胰胆管系统疾病筛查MRI检查”。

3. 推荐参数（表7-77，表7-78）

表7-77 肝胆特异性对比剂（钆塞酸二钠）增强MRI检查推荐参数（1.5T）

编号	序列	方位	TR（ms）	TE（ms）	层厚（mm）	层间隔（mm）	FOV（cm）	矩阵	相位编码
1*	B-SSFP FS	冠状位	2*TE	1.6～1.8	5～8	≤层厚20%	35～45	≥256×224	LR
2*	T_2WI FS	横轴位	＞2000	≈85	5～8	≤层厚20%	35～45	≥256×224	AP
3*	2D T_1WI _in/out	横轴位	Min	Min	5～8	≤层厚20%	35～45	≥256×224	AP
4*	DWI	横轴位	＞3000	Min	5～8	≤层厚20%	35～45	≥100×100	AP
	推荐低B值0～150s/mm^2，高B值600～1000s/mm^2，获得两个B值的图像，重建ADC图像								
5*	DCE T_1WI+C	横轴位	Min	Min	3～5	–2～–1	35～45	≥256×224	AP
6*	3D T_1WI+C	冠状位	Min	Min	3～5	–2～–1	35～45	≥256×224	LR
7*	3D T_1WI+C_HBP	横轴位	Min	Min	3～5	–2～–1	35～45	≥256×224	AP

表7-78 肝胆特异性对比剂（钆塞酸二钠）增强MRI检查推荐参数（3.0T）

编号	序列	方位	TR（ms）	TE（ms）	层厚（mm）	层间隔（mm）	FOV（cm）	矩阵	相位编码
1*	T_2WI（SS）	冠状位	＞1000	80～100	5～8	≤层厚20%	35～45	≥288×224	LR
2*	T_2WI FS	横轴位	＞2000	≈85	5～8	≤层厚20%	35～45	≥288×224	AP
3*	3D T_1WI _in/out	横轴位	Min	Min	3～5	0	35～45	≥288×224	AP
4*	DWI	横轴位	＞3000	Min	5～8	≤层厚20%	35～45	≥128×128	AP
	推荐低B值0～150s/mm^2，高B值600～1000s/mm^2，获得两个B值的图像，重建ADC图								
5*	DCE T_1WI+C	横轴位	Min	Min	2～4	–2～–1	35～45	≥288×224	AP
6*	3D T_1WI+C	冠状位	Min	Min	2～4	–2～–1	35～45	≥288×224	LR
7*	3D T_1WI+C_HBP	横轴位	Min	Min	2～4	–2～–1	35～45	≥288×224	AP

注：①钆塞酸二钠增强检查时的扫描序列及参数与Gd-DTPA增强基本一致，对比剂用量为0.025mmol/kg（0.1ml/kg），注射速率推荐采用1ml/s。采集期像包括增强前蒙片、动脉双期或动脉多期、门静脉期、过渡期（注射对比剂开始后2～5min）、肝胆特异期[推荐20min开始扫描，对于肝功能正常的患者可适当缩短至10min，对于慢性肝病和（或）肝硬化患者，可根据患者肝功能受损情况适当延迟扫描时间]。②对于DWI和T_2WI FS序列，可安排在增强后的时相等待期间进行扫描。

（二）影像显示标准

1. 显示范围 同“肝炎性/占位性病变MRI检查”。

2. 图像要求 肝胆特异期序列延迟时间合适，肝实质信号强度明显高于血管信号，肝实质与病灶对比清晰，肝内外胆道、胆囊显影。其余序列要求同“肝炎性/占位性病变MRI检查”。

3. 病例图像展示（图7-37）

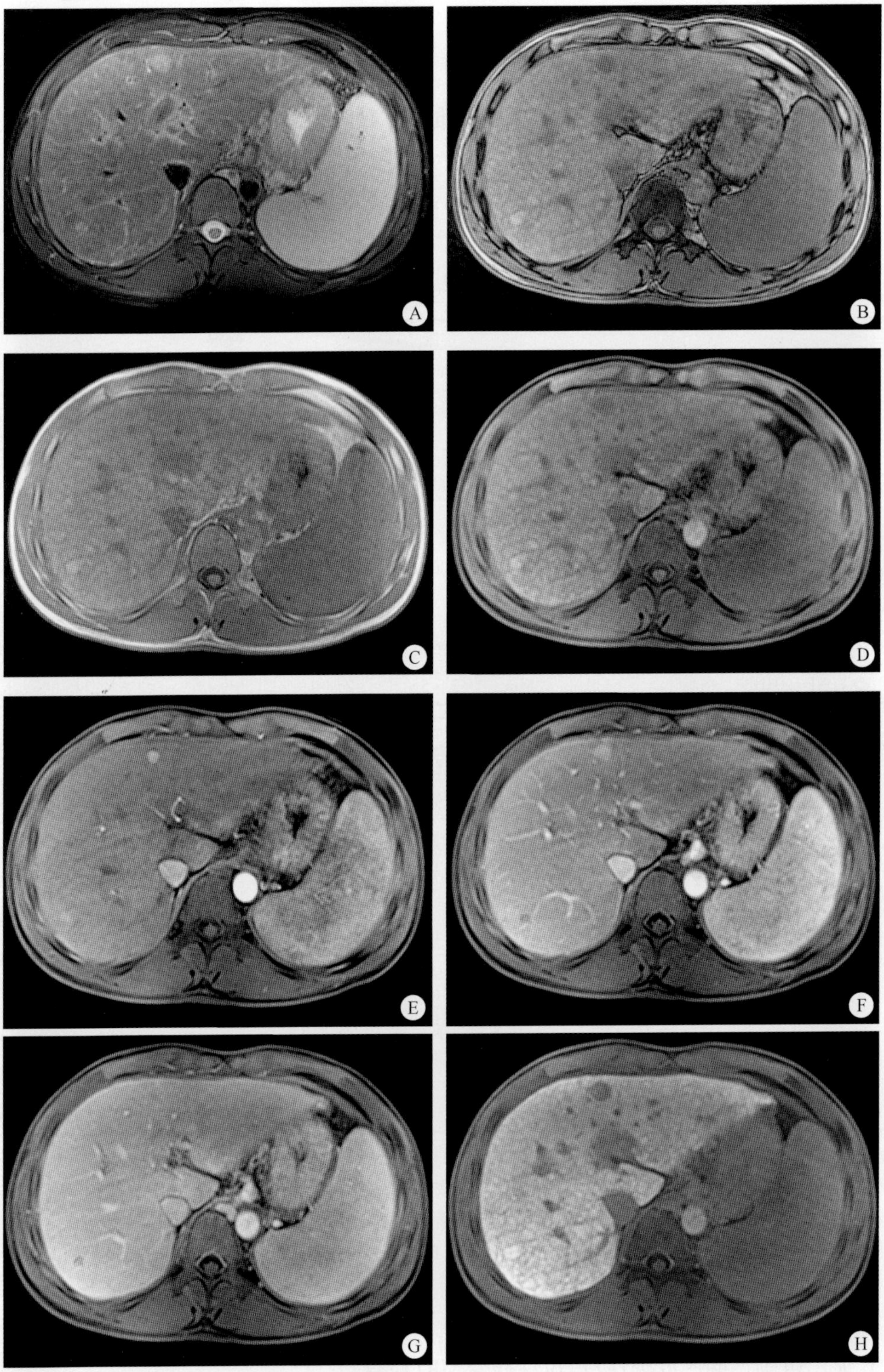

图7-37　小肝癌钆塞酸二钠增强MRI检查

A～C. 分别为横轴位T_2WI FS及同相位、反相位T_1WI，肝S_4段可见稍长T_1稍长T_2信号小结节影；增强T_1WI（D～G. 分别为蒙片、增强三期图像）扫描动脉期明显强化，门脉期及平衡期强化减低并见假包膜延迟强化，肝胆特异期（H）呈低信号，提示小肝癌

七、肾上腺疾病筛查MRI检查

（一）检查设计方案：平扫★、DWI★

1. 检查前准备　需做常规准备、胃肠道准备和呼吸训练；依据MRI检查技术操作总则及质控规范执行。

2. 线圈及体位要求

（1）线圈选择：同“胰胆管系统疾病筛查MRI检查”。

（2）体位设计：患者取仰卧位，足或头部先进，人体长轴与床面长轴一致，双手上举避免交叉接触，对于肩部不适患者也可将双手置于胸部两侧并尽量紧贴身体；放置呼吸门控，定位中心为胸骨剑突下5cm。

3. 推荐参数（表7-79，表7-80）

表7-79　肾上腺疾病筛查MRI检查推荐参数（1.5T）

编号	序列	方位	TR（ms）	TE（ms）	层厚（mm）	层间隔（mm）	FOV（cm）	矩阵	相位编码
1★	B-SSFP FS	冠状位	2*TE	1.6～1.8	3～5	≤层厚20%	35～45	≥288×224	LR
2★	T_2WI FS	横轴位	＞2000	约85	3～5	≤层厚20%	35～45	≥320×256	AP
3★	T_2WI	轴/冠	＞2000	约85	3～5	≤层厚20%	35～45	≥288×224	AP/LR
4★	2D T_1WI _in/out	横轴位	Min	Min	3～5	≤层厚20%	35～45	≥288×224	AP
5★	DWI	横轴位	＞3000	Min	3～5	≤层厚20%	35～45	≥100×100	AP
	推荐低B值0～150s/mm^2，高B值600～1000s/mm^2，获得两个B值的图像，重建ADC图								

表7-80　肾上腺疾病筛查MRI检查推荐参数（3.0T）

编号	序列	方位	TR（ms）	TE（ms）	层厚（mm）	层间隔（mm）	FOV（cm）	矩阵	相位编码
1★	T_2WI（SS）	冠状位	＞1000	80～100	3～5	≤层厚20%	35～45	≥288×256	LR
2★	T_2WI FS	横轴位	＞2000	≈85	3～5	≤层厚20%	35～45	≥320×256	AP
3★	T_2WI	轴/冠	＞2000	≈85	3～5	≤层厚20%	35～45	≥288×256	AP/LR
4★	3D T_1WI _in/out	横轴位	Min	Min	2～3	0	35～45	≥288×256	AP
5★	DWI	横轴位	＞3000	Min	3～5	≤层厚20%	35～45	≥128×128	AP
	推荐低B值0～150s/mm^2，高B值600～1000s/mm^2，获得两个B值的图像，重建ADC图								

注：脂肪抑制的T_2WI对肾上腺内病变显示较好，非脂肪抑制的T_2WI显示肾上腺结构更清晰，可根据需要扫描横轴位或冠状位不加脂肪抑制的T_2WI（至少保留1个）。

（二）影像显示标准

1. 显示范围　横轴位范围从胃底上缘至肾门，冠状位覆盖胰头至肾后缘。如果临床怀疑肾上腺嗜铬细胞瘤伴肾上腺外病灶或肾上腺其他恶性肿瘤，则需加大扫描范围，以便发现肾上腺外的病变。

2. 图像要求　层厚较薄，空间分辨率、SNR较好，各序列均能显示病变；肾上腺及周围结构显示清晰，肾上腺内病变对比良好；无明显的运动伪影、磁敏感伪影等，满足诊断需求。

八、肾上腺占位性病变MRI检查

（一）检查设计方案：平扫★、DWI★、增强★

1. 检查前准备　需做常规准备、胃肠道准备、呼吸训练和增强准备：依据MRI检查技术操作总则及质控规范执行。

2. 线圈及体位要求　同“胰胆管系统疾病筛查MRI检查”。

3. 推荐参数（表7-81，表7-82）

表7-81　肾上腺占位性病变MRI检查推荐参数（1.5T）

编号	序列	方位	TR（ms）	TE（ms）	层厚（mm）	层间隔（mm）	FOV（cm）	矩阵	相位编码
1★	B-SSFP FS	冠状位	2*TE	1.6～1.8	3～5	≤层厚20%	35～45	≥288×224	LR
2★	T_2WI FS	横轴位	＞2000	≈85	3～5	≤层厚20%	35～45	≥320×256	AP
3★	T_2WI	轴/冠	＞2000	≈85	3～5	≤层厚20%	35～45	≥288×224	AP/LR
4★	2D T_1WI _in/out	横轴位	Min	Min	3～5	≤层厚20%	35～45	≥288×224	AP
5★	DWI	横轴位	＞3000	Min	3～5	≤层厚20%	35～45	≥100×100	AP
	推荐低B值0～150s/mm^2，高B值600～1000s/mm^2，获得两个B值的图像，重建ADC图								
6★	DCE T_1WI+C	横轴位	Min	Min	2～3	–2～–1	35～45	≥256×224	AP
7★	3D T_1WI+C	冠状位	Min	Min	2～3	–2～–1	35～45	≥256×224	LR

表7-82　肾上腺占位性病变MRI检查推荐参数（3.0T）

编号	序列	方位	TR（ms）	TE（ms）	层厚（mm）	层间隔（mm）	FOV（cm）	矩阵	相位编码
1★	T_2WI（SS）	冠状位	＞1000	80～100	3～5	≤层厚20%	35～45	≥288×256	LR
2★	T_2WI FS	横轴位	＞2000	≈85	3～5	≤层厚20%	35～45	≥320×256	AP
3★	T_2WI	轴/冠	＞2000	≈85	3～5	≤层厚20%	35～45	≥288×256	AP/LR
4★	3D T_1WI _in/out	横轴位	Min	Min	2～3	0	35～45	≥288×256	AP
5★	DWI	横轴位	＞3000	Min	3～5	≤层厚20%	35～45	≥128×128	AP
	推荐低B值0～150s/mm^2，高B值600～1000s/mm^2，获得两个B值的图像，重建ADC图								
6★	DCE T_1WI+C	横轴位	Min	Min	2～3	–2～–1	35～45	≥288×224	AP
7★	3D T_1WI+C	冠状位	Min	Min	2～3	–2～–1	35～45	≥288×224	LR

注：增强扫描主要参数及扫描时相与肝多期增强相似，推荐双动脉期扫描，动脉早期有利于肾上腺腺瘤病变分析。

（二）影像显示标准

1. 显示范围　同“肾上腺疾病筛查MRI检查”。

2. 图像要求　增强检查各期时相准确，强化对比明显，能体现强化特征；无明显的运动伪影、磁敏感伪影等，满足诊断需求。其余序列要求同“肾上腺疾病筛查MRI检查”。

3. 病例图像展示（图7-38）

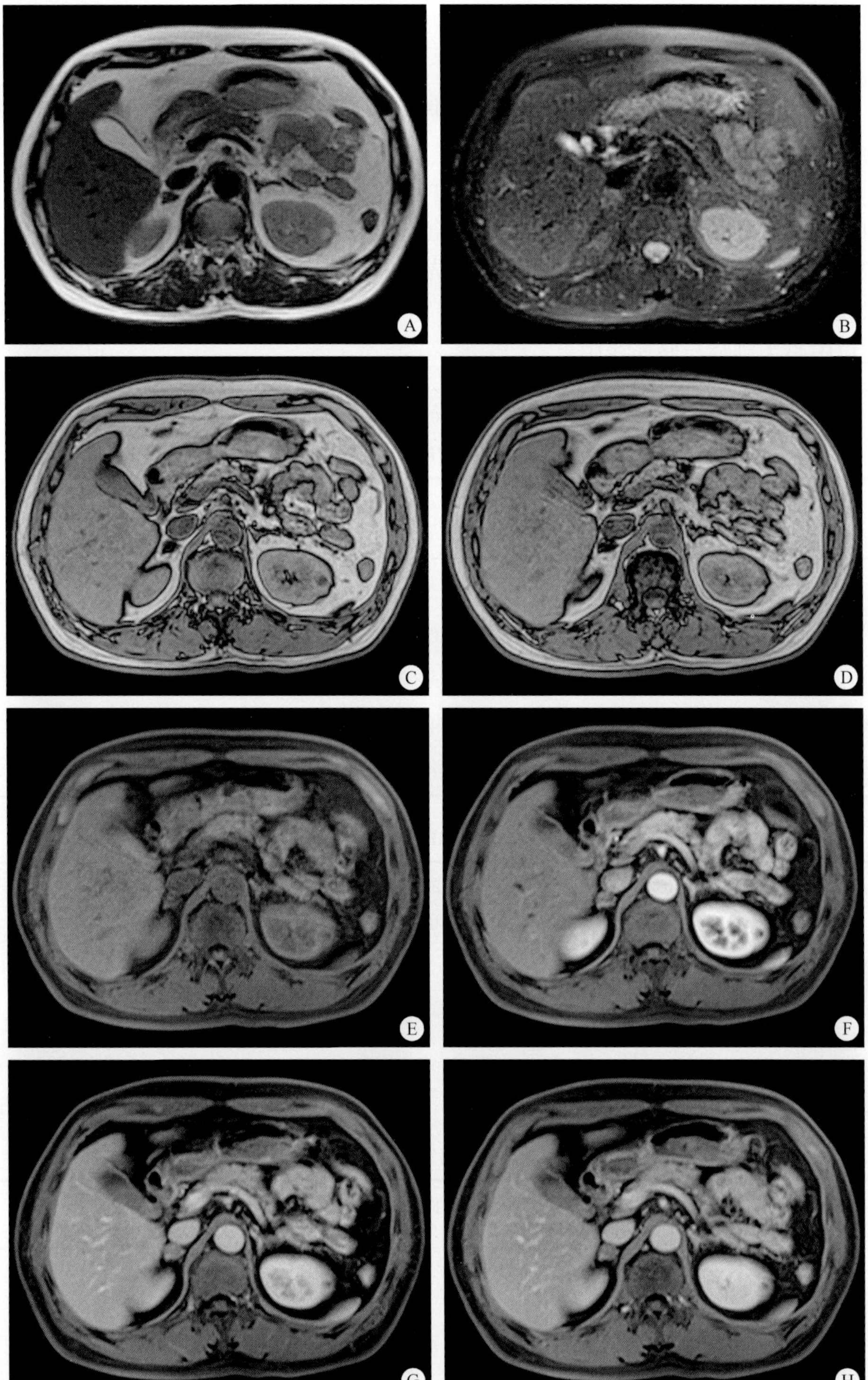

图7-38　肾上腺占位性病变

A～D. 分别为横轴位T_2WI、T_2WI FS及同相位、反相位T_1WI，右侧肾上腺外侧见一结节状等T_1稍长T_2信号结节影，增强T_1WI（E～H. 分别为蒙片、增强三期图像）扫描见病灶中度强化，提示肾上腺腺瘤

九、肾病筛查MRI检查

（一）检查设计方案：平扫★、DWI★

1. 检查前准备　需做常规准备、胃肠道准备和呼吸训练：依据MRI检查技术操作总则及质控规范执行。

2. 检查体位设计

（1）线圈选择：同“胰胆管系统疾病筛查MRI检查”。

（2）体位设计：患者取仰卧位，足或头先进，人体长轴与床面长轴一致，双手上举避免交叉接触，对于肩部不适患者也可将双手置于胸部两侧并尽量紧贴身体；放置呼吸门控，定位中心为剑突与脐连线中点。

3. 推荐参数（表7-83，表7-84）

表7-83　肾病筛查MRI检查推荐参数（1.5T）

编号	序列	方位	TR（ms）	TE（ms）	层厚（mm）	层间隔（mm）	FOV（cm）	矩阵	相位编码
1★	B-SSFP FS	冠状位	2*TE	1.6～1.8	4～6	≤层厚20%	35～45	≥288×224	LR
2★	T_2WI FS	横轴位	＞2000	120～150	4～6	≤层厚20%	35～45	≥320×256	AP
4★	2D T_1WI _in/out	横轴位	Min	Min	4～6	≤层厚20%	35～45	≥288×224	AP
5★	DWI	横轴位	＞3000	Min	4～6	≤层厚20%	35～45	≥100×100	AP
推荐低B值0～150s/mm^2，高B值600～1000s/mm^2，获得两个B值的图像，重建ADC图									

表7-84　肾病筛查MRI检查推荐参数（3.0T）

编号	序列	方位	TR（ms）	TE（ms）	层厚（mm）	层间隔（mm）	FOV（cm）	矩阵	相位编码
1★	T_2WI（SS）FS	冠状位	＞1000	90～100	4～6	≤层厚20%	35～45	≥288×256	LR
2★	T_2WI FS	横轴位	＞2000	120～150	4～6	≤层厚20%	35～45	≥320×256	A～P
4★	3D T_1WI _in/out	横轴位	Min	Min	3～5	0	35～45	≥288×256	AP
5★	DWI	横轴位	＞3000	Min	4～6	≤层厚20%	35～45	≥128×128	AP
推荐低B值0～150s/mm^2，高B值800～1500s/mm^2，获得两个B值的图像，重建ADC图									

注：由于肾T_2值较长，DWI信噪比较好，可选用较高的B值，3.0T可选择800～1500s/mm^2。

（二）影像显示标准

1. 显示范围　横轴位覆盖双侧肾上下极，冠状位覆盖肾前后缘，包含肾或病变区域。

2. 图像要求　显示肾及周围结构，肾皮质、肾髓质、肾盂、肾盏结构清晰显示；肾与病变对比明显，脂肪抑制均匀；无明显的运动伪影、磁敏感伪影等，满足诊断需求。

十、肾炎性/占位性病变MRI检查

（一）检查设计方案：平扫★、DWI★、增强★

1. 检查前准备　需做常规准备、胃肠道准备、呼吸训练和增强准备：依据MRI检查技术操作总则及质控规范执行。

2. 线圈及体位要求　同“肾病筛查MRI检查”。

3. 推荐参数（表7-85，表7-86）

表7-85　肾炎性/占位性病变MRI检查推荐参数（1.5T）

编号	序列	方位	TR（ms）	TE（ms）	层厚（mm）	层间隔（mm）	FOV（cm）	矩阵	相位编码
1★	B-SSFP FS	冠状位	2*TE	1.6～1.8	4～6	≤层厚20%	35～45	≥288×224	LR
2★	T_2WI FS	横轴位	＞2000	120～150	4～6	≤层厚20%	35～45	≥320×256	AP
4★	2D T_1WI _in/out	横轴位	Min	Min	4～6	≤层厚20%	35～45	≥288×224	AP
5★	DWI	横轴位	＞3000	Min	4～6	≤层厚20%	35～45	≥100×100	AP
	推荐低B值0～150s/mm^2，高B值600～1000s/mm^2，获得两个B值的图像，重建ADC图								
6★	DCE T_1WI+C	横轴位	Min	Min	3～5	–2～–1	35～45	≥256×224	AP
7★	3D T_1WI+C	冠状位	Min	Min	3～5	–2～–1	35～45	≥256×224	LR

表7-86　肾炎性/占位性病变MRI检查推荐参数（3.0T）

编号	序列	方位	TR（ms）	TE（ms）	层厚（mm）	层间隔（mm）	FOV（cm）	矩阵	相位编码
1★	T_2WI（SS）FS	冠状位	＞1000	90～100	4～6	≤层厚20%	35～45	≥288×256	LR
2★	T_2WI FS	横轴位	＞2000	120～150	4～6	≤层厚20%	35～45	≥320×256	AP
4★	3D T_1WI _in/out	横轴位	Min	Min	3～5	0	35～45	≥288×256	AP
5★	DWI	横轴位	＞3000	Min	4～6	≤层厚20%	35～45	≥128×128	AP
	推荐低B值0～150s/mm^2，高B值800～1500s/mm^2，获得两个B值的图像，重建ADC图								
6★	DCE T_1WI+C	横轴位	Min	Min	3～5	–2～–1	35～45	≥288×256	AP
7★	3D T_1WI+C	冠状位	Min	Min	3～5	–2～–1	35～45	≥288×256	LR

注：肾动态增强的扫描时机及命名与肝略有不同，称为皮髓质期、实质期及排泄期（延迟期），增强扫描的采集时间点分别为注射对比剂后25～30s、60～70s及3～5min。

（二）影像显示标准

1. 显示范围　同“肾病筛查MRI检查”。

2. 图像要求　增强检查各期时相准确，强化对比明显，能体现强化特征；肾静脉、下腔静脉等强化均匀。其余序列要求同“肾病筛查MRI检查”。

3. 病例图像展示（图 7-39）

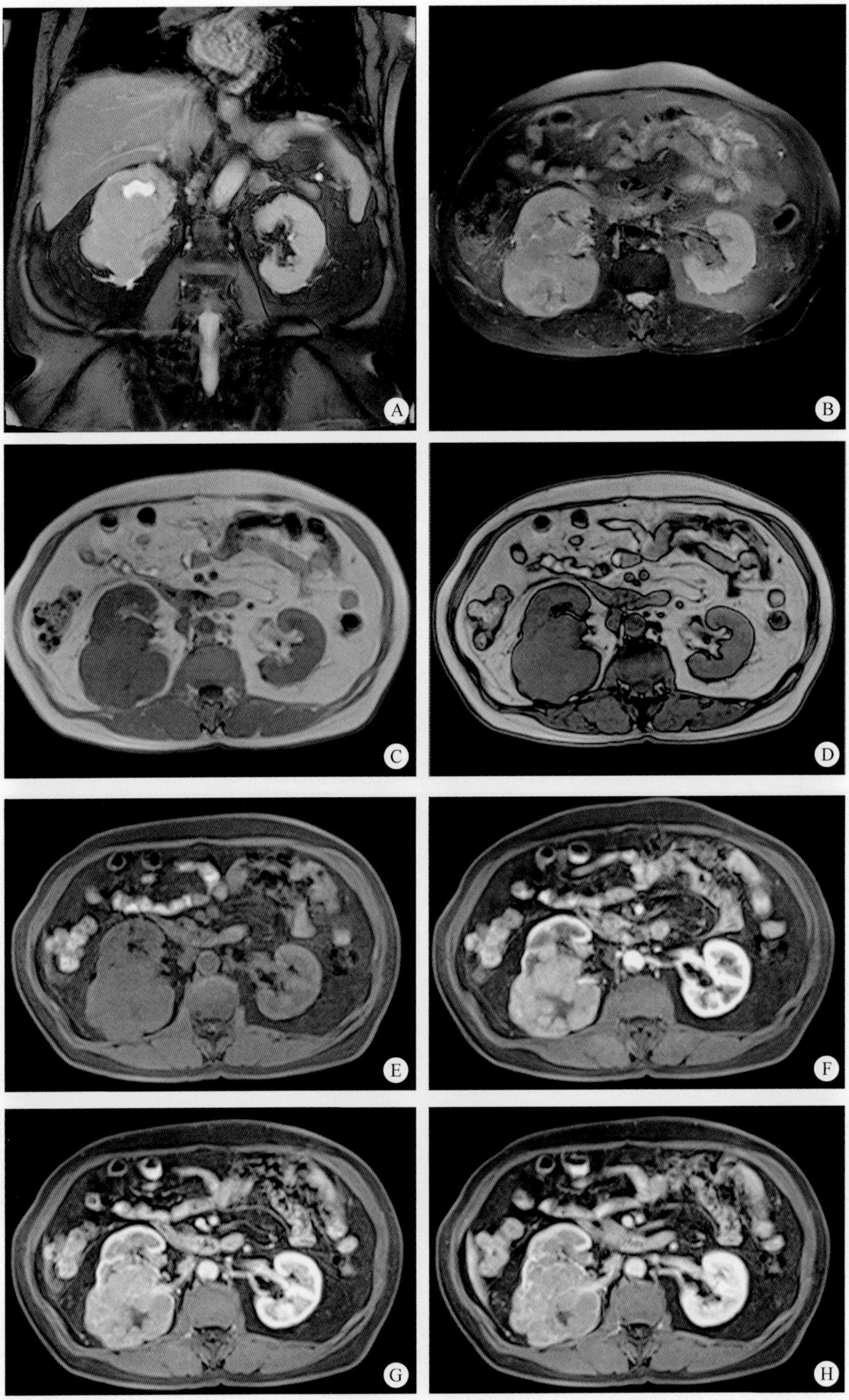

图 7-39 肾占位性病变

A～D. 分别为冠状位平衡式稳态进动序列、横轴位 T_2WI FS 及同相位、反相位 T_1WI 图像，可见右肾形态异常，背侧为主见一较大不规则肿块影；增强 T_1WI（E～H. 分别为蒙片、增强三期图像）扫描呈不均匀强化，提示肾癌

十一、泌尿系统疾病筛查MRI检查

（一）检查设计方案：平扫★、DWI★、MRH★

1. 检查前准备

（1）常规准备、胃肠道准备和呼吸训练：依据MRI检查技术操作总则及质控规范执行。

（2）特殊准备：检查前30分钟饮少量水并充盈膀胱，或口服利尿剂（如呋塞米）10～20mg，增加泌尿系统水潴留量。

2. 检查体位设计

（1）线圈选择：同“肾病筛查MRI检查”，范围不够可采用两片线圈。

（2）体位设计：患者取仰卧位，足或头先进，人体长轴与床面长轴一致，双手上举避免交叉接触，对于肩部不适患者也可将双手置于身体两侧并尽量紧贴身体；放置呼吸门控，定位中心为剑突与耻骨联合连线中点。

3. 推荐参数（表7-87，表7-88）

表7-87　泌尿系统疾病筛查MRI检查推荐参数（1.5T）

编号	序列	方位	TR（ms）	TE（ms）	层厚（mm）	层间隔（mm）	FOV（cm）	矩阵	相位编码
1★	T_2WI（SS）FS	冠状位	＞1000	80～100	5～6	≤层厚20%	35～45	≥288×224	LR
2★	T_2WI FS	横轴位	＞2000	80～130	3～4	≤层厚20%	35～45	≥320×224	AP
3★	T_1WI _in/out	横轴位	Min	Min	3～4	≤层厚20%	35～45	≥288×224	AP
4★	DWI	横轴位	＞3000	Min	3～4	≤层厚20%	35～45	≥100×100	AP
	推荐低B值0～150s/mm^2，高B值600～1000s/mm^2，获得两个B值的图像，重建ADC图								
5★	2D MRU	斜冠状位/矢状位	6000～8000	300～700	30～70	/	25～35	≥288×224	AP/LR
6★	3D MRU	斜冠状位	＞2000	300～700	1～2	0	35～40	≥320×256	LR
	利用3D MRU进行MIP后处理，手动剪切周围组织减少背景干扰								

表7-88　泌尿系统疾病筛查MRI检查推荐参数（3.0T）

编号	序列	方位	TR（ms）	TE（ms）	层厚（mm）	层间隔（mm）	FOV（cm）	矩阵	相位编码
1★	T_2WI（SS）FS	冠状位	＞1000	80～100	5～6	≤层厚20%	35～45	≥288×256	LR
2★	T_2WI FS	横轴位	＞2000	80～130	3～4	≤层厚20%	35～45	≥320×256	AP
3★	T_1WI _in/out	横轴位	Min	Min	3～4	≤层厚20%	35～45	≥288×256	AP
4★	DWI	横轴位	＞3000	Min	3～4	≤层厚20%	35～45	≥100×100	AP
	推荐低B值0～150s/mm^2，高B值600～1000s/mm^2，获得两个B值的图像，重建ADC图								
5★	2D MRU	斜冠状位/矢状位	6000～8000	300～700	30～70	/	25～35	≥288×256	AP/LR
6★	3D MRU	斜冠状位	＞2000	300～700	1～2	0	35～40	≥320×288	LR
	利用3D MRU进行MIP后处理，手动剪切周围组织减少背景干扰								

（二）影像显示标准

1. 显示范围　包括全尿路（肾盂、输尿管、膀胱）。

2. 图像要求　扫描层厚足够薄，能显示小病灶；双侧肾盂、肾盏、输尿管、膀胱三维尿路影像显示清晰；不同组织结构间的对比及病变与正常组织结构间的对比均可达到最佳显示；无明显伪影，满足诊断需求。

3. 病例图像展示（图7-40）

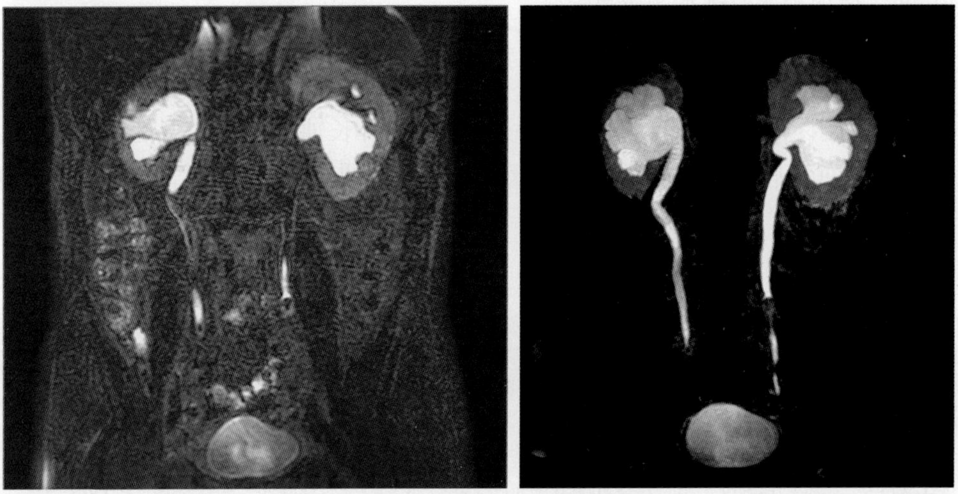

图7-40　输尿管结石

A、B. 分别为3D MRU原始图像及MIP重组图像，示双侧输尿管盆段一T_2低信号结节，以上输尿管、肾盂肾盏扩张积水

十二、泌尿系统占位性病变MRI检查

（一）检查设计方案：平扫★、DWI★、MRH★、增强★

1. 检查前准备

（1）常规准备、胃肠道准备和呼吸训练：依据MRI检查技术操作总则及质控规范　执行。

（2）特殊准备：检查前30分钟饮少量水并充盈膀胱，或口服利尿剂（如呋塞米）10～20mg，增加泌尿系统水潴留量。

2. 线圈及体位要求　同“泌尿系统疾病筛查MRI检查”。

3. 推荐参数（表7-89，表7-90）

表7-89　泌尿系统占位性病变MRI检查推荐参数（1.5T）

编号	序列	方位	TR（ms）	TE（ms）	层厚（mm）	层间隔（mm）	FOV（cm）	矩阵	相位编码
1★	T_2WI（SS）FS	冠状位	＞1000	80～100	5～6	≤层厚20%	35～45	≥288×224	LR
2★	T_2WI FS	横轴位	＞2000	80～130	3～4	≤层厚20%	35～45	≥320×224	AP
3★	T_1WI _in/out	横轴位	Min	Min	3～4	≤层厚20%	35～45	≥288×224	AP

续表

编号	序列	方位	TR(ms)	TE(ms)	层厚(mm)	层间隔(mm)	FOV(cm)	矩阵	相位编码
4★	DWI	横轴位	>3000	Min	3～4	≤层厚20%	35～45	≥100×100	AP
推荐低B值0～150s/mm², 高B值600～1000s/mm², 获得两个B值的图像, 重建ADC图									
5★	2D MRU	斜冠状位/矢状位	6000～8000	300～700	30～70	/	25～35	≥288×224	AP/LR
6★	3D MRU	斜冠状位	>2000	300～700	1～2	0	35～40	≥320×256	LR
利用3D MRU进行MIP后处理, 手动剪切周围组织减少背景干扰									
7★	DCE T_1WI+C	横轴位	Min	Min	3～4	−2～−1	35～45	≥288×224	AP
8★	3D T_1WI+C	冠状位	Min	Min	3～4	−2～−1	35～45	≥288×224	LR

表7-90 泌尿系统占位性病变MRI检查推荐参数(3.0T)

编号	序列	方位	TR(ms)	TE(ms)	层厚(mm)	层间隔(mm)	FOV(cm)	矩阵	相位编码
1★	T_2WI(SS)FS	冠状位	>1000	80～100	5～6	≤层厚20%	35～45	≥288×256	LR
2★	T_2WI FS	横轴位	>2000	80～130	3～4	≤层厚20%	35～45	≥320×256	AP
3★	T_1WI _in/out	横轴位	Min	Min	3～4	≤层厚20%	35～45	≥288×256	AP
4★	DWI	横轴位	>3000	Min	3～4	≤层厚20%	35～45	≥100×100	AP
推荐低B值0～150s/mm², 高B值600～1000s/mm², 获得两个B值的图像, 重建ADC图									
5★	2D MRU	斜冠状位/矢状位	6000～8000	300～700	30～70	/	25～35	≥288×256	AP/LR
6★	3D MRU	斜冠状位	>2000	300～700	1～2	0	35～40	≥320×288	LR
利用3D MRU进行MIP后处理, 手动剪切周围组织减少背景干扰									
7★	DCE T_1WI+C	横轴位	Min	Min	3～4	−2～−1	35～45	≥288×288	AP
8★	3D T_1WI+C	冠状位	Min	Min	3～4	−2～−1	35～45	≥288×288	AP

(二)影像显示标准

1. 显示范围　同“泌尿系统疾病筛查MRI检查”。

2. 图像要求　增强序列要求多期相扫描，提供动脉期、静脉期、延迟期，如怀疑膀胱病变，延迟期要求达到3～5min；其余序列要求同“泌尿系统疾病筛查MRI检查”。

十三、小肠病变MRI检查

(一)检查设计方案：平扫★、DWI★、电影成像(cine)△、增强★

1. 检查前准备

(1)常规准备及增强准备：依据MRI检查技术操作总则及质控规范执行。

(2)特殊准备：检查前2天低渣饮食，检查前1天流质饮食，饮水量>2000ml。检查前一晚做肠道清洁准备，如口服福静清混合液，饮水量＞2000ml。检查前45分钟饮水或对比剂（如甘露醇）充盈肠腔，甘露醇推荐用量1000～1500ml，饮水量＞2000ml，分时段循序间隔摄入。

2. 推荐参数（表7-91，表7-92）

表7-91 小肠病变MRI检查推荐参数（1.5T）

编号	序列	方位	TR（ms）	TE（ms）	层厚（mm）	层间隔（mm）	FOV（cm）	矩阵	相位编码
1★	B-SSFP	冠状位	Min	Min	4～5	0	35～45	≥224×224	LR
2★	T_2WI（SS）FS	横轴位	＞1000	80～100	4～5	≤层厚20%	30～35	≥288×224	AP
3△	Cine（B-SSFP）	冠状位	Min	Min	10	0	35～45	≥224×224	LR
4★	DWI	横轴位	＞3000	Min	4～5	≤层厚20%	30～35	≥100×100	AP
	推荐低B值0～150s/mm^2，高B值600～1000s/mm^2，获得两个B值的图像，重建ADC图								
5★	DCE T_1WI+C	冠状位	Min	Min	3～4	–2～–1	35～45	≥288×224	LR
6★	3D T_1WI+C	横轴位	Min	Min	3～4	–2～–1	30～35	≥288×224	AP

表7-92 小肠病变MRI检查推荐参数（3.0T）

编号	序列	方位	TR（ms）	TE（ms）	层厚（mm）	层间隔（mm）	FOV（cm）	矩阵	相位编码
1★	T_2WI（SS）FS	冠状位	＞1000	80～100	4～5	≤层厚20%	35～45	≥320×224	LR
2★	T_2WI（SS）FS	横轴位	＞1000	80～100	4～5	≤层厚20%	30～35	≥320×224	AP
3△	Cine（B-SSFP）	冠状位	Min	Min	10	0	35～45	≥256×256	LR
4★	DWI	横轴位	＞3000	Min	4～5	≤层厚20%	30～35	≥128×128	AP
	推荐低B值0～150s/mm^2，高B值600～1000s/mm^2，获得两个B值的图像，重建ADC图								
5★	DCE T_1WI+C	冠状位	Min	Min	3～4	–2～–1	35～45	≥320×224	LR
6★	3D T_1WI+C	横轴位	Min	Min	3～4	–2～–1	30～35	≥320×224	AP

注：①小肠扫描应以冠状位为主，补充以横轴位及矢状位。②施加脂肪抑制技术有利于增加肠壁与周围脂肪间隙的对比，也便于区分肠壁的水肿与脂肪浸润。③该部位易受呼吸运动及肠蠕动的影响，常规采用快速扫描序列，如1.5T推荐平衡式稳态进动（BSSFP）序列，能获得肠壁、肠腔和肠系膜之间的高度对比；3.0T推荐单次激发的快速自旋回波[T_2WI（SS）]序列，减少化学位移伪影。两个序列可根据具体情况选择，相互补充。④采用超快速的平衡式稳态自由进动进行连续采集的成像序列（BSSFP-Cine），能够以电影形式播放显示空回肠运动状态，更好地反映疾病相关的肠壁运动改变，可作为补充扫描。对于肠易激综合征或肠麻痹患者，可以提高诊断准确性、评估疾病活动性及治疗反应。自由呼吸状态下扫描，采用厚层无间隔扫描，每层大于20个期相。⑤冠状位动态增强（3D T_1WI+C）扫描采用三维容积内插快速GRE序列，或结合快速采集技术、并行采集技术、K空间技术等加快扫描速度，减少屏气时间，采集时相至少包括动脉期、静脉期及延迟期。

（二）影像显示标准

1. 显示范围　冠状位包含全部小肠组织，从胃至膀胱，根据病变选择合适的横轴位扫描范围。

2. 图像要求　小肠管腔充分扩张，包含全部小肠组织，小肠肠壁、肠腔内外情况、肠管壁厚度、肠腔狭窄、周围淋巴结及周围浸润情况显示良好；增强强化效果好，不同组织结构间的对比及病变与正常组织结构间的对比均可达到最佳显示；呼吸运动伪影、肠蠕动伪影及并行采集伪影不影响诊断。

3. 病例图像展示（图7-41）

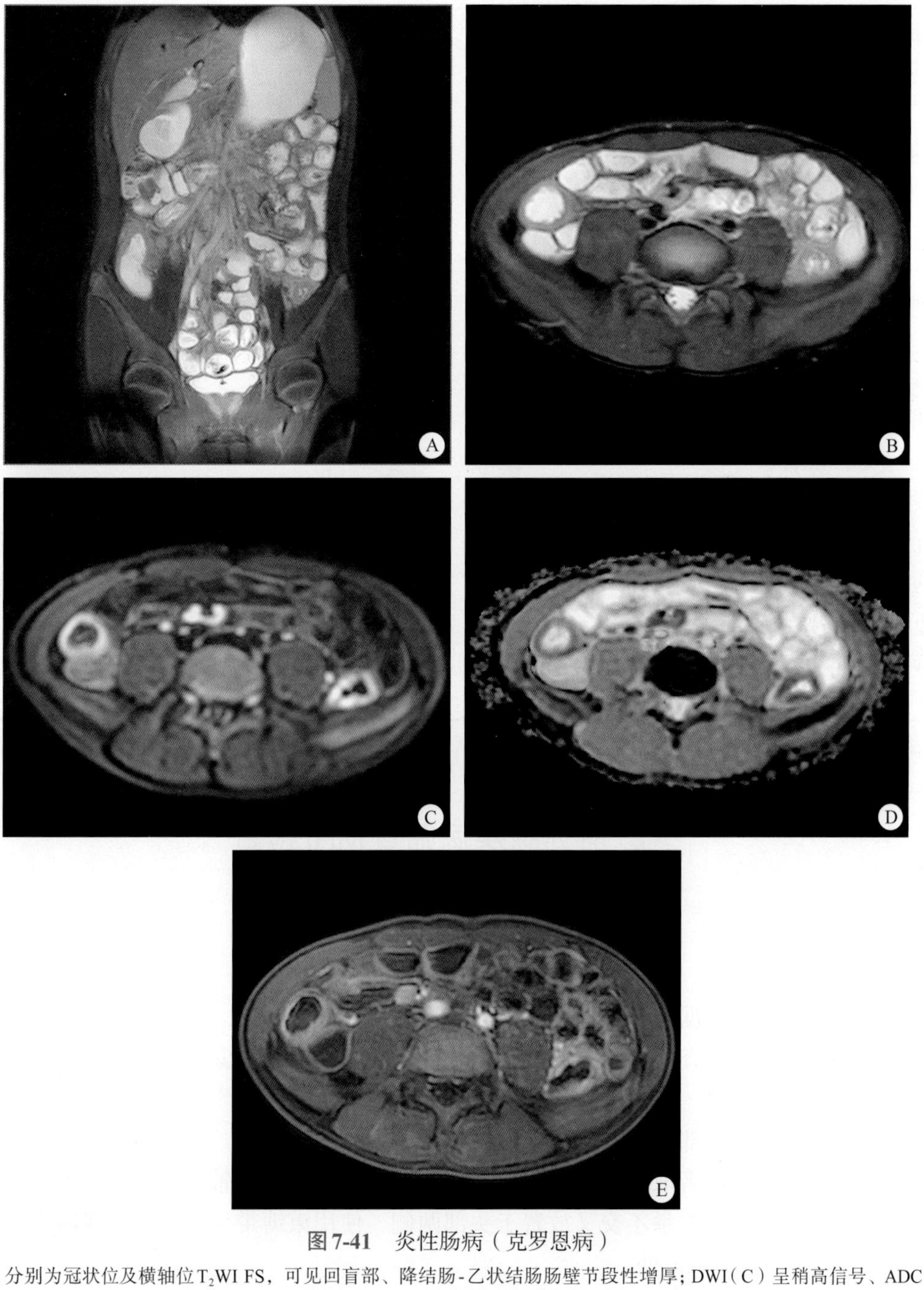

图7-41　炎性肠病（克罗恩病）

A、B. 分别为冠状位及横轴位T_2WI FS，可见回盲部、降结肠-乙状结肠肠壁节段性增厚；DWI（C）呈稍高信号、ADC（D）呈低信号；横轴位T_1WI增强（E）扫描呈明显强化，结直肠浆膜面稍模糊毛糙，邻近脂肪间隙稍模糊，提示炎性肠病

第五节 盆 腔

检查操作方案名称及检查适应证	采用技术及方法			
	平扫	DWI	MRH	增强
前列腺疾病筛查MRI检查				
前列腺非肿瘤性病变（前列腺增生、前列腺炎、前列腺出血、前列腺萎缩、前列腺囊肿等）和血精等	★	★		
前列腺肿瘤性病变MRI检查				
前列腺癌术前/术后评估，疑诊前列腺癌需进一步诊断和鉴别，前列腺良性肿瘤等	★	★		★
子宫及附件病变MRI检查				
子宫畸形，子宫肌瘤、子宫腺肌病、子宫内膜增生、子宫内膜息肉、子宫内膜癌，滋养细胞肿瘤，宫颈癌，子宫周围占位性病变，畸胎瘤，卵巢生殖细胞类肿瘤等	★	★		★
直肠肿瘤性病变MRI检查				
直肠肿瘤术前评估（明确位置、TNM分期、直肠系膜筋膜状态、肠壁外血管侵犯等）、术后及预后评估等	★	★		★
盆腔肛管病变MRI检查				
肛周脓肿、肛瘘、痔、肛管肿瘤、外伤、功能性出口梗阻等	★	★		★
胎儿MRI检查				
胎儿产前畸形筛查等	★	★		
胎盘MRI检查				
胎盘位置（前置胎盘），胎盘植入状态（粘连、植入、穿透），妊娠期出血或胎盘早剥，瘢痕妊娠等	★	★	★	

注：采用技术及方法选择符号含义说明："★"表示必选项，可根据设备情况、患者情况及临床需求等自行选择。

一、前列腺疾病筛查MRI检查

（一）检查设计方案：平扫★、DWI★

1. 检查前准备

（1）常规准备：依据MRI检查技术操作总则及质控规范执行。

（2）特殊准备：检查前膀胱不可过度充盈，可排空膀胱或留少至中量尿液。

2. 线圈及体位要求

（1）线圈选择：体部相控阵线圈。

（2）体位设计：患者取仰卧位，足先进，人体长轴与床面长轴一致，双手臂可紧贴身体两侧、置于胸腹部或上举不交叉放置于头部两侧，使用束缚带绑紧盆腔，线圈中心对准耻骨联合上缘上方3～5cm处。

3. 推荐参数（表7-93，表7-94）

表7-93 前列腺疾病筛查MRI检查推荐参数（1.5T）

编号	序列	方位	TR（ms）	TE（ms）	层厚（mm）	层间隔（mm）	FOV（cm）	矩阵	相位编码
1★	T_2WI	矢状位	＞2000	80～130	2～4	≤10%	20～30	≥288×256	HF
2★	T_1WI	横轴位	300～700	＜20	2～4	≤10%	30～40	≥288×256	LR
3★	T_2WI	横轴位	＞2000	80～130	≤3	0	12～20	≥384×256	LR
4★	T_2WI FS	冠状位	＞2000	80～130	2～4	≤10%	20～30	≥320×256	LR
5★	DWI	横轴位	＞3000	＜90	≤4	0	16～22	≥140×140	AP
推荐低B值0～100s/mm^2，高B值至少1400s/mm^2，获得两个B值的图像，重建ADC图									

表7-94 前列腺疾病筛查MRI检查推荐参数（3.0T）

编号	序列	方位	TR（ms）	TE（ms）	层厚（mm）	层间隔（mm）	FOV（cm）	矩阵	相位编码
1★	T_2WI	矢状位	＞3000	100～140	2～4	≤10%	20～30	≥320×256	HF
2★	T_1WI	横轴位	500～800	＜30	2～4	≤10%	30～40	≥320×256	LR
3★	T_2WI	横轴位	＞3000	100～140	≤3	0	12～20	≥448×256	LR
4★	T_2WI FS	冠状位	＞3000	100～140	2～4	≤10%	20～30	≥384×256	LR
5★	DWI	横轴位	＞3000	＜90	2～4	0	16～22	≥160×160	AP
推荐低B值0～100s/mm^2，高B值至少1400s/mm^2，获得两个B值的图像，重建ADC图									

注：①T_1WI采用FSE序列或快速扰相GRE序列，进行横轴位大范围扫描，一般无须脂肪抑制，对于前列腺出血、含高蛋白液体、淋巴结肿大及骨转移的显示更为有效；②前列腺周围富含脂肪组织，脂肪抑制T_2WI对比度较好，容易显示骨骼异常，而非脂肪抑制T_2WI所显示组织层次更为丰富。

（二）影像显示标准

1. 显示范围 冠状位T_2WI FS的FOV上界必须包括腹主动脉下端分叉处，横轴位T_1WI覆盖骨盆诸骨，其余序列均包含前列腺及精囊。

2. 图像要求 T_2WI诊断价值大，须保证足够空间分辨率和信噪比，冠状位或矢状位T_2WI显示前列腺尖端和底部的病灶较好；既要有前列腺局部高分辨序列，又要有盆腔大范围扫描；清晰显示前列腺及邻近器官组织的细微结构，无明显伪影，满足诊断需求。

二、前列腺肿瘤性病变MRI检查

（一）检查设计方案：平扫★、DWI★、增强★

1. 检查前准备

（1）常规准备及增强准备：依据MRI检查技术操作总则及质控规范执行。

（2）特殊准备：同“前列腺疾病筛查MRI检查”。

2. 线圈及体位要求 同“前列腺疾病筛查MRI检查”。

3. 推荐参数（表7-95，表7-96）

表7-95　前列腺肿瘤性病变MRI检查推荐参数（1.5T）

编号	序列	方位	TR（ms）	TE（ms）	层厚（mm）	层间隔（mm）	FOV（cm）	矩阵	相位编码
1★	T_2WI	矢状位	＞2000	80～130	2～4	≤10%	20～30	≥288×256	HF
2★	T_1WI	横轴位	300～700	＜30	2～4	≤10%	30～40	≥288×256	LR
3★	T_2WI	横轴位	＞2000	80～130	≤3	0	12～20	≥384×256	LR
4★	T_2WI FS	冠状位	＞2000	80～130	2～4	≤10%	20～30	≥320×256	LR
5★	DWI	横轴位	＞3000	＜90	≤4	0	16～22	≥140×140	AP
	推荐低B值0～100s/mm^2，高B值至少1400s/mm^2，获得两个B值的图像，重建ADC图								
6★	DCE T_1WI+C	横轴位	Min	Min	≤3	0	20～30	≥256×224	LR
7★	T_1WI+C	矢状位	Min	Min	≤3	0	20～30	≥256×224	AP
8★	T_1WI+C	冠状位	Min	Min	≤3	0	20～30	≥256×224	LR

表7-96　前列腺肿瘤性病变MRI检查推荐参数（3.0T）

编号	序列	方位	TR（ms）	TE（ms）	层厚（mm）	层间隔（mm）	FOV（cm）	矩阵	相位编码
1★	T_2WI	矢状位	＞3000	100～140	2～4	≤10%	20～30	≥320×256	HF
2★	T_1WI	横轴位	500～800	＜30	2～4	≤10%	30～40	≥320×256	LR
3★	T_2WI	横轴位	＞3000	100～140	≤3	0	12～20	≥448×256	LR
4★	T_2WI FS	冠状位	＞3000	100～140	2～4	≤10%	20～30	≥384×256	LR
5★	DWI	横轴位	＞3000	＜90	2～4	0	16～22	≥160×160	AP
	推荐低B值0～100s/mm^2，高B值至少1400s/mm^2，获得两个B值的图像，重建ADC图								
6★	DCE T_1WI+C	横轴位	Min	Min	≤3	0	20～30	≥288×224	LR
7★	T_1WI+C	矢状位	Min	Min	≤3	0	20～30	≥288×224	AP
8★	T_1WI+C	冠状位	Min	Min	≤3	0	20～30	≥288×224	LR

注：钆对比剂剂量0.1mmol/kg，注射速率2～3ml/s。DCE的时间分辨率控制在15秒/期以内，总时间大于2min，可根据具体设备或快速扫描序列选择。

（二）影像显示标准

1. 显示范围　同“前列腺疾病筛查MRI检查”。

2. 图像要求　增强图像强化效果好，能评估肿瘤区的血管生成和通透性情况；其余序列图像要求同“前列腺疾病筛查MRI检查”。

3. 病例图像展示（图7-42）

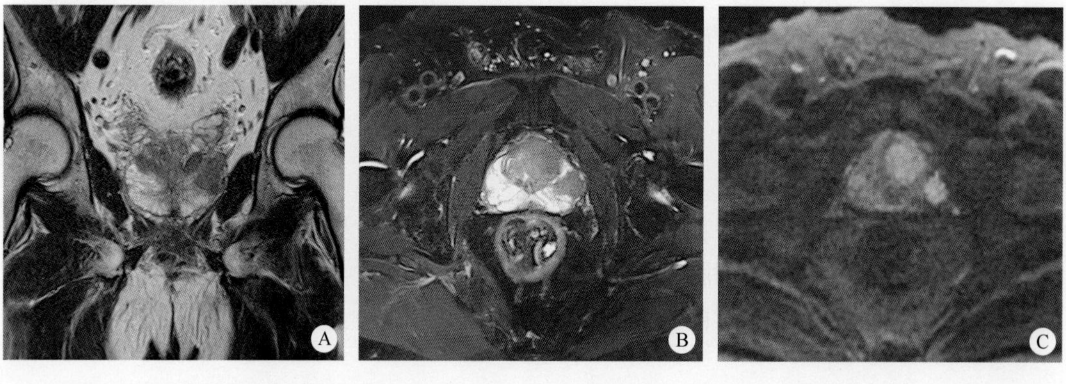

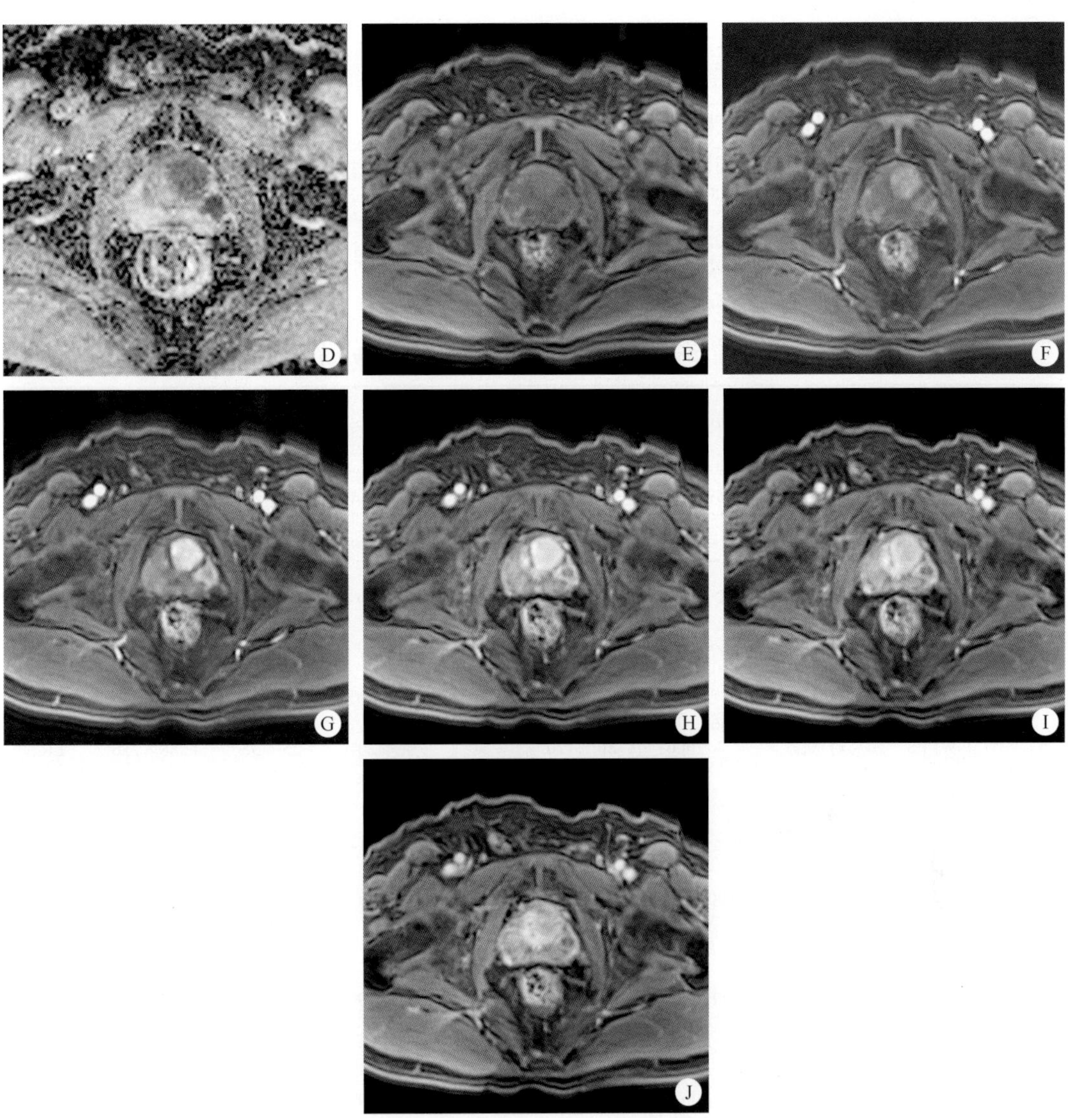

图7-42　前列腺癌

A、B. 分别为冠状位T_2WI、横轴位T_2WI FS，可见前列腺左侧外周带一结节影、左移行带一肿块影，呈稍短T_2信号；DWI（C）呈高信号，ADC（D）呈低信号；T_1WI增强（E～J. 分别为蒙片及多期增强）扫描动脉期明显不均匀强化，局部包膜不光整

三、子宫及附件病变MRI检查

（一）检查设计方案：平扫★、DWI★、增强△

1. 检查前准备

（1）常规准备和增强准备：依据MRI检查技术操作总则及质控规范执行。

（2）特殊准备：①检查前膀胱不可过度充盈，可排空膀胱或留少至中量尿液；②推荐育龄女性的子宫MRI检查安排在月经周期第2～3周，若为鉴别内膜或肌层是否为生理性表现亦可视需要观察情况选择适当的检查时间；附件MRI检查及其他年龄段的子宫MRI

检查可选择任何时机。

2. 检查体位设计

（1）线圈选择：体部相控阵线圈。

（2）体位设计：患者取仰卧位，足先进，人体长轴与床面长轴一致，双手臂可紧贴身体两侧、置于胸腹部或上举不交叉放置于头部两侧，使用束缚带绑紧盆腔，线圈中心对准耻骨联合上缘上方5cm处或对准耻骨联合至双侧髂前上棘连线的中点。

3. 推荐参数（表7-97，表7-98）

表7-97 子宫及附件病变MRI检查推荐参数（1.5T）

编号	序列	方位	TR（ms）	TE（ms）	层厚（mm）	层间隔（mm）	FOV（cm）	矩阵	相位编码
1★	T_2WI	矢状位	＞2000	80～120	≤5	≤层厚20%	25～35	≥288×256	HF
2★	T_2WI FS	矢状位	＞2000	80～120	≤5	≤层厚20%	25～35	≥288×256	HF
3★	T_2WI	横轴位	＞2000	80～120	≤5	≤层厚20%	25～35	≥288×256	LR
4★	T_2WI FS	横轴位	＞2000	80～120	≤5	≤层厚20%	25～35	≥288×256	LR
5★	T_2WI	冠状位	＞2000	80～120	≤5	≤层厚20%	25～35	≥288×256	LR
6★	T_2WI FS	冠状位	＞2000	80～120	≤5	≤层厚20%	25～35	≥288×256	LR
7△	3D T_2WI	横轴位	＞2000	＞200	≤1	0	25～35	≥288×288	LR
根据子宫畸形的类型进行多方位MPR重组，清晰显示子宫形状及内部各解剖带及宫腔									
8★	T_1WI	横轴位	300～700	＜30	≤5	≤层厚20%	30～40	≥288×256	LR
9△	3D T_1WI	横轴位	Min	同反相	≤3	0	30～40	≥288×256	LR
10★	DWI	横轴位	3000～10000	50～100	≤5	≤层厚20%	30～40	≥140×140	AP
推荐低B值0～100s/mm^2，高B值800～1500s/mm^2，获得两个B值的图像，重建ADC图									
11★	DCE T_1WI+C	横轴位	Min	Min	≤3	≤层厚20%	25～35	≥288×224	LR
12★	T_1WI+C	矢状位	Min	Min	≤3	≤层厚20%	30～40	≥288×224	AP
13★	T_1WI+C	冠状位	Min	Min	≤3	≤层厚20%	30～40	≥288×224	LR

表7-98 子宫及附件病变MRI检查推荐参数（3.0T）

编号	序列	方位	TR（ms）	TE（ms）	层厚（mm）	层间隔（mm）	FOV（cm）	矩阵	相位编码
1★	T_2WI	矢状位	＞3000	90～140	≤5	≤层厚20%	25～35	≥320×256	HF
2★	T_2WI FS	矢状位	＞3000	90～140	≤5	≤层厚20%	25～35	≥320×256	HF
3★	T_2WI	横轴位	＞3000	90～140	≤5	≤层厚20%	25～35	≥320×256	LR
4★	T_2WI FS	横轴位	＞3000	90～140	≤5	≤层厚20%	25～35	≥320×256	LR
5★	T_2WI	冠状位	＞3000	90～140	≤5	≤层厚20%	25～35	≥320×256	LR

续表

编号	序列	方位	TR（ms）	TE（ms）	层厚（mm）	层间隔（mm）	FOV（cm）	矩阵	相位编码
6★	T_2WI FS	冠状位	＞3000	90～140	≤5	≤层厚20%	25～35	≥320×256	LR
7△	3D T_2WI	横轴位	＞3000	＞250	≤1	0	25～35	≥320×320	LR
根据子宫畸形的类型进行多方位MPR重组，清晰显示子宫形状及内部各解剖带及宫腔									
8★	T_1WI	横轴位	500～800	＜30	≤5	≤层厚20%	30～40	≥320×256	LR
9△	3D T_1WI	横轴位	Min	同反相	≤3	0	30～40	≥320×256	LR
10★	DWI	横轴位	3000～10000	50～100	≤5	≤层厚20%	30～40	≥160×160	AP
推荐低B值0～100s/mm^2，高B值800～1500s/mm^2，获得两个B值的图像，重建ADC图									
11★	DCE T_1WI+C	横轴位	Min	Min	≤3	≤层厚20%	25～35	≥288×256	LR
12★	T_1WI+C	矢状位	Min	Min	≤3	≤层厚20%	30～40	≥288×256	AP
13★	T_1WI+C	冠状位	Min	Min	≤3	≤层厚20%	30～40	≥288×256	LR

注：①女性盆腔MRI检查需针对不同器官、不同疾病设定不同的扫描方案，不能用单一序列或单一方位应对女性盆腔的所有疾病需求，针对子宫及附件提供以下检查方案：a.子宫畸形，通常平扫即可，推荐编号1、3、4、5、8，其中T_2WI非脂肪抑制序列需按照子宫本身的冠状位、矢状位、轴位进行定位（平行或垂直于子宫长轴定位），也可选择编号7：3D T_2WI（可变聚焦角三维FSE，3D VFA-FSE），并根据畸形类型进行任意方位重组；b.宫颈病变：推荐编号2～4、6、10～13，除DWI序列以外，其余序列均按照宫颈的冠状位、矢状位、轴位进行定位（平行或垂直于子宫颈长轴定位）；c.子宫其他病变：编号1、4、8、10～13，若为子宫内膜癌，除DWI序列以外，其余序列均按照子宫体的冠状位、矢状位、轴位进行定位（平行或垂直于子宫体长轴定位）；D.卵巢病变：编号1、4、6、8、10～13，一般以人体横轴位及冠状位为主。②T_2WI对含脂病变、出血、含高浓度蛋白的液体等显示高信号，施加脂肪抑制可判断是否为脂肪成分所致。有条件的设备可选择编号8：基于DIXON技术三维四对比GRE序列，层厚更薄，一次扫描即可获得同相位、反相位、水像、脂像四组图像。③对比剂用量为0.1mmol/kg，注射速率2ml/s。增强首选动态灌注序列，时间分辨率不低于10s，或至少三期（动脉期30s、静脉期1min、延迟期3min）增强扫描。

（二）影像显示标准

1. 显示范围　范围覆盖子宫及两侧附件区域，包含全部病变。

2. 图像要求　清晰显示子宫、两侧附件及膀胱、直肠等邻近组织的细微结构；增强首选动态灌注序列，或至少三期增强扫描，强化对比效果好；无明显的呼吸运动、肠道蠕动等伪影，满足诊断需求。

3. 病例图像展示（图7-43）

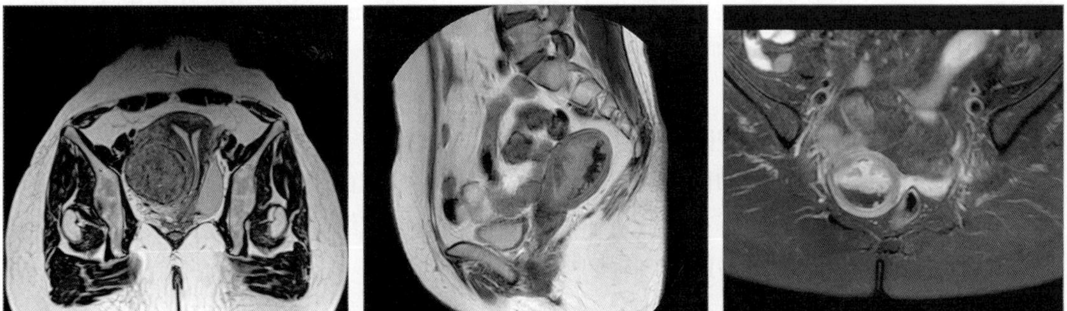

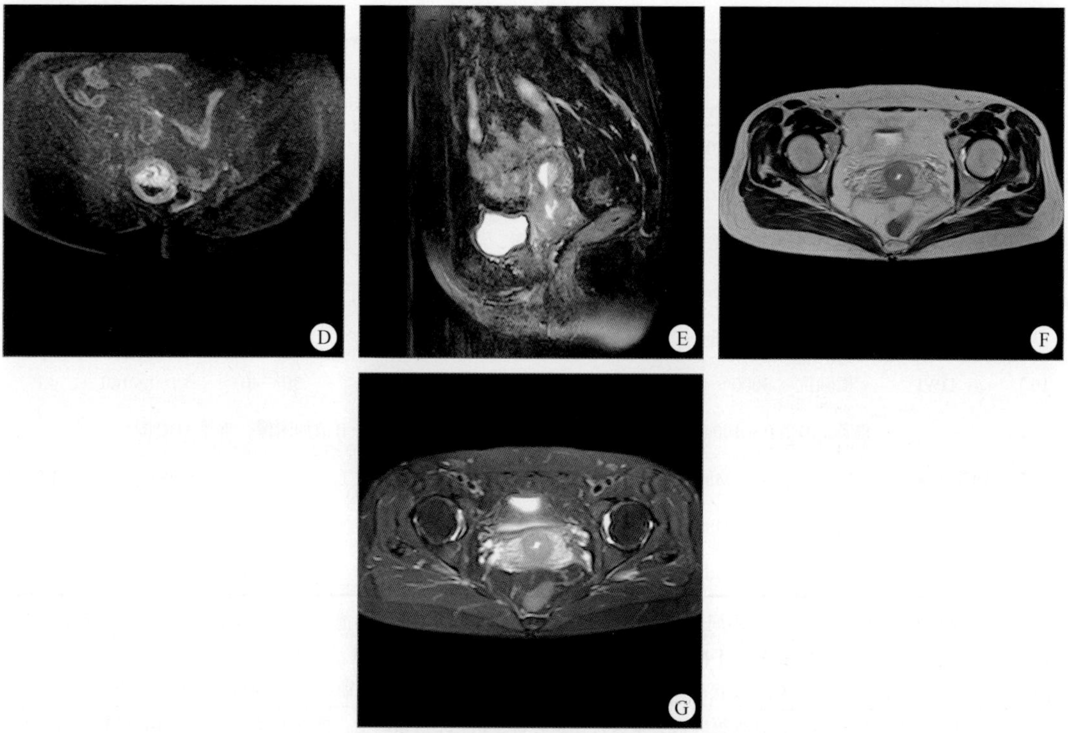

图7-43 子宫及附件炎性/占位性病变MRI检查

A. 为1例子宫畸形病例，图为平行于子宫长轴的冠状位T_2WI（3D VFA-FSE）图像，可见宫腔内条状间隔，向下延至阴道，提示完全性纵隔子宫畸形；B～D. 为1例子宫内膜癌病例，B、C. 分别为矢状位T_2WI及垂直于宫体长轴的T_2WI FS，可见子宫内膜明显增厚，局部呈结节状突入宫腔内，DWI（D）呈高信号；E～G. 为1例宫颈癌病例，E～G. 分别为矢状位T_2WI、垂直于宫颈长轴的T_2WI及T_2WI FS

四、直肠肿瘤性病变MRI检查

（一）检查设计方案：平扫（3D T_2WI）★、DWI★、增强★

1. 检查前准备

（1）常规准备及增强准备：依据MRI检查技术操作总则及质控规范执行。

（2）特殊准备：①应尽可能与直肠腔内超声、肠镜检查间隔时间进行，防止肠管激惹、积气等；②扫描前排尿、排便、排气，膀胱不宜过度充盈；③为减少肠道蠕动，检查前30min肌内注射盐酸消旋山莨菪碱（654-2）注射液20mg（注射前确认患者有无禁忌证）；④训练患者平静呼吸及呼气末屏气。

2. 线圈及体位要求

（1）线圈选择：体部相控阵线圈。

（2）体位设计：患者取仰卧位，足先进，人体长轴与床面长轴一致，双手臂可紧贴身体两侧、置于胸腹部或上举不交叉放置于头部两侧，使用束缚带绑紧盆腔，线圈中心对准双侧髂前上棘水平连线中点与耻骨联合间连线的中点处。

3. 推荐参数（表7-99，表7-100）

表7-99 直肠肿瘤性病变MRI检查推荐参数（1.5T）

编号	序列	方位	TR（ms）	TE（ms）	层厚（mm）	层间隔（mm）	FOV（cm）	矩阵	相位编码
1★	T_2WI	矢状位	＞2000	80～120	3～5	≤层厚20%	25～35	≥320×256	HF
2★	T_1WI	横轴位	300～700	＜20	4～6	≤层厚20%	30～40	≥288×256	LR
3★	T_2WI FS	横轴位	＞2000	80～120	4～6	≤层厚20%	30～40	≥288×256	LR
4△	T_2WI	斜冠状位	＞2000	80～120	3～5	≤层厚20%	25～35	≥320×256	LR
5★	3D T_2WI	斜轴位	＞2000	＞200	≤1	0	16～20	≥320×320	LR
	要求3D T_2WI具备各向同性，针对病变肠管进行多方位重组显示病变，用于肿瘤T分期								
6★	DWI	横轴位	3000～10000	50～100	4～6	≤层厚20%	30～40	≥140×140	AP
	推荐低B值0～100s/mm²，高B值800～1500s/mm²，获得两个B值的图像，重建ADC图								
7★	DCE T_1WI+C	横轴位	Min	Min	2～4	≤层厚20%	30～40	≥288×192	LR
8★	T_1WI+C	矢状位	Min	Min	2～4	≤层厚20%	30～40	≥288×192	AP
9★	T_1WI+C	冠状位	Min	Min	2～4	≤层厚20%	30～40	≥288×192	HF

表7-100 直肠肿瘤性病变MRI检查推荐参数（3.0T）

编号	序列	方位	TR（ms）	TE（ms）	层厚（mm）	层间隔（mm）	FOV（cm）	矩阵	相位编码
1★	T_2WI	矢状位	＞3000	90～140	3～5	≤层厚20%	25～35	≥384×288	HF
2★	T_1WI	横轴位	500～800	＜30	4～6	≤层厚20%	30～40	≥320×256	LR
3★	T_2WI FS	横轴位	＞3000	90～140	4～6	≤层厚20%	30～40	≥320×256	LR
4△	T_2WI	斜冠状位	＞3000	90～140	3～5	≤层厚20%	25～35	≥384×256	LR
5★	3D T_2WI	斜轴位	＞3000	＞200	≤1	0	16～20	≥384×384	LR
	要求3D T_2WI具备各向同性，针对病变肠管进行多方位重组显示病变，用于肿瘤T分期								
6★	DWI	横轴位	3000～10000	50～100	4～6	≤层厚20%	30～40	≥164×164	AP
	推荐低B值0～100s/mm²，高B值800～1500s/mm²，获得两个B值的图像，重建ADC图								
7★	DCE T_1WI+C	横轴位	Min	Min	2～4	≤层厚20%	30～40	≥288×224	LR
8★	T_1WI+C	矢状位	Min	Min	2～4	≤层厚20%	30～40	≥288×224	AP
9★	T_1WI+C	冠状位	Min	Min	2～4	≤层厚20%	30～40	≥288×224	HF

注：①3D T_2WI（可变聚焦角三维FSE，3D VFA～FSE）序列采用斜轴位，垂直于病变段肠管，用于肿瘤T分期；②其余横轴位按人体标准横轴位扫描，盆腔大范围扫描，用于评估病变对肠壁累及程度、产生部位及评估淋巴结等；③低位直肠应加扫平行于肛管的斜冠状位T_2WI序列。

（二）影像显示标准

1. 显示范围　矢状位左右覆盖包含直肠，能明确直肠病变范围；3D T_2WI序列包含全部病变肠管，如位置靠下，须包括肛门齿状线，评估侵犯情况；冠状位包含肛管、肛直肠环；其余横轴位序列覆盖L_5～S_1间隙至肛管。

2. 图像要求　足够的信噪比、对比度，图像清晰度高，病变细节及邻近组织关系清晰，肠壁结构能清晰分辨黏膜层、黏膜下层、肌层、浆膜层，能显示邻近淋巴结情况，有无血管侵犯；冠状位能清晰显示括约肌及盆底肌肉器官与肿瘤的位置关系，其余横轴位大范围扫描能覆盖所有区域淋巴结；增强序列首选多期动态扫描序列，时间分辨率不低于10s，周期大于30个，或至少三期增强扫描；无明显的呼吸运动、肠道蠕动等伪影，满足诊断需求。

3. 病例图像展示（图7-44）

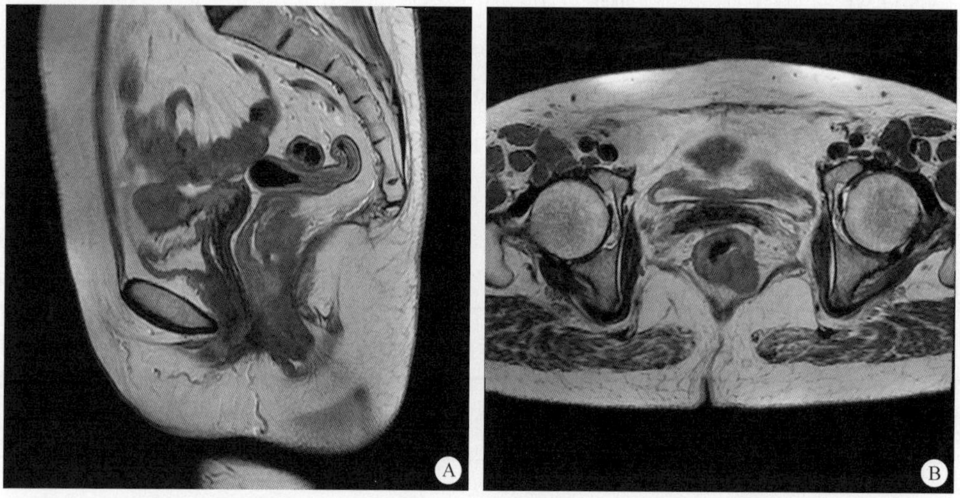

图7-44　直肠癌

A、B. 分别为矢状位T_2WI及垂直于病变段肠管的T_2WI，可见肿瘤位于直肠后壁，侵及全层及直肠系膜，左侧提肛肌受压并与之关系密切

五、盆腔肛管病变MRI检查

（一）检查设计方案：平扫（3D T_2WI FS）★、DWI★、增强★

1. 检查前准备

（1）常规准备及增强准备：依据MRI检查技术操作总则及质控规范执行。

（2）特殊准备：嘱患者尽量平静呼吸和减少提肛运动。

2. 线圈及体位要求

（1）线圈选择：体部相控阵线圈。

（2）体位设计：患者取仰卧位，足先进，人体长轴与床面长轴一致，双手臂可紧贴身体两侧、置于胸腹部或上举不交叉放置于头部两侧，使用束缚带绑紧盆腔，线圈中心对准耻骨联合。

3. 推荐参数（表7-101，表7-102）

表7-101 盆腔肛管病变MRI检查推荐参数（1.5T）

编号	序列	方位	TR（ms）	TE（ms）	层厚（mm）	层间隔（mm）	FOV（cm）	矩阵	相位编码
1*	T_2WI	矢状位	＞2000	80～120	≤4	≤层厚10%	20～30	≥256×256	HF
2*	T_2WI	斜轴位	＞2000	80～120	≤4	≤层厚10%	18～24	≥288×256	LR
3*	T_2WI	斜冠状位	＞2000	80～120	≤4	≤层厚10%	20～30	≥288×256	LR
4*	T_1WI	斜轴位	300～700	＜20	≤4	≤层厚10%	18～24	≥288×256	LR
5*	3D T_2WI FS	斜轴位	＞2000	＞200	≤1	0	18～24	≥288×288	LR
针对肛管进行多方位重组，显示瘘管位置、范围等									
6*	DWI	横轴位	3000～10000	50～100	≤4	≤层厚10%	30～40	≥128×128	AP
推荐低B值0～100s/mm^2，高B值800～1500s/mm^2，获得两个B值的图像，重建ADC图									
7*	DCE T_1WI+C	横轴位	Min	Min	≤3	≤层厚10%	30～40	≥288×224	LR
8*	T_1WI+C	矢状位	Min	Min	≤3	≤层厚10%	30～40	≥288×224	AP
9*	T_1WI+C	冠状位	Min	Min	≤3	≤层厚10%	30～40	≥288×224	HF

表7-102 盆腔肛管病变MRI检查推荐参数（3.0T）

编号	序列	方位	TR（ms）	TE（ms）	层厚（mm）	层间隔（mm）	FOV（cm）	矩阵	相位编码
1*	T_2WI	矢状位	＞3000	90～140	≤4	≤层厚10%	20～30	≥288×256	HF
2*	T_2WI	斜轴位	＞3000	90～140	≤4	≤层厚10%	18～24	≥320×256	LR
3*	T_2WI	斜冠状位	＞3000	90～140	≤4	≤层厚10%	20～30	≥320×256	LR
4*	T_1WI	斜轴位	500～800	＜30	≤4	≤层厚10%	18～24	≥320×256	LR
5*	3D T_2WI FS	斜轴位	＞3000	＞200	≤1	0	18～24	≥320×256	LR
针对肛管进行多方位重组，显示瘘管位置、范围等									
6*	DWI	横轴位	3000～10000	50～100	≤4	≤层厚10%	30～40	≥140×140	AP
推荐低B值0～100s/mm^2，高B值800～1500s/mm^2，获得两个B值的图像，重建ADC图									
7*	DCE T_1WI+C	横轴位	Min	Min	≤3	≤层厚10%	30～40	≥288×256	LR
8*	T_1WI+C	矢状位	Min	Min	≤3	≤层厚10%	30～40	≥288×256	AP
9*	T_1WI+C	冠状位	Min	Min	≤3	≤层厚10%	30～40	≥288×256	HF

注：①怀疑肛管感染性病变（脓肿、肛瘘）推荐扫描垂直于肛管的3D T_2WI脂肪抑制高分辨序列，用于去除周围脂肪的干扰以精准显示脓肿、肛瘘的定位和周围脂肪间隙潜在的弥漫性感染；②3D GRE多期增强应作为常规的选择，在显示肛瘘患者瘘管走行及内口精准定位中非常有意义。

（二）影像显示标准

1. 显示范围　上起直肠下段，下至肛缘，根据病变调整，包含全部肛管和病变。

2. 图像要求　斜轴位序列要求垂直于肛管扫描，肛管内括约肌及肛周复合体解剖关系清晰，病变侵犯程度清晰显示；盆腔内器官解剖结构、毗邻关系显示清晰，肛周病变显示佳，肛瘘的开口、走行清晰，病变显示完全；增强强化效果好，不同组织结构间的对比及病变与正常组织结构间的对比均可达到最佳显示；无明显伪影，满足诊断需求。

3. 病例图像展示（图7-45）

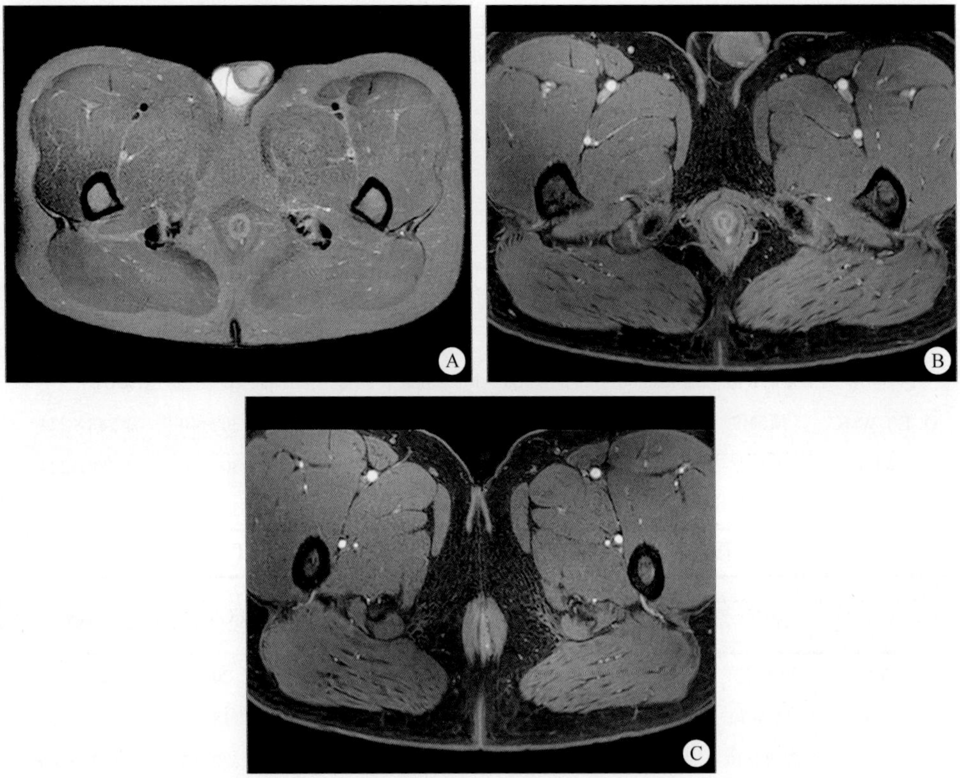

图7-45 肛瘘

A. 垂直于肛管的T_2WI FS；B. 横轴位T_1WI增强扫描。肛管内括约肌截石位5点钟处见一异常信号影（内口），于括约肌间隙内向下走行穿出括约肌间沟，形成外口（6点钟位）

六、胎儿MRI检查

（一）检查设计方案：平扫★、DWI★、MRH★

1. 检查前准备

（1）常规准备：依据MRI检查技术操作总则及质控规范执行。

（2）特殊准备：妊娠18周以内的受检者不建议做胎儿磁共振检查，除非超声发现严重畸形需要终止妊娠；签署胎儿MRI检查孕妇知情同意书，与孕妇沟通消除其心理压力，如有不适及时告知。

2. 线圈及体位要求

（1）线圈选择：采用大视野相控阵体线圈或两片线圈联合使用。

（2）体位设计：孕妇体位一般选择仰卧位或左侧卧位，为避免幽闭恐惧可采用足先进，双手可置于身体两侧，以孕妇舒适为主，定位中心对准线圈中心和胎儿感兴趣区，必要时做二次定位。

3. 推荐参数（表7-103，表7-104）

表7-103 胎儿MRI检查推荐参数（1.5T）

编号	序列	方位	TR（ms）	TE（ms）	层厚（mm）	层间隔（mm）	FOV（cm）	矩阵	相位编码
1★	B-SSFP	冠状位	Min	Min	3～5	–3～–5	35～45	≥192×192	RL
2★	SSFSE	三方位	＞1000	60～100	3～5	0～0.5	30～40	≥256×192	/
3★	B-SSFP	三方位	＞1000	60～100	3～5	–3～–5	30～40	≥224×192	/
4★	T_1WI	横轴位	Min	Min	3～5	0～0.5	30～40	≥224×192	/
5★	DWI	横轴位	3000～10000	50～100	3～5	0～0.5	30～40	≥140×140	/
		推荐低B值0～100s/mm^2，高B值600～1000s/mm^2，获得两个B值的图像，重建ADC图							
6★	MRH	多角度	6000～8000	300～700	3～5	/	35～45	≥256×192	/
7$^{\Delta}$	3D MRH	多角度	＞2000	300～700	3～5	0	35～45	≥288×224	/

表7-104 胎儿MRI检查推荐参数（3.0T）

编号	序列	方位	TR（ms）	TE（ms）	层厚（mm）	层间隔（mm）	FOV（cm）	矩阵	相位编码
1★	B-SSFP	冠状位	Min	Min	3～5	–3～–5	35～45	≥256×192	RL
2★	SSFSE	三方位	＞2000	80～120	3～5	0～0.5	30～40	≥256×224	/
3★	B-SSFP	三方位	＞2000	80～120	3～5	–3～–5	30～40	≥256×192	/
4★	T_1WI	横轴位	Min	Min	3～5	0～0.5	30～40	≥256×192	/
5★	DWI	横轴位	3000～10000	50～100	3～5	0～0.5	30～40	≥160×160	/
	推荐低B值0～100s/mm^2，高B值600～1000s/mm^2，获得两个B值的图像，重建ADC图								
6★	2D MRH	多角度	6000～8000	300～700	30～70	/	35～45	≥256×224	/
7$^{\Delta}$	3D MRH	多角度	＞2500	300～700	3～5	0	35～45	≥320×224	/

注：①因胎儿不断运动，定位要以最近一次扫描序列为基准，且速度要快；②序列选择首先要确保局部SAR值低于3.0W/kg，其次保证扫描速度，再次权衡信噪比及分辨率；③扫描序列及方位：通常使用B-SSFP、SSFSE、T_1WI及DWI序列，推荐B-SSFP序列行大范围扫描，再针对某一特定器官或解决一个特定问题行3个互相垂直的解剖学平面（冠状位、矢状位、轴位），此时可根据具体情况选择序列类型，如胎儿头颅选择SSFSE序列，脊柱、长骨选择B-SSFP序列，脊髓选择SSFSE序列等；④T_1WI及DWI序列应做至少一个垂直病变部位的横轴位或有利于显示病变的方位，T_1WI推荐使用GRE序列；⑤2D MRH作为常规扫描，可显示胎儿在羊水中的大致轮廓、有无脐带绕颈等；3D MRH可根据病变选择，可用于胎儿胃肠道疾病、泌尿系积水诊断，突出反映胃肠道、集合系统的异常潴留液体。⑥SSFSE序列是一种单次激发成像技术，理论上其真实TR值是无限的。表格中提到的TR并非指实际的TR值，而是指从一次激发采集一层图像到下一次激发采集下一层图像的时间间隔。为了减少整体的成像时间，可以将TR设置得较短，但如果TR设置得过短，可能会导致层与层之间的干扰增加。因此，在总成像时间允许的情况下，建议将TR值适当延长，比如增加到2000毫秒以上。

（二）影像显示标准

1. 显示范围　大范围扫描序列，包含整个胎儿、胎盘和脐带，再根据临床要求及可疑病变位置行三方位扫描，合理选择显示范围包含全部目标组织或病变。

2. 图像要求　图像对比度、信噪比及分辨率佳，胎儿目标组织及附属器官胎盘和脐带显示良好；能清晰分辨脑组织皮质、白质和脑室；肝胆脾清晰显示，双侧肾和肾盂显示良好，膀胱和男性睾丸显示佳等；无明显的呼吸运动、血管搏动及并行采集伪影，满足诊断需求。

3. 病例图像展示（图7-46）

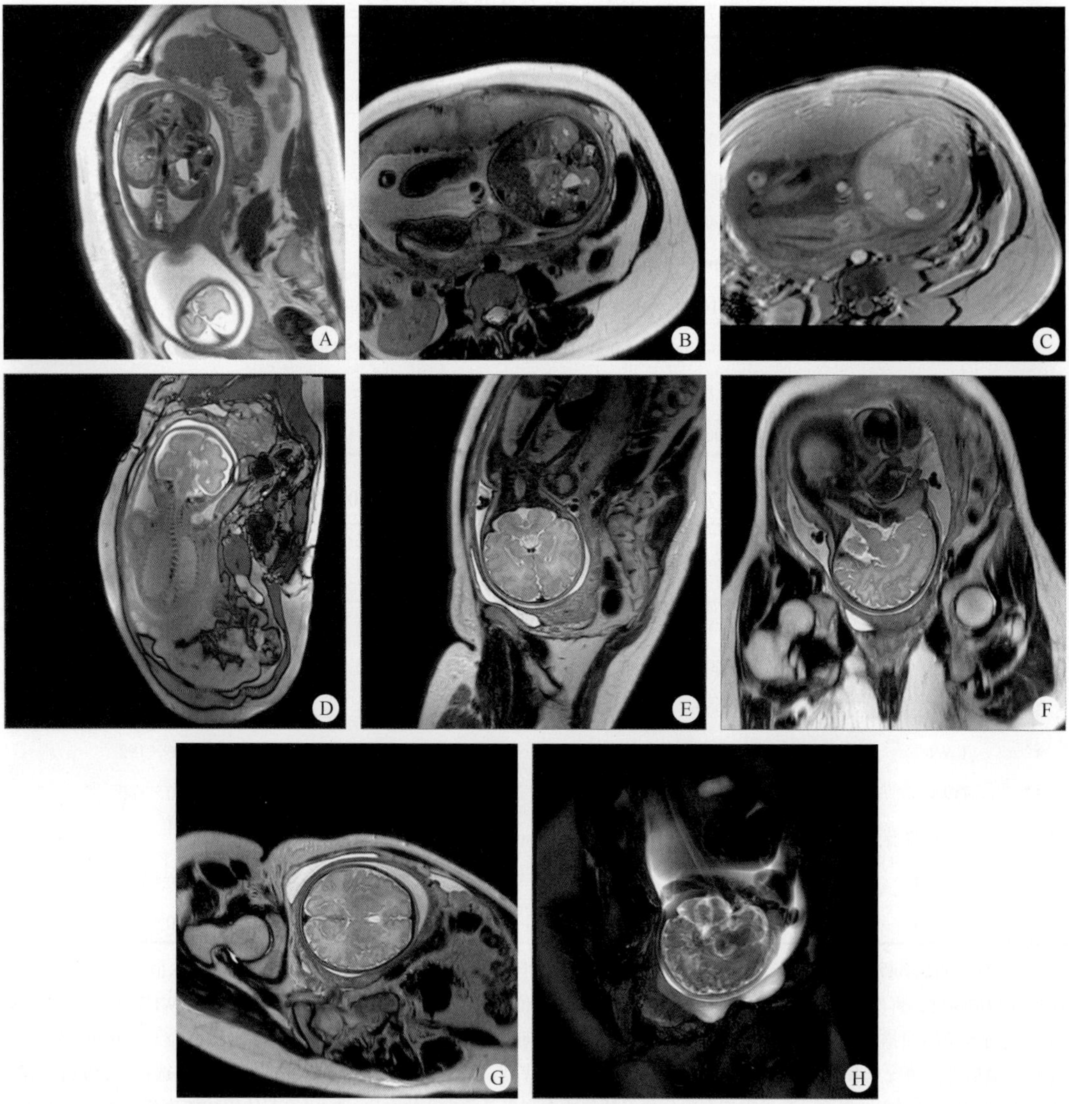

图7-46 胎儿产前排畸

①胎儿肾（A～C）：A、B. 分别为冠状位及横轴位单次激发快速自旋回波（single shot fast spin echo，SSFSE）序列，可见左肾前方一囊性病灶，其内见液-液平，横轴位T_1WI（C）见高信号影，提示囊性病变伴出血。②胎儿脊柱：D. 平衡式稳态进动（B-SSFP）序列，示T_4椎体半椎体畸形。③胎儿头部：E～G. 分别为头颅冠状位、矢状位、轴位三方位SSFSE序列，可见小脑延髓池增宽，MRH（H）示脐带绕颈一周

七、胎盘MRI检查

（一）检查设计方案：平扫★、DWI★

1. 检查前准备

（1）常规准备：依据MRI检查技术操作总则及质控规范执行。

（2）特殊准备：妊娠18周以内的受检者不建议做胎儿磁共振检查，除非超声发现严重畸形需要终止妊娠；签署胎儿MRI检查孕妇知情同意书，与孕妇沟通消除其心理压力，如有不适及时告知。

2. 线圈及体位要求　同“胎儿MRI检查”。

3. 推荐参数（表7-105，表7-106）

表7-105　胎盘MRI检查推荐参数（1.5T）

编号	序列	方位	TR（ms）	TE（ms）	层厚（mm）	层间隔（mm）	FOV（cm）	矩阵	相位编码
1★	B-SSFP	冠状位	Min	Min	3～5	–3～–5	35～45	≥256×192	LR
2★	SSFSE	矢状位	＞1000	60～100	3～5	0～0.5	35～45	≥256×192	HF
3★	SSFSE	横轴位	＞1000	60～100	3～5	0～0.5	35～45	≥256×192	LR
4★	T_1WI	矢状位	Min	Min	3～5	0～0.5	35～45	≥224×192	HF
5★	T_1WI	横轴位	Min	Min	3～5	0～0.5	35～45	≥224×192	LR
6★	BSSFP（FS）	矢状位	Min	Min	3～5	–3～–5	35～45	≥256×192	HF
7★	BSSFP（FS）	横轴位	Min	Min	3～5	–3～–5	35～45	≥256×192	LR
8★	DWI	横轴位	3000～10000	50～100	3～5	0～0.5	35～45	≥140×140	AP
推荐低B值0～100s/mm^2，高B值600～1000s/mm^2，获得两个B值的图像，重建ADC图									

表7-106　胎盘MRI检查推荐参数（3.0T）

编号	序列	方位	TR（ms）	TE（ms）	层厚（mm）	层间隔（mm）	FOV（cm）	矩阵	相位编码
1★	B-SSFP	冠状位	Min	Min	3～5	–3～–5	35～45	≥288×192	LR
2★	SSFSE	矢状位	＞2000	80～120	3～5	0～0.5	35～45	≥288×192	HF
3★	SSFSE	横轴位	＞2000	80～120	3～5	0～0.5	35～45	≥288×192	LR
4★	T_1WI	矢状位	Min	Min	3～5	0～0.5	35～45	≥256×192	HF
5★	T_1WI	横轴位	Min	Min	3～5	0～0.5	35～45	≥256×192	LR
6★		矢状位	＞2000	80～120	3～5	0～0.5	35～45	≥288×192	HF
7★	SSFSE（FS）	横轴位	＞2000	80～120	3～5	0～0.5	35～45	≥288×192	LR
8★	DWI	横轴位	3000～10000	50～100	3～5	0～0.5	35～45	≥160×160	AP
推荐低B值0～100s/mm^2，高B值600～1000s/mm^2，获得两个B值的图像，重建ADC图									

（二）影像显示标准

1. 显示范围　扫描方位应包括冠状位、矢状位及横轴位，以矢状位为主，范围应包含整个胎盘及宫颈口。

2. 图像要求　图像对比度、信噪比及分辨率佳，清晰显示胎盘解剖结构，可以显示胎盘上血管的流空信号，明确胎儿、胎盘、宫颈之间的关系；无明显的呼吸运动、血管搏动及并行采集伪影，满足诊断需求。

3. 病例图像展示（图7-47）

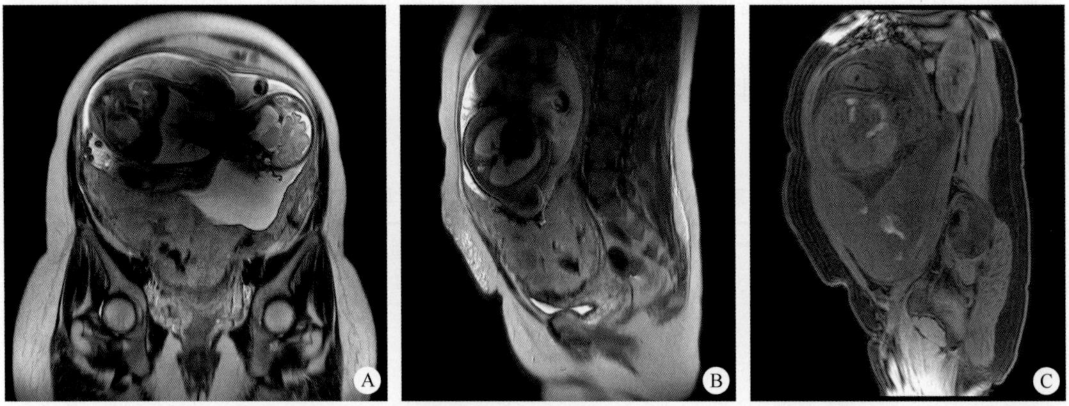

图7-47 前置胎盘

A、B. 分别为冠状位及矢状位单次激发快速自旋回波（SSFSE）序列，C. 为T_1WI序列，可见胎盘中央部覆盖宫颈内口，瘢痕处子宫肌层与胎盘界面及邻近胎盘内见多发迂曲增粗血管影，胎盘内信号不均，其内可见条片状T_1WI高信号、T_2WI低信号，提示出血可能

第六节 脊柱及外周神经

检查操作方案名称及检查适应证	采用技术及方法				
	平扫	MRA	MRN	MRM	增强
颈椎脊髓疾病筛查MRI检查					
脊柱退行性病变、脊柱外伤、脊髓空洞积水症、脊柱与脊髓发育异常等	★			Δ	
颈椎脊髓感染性/肿瘤性病变MRI检查					
脊柱与脊髓感染、慢性炎症（类风湿关节炎）、肿瘤性疾病等	★				★
胸椎脊髓疾病筛查MRI检查					
脊柱退行性病变、脊柱外伤、脊髓空洞积水症、脊柱与脊髓发育异常等	★			Δ	
胸椎脊髓感染性/肿瘤性病变MRI检查					
脊柱与脊髓感染性、肿瘤性疾病等	★				★
腰椎脊髓疾病筛查MRI检查					
脊柱退行性病变、脊柱外伤、脊柱与脊髓发育异常等	★			Δ	
腰椎脊髓感染性/肿瘤性病变MRI检查					
脊柱与脊髓感染性、肿瘤性疾病等	★				★
骶尾椎疾病筛查MRI检查					
脊柱退行性病变、骶尾部外伤等	★				
骶尾椎感染性/肿瘤性病变MRI检查					
脊柱与脊髓感染性、肿瘤性疾病等	★				★
骶髂关节疾病筛查MRI检查					
慢性炎症（如强直性脊柱炎）、先天性发育异常、外伤	★				

续表

检查操作方案名称及检查适应证	采用技术及方法				
	平扫	MRA	MRN	MRM	增强
骶髂关节感染性/肿瘤性病变MRI检查					
感染性骶髂关节炎、强直性骶髂关节炎、慢性炎症（类风湿关节炎）、肿瘤性病变等	★				★
全脊柱疾病筛查MRI检查					
脊柱/脊髓发育异常、多发性骨髓瘤、转移瘤等	★				
全脊柱感染性/肿瘤性病变MRI检查					
感染性、肿瘤性病变等	★				★
臂丛神经疾病MRI检查					
占位、外伤、神经疼痛、神经功能异常、神经肿瘤等	★		★		Δ
腰骶丛神经疾病MRI检查					
占位、外伤、神经疼痛、神经功能异常、神经肿瘤等	★		★		Δ
坐骨神经疾病MRI检查					
占位、外伤、坐骨神经痛、梨状肌综合征、神经肿瘤等	★		★		Δ

注：采用技术及方法选择符号含义说明："★"表示必选项，"Δ"表示可选项，可根据设备情况、患者情况及临床需求等自行选择。

一、颈椎脊髓疾病筛查MRI检查

（一）检查设计方案：平扫★、MRMΔ

1. 检查前准备　需做常规准备：依据MRI检查技术操作总则及质控规范执行。

2. 线圈与体位要求

（1）线圈选择：头颈联合线圈/颈部线圈、脊椎相控阵线圈。

（2）体位设计：患者取仰卧位，头先进，双手置于身体两侧，人体长轴与检查床长轴一致；颈部两侧用海绵垫进行固定，保持颈椎在同一矢状平面上，定位中心对准喉结及线圈中心。

3. 推荐参数（表7-107，表7-108）

表7-107　颈椎脊髓疾病筛查MRI检查推荐参数（1.5T）

编号	序列	方位	TR（ms）	TE（ms）	层厚（mm）	层间隔（mm）	FOV（cm）	矩阵	相位编码
1★	T_2WI（FS）	矢状位	＞2000	60～100	≤3	≤层厚10%	22～26	≥256×224	HF
2★	T_1WI	矢状位	300～700	＜20	≤3	≤层厚10%	22～26	≥256×224	HF
3★	T_2WI	横轴位	＞2000	60～100	3～4	≤层厚10%	16～22	≥256×192	AP
4Δ	3D MRM	冠状位	＞2000	400～600	≤2	≤层厚10%	24～32	≥384×320	LR
5Δ	2D MRM	多角度	＞6000	800～1000	40～60	/	24～32	≥384×384	/

表7-108 颈椎脊髓疾病筛查MRI检查推荐参数（3.0T）

编号	序列	方位	TR（ms）	TE（ms）	层厚（mm）	层间隔（mm）	FOV（cm）	矩阵	相位编码
1★	T_2WI（FS）	矢状位	＞3000	80～120	≤3	≤层厚10%	22～26	≥288×224	HF
2★	T_1WI	矢状位	500～800	＜30	≤3	≤层厚10%	22～26	≥288×224	HF
3★	T_2WI	横轴位	＞3000	80～120	3～4	≤层厚10%	16～22	≥288×192	AP
4△	3D MRM	冠状位	＞3000	400～600	≤1	≤层厚10%	24～32	≥384×384	LR
5△	2D MRM	多角度	＞9000	800～1000	40～60	/	24～32	≥448×448	/

注：①对于病变位于椎管一侧或脊柱侧弯时，可选择性加扫COR T_2WI（FS）；若病变位于椎间孔，可选择平行或垂直于该椎间孔长轴的斜位扫描；②MERGE等多回波GRE T_2*WI序列对椎间盘病变及脊髓灰质的显示效果较好，脑脊液流动伪影少，椎间盘退行性改变可选择该序列；③常规椎间盘和脊髓扫描时，矢状位T_2WI可不加脂肪抑制，当拟诊骨髓病变或软组织病变，需加脂肪抑制；④对于脊柱过度弯曲的病例，各种病变导致椎管改变，或需观察原发椎管病变与邻近脊髓腔、脊髓、神经根的关系时，可选择磁共振脊髓成像（MR myelography，MRM）。二维厚层块快速MRM采用单次激发FSE T_2WI，三维多层模式成像多选用3D FSE序列，扫描完成后可进行图像后处理（如MIP、CPR、VRT等）。

（二）影像显示标准

1. 显示范围　矢状位一般采用奇数层以便获得颈椎正中矢状面，上下覆盖延髓至第一胸椎，左右包括两侧椎间孔；横轴位覆盖病变区或感兴趣区，如椎间盘病变应与椎间盘前后、左右方向平行，非椎间盘病变应垂直于病变节段脊柱以显示与脊柱脊髓的关系；冠状位在矢状位上平行于颈椎病变节段脊髓长轴，前后覆盖椎体前缘和脊髓后缘，或包含全部病变，左右基本对称；MRM中心位于椎体后缘，覆盖椎管或包含全部病变组织，2D MRM通常进行冠状位、左右斜45°三个位置扫描，也可行放射状扫描，3D MRM平行椎管走行，冠状位上左右对称。

2. 图像要求　能够完整充分显示颈椎椎体、椎弓、椎间盘、椎管、脊髓及邻近组织等结构；MRM图像脂肪抑制均匀，受脑脊液流动和背景信号的影响较小；无明显吞咽运动、呼吸运动、血管搏动等伪影，满足诊断需求。

3. 病例图像展示（图7-48）

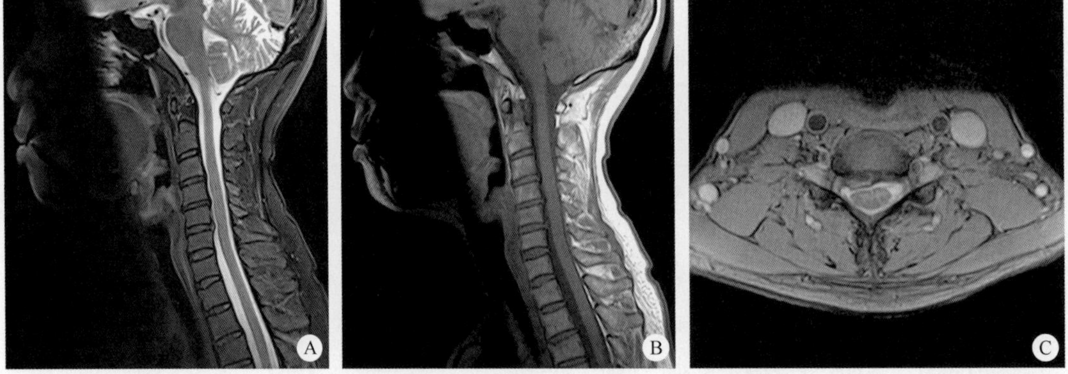

图7-48　颈椎退行性改变

A～C. 分别为矢状位T_2WI FS、T_1WI及横轴位多回波GRE T_2*WI，可见$C_{3,4}$、$C_{4,5}$椎间盘膨出，$C_{5,6}$椎间盘中央偏右侧突出伴纤维环裂隙，硬膜受压

二、颈椎脊髓感染性/肿瘤性病变MRI检查

（一）检查设计方案：平扫★、增强★

1. 检查前准备　需做常规准备和增强准备，依据MRI检查技术操作总则及质控规范执行。

2. 线圈及体位要求　同“颈椎脊髓疾病筛查MRI检查”

3. 推荐参数（表7-109，表7-110）

表7-109　颈椎脊髓感染性/肿瘤性病变MRI检查推荐参数（1.5T）

编号	序列	方位	TR（ms）	TE（ms）	层厚（mm）	层间隔（mm）	FOV（cm）	矩阵	相位编码
1★	T_2WI（FS）	矢状位	＞2000	60～100	≤3	≤层厚10%	22～26	≥256×224	HF
2★	T_1WI FS	矢状位	300～700	＜20	≤3	≤层厚10%	22～26	≥256×224	HF
3★	T_2WI	横轴位	＞2000	60～100	3～4	≤层厚10%	16～22	≥256×192	AP
4★	T_1WI+C	矢状位	300～700	＜20	≤3	≤层厚10%	22～26	≥256×224	HF
5★	T_1WI+C	冠状位	300～700	＜20	≤3	≤层厚10%	22～26	≥256×224	HF
6★	T_1WI+C	横轴位	300～700	＜20	≤3	≤层厚10%	18～24	≥256×224	AP

表7-110　颈椎脊髓感染性/肿瘤性病变MRI检查推荐参数（3.0T）

编号	序列	方位	TR（ms）	TE（ms）	层厚（mm）	层间隔（mm）	FOV（cm）	矩阵	相位编码
1★	T_2WI（FS）	矢状位	＞3000	80～120	≤3	≤层厚10%	22～26	≥288×224	HF
2★	T_1WI FS	矢状位	500～800	＜30	≤3	≤层厚10%	22～26	≥288×224	HF
3★	T_2WI	横轴位	＞3000	80～120	3～4	≤层厚10%	16～22	≥288×192	AP
4★	T_1WI+C	矢状位	500～800	＜30	≤3	≤层厚10%	22～26	≥288×224	HF
5★	T_1WI+C	冠状位	500～800	＜30	≤3	≤层厚10%	22～26	≥288×224	HF
6★	T_1WI+C	横轴位	500～800	＜30	≤3	≤层厚10%	18～24	≥288×224	AP

注：脊髓病变的增强扫描推荐选用FSE T_1WI，而椎骨及周围软组织病变增强扫描可选用2D或3D扰相GRE脂肪抑制T_1WI，有条件的设备可选择DIXON技术抑脂效果更佳。

（二）影像显示标准

1. 显示范围　增强三方位均包含全部病变，全方位显示病变位置，以及病变与脊柱脊髓的毗邻关系。余序列同“颈椎脊髓疾病筛查MRI检查”。

2. 图像要求

（1）增强扫描前至少在显示病变最佳的方位加扫脂肪抑制T_1WI，以利于增强扫描前后的准确比较。

（2）增强强化效果明显，正常强化结构及正常组织与病变组织之间强化对比清晰，病变能达到最佳显示。

（3）脂肪抑制均匀，无明显的吞咽运动、呼吸运动、血管搏动等伪影，满足诊断需求。

3. 病例图像展示（图7-49）

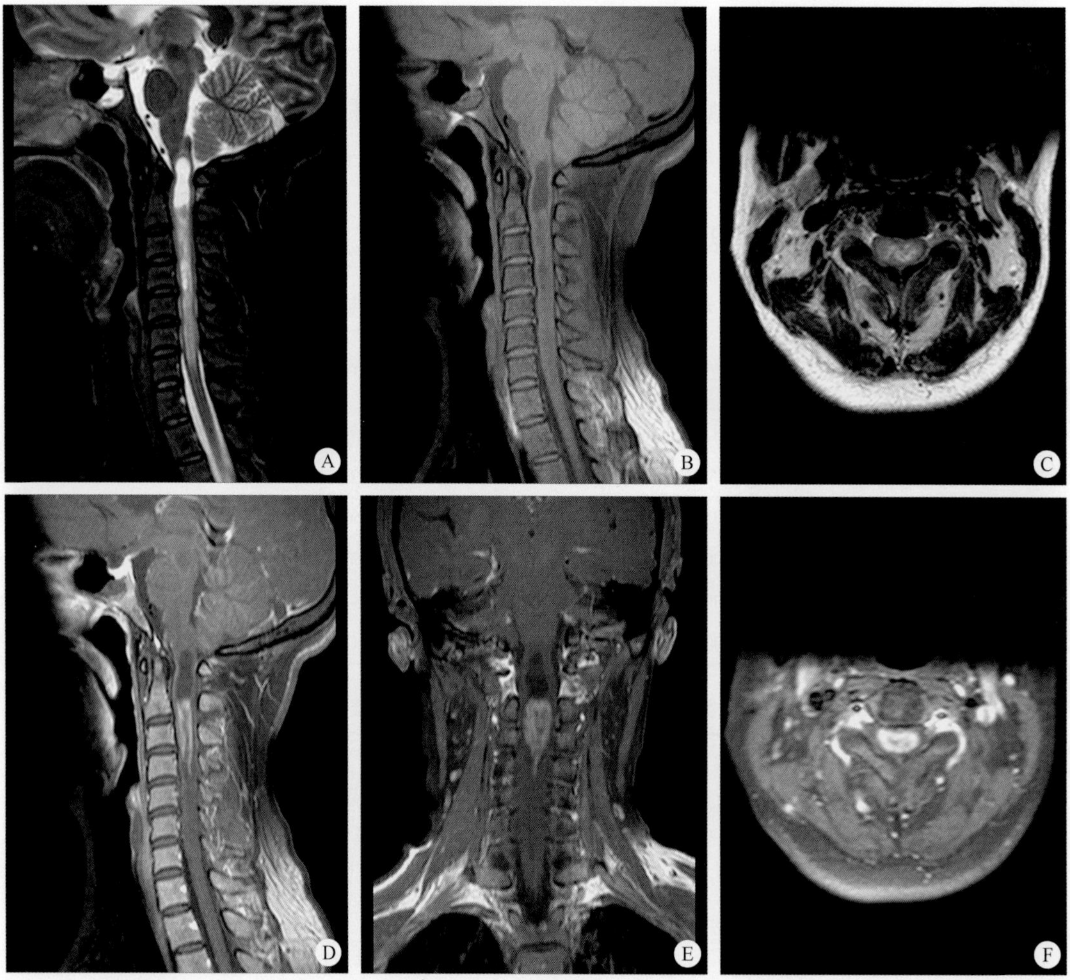

图7-49

A～C. 分别为矢状位T_2WI FS、T_1WI FS及横轴位T_2WI，可见C_1～C_7水平脊髓增粗，其内中央管扩张，其内可见T_1WI低/等、T_2WI高/稍高信号影，信号不均匀；三方位T_1WI增强（D～F）扫描呈局部明显强化，考虑肿瘤性病变

三、胸椎脊髓疾病筛查MRI检查

（一）检查设计方案：平扫★、MRM△

1. 检查前准备　需做常规准备，依据MRI检查技术操作总则及质控规范执行。

2. 线圈及体位要求

（1）线圈选择：头颈联合线圈/颈部线圈、脊椎相控阵线圈。

（2）体位设计：患者取仰卧位，头先进，双手置于身体两侧，人体长轴与检查床长轴一致；颈部两侧用海绵垫进行固定，保持颈椎在同一矢状平面上，定位中心对准喉结及线圈中心。先扫描颈段定位像以便于胸椎节段定位。

3. 推荐参数（表7-111，表7-112）

表7-111 胸椎脊髓疾病筛查MRI检查推荐参数（1.5T）

编号	序列	方位	TR（ms）	TE（ms）	层厚（mm）	层间隔（mm）	FOV（cm）	矩阵	相位编码
1★	T_2WI（FS）	矢状位	＞2000	60～100	≤3	≤层厚10%	28～38	≥288×256	HF
2★	T_1WI	矢状位	300～700	＜20	≤3	≤层厚10%	34～38	≥288×256	HF
3★	T_2WI	横轴位	＞2000	60～100	4～5	≤层厚10%	18～24	≥256×192	AP
4△	3D MRM	冠状位	＞2000	400～600	≤2	≤层厚10%	28～38	≥384×320	LR
5△	2D MRM	多角度	＞8000	800～1000	40～60	/	28～38	≥384×384	/

表7-112 胸椎脊髓疾病筛查MRI检查推荐参数（3.0T）

编号	序列	方位	TR（ms）	TE（ms）	层厚（mm）	层间隔（mm）	FOV（cm）	矩阵	相位编码
1★	T_2WI（FS）	矢状位	＞2500	80～120	≤3	≤层厚10%	28～38	≥320×256	HF
2★	T_1WI	矢状位	300～800	＜30	≤3	≤层厚10%	28～38	≥320×256	HF
3★	T_2WI	横轴位	＞2500	80～120	4～5	≤层厚10%	18～24	≥256×224	AP
4△	3D MRM	冠状位	＞3000	400～600	≤1	≤层厚10%	28～38	≥384×384	LR
5△	2D MRM	多角度	＞9000	800～1000	40～60	/	28～38	≥448×448	/

注：①对于病变位于椎管一侧或脊柱侧弯时，可选择性加扫COR T_2WI（FS）；若病变位于椎间孔，可选择平行或垂直于该椎间孔长轴的斜位扫描。②常规椎间盘和脊髓扫描时，矢状位T_2WI可不加脂肪抑制，当拟诊骨髓病变或软组织病变，需加脂肪抑制。③对于脊柱过度弯曲的病例，各种病变导致椎管改变，或需观察原发椎管病变与邻近脊髓腔、脊髓、神经根的关系时，可选择MRM。二维厚层块快速MRM采用单次激发FSE T_2WI，三维多层模式成像多选用3D FSE序列，扫描完成后可进行后处理（如MIP、CPR、VRT等）。

（二）影像显示标准

1. 显示范围　矢状位一般采用奇数层以便获得胸椎正中矢状面，上下覆盖第7颈椎至第1腰椎，左右包括两侧椎间孔；横轴位覆盖病变区或感兴趣区，如椎间盘病变应与椎间盘前后、左右方向平行，非椎间盘病变应垂直于病变节段脊柱以显示与脊柱脊髓的关系；冠状位在矢状位上平行于胸椎病变节段脊髓长轴，前后覆盖椎体前缘和脊髓后缘，或包含全部病变，左右基本对称。

2. 图像要求

（1）完整充分显示胸椎椎体、椎弓、椎间盘、椎管、脊髓及邻近组织等内容。

（2）MRM图像脂肪抑制均匀，受脑脊液流动和背景信号的影响较小。

（3）无明显吞咽运动、呼吸运动、血管搏动等伪影，满足诊断需求。

3. 病例图像展示（图7-50）

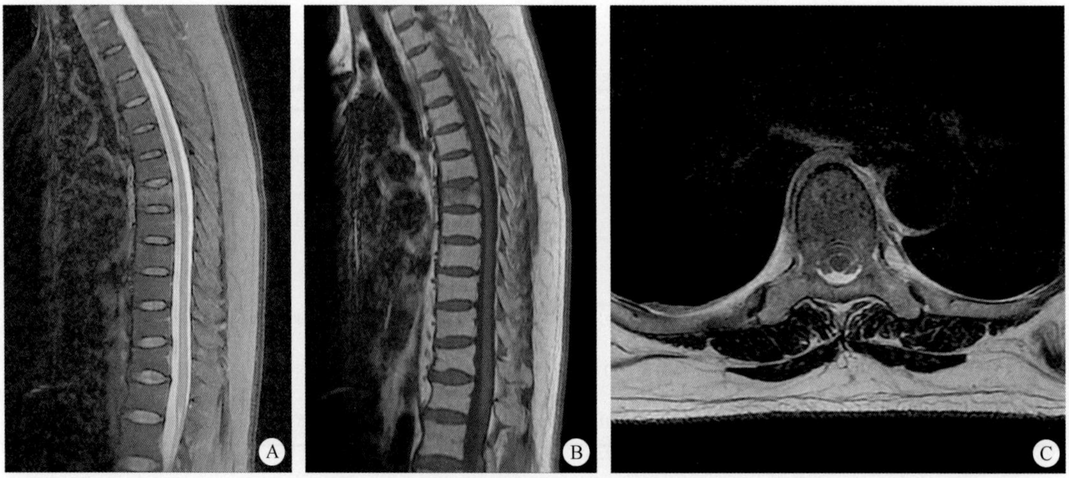

图7-50 胸椎脊髓疾病筛查MRI检查

A～C.分别为矢状位T_2WI FS、T_1WI及横轴位T_2WI图像，可见T_7椎体高度稍降低并片状骨髓水肿信号，提示压缩性骨折并伴水肿

四、胸椎脊髓感染性/肿瘤性病变MRI检查

（一）检查设计方案：平扫★、增强★、DWI△

1. 检查前准备　需做常规准备和增强准备，依据MRI检查技术操作总则及质控规范执行。

2. 线圈及体位要求　同“胸椎脊髓疾病筛查MRI检查”。

3. 推荐参数（表7-113，表7-114）

表7-113　胸椎脊髓感染性/肿瘤性病变MRI检查推荐参数（1.5T）

编号	序列	方位	TR（ms）	TE（ms）	层厚（mm）	层间隔（mm）	FOV（cm）	矩阵	相位编码
1★	T_2WI（FS）	矢状位	＞2000	60～100	≤3	≤层厚10%	28～38	≥288×256	HF
2★	T_1WI FS	矢状位	300～700	＜20	≤3	≤层厚10%	34～38	≥288×256	HF
3★	T_2WI	横轴位	＞2000	60～100	4～5	≤层厚10%	18～24	≥256×192	AP
4★	T_1WI+C	矢状位	300～700	＜20	≤3	≤层厚10%	28～38	≥288×256	HF
5★	T_1WI+C	冠状位	300～700	＜20	≤3	≤层厚10%	28～38	≥288×256	HF
6★	T_1WI+C	横轴位	300～700	＜20	≤3	≤层厚10%	28～38	≥256×192	AP

表7-114　胸椎脊髓感染性/肿瘤性病变MRI检查推荐参数（3.0T）

编号	序列	方位	TR（ms）	TE（ms）	层厚（mm）	层间隔（mm）	FOV（cm）	矩阵	相位编码
1★	T_2WI（FS）	矢状位	＞3000	80～120	≤3	≤层厚10%	28～38	≥320×256	HF
2★	T_1WI FS	矢状位	500～800	＜30	≤3	≤层厚10%	28～38	≥320×256	HF
3★	T_2WI	横轴位	＞3000	80～120	4～5	≤层厚10%	18～24	≥256×224	AP
4★	T_1WI+C	矢状位	500～800	＜30	≤3	≤层厚10%	28～38	≥320×256	HF
5★	T_1WI+C	冠状位	500～800	＜30	≤3	≤层厚10%	28～38	≥320×256	HF

续表

编号	序列	方位	TR（ms）	TE（ms）	层厚（mm）	层间隔（mm）	FOV（cm）	矩阵	相位编码
6*	T_1WI+C	横轴位	500～800	＜30	≤3	≤层厚10%	18～24	≥256×224	AP

注：脊髓病变的增强扫描推荐选用FSE T_1WI，而椎骨及周围软组织病变增强扫描可选用2D或3D扰相GRE脂肪抑制T_1WI，有条件的设备可选择DIXON技术抑脂效果更佳。

（二）影像显示标准

1. 显示范围　增强三方位均包含全部病变，全方位显示病变位置，以及病变与脊柱脊髓的毗邻关系。余序列同“胸椎脊髓疾病筛查MRI检查”。

2. 图像要求

（1）增强扫描前至少在显示病变最佳的方位加扫脂肪抑制T_1WI，以利于增强扫描前后的准确比较。

（2）增强强化效果明显，正常强化结构及正常组织与病变组织之间强化对比清晰，病变能达到最佳显示。

（3）脂肪抑制均匀，无明显的吞咽运动、呼吸运动、血管搏动等伪影，满足诊断需求。

3. 病例图像展示（图7-51）

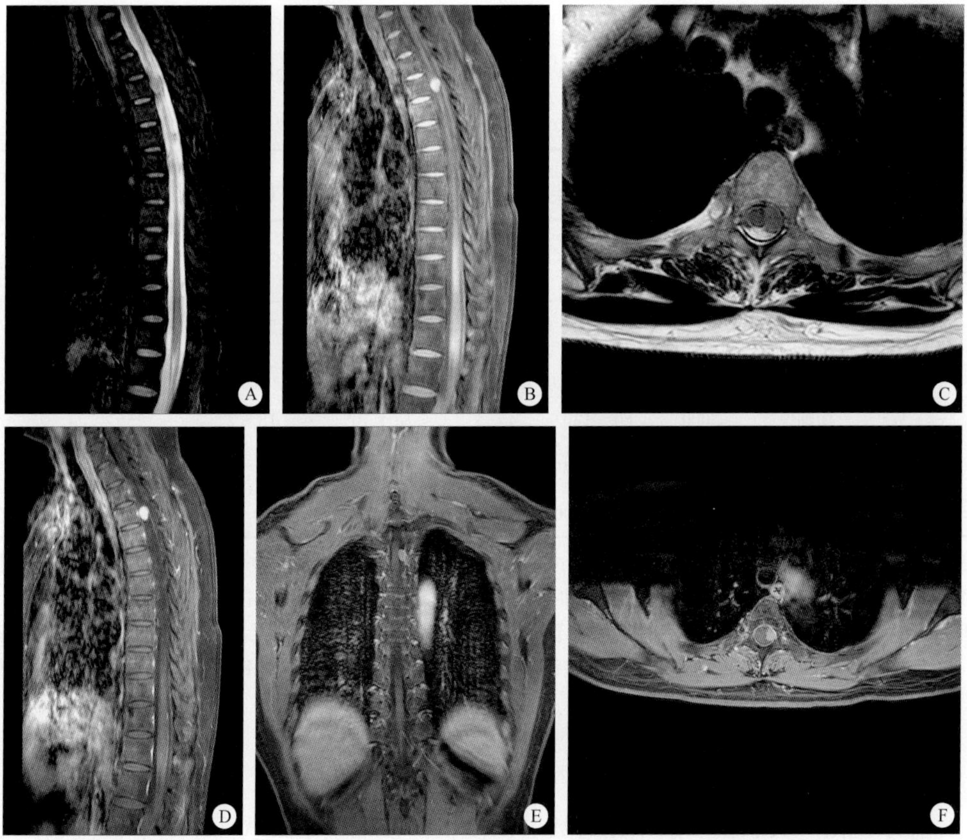

图7-51　胸椎脊髓占位性病变

A～C. 分别为矢状位T_2WI FS、T_1WI FS及横轴位T_2WI，T_3水平左侧髓外硬膜下见一椭圆形短T_1、T_2稍高信号结节影；三方位T_1WI增强扫描（D～F）轻度强化，邻近脊髓受压向右移位，提示脊膜瘤可能

五、腰椎脊髓疾病筛查MRI检查

（一）检查设计方案：平扫★、MRM△

1. 检查前准备　需做常规准备，依据MRI检查技术操作总则及质控规范执行。

2. 线圈及体位要求

（1）线圈选择：脊椎相控阵线圈

（2）体位设计：患者取仰卧位，头先进（幽闭恐惧患者可尝试足先进），双手置于身体两侧，脊柱正中矢状面与线圈纵轴保持一致，左右居中，定位中心对准脐上2～3cm；腰痛患者可使用足垫使双膝关节屈曲，借此减少腰椎神经根刺激引起的运动伪影。

3. 推荐参数（表7-115，表7-116）

表7-115　腰椎脊髓疾病筛查MRI检查推荐参数（1.5T）

编号	序列	方位	TR（ms）	TE（ms）	层厚（mm）	层间隔（mm）	FOV（cm）	矩阵	相位编码
1★	T_2WI（FS）	矢状位	＞2000	60～100	≤4	≤层厚10%	26～36	≥320×224	HF
2★	T_1WI	矢状位	300～700	＜20	≤4	≤层厚10%	26～36	≥320×224	HF
3★	T_2WI	横轴位	＞2000	60～100	4～5	≤层厚10%	18～22	≥256×192	AP
4△	3D MRM	冠状位	＞2000	400～600	≤2	0	26～36	≥384×320	LR
5△	2D MRM	多角度	＞8000	800～1000	40～60	/	26～36	≥384×384	/

表7-116　腰椎脊髓疾病筛查MRI检查推荐参数（3.0T）

编号	序列	方位	TR（ms）	TE（ms）	层厚（mm）	层间隔（mm）	FOV（cm）	矩阵	相位编码
1★	T_2WI（FS）	矢状位	＞3000	80～120	≤4	≤层厚10%	26～36	≥320×256	H/F
2★	T_1WI	矢状位	500～800	＜30	≤4	≤层厚10%	26～36	≥320×256	H/F
3★	T_2WI	横轴位	＞3000	80～120	4～5	≤层厚10%	18～22	≥256×224	A/P
4△	3D MRM	冠状位	＞3000	400～600	≤1	0	26～36	≥384×384	L/R
5△	2D MRM	多角度	＞9000	800～1000	40～60	/	26～36	≥448×448	/

注：①对于病变位于椎管一侧或脊柱侧弯时，可选择性加扫COR T_2WI（FS）；若病变位于椎间孔，可选择平行或垂直于该椎间孔长轴的斜位扫描。②常规椎间盘和脊髓扫描时，矢状位T_2WI可不加脂肪抑制，当拟诊骨髓病变或软组织病变，需加脂肪抑制。③对于脊柱过度弯曲的病例，各种病变导致椎管改变，或需观察原发椎管病变与邻近脊髓腔、脊髓、神经根的关系时，可选择MRM。二维厚层块快速MRM采用单次激发FSE T_2WI，三维多层模式成像多选用3D FSE序列，扫描完成后可进行后处理（如MIP、CPR、VRT等）。

（二）影像显示标准

1. 显示范围　矢状位一般采用奇数层以便获得腰椎正中矢状面，上下覆盖T_{12}～S_2椎体，左右包括两侧椎间孔；横轴位覆盖病变区或感兴趣区，如椎间盘病变应与椎间盘前后、左右方向平行，非椎间盘病变应垂直于病变节段脊柱以显示病变与脊柱脊髓的关系；

冠状位在矢状位上平行于病变节段脊髓长轴，前后覆盖椎体前缘和脊髓后缘，或包含全部病变，左右基本对称。

2. 图像要求

（1）能够完整充分地显示腰椎椎体、椎弓、椎间盘、椎管、脊髓及邻近组织等内容。

（2）MRM图像脂肪抑制均匀，受脑脊液流动和背景信号的影响较小。

（3）无明显肠道蠕动、呼吸运动、血管搏动等伪影，满足诊断需求。

3. 病例图像展示（图7-52）

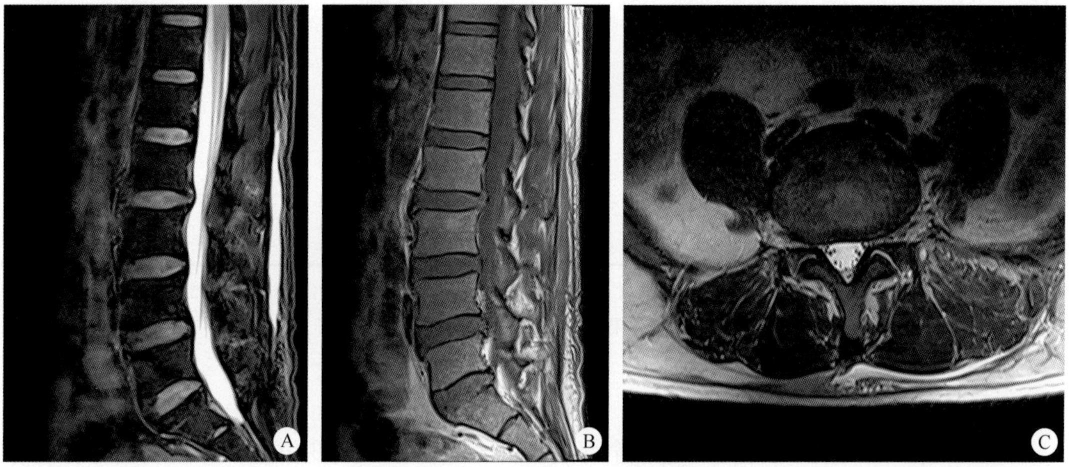

图7-52　腰椎退行性改变

A～C. 分别为矢状位T_2WI FS、T_1WI及横轴位T_2WI，可见$L_{2,3}$、$L_{4,5}$椎间盘变性并膨出，$L_{4,\ 5}$右侧椎间孔稍狭窄，右侧神经根稍受压，腰骶部软组织肿胀

六、腰椎脊髓感染性/肿瘤性病变MRI检查

（一）检查设计方案：平扫★、增强★

1. 检查前准备　需做常规准备和增强准备，依据MRI检查技术操作总则及质控规范执行。

2. 线圈及体位要求　同“腰椎脊髓疾病筛查MRI检查”。

3. 推荐参数（表7-117，表7-118）

表7-117　腰椎脊髓感染性/肿瘤性病变MRI检查推荐参数（1.5T）

编号	序列	方位	TR（ms）	TE（ms）	层厚（mm）	层间隔（mm）	FOV（cm）	矩阵	相位编码
1★	T_2WI（FS）	矢状位	＞2000	60～100	≤4	≤层厚10%	26～36	≥320×224	HF
2★	T_1WI FS	矢状位	300～700	＜20	≤4	≤层厚10%	26～36	≥320×224	HF
3★	T_2WI	横轴位	＞2000	60～100	4～5	≤层厚10%	18～22	≥256×192	AP
4★	T_1WI+C	矢状位	300～700	＜20	≤4	≤层厚10%	28～38	≥320×224	HF

续表

编号	序列	方位	TR（ms）	TE（ms）	层厚（mm）	层间隔（mm）	FOV（cm）	矩阵	相位编码
5*	T_1WI+C	冠状位	300～700	＜20	≤4	≤层厚10%	28～38	≥320×224	HF
6*	T_1WI+C	横轴位	300～700	＜20	≤4	≤层厚10%	18～22	≥256×192	AP

表7-118　腰椎脊髓感染性/肿瘤性病变MRI检查推荐参数（3.0T）

编号	序列	方位	TR（ms）	TE（ms）	层厚（mm）	层间隔（mm）	FOV（cm）	矩阵	相位编码
1*	T_2WI（FS）	矢状位	＞3000	80～120	≤4	≤层厚10%	26～36	≥320×256	HF
2*	T_1WI FS	矢状位	500～800	＜30	≤4	≤层厚10%	26～36	≥320×256	HF
3*	T_2WI	横轴位	＞3000	80～120	4～5	≤层厚10%	18～22	≥256×224	AP
4*	T_1WI+C	矢状位	500～800	＜30	≤4	≤层厚10%	28～38	≥320×256	HF
5*	T_1WI+C	冠状位	500～800	＜30	≤4	≤层厚10%	28～38	≥320×256	HF
6*	T_1WI+C	横轴位	500～800	＜30	≤4	≤层厚10%	18～22	≥256×224	AP

注：脊髓病变的增强扫描推荐选用FSE 脂肪抑制T_1WI，而椎骨及周围软组织病变增强扫描可选用2D或3D扰相GRE脂肪抑制T_1WI，有条件的设备可选择DIXON技术抑脂效果更佳。

（二）影像显示标准

1. 显示范围　增强三方位均包含全部病变，全方位显示病变位置，以及病变与脊柱脊髓的毗邻关系。余序列同“腰椎脊髓疾病筛查MRI检查”。

2. 图像要求

（1）增强扫描前至少在显示病变最佳的方位加扫脂肪抑制T_1WI，以利于增强扫描前后的准确比较。

（2）增强强化效果明显，正常强化结构及正常组织与病变组织之间强化对比清晰，病变能达到最佳显示。

（3）脂肪抑制均匀，无明显的吞咽运动、呼吸运动、血管搏动等伪影，满足诊断需求。

3. 病例图像展示（图7-53）

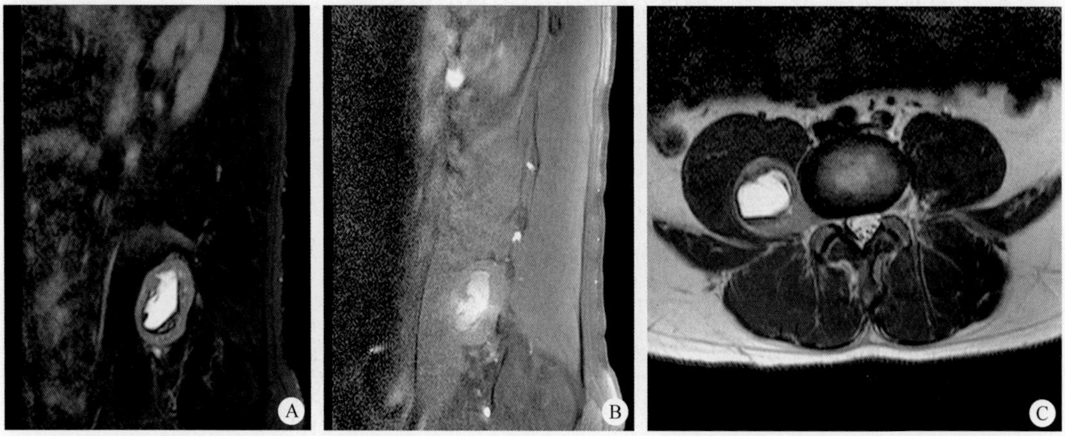

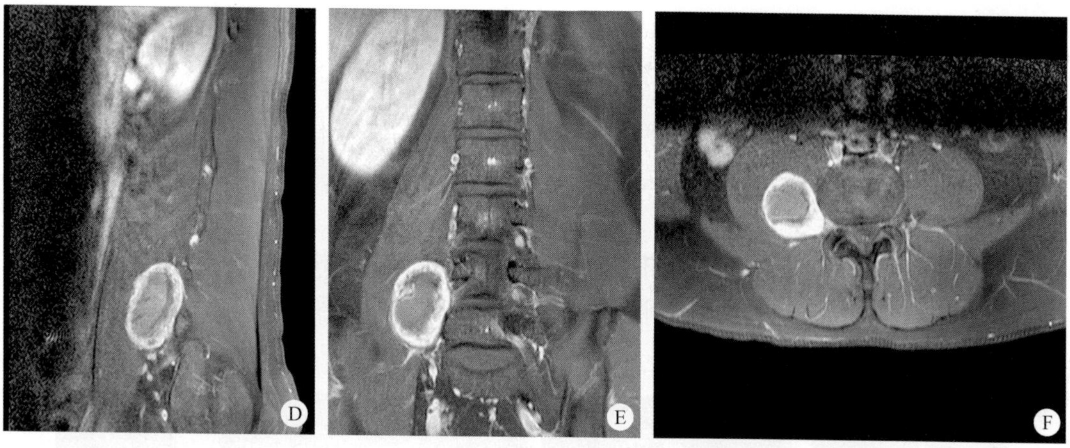

图7-53　腰椎占位性病变

A～C. 分别为矢状位T_2WI FS、T_1WI FS及横轴位T_2WI，右侧腰大肌内侧于L_4～L_5水平可见以卵圆形等T_1稍长T_2信号影，信号不均匀，三方位T_1WI增强扫描（D～F）病变呈明显环状强化，中心未见强化，邻近右侧腰大肌受压推移改变，提示肿瘤性病变

七、骶尾椎疾病筛查MRI检查

（一）检查设计方案：平扫★

1. 检查前准备　需做常规准备，依据MRI检查技术操作总则及质控规范执行。

2. 线圈及体位要求

（1）线圈选择：脊椎相控阵线圈。

（2）体位设计：患者取仰卧位，头先进（幽闭恐惧患者可尝试足先进），双手置于身体两侧，脊柱正中矢状面与线圈纵轴保持一致，左右居中，定位中心对准双侧髂前上棘连线的中点；腰痛患者可使用足垫使双膝关节屈曲，借此减少腰椎神经根刺激引起的运动伪影。

3. 推荐参数（表7-119，表7-120）

表7-119　骶尾椎疾病筛查MRI检查推荐参数（1.5T）

编号	序列	方位	TR（ms）	TE（ms）	层厚（mm）	层间隔（mm）	FOV（cm）	矩阵	相位编码
1★	T_2WI FS	矢状位	＞2000	60～100	≤3	≤层厚10%	22～32	≥320×224	HF
2★	T_1WI	矢状位	300～700	＜20	≤3	≤层厚10%	22～32	≥320×224	HF
3★	T_2WI	横轴位	＞2000	60～100	3～4	≤层厚10%	18～22	≥256×192	AP

表7-120　骶尾椎疾病筛查MRI检查推荐参数（3.0T）

编号	序列	方位	TR（ms）	TE（ms）	层厚（mm）	层间隔（mm）	FOV（cm）	矩阵	相位编码
1★	T_2WI FS	矢状位	＞3000	80～120	≤3	≤层厚10%	22～32	≥320×256	HF
2★	T_1WI	矢状位	500～800	＜30	≤3	≤层厚10%	22～32	≥320×256	HF
3★	T_2WI	横轴位	＞3000	80～120	3～4	≤层厚10%	18～22	≥256×224	AP

（二）影像显示标准

1. 显示范围　矢状位一般采用奇数层以便获得骶尾椎正中矢状面，覆盖L_4椎体节段以下的所有骶椎和尾椎，左右包括两侧椎间孔；横轴位在矢状位上平行于骶骨或尾骨或椎间隙，根据病变范围合理调整扫描基线角度及范围。

2. 图像要求

（1）能够完整充分显示骶尾椎椎体、椎管及邻近组织等结构。

（2）脂肪抑制均匀，无明显吞咽运动、呼吸运动、血管搏动等伪影，满足诊断需求。

3. 病例图像展示（图7-54）

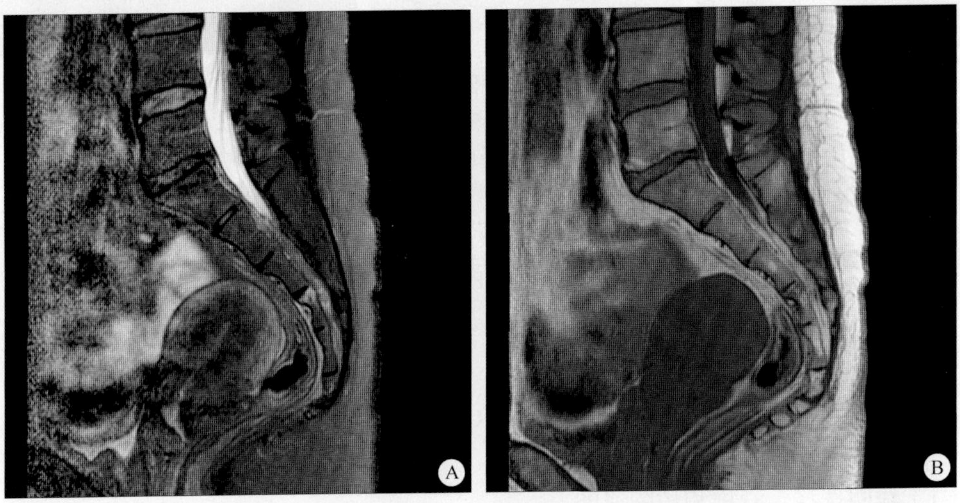

图7-54　骶尾椎外伤

A、B. 分别为矢状位T_2WI FS、T_1WI，可见S_4椎体片状骨髓水肿灶，椎旁软组织轻度肿胀，提示挫伤性骨髓水肿；S_2结节状异常信号灶，提示血管瘤或骨髓水肿灶

八、骶尾椎感染性/肿瘤性病变MRI检查

（一）检查设计方案：平扫★、增强★

1. 检查前准备　须做常规准备和增强准备，依据MRI检查技术操作总则及质控规范执行。

2. 线圈及体位要求　同“骶尾椎疾病筛查MRI检查”。

3. 推荐参数（表7-121，表7-122）

表7-121　骶尾椎感染性/肿瘤性病变MRI检查推荐参数（1.5T）

编号	序列	方位	TR（ms）	TE（ms）	层厚（mm）	层间隔（mm）	FOV（cm）	矩阵	相位编码
1★	T_2WI FS	矢状位	＞2000	60～100	≤3	≤层厚10%	22～32	≥320×224	HF
2★	T_1WI FS	矢状位	300～700	＜20	≤3	≤层厚10%	22～32	≥320×224	HF
3★	T_2WI	横轴位	＞2000	60～100	3～4	≤层厚10%	18～22	≥256×192	AP
4★	T_1WI+C	矢状位	300～700	＜20	≤3	≤层厚10%	22～32	≥320×224	HF

续表

编号	序列	方位	TR(ms)	TE(ms)	层厚(mm)	层间隔(mm)	FOV(cm)	矩阵	相位编码
5★	T_1WI+C	冠状位	300～700	<20	≤3	≤层厚10%	22～32	≥320×224	HF
6★	T_1WI+C	横轴位	300～700	<20	≤3	≤层厚10%	18～22	≥256×192	AP

表7-122 骶尾椎感染性/肿瘤性病变MRI检查推荐参数(3.0T)

编号	序列	方位	TR(ms)	TE(ms)	层厚(mm)	层间隔(mm)	FOV(cm)	矩阵	相位编码
1★	T_2WI FS	矢状位	>3000	80～120	≤3	≤层厚10%	22～32	≥320×256	HF
2★	T_1WI FS	矢状位	500～800	<30	≤3	≤层厚10%	22～32	≥320×256	HF
3★	T_2WI	横轴位	>3000	80～120	3～4	≤层厚10%	18～22	≥256×224	AP
4★	T_1WI+C	矢状位	500～800	<30	≤3	≤层厚10%	22～32	≥320×256	HF
5★	T_1WI+C	冠状位	500～800	<30	≤3	≤层厚10%	22～32	≥320×256	HF
6★	T_1WI+C	横轴位	500～800	<30	≤3	≤层厚10%	18～22	≥256×224	AP

(二)影像显示标准

1. 显示范围　增强三方位均包含全部病变，全方位显示病变位置，以及病变与脊柱脊髓的毗邻关系。余序列同“骶尾椎疾病筛查MRI检查”。

2. 图像要求

(1)增强扫描前至少在显示病变最佳的方位加扫脂肪抑制T_1WI，以利于增强扫描前后的准确比较。

(2)增强强化效果明显，正常强化结构及正常组织与病变组织之间强化对比清晰，病变能达到最佳显示。

(3)脂肪抑制均匀，无明显的吞咽运动、呼吸运动、血管搏动等伪影，满足诊断需求。

九、骶髂关节疾病筛查MRI检查

(一)检查设计方案：平扫★

1. 检查前准备　需做常规准备，依据MRI检查技术操作总则及质控规范执行。

2. 线圈及体位要求　同“骶尾椎疾病筛查MRI检查”。

3. 推荐参数(表7-123，表7-124)

表7-123 骶髂关节疾病筛查MRI检查推荐参数(1.5T)

编号	序列	方位	TR(ms)	TE(ms)	层厚(mm)	层间隔(mm)	FOV(cm)	矩阵	相位编码
1★	T_2WI	斜冠状位	>2000	60～100	3～4	≤层厚10%	22～36	≥256×192	LR
2★	T_2WI FS	斜冠状位	>2000	60～100	3～4	≤层厚10%	22～36	≥288×256	LR
3★	T_1WI	斜冠状位	300～700	<20	3～4	≤层厚10%	22～36	≥256×192	LR
4★	T_2WI FS	斜轴位	>2000	80～120	3～4	≤层厚10%	22～36	≥288×256	AP

表7-124 骶髂关节疾病筛查MRI检查推荐参数（3.0T）

编号	序列	方位	TR（ms）	TE（ms）	层厚（mm）	层间隔（mm）	FOV（cm）	矩阵	相位编码
1★	T_2WI	斜冠状位	＞3000	80～120	3～4	≤层厚10%	22～36	≥256×224	LR
2★	T_2WI FS	斜冠状位	＞3000	80～120	3～4	≤层厚10%	22～36	≥320×224	LR
3★	T_1WI	斜冠状位	500～800	＜30	3～4	≤层厚10%	22～36	≥256×224	LR
4★	T_2WI FS	斜轴位	＞3000	80～120	3～4	≤层厚10%	22～36	≥320×224	AP

（二）影像显示标准

1. 显示范围　斜冠状位扫描在矢状位上平行于S_1与S_3背侧连线，范围覆盖骶骨前后缘；斜轴位在矢状位上垂直于S_1与S_3背侧连线，覆盖骶髂关节上下界。

2. 图像要求

（1）能够完整充分显示骶髂关节及两侧软组织等结构，横轴位、冠状位两侧结构基本对称显示。

（2）图像权重恰当，脂肪抑制均匀，层次丰富，对比良好。

（3）无明显腹部呼吸运动、血管搏动等伪影，满足诊断需求。

3. 病例图像展示（图7-55）

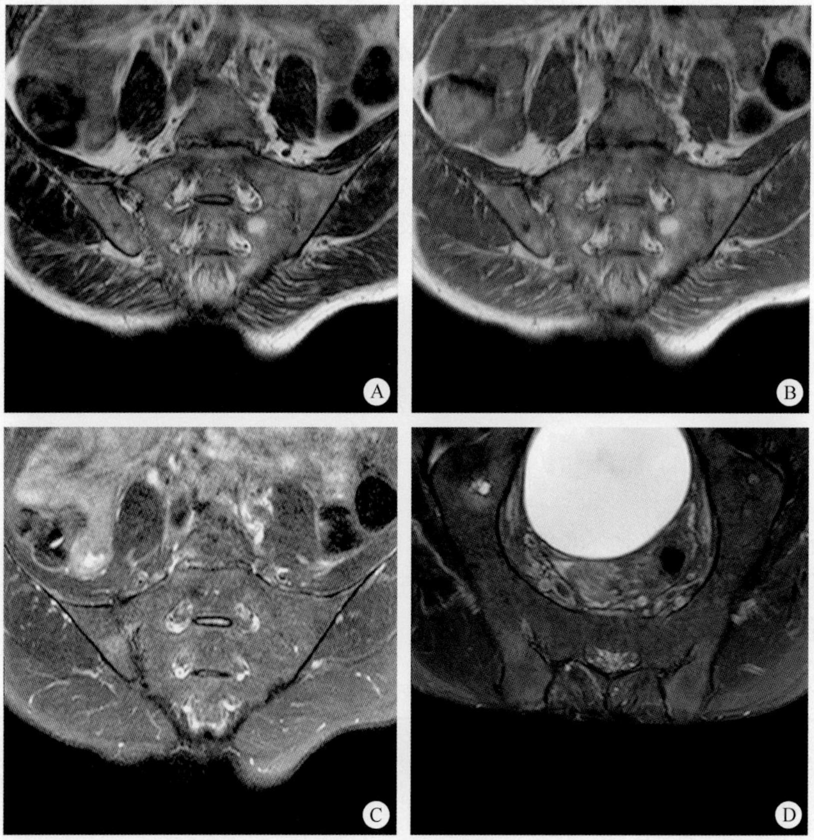

图7-55 强直性脊柱炎

A～D. 分别为骶髂关节斜冠状位T_2WI、T_1WI、T_2WI FS及斜轴位T_2WI FS，双侧骶髂关节间隙模糊不清、局部呈融合改变，关节面下可见较多脂肪信号沉积及少许斑片状骨髓水肿，提示强直性脊柱炎

十、骶髂关节感染性/肿瘤性病变MRI检查

（一）检查设计方案：平扫★、增强★

1. 检查前准备　需做常规准备和增强准备，依据MRI检查技术操作总则及质控规范执行。

2. 线圈及体位要求　同“骶髂关节疾病筛查MRI检查”。

3. 推荐参数（表7-125，表7-126）

表7-125　骶髂关节感染性/肿瘤性病变MRI检查推荐参数（1.5T）

编号	序列	方位	TR（ms）	TE（ms）	层厚（mm）	层间隔（mm）	FOV（cm）	矩阵	相位编码
1★	T_2WI	斜冠状位	＞2000	60～100	3～4	≤层厚10%	22～36	≥256×192	LR
2★	T_2WI FS	斜冠状位	＞2000	60～100	3～4	≤层厚10%	22～36	≥288×256	LR
3★	T_1WI FS	斜冠状位	300～700	＜20	3～4	≤层厚10%	22～36	≥256×192	LR
4★	T_2WI FS	斜轴位	＞2000	60～100	3～4	≤层厚10%	22～36	≥288×256	AP
5★	T_1WI+C	矢状位	300～700	＜20	≤3	≤层厚10%	22～36	≥256×192	LR
6★	T_1WI+C	冠状位	300～700	＜20	≤3	≤层厚10%	22～36	≥256×192	LR
7★	T_1WI+C	横轴位	300～700	＜20	≤3	≤层厚10%	22～36	≥256×192	AP

表7-126　骶髂关节感染性/肿瘤性病变MRI检查推荐参数（3.0T）

编号	序列	方位	TR（ms）	TE（ms）	层厚（mm）	层间隔（mm）	FOV（cm）	矩阵	相位编码
1★	T_2WI	斜冠状位	＞3000	80～120	3～4	≤层厚10%	22～36	≥256×224	LR
2★	T_2WI FS	斜冠状位	＞3000	80～120	3～4	≤层厚10%	22～36	≥320×224	LR
3★	T_1WI FS	斜冠状位	300～700	＜30	3～4	≤层厚10%	22～36	≥256×224	LR
4★	T_2WI FS	斜轴位	＞3000	80～120	3～4	≤层厚10%	22～36	≥320×224	AP
5★	T_1WI+C	矢状位	300～700	＜30	≤3	≤层厚10%	22～36	≥256×224	LR
6★	T_1WI+C	冠状位	300～700	＜30	≤3	≤层厚10%	22～36	≥256×224	LR
7★	T_1WI+C	横轴位	300～700	＜30	≤3	≤层厚10%	22～36	≥256×224	AP

（二）影像显示标准

1. 显示范围　矢状位上平行于骶骨长轴，范围覆盖上骨盆上缘至髋臼，包含骶骨和耳状面；余序列同“骶髂关节疾病筛查MRI检查”。

2. 图像要求

（1）增强强化效果明显，正常强化结构及正常组织与病变组织之间强化对比清晰，病变能达到最佳显示。

（2）无明显运动、血管搏动等伪影，满足诊断需求。

十一、全脊柱疾病筛查MRI检查

（一）检查设计方案：平扫*

1. 检查前准备　需做常规准备，依据MRI检查技术操作总则及质控规范执行。

2. 线圈及体位要求

（1）线圈选择：头颈联合线圈/颈部线圈、脊椎相控阵线圈。

（2）体位设计：患者取仰卧位，头先进，双手置于身体两侧；头颅置于线圈内，肩部紧贴线圈，下颌紧收；脊柱正中矢状面与线圈纵轴保持一致，左右居中，头部两侧用海绵垫进行固定；定位中心对准下颌下缘及线圈中心。

3. 推荐参数（表7-127，表7-128）

表7-127　全脊柱疾病筛查MRI检查推荐参数（1.5T）

编号	序列	方位	TR（ms）	TE（ms）	层厚（mm）	层间隔（mm）	FOV（cm）	矩阵	相位编码
1*	Ⅰ_T_1WI	矢状位	300～700	＜20	3～4	≤层厚10%	30～35	≥288×256	HF
2*	Ⅰ_T_2WI	矢状位	＞3000	60～100	3～4	≤层厚10%	30～35	≥288×256	HF
3*	Ⅰ_T_2WI FS	矢状位	＞3000	60～100	3～4	≤层厚10%	30～35	≥320×256	HF
4*	Ⅱ_T_1WI	矢状位	300～700	＜20	3～4	≤层厚10%	30～35	≥288×256	HF
5*	Ⅱ_T_2WI	矢状位	＞3000	60～100	3～4	≤层厚10%	30～35	≥288×256	HF
6*	Ⅱ_T_2WI FS	矢状位	＞3000	60～100	3～4	≤层厚10%	30～35	≥320×256	HF
7*	Ⅰ_T_2WI	横轴位	＞3000	60～100	3～4	≤层厚10%	16～22	≥256×224	AP
8*	Ⅱ_T_2WI	横轴位	＞3000	60～100	3～4	≤层厚10%	18～24	≥256×224	AP

表7-128　全脊柱疾病筛查MRI检查推荐参数（3.0T）

编号	序列	方位	TR（ms）	TE（ms）	层厚（mm）	层间隔（mm）	FOV（cm）	矩阵	相位编码
1*	Ⅰ_T_1WI	矢状位	500～800	＜30	3～4	≤层厚10%	30～35	≥320×256	HF
2*	Ⅰ_T_2WI	矢状位	＞3000	80～120	3～4	≤层厚10%	30～35	≥320×256	HF
3*	Ⅰ_T_2WI FS	矢状位	＞3000	80～120	3～4	≤层厚10%	30～35	≥320×256	HF
4*	Ⅱ_T_1WI	矢状位	500～800	＜30	3～4	≤层厚10%	30～35	≥320×256	H～F
5*	Ⅱ_T_2WI	矢状位	＞3000	80～120	3～4	≤层厚10%	30～35	≥320×256	H～F
6*	Ⅱ_T_2WI FS	矢状位	＞3000	80～120	3～4	≤层厚10%	30～35	≥320×256	HF
7*	Ⅰ_T_2WI	横轴位	＞3000	80～120	3～4	≤层厚10%	16～22	≥288×256	AP
8*	Ⅱ_T_2WI	横轴位	＞3000	80～120	3～4	≤层厚10%	18～24	≥288×256	AP

注：①对于严重脊柱侧弯的病例，可以冠状位为主进行扫描；②对矢状位图像进行自动或手动拼接。

（二）影像显示标准

1. 显示范围　矢状位平行于脊柱长轴，扫描中心层面位于椎体中央，上下两段中心线重合且两段之间保证有足够重叠（一般不小于15%FOV），上下缘和前后缘包含颈胸腰椎；横轴位范围覆盖病变区或感兴趣区；冠状位在矢状位定位长轴尽量沿着所有椎体的中心，相邻两段在冠状位定位像上倾斜角度不宜过大（一般不超过15°），以免造成拼接失败。

2. 图像要求

（1）能够完整充分显示全脊柱结构，包含颈椎、胸椎、腰椎、骶尾椎及两侧椎旁软组织等结构。

（2）图像权重恰当，脂肪抑制均匀，层次丰富，对比良好，无明显运动及血管搏动等伪影，满足诊断需求。

3. 病例图像展示（图7-56）

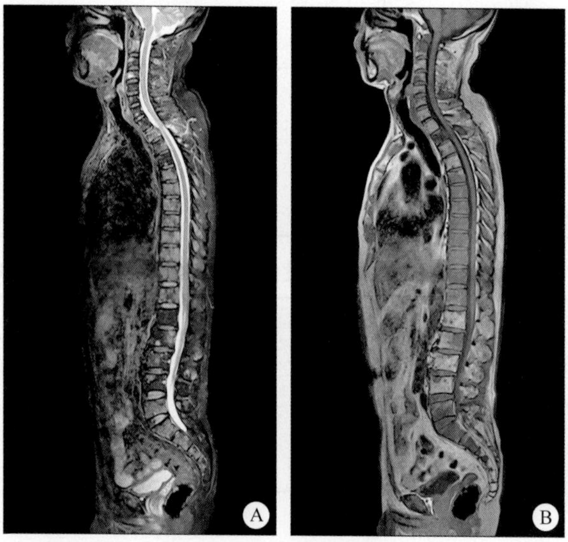

图7-56　肿瘤骨转移

A、B. 分别为矢状位T_2WI FS、T_1WI，可见颈椎、胸椎、腰椎及骶椎椎体及附件内多发T_1稍低、T_2稍高信号影，信号不均，部分融合成团片状影，提示转移瘤

十二、全脊柱感染性/肿瘤性病变MRI检查

（一）检查设计方案：平扫★、增强★

1. 检查前准备　须做常规准备和增强准备，依据MRI检查技术操作总则及质控规范执行。

2. 线圈及体位要求　同“全脊柱疾病筛查MRI检查”。

3. 推荐参数（表7-129，表7-130）

表7-129 全脊柱感染性/肿瘤性病变MRI检查推荐参数（1.5T）

编号	序列	方位	TR(ms)	TE(ms)	层厚（mm）	层间隔（mm）	FOV(cm)	矩阵	相位编码
1*	Ⅰ_T_1WI FS	矢状位	300～700	＜20	3～4	≤层厚10%	30～35	≥288×256	HF
2*	Ⅰ_T_2WI	矢状位	＞2000	60～100	3～4	≤层厚10%	30～35	≥288×256	HF
3*	Ⅰ_T_2WI FS	矢状位	＞2000	60～100	3～4	≤层厚10%	30～35	≥320×256	HF
4*	Ⅱ_T_1WI FS	矢状位	300～700	＜20	3～4	≤层厚10%	30～35	≥288×256	HF
5*	Ⅱ_T_2WI	矢状位	＞2000	60～100	3～4	≤层厚10%	30～35	≥288×256	HF
6*	Ⅱ_T_2WI FS	矢状位	＞2000	60～100	3～4	≤层厚10%	30～35	≥320×256	HF
7*	Ⅰ_T_2WI	横轴位	＞2000	60～100	3～4	≤层厚10%	16～22	≥256×224	AP
8*	Ⅱ_T_2WI	横轴位	＞2000	60～100	3～4	≤层厚10%	18～24	≥256×224	AP
9*	Ⅰ_T_1WI+C	矢状位	300～700	＜20	3～4	≤层厚10%	30～35	≥288×256	HF
10*	Ⅰ_T_1WI+C	冠状位	300～700	＜20	3～4	≤层厚10%	30～35	≥288×256	HF
11*	Ⅰ_T_1WI+C	横轴位	300～700	＜20	3～4	≤层厚10%	30～35	≥256×224	AP
12*	Ⅱ_T_1WI+C	矢状位	300～700	＜20	3～4	≤层厚10%	30～35	≥288×256	HF
13*	Ⅱ_T_1WI+C	冠状位	300～700	＜20	3～4	≤层厚10%	30～35	≥288×256	HF
14*	Ⅱ_T_1WI+C	横轴位	300～700	＜20	3～4	≤层厚10%	30～35	≥256×224	AP

表7-130 全脊柱感染性/肿瘤性病变MRI检查推荐参数（3.0T）

编号	序列	方位	TR(ms)	TE(ms)	层厚（mm）	层间隔（mm）	FOV(cm)	矩阵	相位编码
1*	Ⅰ_T_1WI FS	矢状位	500～800	＜30	3～4	≤层厚10%	30～35	≥320×256	HF
2*	Ⅰ_T_2WI	矢状位	＞3000	80～120	3～4	≤层厚10%	30～35	≥320×256	HF
3*	Ⅰ_T_2WI FS	矢状位	＞3000	80～120	3～4	≤层厚10%	30～35	≥320×256	HF
4*	Ⅱ_T_1WI FS	矢状位	500～800	＜30	3～4	≤层厚10%	30～35	≥320×256	HF
5*	Ⅱ_T_2WI	矢状位	＞3000	80～120	3～4	≤层厚10%	30～35	≥320×256	HF
6*	Ⅱ_T_2WI FS	矢状位	＞3000	80～120	3～4	≤层厚10%	30～35	≥320×256	HF
7*	Ⅰ_T_2WI	横轴位	＞3000	80～120	3～4	≤层厚10%	16～22	≥288×256	AP
8*	Ⅱ_T_2WI	横轴位	＞3000	80～120	3～4	≤层厚10%	18～24	≥288×256	AP
9*	Ⅰ_T_1WI+C	矢状位	500～800	＜30	3～4	≤层厚10%	30～35	≥320×256	HF
10*	Ⅰ_T_1WI+C	冠状位	500～800	＜30	3～4	≤层厚10%	30～35	≥320×256	HF
11*	Ⅰ_T_1WI+C	横轴位	500～800	＜30	3～4	≤层厚10%	30～35	≥288×256	AP
12*	Ⅱ_T_1WI+C	矢状位	500～800	＜30	3～4	≤层厚10%	30～35	≥320×256	HF
13*	Ⅱ_T_1WI+C	冠状位	500～800	＜30	3～4	≤层厚10%	30～35	≥320×256	HF
14*	Ⅱ_T_1WI+C	横轴位	500～800	＜30	3～4	≤层厚10%	30～35	≥288×256	AP

（二）影像显示标准

1. 显示范围　同“全脊柱疾病筛查MRI检查”。

2. 图像要求　增强强化效果明显，正常强化结构及正常组织与病变组织之间强化对比清晰，病变能达到最佳显示；平扫序列同“全脊柱疾病筛查MRI检查”。

十三、臂丛神经疾病MRI检查

（一）检查设计方案：平扫★、MRN★、增强△

1. 检查前准备 需做常规准备和增强准备，依据MRI检查技术操作总则及质控规范执行。

2. 线圈及体位要求

（1）线圈选择：头颈联合线圈或颈部相控阵线圈，依据线圈大小和患者体型，可增加覆盖双肩部的线圈，以获得范围较大的脂肪抑制均匀区。

（2）体位设计：患者取仰卧位，头先进，双手置于身体两侧；头颅置于线圈内，两侧用海绵垫进行固定，下颌紧收；肩部紧贴线圈并用盐水袋或大米袋等进行填充；脊柱正中矢状面与线圈纵轴保持一致，左右居中；定位中心对准下颌下缘及线圈中心。

3. 推荐参数（表7-131，表7-132）

表7-131 臂丛神经疾病MRI检查推荐参数（1.5T）

编号	序列	方位	TR（ms）	TE（ms）	层厚（mm）	层间隔（mm）	FOV（cm）	矩阵	相位编码
1★	T_2WI	矢状位	＞2000	60～100	≤3	≤层厚10%	22～30	≥288×256	HF
2★	T_2WI FS	冠状位	＞2000	60～100	≤3	≤层厚10%	22～30	≥288×256	HF
3★	T_1WI	冠状位	300～700	＜20	≤3	≤层厚10%	22～30	≥288×256	HF
4★	T_2WI	横轴位	＞2000	60～100	≤3	≤层厚10%	22～30	≥288×256	AP
5★	3D T_2WI	冠状位	＞2500	200～300	≤1	0	22～30	≥320×256	HF
进行MIP或薄层MIP后处理，冠状位或斜冠状位展示神经全貌及走行，以及与周围病灶的解剖关系									
6△	T_1WI+C	冠状位	300～800	＜20	≤3	≤层厚10%	22～30	≥288×256	HF
7△	T_1WI+C	矢状位	300～800	＜20	≤3	≤层厚10%	22～30	≥288×256	HF
8△	T_1WI+C	横轴位	300～800	＜20	≤3	≤层厚10%	22～30	≥288×256	AP

表7-132 臂丛神经疾病MRI检查推荐参数（3.0T）

编号	序列	方位	TR（ms）	TE（ms）	层厚（mm）	层间隔（mm）	FOV（cm）	矩阵	相位编码
1★	T_2WI	矢状位	＞3000	80～120	≤3	≤层厚10%	22～30	≥320×256	HF
2★	T_2WI FS	冠状位	＞3000	80～120	≤3	≤层厚10%	22～30	≥320×256	HF
3★	T_1WI	冠状位	500～800	＜30	≤3	≤层厚10%	22～30	≥320×256	HF
4★	T_2WI	横轴位	＞3000	80～120	≤3	≤层厚10%	22～30	≥320×256	AP
5★	3D T_2WI	冠状位	＞3000	200～300	≤1	0	22～30	≥384×256	HF
进行MIP或薄层MIP后处理，冠状位或斜冠状位展示神经全貌及走行，以及与周围病灶的解剖关系									
6△	T_1WI+C	冠状位	500～800	＜30	≤3	≤层厚10%	22～30	≥320×256	HF
7△	T_1WI+C	矢状位	500～800	＜30	≤3	≤层厚10%	22～30	≥320×256	HF
8△	T_1WI+C	横轴位	500～800	＜30	≤3	≤层厚10%	22～30	≥320×256	AP

注：①神经成像大体分为二维成像和三维成像，三维成像通常采用3D T_2WI（可变翻转角三维FSE）序列，如3D NERVE VIEW、3D STIR SPACE、3D FSE CUBE等，这些序列提供良好脂肪抑制基础上的T_2WI，同时小静脉的影响较小，空间分辨率较高，可进行MPR、CPR和MIP等后处理。如果选择在静脉注射钆对比剂0.01mmol/kg后扫描该序列，背景小血管和淋巴结信号的抑制更彻底，神经对比度更高。但是，当神经存在病变而增强时，可能会导致强化区域信号被抑制而表现为局部信号缺失或中断。②增强成像时，常规推荐DIXON T_1WI序列，以获得良好的脂肪抑制。

（二）影像显示标准

1. 显示范围　对于节前段，通常选择横轴位，上下范围包括C_4～T_2椎体；对于节后段，通常选择冠状位扫描，扫描基线与C_5～C_6椎体后缘连线平行，前后缘覆盖气管前方及椎管后缘，上下范围包括颅底到T_3椎体以下，左右范围包括双侧肩关节；矢状位与椎体走行一致，上下覆盖延髓至第1胸椎，左右包括两侧椎间孔。

2. 图像要求

（1）包含臂丛神经结构，横断面及冠状面两侧结构基本对称显示，冠状位上神经根出口显示清晰。

（2）图像权重恰当，脂肪抑制均匀且效果良好，神经与周围软组织对比良好。

（3）增强强化效果好，正常强化结构及正常组织与病变组织之间强化对比清晰，血管、淋巴及肌肉等背景强信号有效抑制。

（4）无明显运动、金属等伪影，满足诊断需求。

3. 病例图像展示（图7-57）

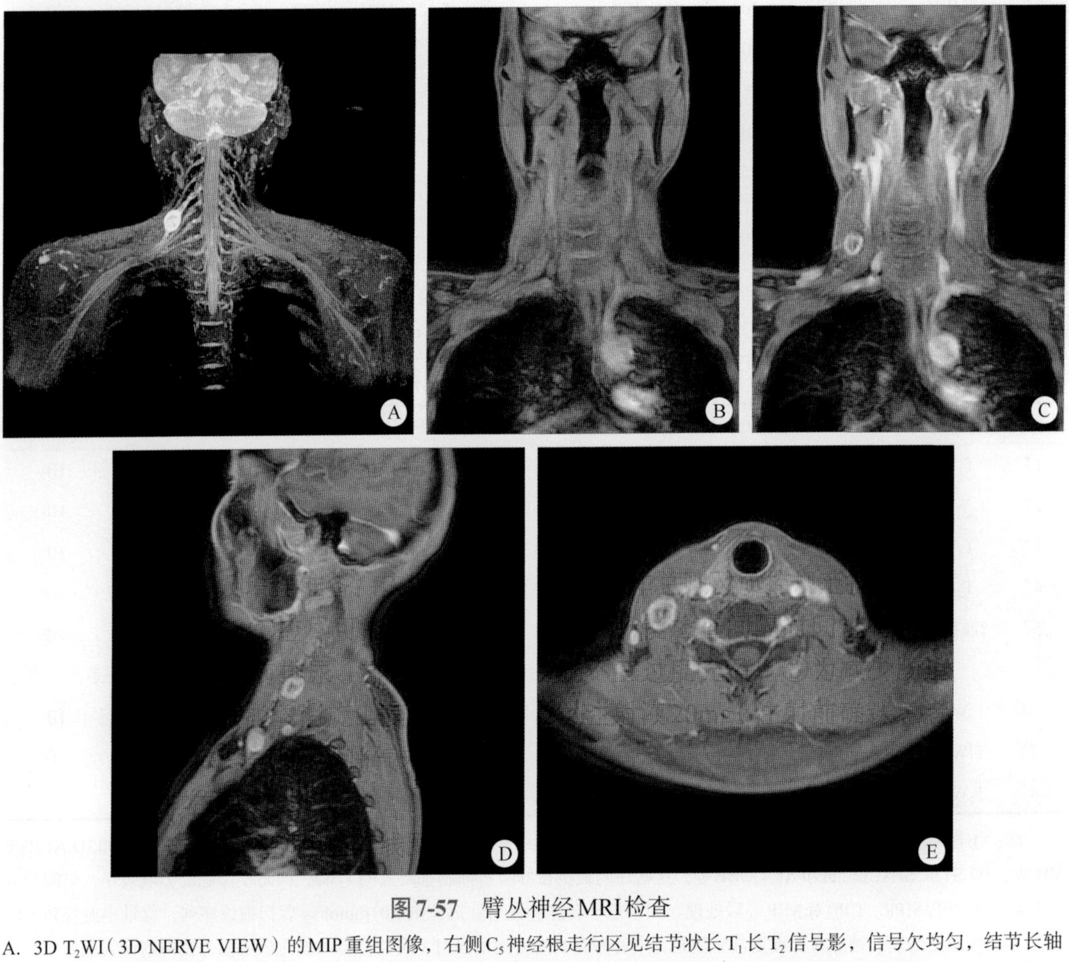

图7-57　臂丛神经MRI检查

A. 3D T_2WI（3D NERVE VIEW）的MIP重组图像，右侧C_5神经根走行区见结节状长T_1长T_2信号影，信号欠均匀，结节长轴与臂丛神经走行一致；T_1WI增强（B～E.分别为冠状位T_1WI FS及三方位增强）扫描明显强化，提示神经鞘瘤

续表

检查操作方案名称及检查适应证	采用技术及方法	
	平扫	增强
肘关节炎性/肿瘤性病变MRI检查		
肘部滑囊炎、肌腱炎、青少年剥脱性骨软骨炎、滑膜炎、关节感染、结核、肿瘤性病变等	★	★
前臂疾病筛查MRI检查		
前臂疼痛、外伤、良性肿瘤性病变等	★	
前臂炎性/肿瘤性病变MRI检查		
前臂感染、结核、肿瘤性病变等	★	★
腕关节疾病筛查MRI检查		
关节疼痛、腕管综合征、创伤、痛风、关节炎、良性肿瘤性病变等	★	
腕关节炎性/肿瘤性病变MRI检查		
腕部滑膜炎、感染、结核、肿瘤性病变等	★	★
手部疾病筛查MRI检查		
手部疼痛、创伤、痛风、关节炎、良性肿瘤性病变等	★	
手部炎性/肿瘤性病变MRI检查		
手部感染、结核、肿瘤性病变、评估关节炎活性（如类风湿关节炎），增加手指滑车撕裂的检出率等	★	★

注：采用技术及方法选择符号含义说明："★"表示必选项，可根据设备情况、患者情况及临床需求等自行选择。

一、肩关节疾病筛查MRI检查

（一）检查设计方案：平扫★

1. 检查前准备　需做常规准备，依据MRI检查技术操作总则及质控规范执行。

2. 线圈及体位要求

（1）线圈选择：肩关节专用线圈/表面线圈。

（2）体位设计：患者取仰卧位，头部先进，尽量将被检侧放在床中心，肩关节上方及外侧紧贴线圈内壁（可将对侧身体垫高30°），患肢自然伸直于体侧，掌心朝上；定位中心对准肱骨头及线圈中心。

3. 推荐参数（表7-137，表7-138）

表7-137　肩关节疾病筛查MRI检查推荐参数（1.5T）

编号	序列	方位	TR（ms）	TE（ms）	层厚（mm）	层间隔（mm）	FOV（cm）	矩阵	相位编码
1★	PDWI FS	横轴位	2000～4000	20～40	3～4	≤层厚10%	14～20	≥256×192	AP
2★	T_1WI	斜冠状位	300～600	＜20	3～4	≤层厚10%	14～20	≥256×192	LR
3★	T_2WI FS	斜冠状位	2000～4000	70～90	3～4	≤层厚10%	14～20	≥256×192	LR
4★	PDWI FS	斜矢状位	2000～4000	20～40	3～4	≤层厚10%	14～20	≥256×192	AP
5△	T_1WI	斜矢状位	300～600	＜20	3～4	≤层厚10%	14～20	≥256×192	AP

表7-138　肩关节疾病MRI检查推荐参数（3.0T）

编号	序列	方位	TR（ms）	TE（ms）	层厚（mm）	层间隔（mm）	FOV（cm）	矩阵	相位编码
1★	PDWI FS	横轴位	2000～4500	20～40	3～4	≤层厚10%	14～20	≥288×224	AP
2★	T_1WI	斜冠状位	400～600	＜20	3～4	≤层厚10%	14～20	≥288×224	LR
3★	T_2WI FS	斜冠状位	2000～4500	70～90	3～4	≤层厚10%	14～20	≥288×224	LR
4★	PDWI FS	斜矢状位	2000～4500	20～40	3～4	≤层厚10%	14～20	≥288×224	AP
5△	T_1WI	斜矢状位	400～600	＜20	3～4	≤层厚10%	14～20	≥288×224	AP

注：通常先进行横轴位扫描，之后为斜矢状位，最后为斜冠状位扫描，可补充斜矢状位FSE T_1WI序列，以便更好地评估肩袖肌群的脂肪变性和喙肩弓结构。

（二）影像显示标准

1. 显示范围　横轴位垂直于关节盂及肱骨长轴，范围覆盖肩锁关节上缘至关节盂下缘；斜冠状位在横轴位上垂直于关节盂或平行于冈上肌腱主体长轴，矢状位上平行于肱骨长轴，范围覆盖肩关节软组织前后缘或病变区域；矢状位在横轴位上平行于关节盂或垂直于冈上肌腱长轴，冠状位上平行于肱骨长轴，范围覆盖肱骨头外侧软组织至关节盂内侧或病变区域。

2. 图像要求

（1）斜冠状位或斜矢状位能展示肩关节标准体位，清晰显示肩关节唇、肱骨头、肩锁关节、冈上肌腱、冈下肌腱及肱二头肌长头肌腱等结构。

（2）图像权重恰当，对比度、信噪比佳，抑脂效果均匀良好，无明显“魔角效应”。

（3）无明显运动、卷褶伪影等，满足诊断需求。

3. 病例图像展示（图7-60）

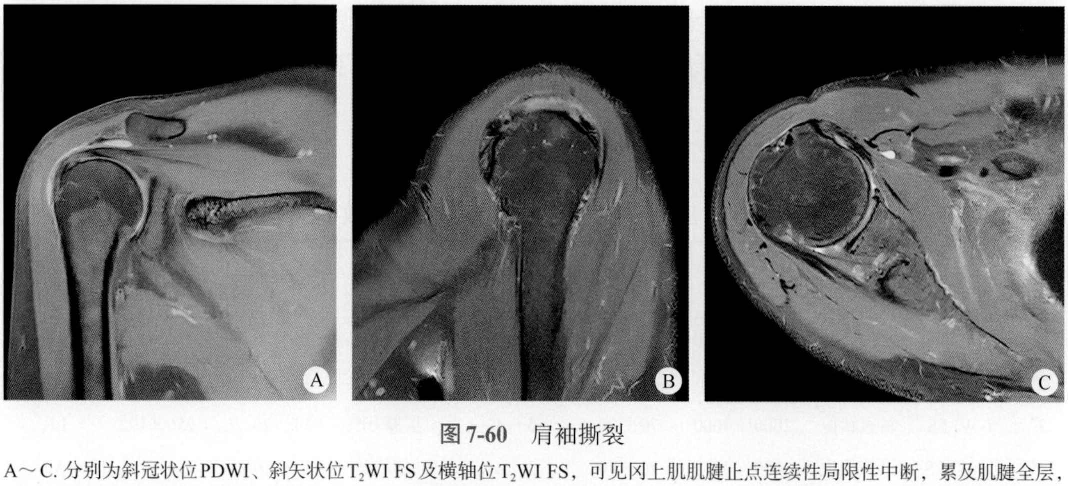

图7-60　肩袖撕裂

A～C. 分别为斜冠状位PDWI、斜矢状位T_2WI FS及横轴位T_2WI FS，可见冈上肌肌腱止点连续性局限性中断，累及肌腱全层，断端无回缩，提示完全撕裂；肩胛下肌肌腱形态增粗，局部走行欠连续，信号不均匀增高，提示部分撕裂

二、肩关节炎性/肿瘤性病变MRI检查

（一）检查设计方案：平扫★、增强★

1. 检查前准备　需做常规准备和增强准备，依据MRI检查技术操作总则及质控规范执行。

2. 线圈及体位要求　同“肩关节疾病筛查MRI检查”

3. 推荐参数（表7-139，表7-140）

表7-139　肩关节炎性/肿瘤性病变MRI检查推荐参数（1.5T）

编号	序列	方位	TR（ms）	TE（ms）	层厚（mm）	层间隔（mm）	FOV（cm）	矩阵	相位编码
1★	PDWI FS	横轴位	2000～4000	20～40	3～4	≤层厚10%	14～20	≥256×192	AP
2★	T_1WI	斜冠状位	300～600	＜20	3～4	≤层厚10%	14～20	≥256×192	LR
3★	T_1WI FS	斜冠状位	300～600	＜20	3～4	≤层厚10%	14～20	≥256×192	LR
4★	T_2WI FS	斜冠状位	2000～4000	70～90	3～4	≤层厚10%	14～20	≥256×192	LR
5★	PDWI FS	斜矢状位	2000～4000	20～40	3～4	≤层厚10%	14～20	≥256×192	AP
6★	T_1WI+C	斜冠状位	300～600	＜20	3～4	≤层厚10%	14～20	≥256×192	LR
7★	T_1WI+C	斜矢状位	300～600	＜20	3～4	≤层厚10%	14～20	≥256×192	AP
8★	T_1WI+C	横轴位	300～600	＜20	3～4	≤层厚10%	14～20	≥256×192	AP

表7-140　肩关节炎性/肿瘤性病变MRI检查推荐参数（3.0T）

编号	序列	方位	TR（ms）	TE（ms）	层厚（mm）	层间隔（mm）	FOV（cm）	矩阵	相位编码
1★	PDWI FS	横轴位	2000～4500	20～40	3～4	≤层厚10%	14～20	≥288×224	AP
2★	T_1WI	斜冠状位	400～600	＜20	3～4	≤层厚10%	14～20	≥288×224	LR
3★	T_1WI FS	斜冠状位	400～600	＜20	3～4	≤层厚10%	14～20	≥288×224	LR
4★	T_2WI FS	斜冠状位	2000～4500	70～90	3～4	≤层厚10%	14～20	≥288×224	LR
5★	PDWI FS	斜矢状位	2000～4500	20～40	3～4	≤层厚10%	14～20	≥288×224	AP
6★	T_1WI+C	斜冠状位	400～600	＜20	3～4	≤层厚10%	14～20	≥288×224	LR
7★	T_1WI+C	斜矢状位	400～600	＜20	3～4	≤层厚10%	14～20	≥288×224	AP
8★	T_1WI+C	横轴位	400～600	＜20	3～4	≤层厚10%	14～20	≥288×224	AP

注：经静脉注射钆对比剂0.1mmol/kg后，立即行冠状位、矢状位及横轴位扫描，通常采用脂肪抑制FSE T_1WI序列，层厚、层间距和扫描矩阵同平扫。

（二）影像显示标准

1. 显示范围　同“肩关节疾病筛查MRI检查”

2. 图像要求　增强强化效果明显，正常强化结构及正常组织与病变组织之间强化对比清晰，病变能达到最佳显示；平扫序列同“肩关节疾病筛查MRI检查”。

3. 病例图像展示（图7-61）

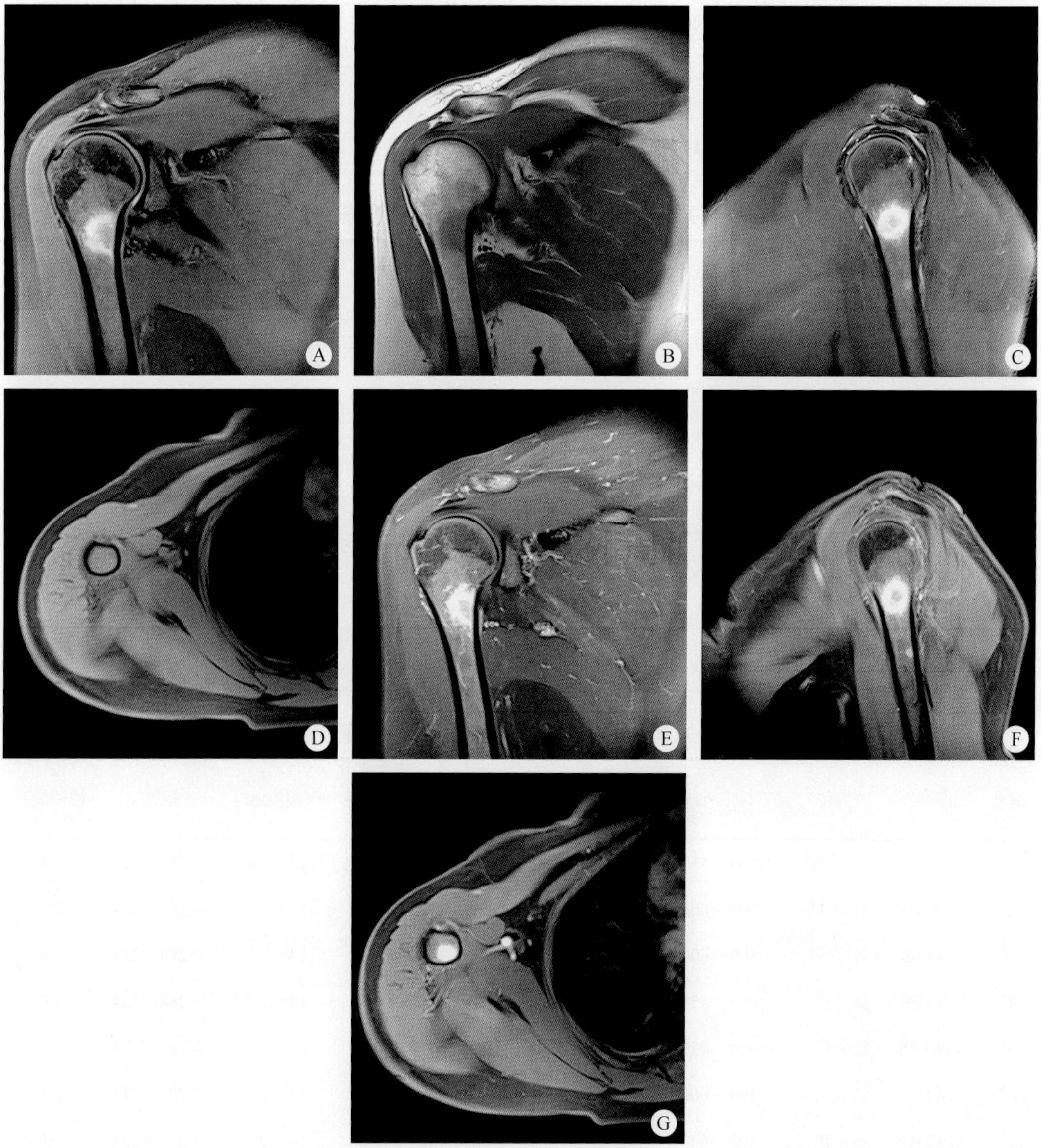

图7-61　肩关节肿瘤性病变

A～D. 分别为右肩关节斜冠状位PDWI、斜冠状位T_1WI、斜矢状位T_2WI及横轴位T_1WI FS，肱骨内可见数个长T_1、长T_2结节状异常信号影，T_1WI三方位增强（E～G）扫描呈环形强化，考虑肝癌骨转移可能

三、上臂疾病筛查MRI检查

（一）检查设计方案：平扫★

1. 检查前准备　需做常规准备，依据MRI检查技术操作总则及质控规范执行。

2. 线圈及体位要求

（1）线圈选择：表面线圈，或体部相控阵线圈+脊椎相控阵线圈。

（2）体位设计：患者取仰卧位，头部先进，尽量将被检侧放在床中心，掌心朝上，上臂正中矢状面与床面垂直，置于线圈内，紧贴线圈内壁，线圈内可填充海绵垫，并用沙袋固定，避免产生运动伪影；定位中心对准肱骨中段及线圈中心。

3. 推荐参数（表7-141，表7-142）

表7-141 上臂疾病筛查MRI检查推荐参数（1.5T）

编号	序列	方位	TR（ms）	TE（ms）	层厚（mm）	层间隔（mm）	FOV（cm）	矩阵	相位编码
1★	T_1WI	冠状位	＜700	＜20	4～5	≤层厚20%	25～30	≥288×256	HF
2★	T_2WI	冠状位	＞2000	60～100	4～5	≤层厚20%	25～30	≥288×256	HF
3★	T_2WI FS	冠状位	＞2000	60～100	4～5	≤层厚20%	25～30	≥288×256	HF
4★	T_2WI FS	矢状位	＞2000	60～100	4～5	≤层厚20%	25～30	≥288×256	HF
5★	T_2WI FS	横轴位	＜700	＜20	4～5	≤层厚20%	25～30	≥288×256	AP

表7-142 上臂疾病筛查MRI检查推荐参数（3.0T）

编号	序列	方位	TR（ms）	TE（ms）	层厚（mm）	层间隔（mm）	FOV（cm）	矩阵	相位编码
1★	T_1WI	冠状位	＜800	＜20	4～5	≤层厚20%	25～30	≥320×256	HF
2★	T_2WI	冠状位	＞2500	80～120	4～5	≤层厚20%	25～30	≥320×256	HF
3★	T_2WI FS	冠状位	＞2500	80～120	4～5	≤层厚20%	25～30	≥320×256	HF
4★	T_2WI FS	矢状位	＞2500	80～120	4～5	≤层厚20%	25～30	≥320×256	HF
5★	T_2WI FS	横轴位	＜800	＜20	4～5	≤层厚20%	25～30	≥320×256	AP

（二）影像显示标准

1. 显示范围　横轴位垂直于肱骨长轴，找到显示病变最好的层面，范围覆盖整个病变区或感兴趣区；冠状位在横轴位上平行于肱骨内、外侧髁连线（或平行于冈上肌腱长轴），在矢状位上平行于肱骨长轴，范围覆盖上臂前后缘；矢状位在横轴位上垂直于肱骨内、外踝连线（或垂直于冈上肌腱长轴），在冠状位上平行于肱骨长轴，范围覆盖上臂左右缘。冠状位和矢状位至少需包含一个关节。

2. 图像要求

（1）能够清晰显示骨质、周围肌腱、韧带、肌肉等软组织结构。

（2）图像权重恰当，脂肪抑制均匀，层次丰富，病变与周围的结构对比良好。

（3）无明显运动和血管搏动等伪影，满足诊断需求。

四、上臂炎性/肿瘤性病变MRI检查

（一）检查设计方案：平扫★、增强★

1. 检查前准备　需做常规准备和增强准备，依据MRI检查技术操作总则及质控规范执行。

2. 线圈及体位要求　同“上臂疾病筛查MRI检查”。

3. 推荐参数（表7-143，表7-144）

表7-143　上臂炎性/肿瘤性病变MRI检查推荐参数（1.5T）

编号	序列	方位	TR（ms）	TE（ms）	层厚（mm）	层间隔（mm）	FOV（cm）	矩阵	相位编码
1*	T_1WI FS	冠状位	<700	<20	4～5	≤层厚20%	25～30	≥288×256	HF
2*	T_2WI	冠状位	>2000	60～100	4～5	≤层厚20%	25～30	≥288×256	HF
3*	T_2WI FS	冠状位	>2000	60～100	4～5	≤层厚20%	25～30	≥288×256	HF
4*	T_2WI FS	矢状位	>2000	60～100	4～5	≤层厚20%	25～30	≥288×256	HF
5*	T_2WI FS	横轴位	<700	<20	4～5	≤层厚20%	25～30	≥288×256	AP
6*	T_1WI+C	冠状位	<700	<20	4～5	≤层厚20%	25～30	≥288×256	HF
7*	T_1WI+C	矢状位	<700	<20	4～5	≤层厚20%	25～30	≥288×256	HF
8*	T_1WI+C	横轴位	<700	<20	4～5	≤层厚20%	25～30	≥288×256	AP

表7-144　上臂炎性/肿瘤性病变MRI检查推荐参数（3.0T）

编号	序列	方位	TR（ms）	TE（ms）	层厚（mm）	层间隔（mm）	FOV（cm）	矩阵	相位编码
1*	T_1WI FS	冠状位	<800	<20	4～5	≤层厚20%	25～30	≥320×256	HF
2*	T_2WI	冠状位	>2500	80～120	4～5	≤层厚20%	25～30	≥320×256	HF
3*	T_2WI FS	冠状位	>2500	80～120	4～5	≤层厚20%	25～30	≥320×256	HF
4*	T_2WI FS	矢状位	>2500	80～120	4～5	≤层厚20%	25～30	≥320×256	HF
5*	T_2WI FS	横轴位	<800	<20	4～5	≤层厚20%	25～30	≥320×256	HF
6*	T_1WI+C	冠状位	<800	<20	4～5	≤层厚20%	25～30	≥320×256	HF
7*	T_1WI+C	矢状位	<800	<20	4～5	≤层厚20%	25～30	≥320×256	HF
8*	T_1WI+C	横轴位	<800	<20	4～5	≤层厚20%	25～30	≥320×256	AP

注：经静脉注射钆对比剂0.1mmol/kg后，立即行冠状位、矢状位及横轴位扫描，冠状位、矢状位推荐DIXON T_1WI序列，层厚、层间距和扫描矩阵同平扫。

（二）影像显示标准

1. 显示范围　同“上臂疾病筛查MRI检查”

2. 图像要求　增强强化效果明显，正常强化结构及正常组织与病变组织之间强化对比清晰，病变能达到最佳显示；平扫序列同“上臂疾病筛查MRI检查”。

3. 病例图像展示（图7-62）

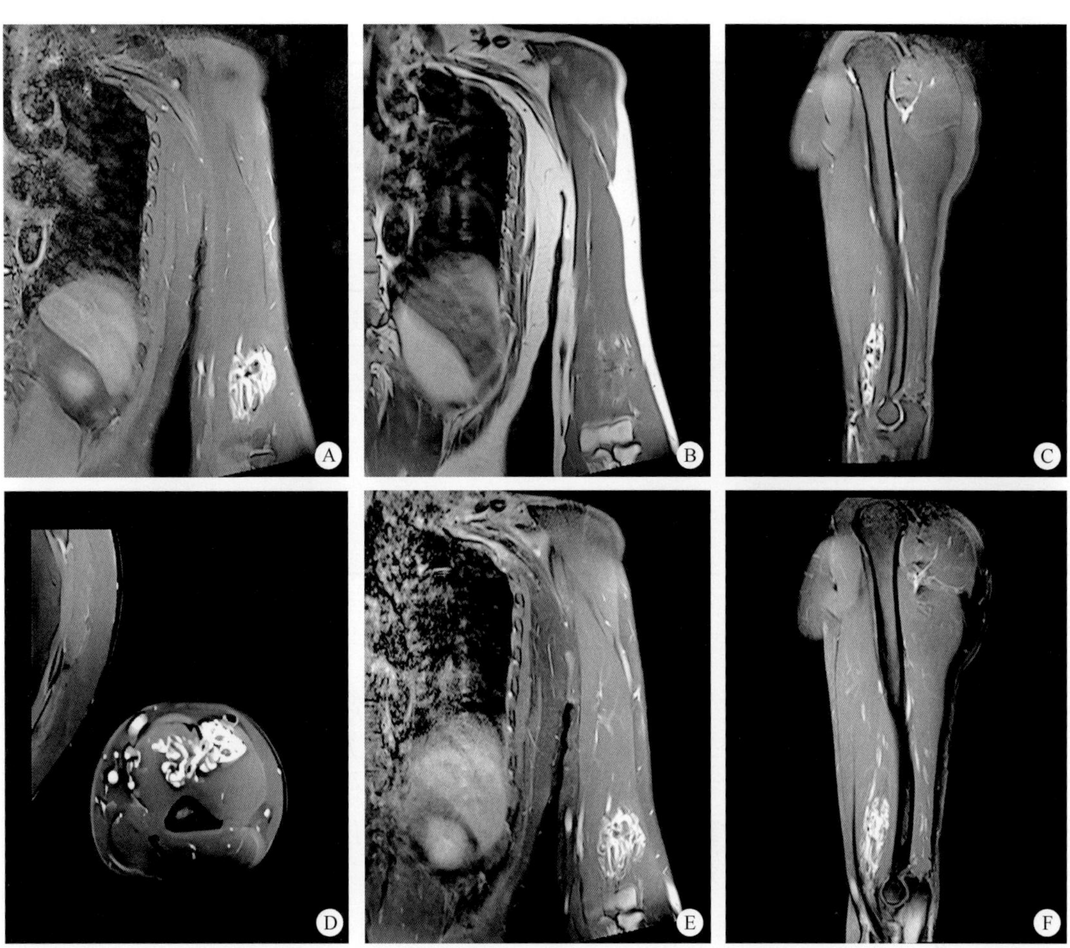

图7-62　上臂血管瘤

A～D. 分别为冠状位T_2WI FS、T_1WI及矢状位T_2WI FS、横轴位T_2WI FS图像，可见左上臂远端不规则混杂信号影，T_2及压脂序列以高信号为主，T_1以等信号为主，冠状位、矢状位T_1WI增强（E、F）扫描呈明显强化，内见多发结节状无强化区，提示血管瘤

五、肘关节疾病筛查MRI检查

（一）检查设计方案：平扫★

1. 检查前准备　需做常规准备，依据MRI检查技术操作总则及质控规范执行。

2. 线圈及体位要求

（1）线圈选择：表面线圈，或体部相控阵线圈+脊椎相控阵线圈。

（2）体位设计：患者取仰卧位，头部先进，尽量将被检侧放在床中心，肘部伸直，掌心向上，肘部正中矢状面与床面垂直，置于线圈内，紧贴线圈内壁，线圈内可填充海绵垫，并用沙袋固定，避免产生运动伪影；定位中心对准肱骨内、外上髁连线及线圈中心。

3. 推荐参数（表7-145，表7-146）

表 7-145 肘关节疾病筛查 MRI 检查推荐参数（1.5T）

编号	序列	方位	TR（ms）	TE（ms）	层厚（mm）	层间隔（mm）	FOV（cm）	矩阵	相位编码
1*	PDWI FS	横轴位	＞2000	20～40	≤4	≤层厚 10%	10～16	≥256×192	AP
2*	PDWI FS	冠状位	＞2000	20～40	≤4	≤层厚 10%	10～16	≥256×192	HF
3*	T_1WI	冠状位	＜700	＜20	≤4	≤层厚 10%	10～16	≥256×192	HF
4*	T_2WI FS	矢状位	＞2000	70～90	≤4	≤层厚 10%	10～16	≥256×192	HF

表 7-146 肘关节疾病筛查 MRI 检查推荐参数（3.0T）

编号	序列	方位	TR（ms）	TE（ms）	层厚（mm）	层间隔（mm）	FOV（cm）	矩阵	相位编码
1*	PDWI FS	横轴位	＞2500	20～40	≤4	≤层厚 10%	10～16	≥288×224	AP
2*	PDWI FS	冠状位	＞2500	20～40	≤4	≤层厚 10%	10～16	≥288×224	HF
3*	T_1WI	冠状位	＜800	＜20	≤4	≤层厚 10%	10～16	≥288×224	HF
4*	T_2WI FS	矢状位	＞2500	70～90	≤4	≤层厚 10%	10～16	≥288×224	HF

（二）影像显示标准

1. 显示范围　横轴位平行于关节面，范围覆盖肱骨鹰嘴窝近端至桡骨粗隆远端；冠状位在横轴位上平行肱骨内、外上髁连线，矢状位上平行于肘关节长轴，范围覆盖肘关节前后缘；矢状位在横轴位上垂直于肱骨内、外上髁连线，冠状位上垂直于关节面或平行于肱骨长轴，范围覆盖肘关节左右缘。在肘部屈曲痉挛时，矢状位依然垂直于肱骨内、外上髁连线，但冠状位和横轴位可针对肱骨侧和前臂侧分别扫描。

2. 图像要求

（1）能够清晰显示肱骨远端的内外上髁、尺骨小头、尺骨鹰嘴、尺侧副韧带、桡侧副韧带、桡骨环状韧带等附属韧带及肌肉等软组织结构。

（2）图像权重恰当，脂肪抑制均匀，层次丰富，空间分辨率、对比度及信噪比佳。

（3）无明显运动、血管搏动、卷褶、化学位移等伪影，满足诊断需求。

3. 病例图像展示（图 7-63）

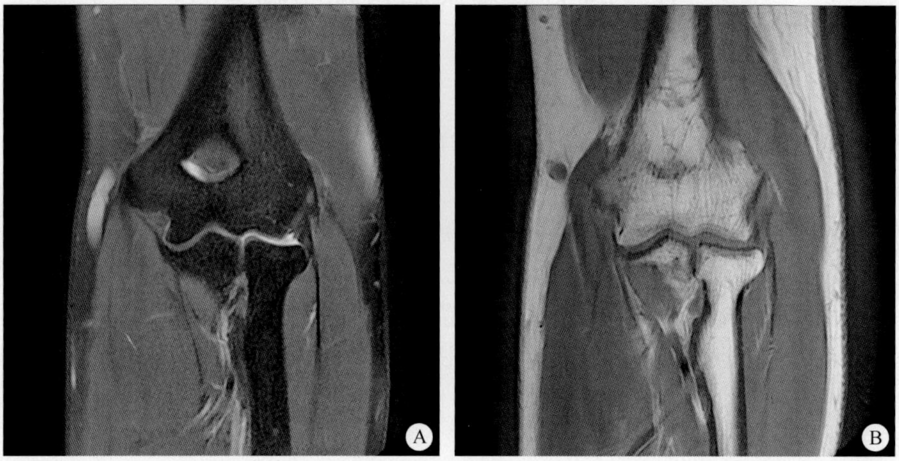

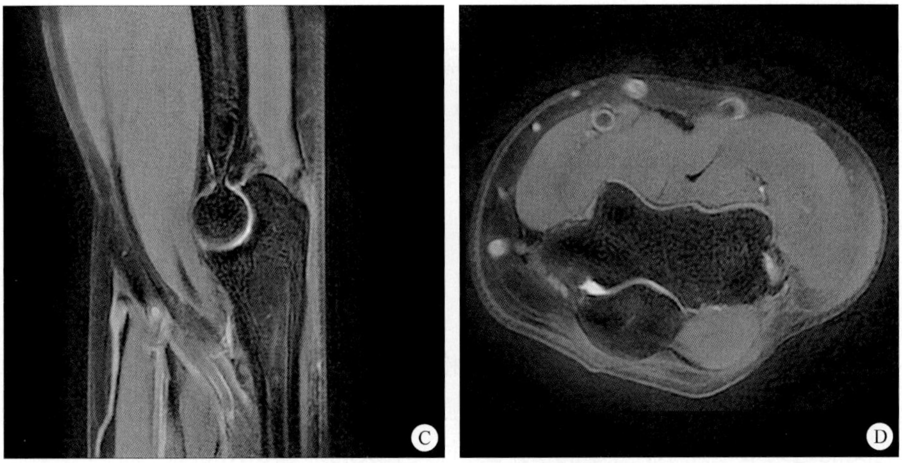

图7-63 肘关节疾病筛查MRI检查
A～D. 分别为冠状位PDWI FS、T_1WI及矢状位T_2WI FS、横轴位PDWI FS

六、肘关节炎性/肿瘤性病变MRI检查

（一）检查设计方案：平扫★、增强★

1. 检查前准备 需做常规准备和增强准备，依据MRI检查技术操作总则及质控规范执行。
2. 线圈及体位要求 同“肘关节关节疾病筛查MRI检查”。
3. 推荐参数（表7-147，表7-148）

表7-147 肘关节炎性/肿瘤性病变MRI检查推荐参数（1.5T）

编号	序列	方位	TR（ms）	TE（ms）	层厚（mm）	层间隔（mm）	FOV（cm）	矩阵	相位编码
1★	PDWI FS	横轴位	＞2000	20～40	≤4	≤层厚10%	10～16	≥256×192	AP
2★	PDWI FS	冠状位	＞2000	20～40	≤4	≤层厚10%	10～16	≥256×192	HF
3★	T_1WI	冠状位	＜700	＜20	≤4	≤层厚10%	10～16	≥256×192	HF
4★	T_1WI FS	冠状位	＜700	＜20	≤4	≤层厚10%	10～16	≥256×192	HF
5★	T_2WI FS	矢状位	＞2000	70～90	≤4	≤层厚10%	10～16	≥256×192	HF
6★	T_1WI+C	冠状位	＜700	＜20	≤4	≤层厚10%	10～16	≥256×192	HF
7★	T_1WI+C	矢状位	＜700	＜20	≤4	≤层厚10%	10～16	≥256×192	HF
8★	T_1WI+C	横轴位	＜700	＜20	≤4	≤层厚10%	10～16	≥256×192	AP

表7-148 肘关节炎性/肿瘤性病变MRI检查推荐参数（3.0T）

编号	序列	方位	TR（ms）	TE（ms）	层厚（mm）	层间隔（mm）	FOV（cm）	矩阵	相位编码
1★	PDWI FS	横轴位	＞2500	20～40	≤4	≤层厚10%	10～16	≥288×224	AP
2★	PDWI FS	冠状位	＞2500	20～40	≤4	≤层厚10%	10～16	≥288×224	HF
3★	T_1WI	冠状位	＜800	＜20	≤4	≤层厚10%	10～16	≥288×224	HF
4★	T_1WI FS	冠状位	＜800	＜20	≤4	≤层厚10%	10～16	≥288×224	HF
5★	T_2WI FS	矢状位	＞2500	70～90	≤4	≤层厚10%	10～16	≥288×224	HF
6★	T_1WI+C	冠状位	＜800	＜20	≤4	≤层厚10%	10～16	≥288×224	HF

续表

编号	序列	方位	TR(ms)	TE(ms)	层厚(mm)	层间隔(mm)	FOV(cm)	矩阵	相位编码
7★	T_1WI+C	矢状位	＜800	＜20	≤4	≤层厚10%	10～16	≥288×224	HF
8★	T_1WI+C	横轴位	＜800	＜20	≤4	≤层厚10%	10～16	≥288×224	AP

注：经静脉注射钆对比剂0.1mmol/kg后，立即行冠状位、矢状位及横轴位扫描，通常采用脂肪抑制FSE T_1WI序列，层厚、层间距和扫描矩阵同平扫。

（二）影像显示标准

1. 显示范围　同“肘关节疾病筛查MRI检查”。

2. 图像要求　增强强化效果明显，正常强化结构及正常组织与病变组织之间强化对比清晰，病变能达到最佳显示；平扫序列同“肘关节疾病筛查MRI检查”。

七、前臂疾病筛查MRI检查

（一）检查设计方案：平扫★

1. 检查前准备　需做常规准备，依据MRI检查技术操作总则及质控规范执行。

2. 检查体位设计

（1）线圈选择：表面线圈，或体部相控阵线圈+脊椎相控阵线圈。

（2）体位设计：患者取仰卧位，头部先进，尽量将被检侧放在床中心，掌心朝上，上臂正中矢状面与床面垂直，置于线圈内，紧贴线圈内壁，线圈内可填充海绵垫，并用沙袋固定，避免产生运动伪影；定位中心对准肱骨中段及线圈中心。

3. 推荐参数（表7-149，表7-150）

表7-149　前臂疾病MRI检查推荐参数（1.5T）

编号	序列	方位	TR(ms)	TE(ms)	层厚(mm)	层间隔(mm)	FOV(cm)	矩阵	相位编码
1★	T_1WI	冠状位	＜700	＜20	4～5	≤层厚20%	25～30	≥288×256	HF
2★	T_2WI	冠状位	＞2000	60～110	4～5	≤层厚20%	25～30	≥288×256	HF
3★	T_2WI FS	冠状位	＞2000	60～110	4～5	≤层厚20%	25～30	≥288×256	HF
4★	T_2WI FS	矢状位	＞2000	60～110	4～5	≤层厚20%	25～30	≥288×256	HF
5★	T_2WI FS	横轴位	＜700	＜20	4～5	≤层厚20%	25～30	≥288×256	AP

表7-150　前臂疾病MRI检查推荐参数（3.0T）

编号	序列	方位	TR(ms)	TE(ms)	层厚(mm)	层间隔(mm)	FOV(cm)	矩阵	相位编码
1★	T_1WI	冠状位	＜800	＜20	4～5	≤层厚20%	25～30	≥320×256	HF
2★	T_2WI	冠状位	＞2500	80～120	4～5	≤层厚20%	25～30	≥320×256	HF
3★	T_2WI FS	冠状位	＞2500	80～120	4～5	≤层厚20%	25～30	≥320×256	HF
4★	T_2WI FS	矢状位	＞2500	80～120	4～5	≤层厚20%	25～30	≥320×256	HF
5★	T_2WI FS	横轴位	＜800	＜20	4～5	≤层厚20%	25～30	≥320×256	AP

（二）影像显示标准

1. 显示范围　横轴位垂直于尺骨长轴，找到显示病变最好的层面，范围覆盖整个病变区或感兴趣区；冠状位在横轴位上平行于肱骨内、外髁连线（或平行于尺、桡骨茎突连线），在矢状位上平行于尺骨长轴，范围覆盖前臂前后缘；矢状位在横轴位上垂直于肱骨内、外踝连线（或垂直于尺、桡骨茎突连线），在冠状位上平行于尺骨长轴，范围覆盖前臂左右缘。冠状位和矢状位至少需包含一个关节。

2. 图像要求

（1）能够清晰显示骨质、关节面、关节软骨、周围肌腱、韧带等软组织结构。

（2）图像权重恰当，脂肪抑制均匀，层次丰富，病变与周围的结构对比良好。

（3）无明显运动和血管搏动等伪影，满足诊断需求。

八、前臂炎性/肿瘤性病变MRI检查

（一）检查设计方案：平扫★、增强★

1. 检查前准备　需做常规准备和增强准备，依据MRI检查技术操作总则及质控规范执行。

2. 线圈及体位要求　同“前臂疾病筛查MRI检查”。

3. 推荐参数（表7-151，表7-152）

表7-151　前臂炎性/肿瘤性病变MRI检查推荐参数（1.5T）

编号	序列	方位	TR(ms)	TE(ms)	层厚(mm)	层间隔(mm)	FOV(cm)	矩阵	相位编码
1★	T_1WI FS	冠状位	＜700	＜20	4～5	≤层厚20%	25～30	≥288×256	HF
2★	T_2WI	冠状位	＞2000	60～100	4～5	≤层厚20%	25～30	≥288×256	HF
3★	T_2WI FS	冠状位	＞2000	60～100	4～5	≤层厚20%	25～30	≥288×256	HF
4★	T_2WI FS	矢状位	＞2000	60～100	4～5	≤层厚20%	25～30	≥288×256	HF
5★	T_2WI FS	横轴位	＜700	＜20	4～5	≤层厚20%	25～30	≥288×256	AP
6★	T_1WI+C	冠状位	＜700	＜20	4～5	≤层厚20%	25～30	≥288×256	HF
7★	T_1WI+C	矢状位	＜700	＜20	4～5	≤层厚20%	25～30	≥288×256	HF
8★	T_1WI+C	横轴位	＜700	＜20	4～5	≤层厚20%	25～30	≥288×256	AP

表7-152　前臂炎性/肿瘤性病变MRI检查推荐参数（3.0T）

编号	序列	方位	TR(ms)	TE(ms)	层厚(mm)	层间隔(mm)	FOV(cm)	矩阵	相位编码
1★	T_1WI FS	冠状位	＜800	＜20	4～5	≤层厚20%	25～30	≥320×256	HF
2★	T_2WI	冠状位	＞2500	80～120	4～5	≤层厚20%	25～30	≥320×256	HF
3★	T_2WI FS	冠状位	＞2500	80～120	4～5	≤层厚20%	25～30	≥320×256	HF
4★	T_2WI FS	矢状位	＞2500	80～120	4～5	≤层厚20%	25～30	≥320×256	HF
5★	T_2WI FS	横轴位	＜800	＜20	4～5	≤层厚20%	25～30	≥320×256	HF
6★	T_1WI+C	冠状位	＜800	＜20	4～5	≤层厚20%	25～30	≥320×256	HF

续表

编号	序列	方位	TR(ms)	TE(ms)	层厚(mm)	层间隔(mm)	FOV(cm)	矩阵	相位编码
7★	T_1WI+C	矢状位	＜800	＜20	4～5	≤层厚20%	25～30	≥320×256	HF
8★	T_1WI+C	横轴位	＜800	＜20	4～5	≤层厚20%	25～30	≥320×256	AP

注：经静脉注射钆对比剂0.1mmol/kg后，立即行冠状位、矢状位及横轴位扫描，冠状位、矢状位推荐DIXON T_1WI序列，层厚、层间距和扫描矩阵同平扫。

（二）影像显示标准

1. 显示范围　同“前臂疾病筛查MRI检查”。

2. 图像要求　增强强化效果明显，正常强化结构及正常组织与病变组织之间强化对比清晰，病变能达到最佳显示；平扫序列同“前臂疾病筛查MRI检查”。

3. 病例图像展示（图7-64）

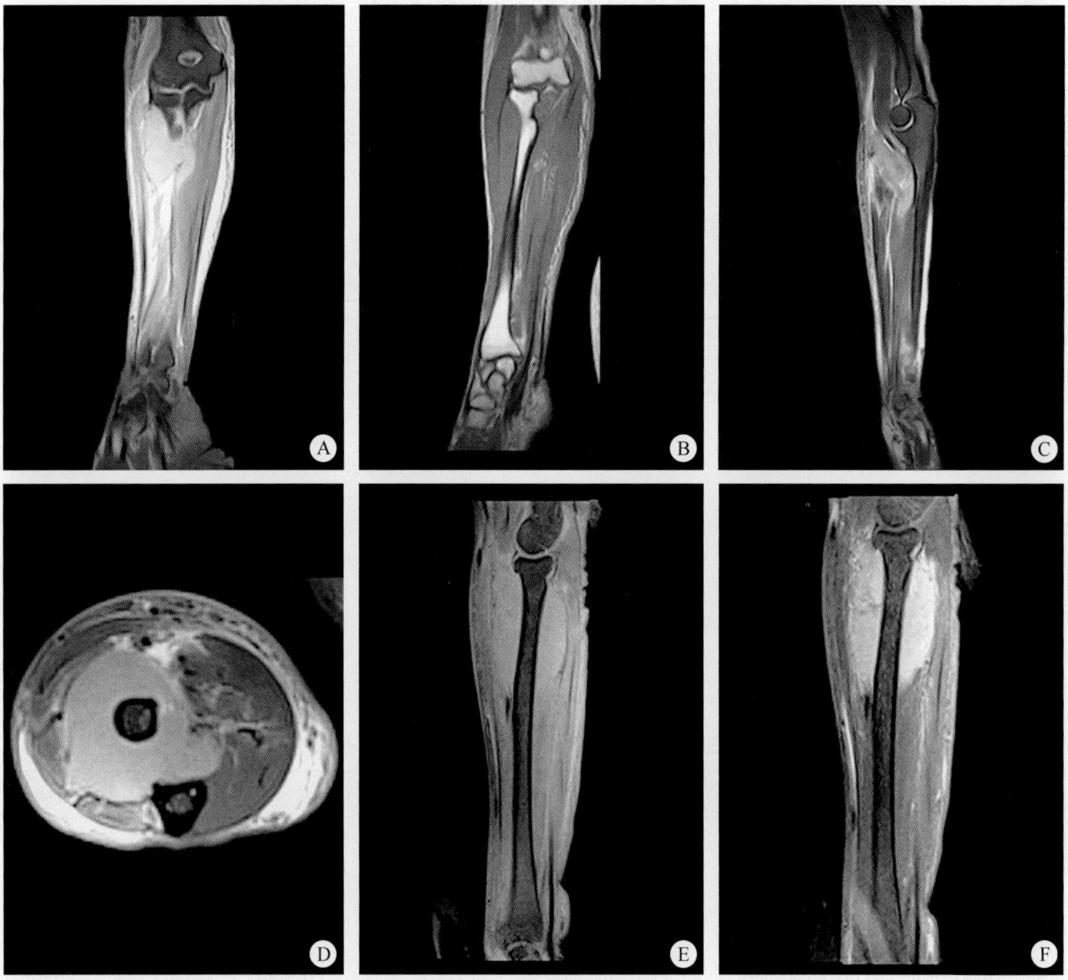

图7-64　前臂肿瘤性病变

A～D. 分别为冠状位PDWI FS、T_1WI及矢状位T_2WI FS、横轴位PDWI FS，可见桡骨近段周围等T_1、稍高T_2信号团块包绕桡骨，T_1WI增强（E、F. 分别为冠状位平扫及增强T_1WI FS）扫描明显均匀强化，周围软组织受推进，提示肿瘤性病变

九、腕关节疾病MRI检查

（一）检查设计方案：平扫★

1. 检查前准备　需做常规准备，依据MRI检查技术操作总则及质控规范执行。

2. 线圈及体位要求

（1）线圈选择：关节专用线圈/表面线圈/头颅相控阵线圈/头颈联合线圈。

（2）体位设计：最舒适的体位为仰卧位，患侧上肢伸直置于体侧，身体转向一侧使腕关节尽量靠近磁场中心，掌心向下，腕关节正中矢状面垂直于床面，置于线圈内，紧贴线圈内壁；其余体位包括侧卧手伸直头上位、俯首伸直头上位、俯首半屈头上位，这些体位舒适感差，扫描时间不宜过长。定位中心对准腕关节及线圈中心。

3. 推荐参数（表7-153，表7-154）

表7-153　腕关节疾病筛查MRI检查推荐参数（1.5T）

编号	序列	方位	TR（ms）	TE（ms）	层厚（mm）	层间隔（mm）	FOV（cm）	矩阵	相位编码
1★	T_2WI FS	冠状位	＞2000	70～90	≤3	≤层厚10%	8～14	≥256×192	AP
2★	T_1WI	冠状位	＜700	＜20	≤3	≤层厚10%	8～14	≥256×192	HF
3★	PDWI FS	冠状位	＞2000	20～40	≤3	≤层厚10%	8～14	≥256×192	HF
4★	T_2WI FS	矢状位	＞2000	70～90	≤3	≤层厚10%	8～14	≥256×192	HF
5★	T_2WI FS	横轴位	＞2000	70～90	≤3	≤层厚10%	8～14	≥256×192	HF

表7-154　腕关节疾病筛查MRI检查推荐参数（3.0T）

编号	序列	方位	TR（ms）	TE（ms）	层厚（mm）	层间隔（mm）	FOV（cm）	矩阵	相位编码
1★	T_2WI FS	冠状位	＞2500	60～100	≤3	≤层厚10%	8～14	≥288×224	AP
2★	T_1WI	冠状位	＜800	＜20	≤3	≤层厚10%	8～14	≥288×224	HF
3★	PDWI FS	冠状位	＞2500	20～40	≤3	≤层厚10%	8～14	≥288×224	HF
4★	T_2WI FS	矢状位	＞2500	60～100	≤3	≤层厚10%	8～14	≥288×224	HF
5★	T_2WI FS	横轴位	＞2500	60～100	≤3	≤层厚10%	8～14	≥288×224	HF

（二）影像显示标准

1. 显示范围　横轴位平行于桡腕间隙，范围覆盖尺桡骨至掌骨，包括整个病变区或感兴趣区；冠状位在横轴位上平行于尺、桡骨茎突连线，矢状位上平行于桡骨长轴，范围覆盖腕关节前后缘；矢状位在横轴位上垂直于尺、桡骨茎突连线，冠状位上平行于桡骨长轴，如需观察腕管结构则定位线平行于腕管，范围覆盖腕关节左右缘。

2. 图像要求

（1）各方位清晰显示腕关节骨性、各韧带肌腱、软组织等结构。

（2）图像权重恰当，脂肪抑制良好，层次丰富，空间分辨率、对比度、信噪比佳。

（3）无明显运动、卷褶和血管搏动等伪影，无明显“魔角效应”，满足诊断需求。

3. 病例图像展示（图7-65）

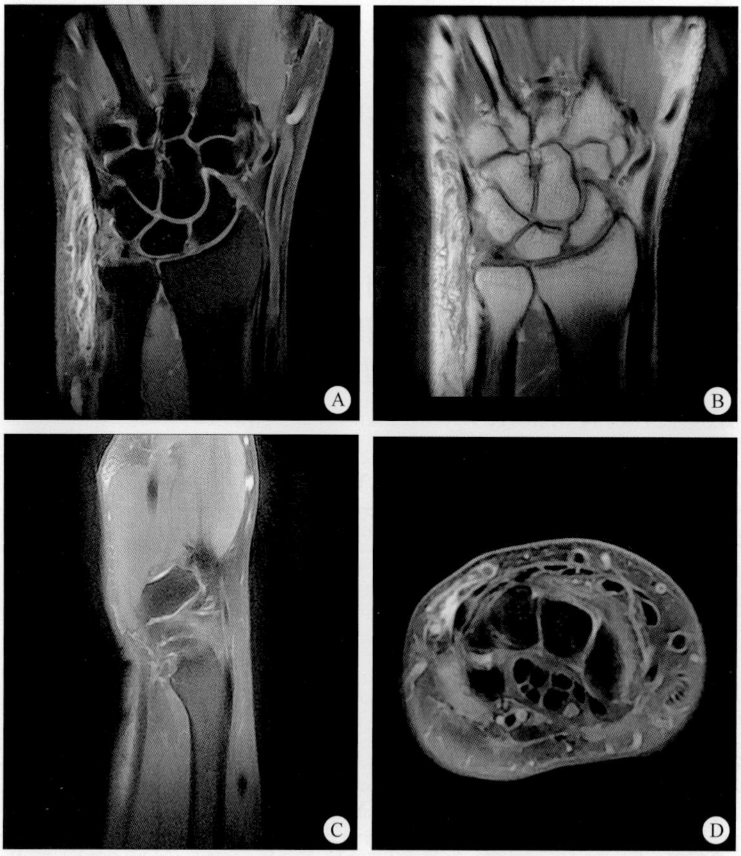

图7-65 腕关节疾病筛查MRI检查

A～D. 分别为冠状位PDWI FS、T_1WI及矢状位T_2WI FS、横轴位PDWI FS：右腕TFCC损伤（Ⅰb型），伴尺侧腕伸肌肌腱周围软组织肿胀

十、腕关节炎性/肿瘤性病变MRI检查

（一）检查设计方案：平扫★、增强★

1. 检查前准备 需做常规准备和增强准备，依据MRI检查技术操作总则及质控规范执行。
2. 线圈及体位要求 同“腕关节疾病筛查MRI检查”。
3. 推荐参数（表7-155，表7-156）

表7-155 腕关节炎性/肿瘤性病变MRI检查推荐参数（1.5T）

编号	序列	方位	TR（ms）	TE（ms）	层厚（mm）	层间隔（mm）	FOV（cm）	矩阵	相位编码
1★	T_2WI FS	冠状位	＞2000	70～90	≤3	≤层厚10%	8～14	≥256×192	AP
2★	T_1WI	冠状位	＜700	＜20	≤3	≤层厚10%	8～14	≥256×192	HF
3★	T_1WI FS	冠状位	＜700	＜20	≤3	≤层厚10%	8～14	≥256×192	HF

续表

编号	序列	方位	TR(ms)	TE(ms)	层厚(mm)	层间隔(mm)	FOV(cm)	矩阵	相位编码
4★	PDWI FS	冠状位	>2000	20～40	≤3	≤层厚10%	8～14	≥256×192	HF
5★	T_2WI FS	矢状位	>2000	70～90	≤3	≤层厚10%	8～14	≥256×192	HF
6★	T_2WI FS	横轴位	>2000	70～90	≤3	≤层厚10%	8～14	≥256×192	HF
7★	T_1WI+C	冠状位	<700	<20	≤3	≤层厚10%	8～14	≥256×192	HF
8★	T_1WI+C	矢状位	<700	<20	≤3	≤层厚10%	8～14	≥256×192	HF
9★	T_1WI+C	横轴位	<700	<20	≤3	≤层厚10%	8～14	≥256×192	AP

表7-156　腕关节炎性/肿瘤性病变MRI检查推荐参数（3.0T）

编号	序列	方位	TR(ms)	TE(ms)	层厚(mm)	层间隔(mm)	FOV(cm)	矩阵	相位编码
1★	T_2WI FS	冠状位	>2500	60～100	≤3	≤层厚10%	8～14	≥288×224	AP
2★	T_1WI	冠状位	<800	<20	≤3	≤层厚10%	8～14	≥288×224	HF
3★	T_1WI FS	冠状位	<800	<20	≤3	≤层厚10%	8～14	≥288×224	HF
4★	PDWI FS	冠状位	>2500	20～40	≤3	≤层厚10%	8～14	≥288×224	HF
5★	T_2WI FS	矢状位	>2500	60～100	≤3	≤层厚10%	8～14	≥288×224	HF
6★	T_2WI FS	横轴位	>2500	60～100	≤3	≤层厚10%	8～14	≥288×224	HF
7★	T_1WI+C	冠状位	<800	<20	≤3	≤层厚10%	8～14	≥288×224	HF
8★	T_1WI+C	矢状位	<800	<20	≤3	≤层厚10%	8～14	≥288×224	HF
9★	T_1WI+C	横轴位	<800	<20	≤3	≤层厚10%	8～14	≥288×224	AP

注：经静脉注射钆对比剂0.1mmol/kg后，立即行冠状位、矢状位及横轴位扫描，通常采用脂肪饱和FSE T_1WI序列，层厚、层间距和扫描矩阵同平扫。动态对比增强扫描可用于肿瘤定性、血管性病变及舟骨骨折近端骨块活性评估等。

（二）影像显示标准

1. 显示范围　同“腕关节疾病筛查MRI检查”

2. 图像要求　增强强化效果明显，正常强化结构及正常组织与病变组织之间强化对比清晰，病变能达到最佳显示；平扫序列同“腕关节疾病筛查MRI检查”。

十一、手部疾病筛查MRI检查

（一）检查设计方案：平扫★

1. 检查前准备　需做常规准备，依据MRI检查技术操作总则及质控规范执行。

2. 线圈及体位要求

（1）线圈选择：关节专用线圈/表面线圈/头颅相控阵线圈/头颈联合线圈。

（2）体位设计：手（指）MRI检查可采取仰卧、侧卧和俯卧位，应综合考虑患者舒适性、扫描时间和磁场均匀性。手背朝上，五指并拢（拇指内收）置于线圈内，手指长轴平行于主磁场方向，可以减轻“魔角效应”对肌腱和韧带的影响，沙袋固定以减少运动伪影；定位中心对准手部中心及线圈中心。

3. 推荐参数（表7-157，表7-158）

表7-157 手部疾病筛查MRI检查推荐参数（1.5T）

编号	序列	方位	TR（ms）	TE（ms）	层厚（mm）	层间隔（mm）	FOV（cm）	矩阵	相位编码
1*	T_2WI FS	冠状位	＞2000	70～90	≤3	≤层厚10%	12～18	≥256×192	HF
2*	T_1WI	冠状位	＜700	＜20	≤3	≤层厚10%	12～18	≥256×192	HF
3*	PDWI FS	冠状位	＞2000	20～40	≤3	≤层厚10%	12～18	≥256×192	HF
4*	PDWI FS	矢状位	＞2000	20～40	≤3	≤层厚10%	12～18	≥256×192	AP
5*	T_2WI FS	横轴位	＞2000	70～90	≤3	≤层厚10%	12～18	≥256×192	AP

表7-158 手部疾病筛查MRI检查推荐参数（3.0T）

编号	序列	方位	TR（ms）	TE（ms）	层厚（mm）	层间隔（mm）	FOV（cm）	矩阵	相位编码
1*	T_2WI FS	冠状位	＞2500	60～100	≤3	≤层厚10%	12～18	≥288×224	HF
2*	T_1WI	冠状位	＜800	＜20	≤3	≤层厚10%	12～18	≥288×224	HF
3*	PDWI FS	冠状位	＞2500	20～40	≤3	≤层厚10%	12～18	≥288×224	HF
4*	PDWI FS	矢状位	＞2500	20～40	≤3	≤层厚10%	12～18	≥288×224	AP
5*	T_2WI FS	横轴位	＞2500	60～100	≤3	≤层厚10%	12～18	≥288×224	AP

（二）影像显示标准

1. 显示范围 横轴位垂直于指骨长轴或平行于近端指间关节（若存在多节段病变，每处病变可单独扫描），范围覆盖整个病变区或感兴趣区；冠状位在横轴位上平行于指骨短轴连线，矢状位上平行于指骨长轴，范围覆盖手前后缘；矢状位在冠状位上平行于指骨长轴，在横轴位上垂直于指骨短轴连线，范围覆盖手左右缘。矢状位和冠状位扫描应包括远近端相邻的两个关节。

2. 图像要求

（1）各方位清晰显示手部骨性和软组织等结构。

（2）图像权重合适，脂肪抑制均匀良好，空间分辨率、信噪比、对比度佳。

（3）无明显运动、卷褶和血管搏动等伪影，无明显“魔角效应”，满足诊断需求。

3. 病例图像展示（图7-66）

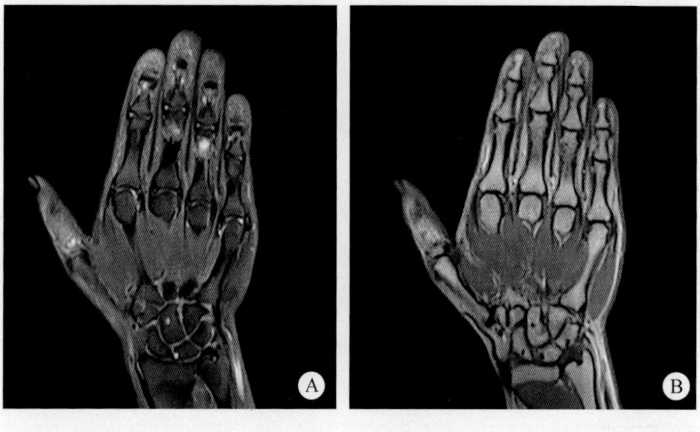

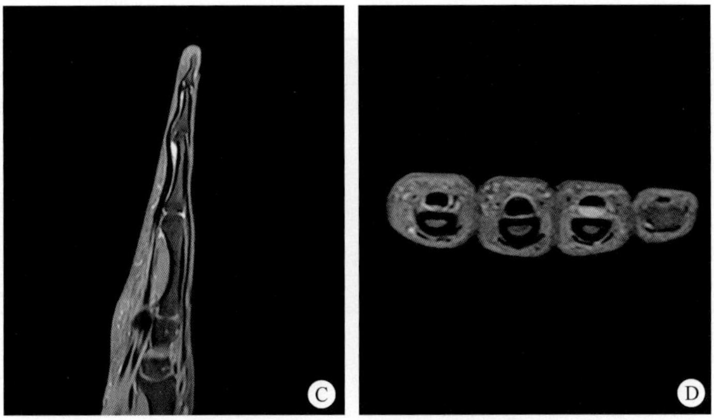

图7-66 手部疾病筛查MRI检查

A～D. 分别为冠状位T_2WI FS、T_1WI及矢状位PDWI FS、横轴位T_2WI FS，左手环指近节指骨远端掌侧屈肌腱鞘内见梭形长T_1、长T_2信号影，压脂序列上为高信号，提示腱鞘囊肿可能

十二、手炎性/肿瘤性病变MRI检查

（一）检查设计方案：平扫★、增强★

1. 检查前准备 需做常规准备和增强准备，依据MRI检查技术操作总则及质控规范执行。
2. 线圈及体位要求 同“手部疾病筛查MRI检查”。
3. 推荐参数（表7-159，表7-160）

表7-159 手部炎性/肿瘤性病变MRI检查推荐参数（1.5T）

编号	序列	方位	TR（ms）	TE（ms）	层厚（mm）	层间隔（mm）	FOV（cm）	矩阵	相位编码
1★	T_2WI FS	冠状位	＞2000	70～90	≤3	≤层厚10%	12～18	≥256×192	HF
2★	T_1WI	冠状位	＜700	＜20	≤3	≤层厚10%	12～18	≥256×192	HF
3★	T_1WI FS	冠状位	＜700	＜20	≤3	≤层厚10%	12～18	≥256×192	HF
4★	PDWI FS	冠状位	＞2000	20～40	≤3	≤层厚10%	12～18	≥256×192	HF
5★	PDWI FS	矢状位	＞2000	20～40	≤3	≤层厚10%	12～18	≥256×192	AP
6★	T_2WI FS	横轴位	＞2000	70～90	≤3	≤层厚10%	12～18	≥256×192	AP
7★	T_1WI+C	冠状位	＜700	＜20	≤3	≤层厚10%	8～14	≥256×192	HF
8★	T_1WI+C	矢状位	＜700	＜20	≤3	≤层厚10%	8～14	≥256×192	AP
9★	T_1WI+C	横轴位	＜700	＜20	≤3	≤层厚10%	8～14	≥256×192	AP

表7-160 手部炎性/肿瘤性病变MRI检查推荐参数（3.0T）

编号	序列	方位	TR（ms）	TE（ms）	层厚（mm）	层间隔（mm）	FOV（cm）	矩阵	相位编码
1★	T_2WI FS	冠状位	＞2500	60～100	≤3	≤层厚10%	12～18	≥288×224	HF
2★	T_1WI	冠状位	＜800	＜20	≤3	≤层厚10%	12～18	≥288×224	HF
3★	T_1WI FS	冠状位	＜800	＜20	≤3	≤层厚10%	12～18	≥288×224	HF
4★	PDWI FS	冠状位	＞2500	20～40	≤3	≤层厚10%	12～18	≥288×224	HF

续表

编号	序列	方位	TR（ms）	TE（ms）	层厚（mm）	层间隔（mm）	FOV（cm）	矩阵	相位编码
5★	PDWI FS	矢状位	＞2500	20～40	≤3	≤层厚10%	12～18	≥288×224	AP
6★	T_2WI FS	横轴位	＞2500	60～100	≤3	≤层厚10%	12～18	≥288×224	AP
7★	T_1WI+C	冠状位	＜800	＜20	≤3	≤层厚10%	8～14	≥288×224	HF
8★	T_1WI+C	矢状位	＜800	＜20	≤3	≤层厚10%	8～14	≥288×224	AP
9★	T_1WI+C	横轴位	＜800	＜20	≤3	≤层厚10%	8～14	≥288×224	AP

注：经静脉注射钆对比剂0.1mmol/kg后，立即行冠状位、矢状位及横轴位扫描，推荐采用DIXON T_1WI序列，层厚、层间距和扫描矩阵同平扫

（二）影像显示标准

1. 显示范围　同"手部疾病筛查MRI检查"。

2. 图像要求　增强强化效果明显，正常强化结构及正常组织与病变组织之间强化对比清晰，病变能达到最佳显示；平扫序列同"手部疾病筛查MRI检查"。

第八节　下肢及关节

检查操作方案名称及检查适应证	采用技术及方法			
	平扫	增强	NCE-MRA	CE-MRA
髋关节疾病筛查MRI检查				
骨软骨缺血性坏死、髋关节疼痛、外伤、囊肿等	★			
髋关节炎性/肿瘤性病变MRI检查				
髋关节滑膜炎、感染、结核、肿瘤性病变等	★	★		
大腿疾病筛查MRI检查				
大腿疼痛、外伤、良性肿瘤性病变等	★			
大腿炎性/肿瘤性病变MRI检查				
大腿感染、结核、肿瘤性病变等	★	★		
膝关节疾病筛查MRI检查				
膝关节疼痛、外伤、功能障碍、痛风、骨或软骨发育异常、良性肿瘤性病变等	★			
膝关节炎性/肿瘤性病变MRI检查				
膝关节滑膜炎、感染、结核、肿瘤等	★	★		
小腿疾病筛查MRI检查				
小腿疼痛、外伤、良性肿瘤性病变等	★			
小腿炎性/肿瘤性病变MRI检查				
小腿感染、结核、肿瘤性病变等	★	★		
踝关节疾病筛查MRI检查				
膝关节疼痛、外伤、功能障碍、痛风、骨或软骨发育异常、良性肿瘤性病变等	★			
踝关节炎性/肿瘤性病变MRI检查				
踝关节滑膜炎、感染、结核、肿瘤性病变等	★	★		

续表

检查操作方案名称及检查适应证	采用技术及方法			
	平扫	增强	NCE-MRA	CE-MRA
足部疾病筛查MRI检查				
足部疼痛、关节囊肿、积液等	★			
足部炎性/肿瘤性病变MRI检查				
糖尿病足，炎性病变，骨肿瘤等	★	★		
下肢动脉病变MRI检查				
下肢动脉狭窄、动脉瘤、动静脉畸形、动脉损伤等	Δ	Δ	★	Δ

注：采用技术及方法选择符号含义说明："★"表示必选项，"Δ"表示可选项，可根据设备情况、患者情况及临床需求等自行选择。

一、髋关节疾病筛查MRI检查

（一）检查设计方案：平扫★

1. 检查前准备　需做常规准备，依据MRI检查技术操作总则及质控规范执行。

2. 线圈及体位要求

（1）线圈选择：体部相控阵线圈+脊椎相控阵线圈。

（2）体位设计：患者取仰卧位，头部先进或足先进，双手不交叉放于胸前，人体长轴与检查床长轴一致，使扫描部位尽量靠近线圈及主磁场中心，尽量保证两侧髋关节对称，双足轻度内旋15°（踇趾并拢），用沙袋固定双踝，以便股骨颈较好显示；定位中心对准髂前上棘连线与耻骨联合连线上缘的中点及线圈中心，嘱患者平静浅慢呼吸，配合检查，保持静卧。

3. 推荐参数（表7-161，表7-162）

表7-161　髋关节疾病筛查MRI检查推荐参数（1.5T）

编号	序列	方位	TR（ms）	TE（ms）	层厚（mm）	层间隔（mm）	FOV（cm）	矩阵	相位编码
1★	T_2WI FS	横轴位	＞2000	70～90	3～5	≤层厚20%	30～40	≥256×256	AP
2★	T_1WI	冠状位	＜700	＜20	3～5	≤层厚20%	30～40	≥256×256	LR
3★	T_2WI FS	冠状位	＞2000	70～90	3～5	≤层厚20%	30～40	≥256×256	LR
4★	PDWI FS	冠状位	＞2000	20～40	3～5	≤层厚20%	30～40	≥256×256	LR
5Δ	PDWI FS	斜冠状	＞2000	20～40	3～5	≤层厚10%	16～20	≥288×256	LR
6Δ	PDWI FS	斜矢状	＞2000	20～40	3～5	≤层厚10%	16～20	≥288×256	LR

表7-162　髋关节疾病筛查MRI检查推荐参数（3.0T）

编号	序列	方位	TR（ms）	TE（ms）	层厚（mm）	层间隔（mm）	FOV（cm）	矩阵	相位编码
1★	T_2WI FS	横轴位	＞2500	60～100	3～5	≤层厚20%	30～40	≥288×256	AP
2★	T_1WI	冠状位	＜800	＜20	3～5	≤层厚20%	30～40	≥288×256	LR
3★	T_2WI FS	冠状位	＞2500	60～100	3～5	≤层厚20%	30～40	≥288×256	LR
4★	PDWI FS	冠状位	＞2500	20～40	3～5	≤层厚20%	30～40	≥288×256	LR

续表

编号	序列	方位	TR(ms)	TE(ms)	层厚(mm)	层间隔(mm)	FOV(cm)	矩阵	相位编码
5$^{\Delta}$	PDWI FS	斜冠状	>2500	20～40	3～5	≤层厚10%	16～20	≥320×256	LR
6$^{\Delta}$	PDWI FS	斜矢状	>2500	20～40	3～5	≤层厚10%	16～20	≥320×256	LR

注：若怀疑关节内病变，如股骨髋臼撞击综合征、臼唇撕裂、关节软骨损伤及圆韧带断裂等，则需针对单侧髋关节进行斜矢状位（斜轴位）和斜冠状位小视野扫描

（二）影像显示标准

1. 显示范围　横轴位平行于两侧股骨头中点连线，范围覆盖髋臼上缘至股骨小转子（或坐骨结节）；冠状位在横轴位上平行于两侧股骨头中心连线，范围覆盖双侧髋关节和双侧股骨大转子及其周围；矢状位较少使用，但有助于股骨头坏死范围定量、骨盆倾斜度测量、腘绳肌腱病变评估和判定坐骨神经和梨状肌的关系；单侧髋关节斜矢状位（斜轴位）在冠状位上平行于股骨颈长轴，从内外覆盖整个髋关节；斜冠状位在斜矢状位上垂直于髋臼前后缘连线，前后覆盖整个髋关节。

2. 图像要求

（1）横断面及冠状面两侧结构基本对称显示，清晰显示诸骨性结构、髋臼唇、肌肉组织、韧带。

（2）图像权重恰当，脂肪抑制均匀，层次丰富，对比良好。

（3）无明显膀胱蠕动和血管搏动等伪影，满足诊断需求。

3. 病例图像展示（图7-67）

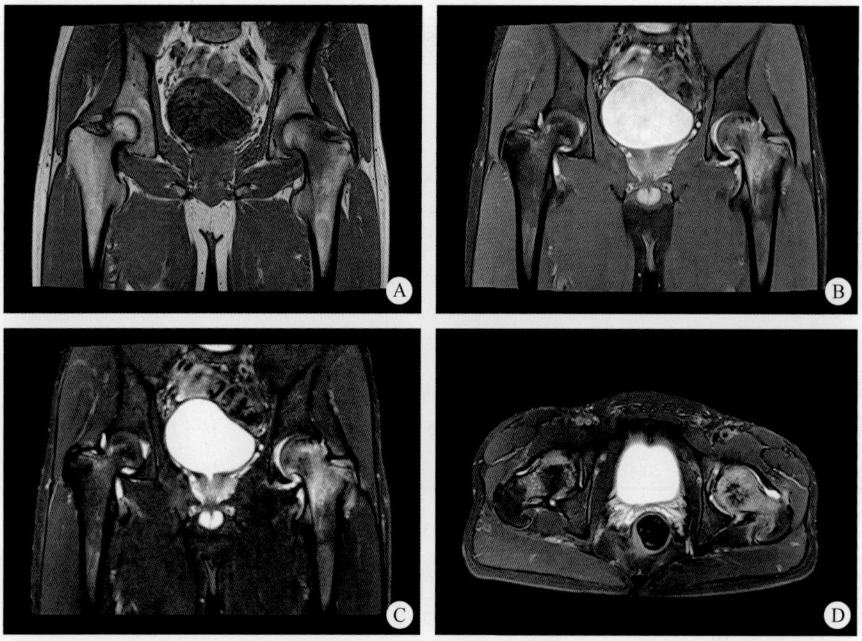

图7-67　髋关节股骨头坏死

A～D. 分别为冠状位T_1WI、PDWI FS、T_2WI FS及横轴位T_2WI FS，双侧股骨头及股骨颈见片状压脂序列高信号，信号不均匀，其内可见少许囊变信号，股骨头局部略塌陷，并周围软组织稍肿胀，考虑股骨头坏死

二、髋关节炎性/肿瘤性病变MRI检查

（一）检查设计方案：平扫★、增强★

1. 检查前准备　需做常规准备和增强准备，依据MRI检查技术操作总则及质控规范执行。

2. 线圈及体位要求　同“髋关节疾病筛查MRI检查”。

3. 推荐参数（表7-163，表7-164）

表7-163　髋关节炎性/肿瘤性病变MRI检查推荐参数（1.5T）

编号	序列	方位	TR（ms）	TE（ms）	层厚（mm）	层间隔（mm）	FOV（cm）	矩阵	相位编码
1★	T_2WI FS	横轴位	＞2000	70～90	3～5	≤层厚20%	30～40	≥256×256	AP
2★	T_1WI	冠状位	＜700	＜20	3～5	≤层厚20%	30～40	≥256×256	LR
3★	T_1WI FS	冠状位	＜700	＜20	3～5	≤层厚20%	30～40	≥256×256	LR
4★	T_2WI FS	冠状位	＞2000	70～90	3～5	≤层厚20%	30～40	≥256×256	LR
5★	PDWI FS	冠状位	＞2000	20～40	3～5	≤层厚20%	30～40	≥256×256	LR
6★	T_1WI+C	冠状位	＜700	＜20	3～5	≤层厚20%	30～40	≥256×256	LR
7★	T_1WI+C	横轴位	＜700	＜20	3～5	≤层厚20%	30～40	≥256×256	AP
8△	T_1WI+C	矢状位	＜700	＜20	3～5	≤层厚20%	30～40	≥256×256	AP

表7-164　髋关节炎性/肿瘤性病变MRI检查推荐参数（3.0T）

编号	序列	方位	TR（ms）	TE（ms）	层厚（mm）	层间隔（mm）	FOV（cm）	矩阵	相位编码
1★	T_2WI FS	横轴位	＞2500	60～100	3～5	≤层厚20%	30～40	≥288×256	AP
2★	T_1WI	冠状位	＜800	＜20	3～5	≤层厚20%	30～40	≥288×256	LR
3★	T_1WI FS	冠状位	＜800	＜20	3～5	≤层厚20%	30～40	≥288×256	LR
4★	T_2WI FS	冠状位	＞2500	60～100	3～5	≤层厚20%	30～40	≥288×256	LR
5★	PDWI FS	冠状位	＞2500	20～40	3～5	≤层厚20%	30～40	≥288×256	LR
6★	T_1WI+C	冠状位	＜800	＜20	3～5	≤层厚20%	30～40	≥288×256	LR
7★	T_1WI+C	横轴位	＜800	＜20	3～5	≤层厚20%	30～40	≥288×256	AP
8△	T_1WI+C	矢状位	＜800	＜20	3～5	≤层厚20%	30～40	≥288×256	AP

注：①经静脉注射钆对比剂0.1mmol/kg后，立即行冠状位、横轴位扫描，通常采用脂肪饱和FSE T_1WI序列，层厚、层间距和扫描矩阵同平扫。必要时可补充矢状位脂肪抑制T_1WI+C；②动态对比增强扫描可评估股骨头血流灌注、顶层股骨头坏死，适用于股骨颈骨折、儿童股骨头骨骺缺血和髋关节发育不良闭合复位等，通常采用快速梯度回波T_1WI进行冠状位扫描，时间分辨率小于10秒/期，得到时间信号强度曲线，然后对比病变侧和健侧股骨头的曲线差别。

（二）影像显示标准

1. 显示范围　同“髋关节疾病筛查MRI检查”。

2. 图像要求　增强强化效果明显，正常强化结构及正常组织与病变组织之间强化对比清晰，病变能达到最佳显示；平扫序列同“髋关节疾病筛查MRI检查”。

三、大腿疾病筛查MRI检查

（一）检查设计方案：平扫★

1. 检查前准备　需做常规准备，依据MRI检查技术操作总则及质控规范执行。

2. 线圈及体位要求

（1）线圈选择：表面线圈，或体部相控阵线圈+脊柱相控阵线圈。

（2）体位设计：患者取仰卧位，足先进，双侧大腿并拢置于线圈内，人体长轴与床面长轴一致，双手置于身体两侧，膝部使用沙袋加压固定，减少运动伪影；定位中心对准大腿长轴中点及线圈中心。

3. 推荐参数（表7-165，表7-166）

表7-165　大腿疾病筛查MRI检查推荐参数（1.5T）

编号	序列	方位	TR（ms）	TE（ms）	层厚（mm）	层间隔（mm）	FOV（cm）	矩阵	相位编码
1★	T_1WI	冠状位	＜700	＜20	5～6	≤层厚20%	30～40	≥288×256	HF
2★	T_2WI	冠状位	＞2000	70～110	5～6	≤层厚20%	30～40	≥288×256	HF
3★	T_2WI FS	冠状位	＞2000	70～110	5～6	≤层厚20%	30～40	≥288×256	HF
4★	T_2WI FS	矢状位	＞2000	70～110	5～6	≤层厚20%	30～40	≥288×256	HF
5★	T_2WI FS	横轴位	＞2000	70～110	5～6	≤层厚20%	30～40	≥288×256	AP

表7-166　大腿疾病筛查MRI检查推荐参数（3.0T）

编号	序列	方位	TR（ms）	TE（ms）	层厚（mm）	层间隔（mm）	FOV（cm）	矩阵	相位编码
1★	T_1WI	冠状位	＜800	＜20	5～6	≤层厚20%	30～40	≥320×256	HF
2★	T_2WI	冠状位	＞2500	80～120	5～6	≤层厚20%	30～40	≥320×256	HF
3★	T_2WI FS	冠状位	＞2500	80～120	5～6	≤层厚20%	30～40	≥320×256	HF
4★	T_2WI FS	矢状位	＞2500	80～120	5～6	≤层厚20%	30～40	≥320×256	HF
5★	T_2WI FS	横轴位	＞2500	80～120	5～6	≤层厚20%	30～40	≥320×256	AP

（二）影像显示标准

1. 显示范围　横轴位垂直于股骨长轴，找到显示病变最好的层面，范围覆盖整个病变区或感兴趣区；冠状位在矢状位上平行于股骨长轴，范围覆盖股骨前后缘；矢状位在冠状位平行于股骨长轴，范围覆盖股骨左右缘。冠状位和矢状位至少需包含一个关节。

2. 图像要求

（1）横断面及冠状面两侧结构基本对称，清晰显示骨质、周围肌腱、韧带、肌肉等软组织结构。

（2）图像权重恰当，脂肪抑制均匀，层次丰富，对比良好。

（3）无明显运动、血管搏动等伪影，满足诊断需求。

四、大腿炎性/肿瘤性病变MRI检查

（一）检查设计方案：平扫★、增强★

1. 检查前准备　需做常规准备和增强准备，依据MRI检查技术操作总则及质控规范执行。

2. 线圈及体位要求　同“大腿疾病筛查MRI检查”。

3. 推荐参数（表7-167，表7-168）

表7-167　大腿炎性/肿瘤性病变MRI检查推荐参数（1.5T）

编号	序列	方位	TR（ms）	TE（ms）	层厚（mm）	层间隔（mm）	FOV（cm）	矩阵	相位编码
1★	T_1WI FS	冠状位	＜700	＜20	5～6	≤层厚20%	30～40	≥288×256	HF
2★	T_2WI	冠状位	＞2000	70～110	5～6	≤层厚20%	30～40	≥288×256	HF
3★	T_2WI FS	冠状位	＞2000	70～110	5～6	≤层厚20%	30～40	≥288×256	HF
4★	T_2WI FS	矢状位	＞2000	70～110	5～6	≤层厚20%	30～40	≥288×256	HF
5★	T_2WI FS	横轴位	＞2000	70～110	5～6	≤层厚20%	30～40	≥288×256	AP
6★	T_1WI+C	冠状位	＜700	＜20	5～6	≤层厚20%	30～40	≥288×256	HF
7★	T_1WI+C	矢状位	＜700	＜20	5～6	≤层厚20%	30～40	≥288×256	HF
8★	T_1WI+C	横轴位	＜700	＜20	5～6	≤层厚20%	30～40	≥288×256	AP

表7-168　大腿炎性/肿瘤性病变MRI检查推荐参数（3.0T）

编号	序列	方位	TR（ms）	TE（ms）	层厚（mm）	层间隔（mm）	FOV（cm）	矩阵	相位编码
1★	T_1WI FS	冠状位	＜800	＜20	5～6	≤层厚20%	30～40	≥320×256	HF
2★	T_2WI	冠状位	＞2500	80～120	5～6	≤层厚20%	30～40	≥320×256	HF
3★	T_2WI FS	冠状位	＞2500	80～120	5～6	≤层厚20%	30～40	≥320×256	HF
4★	T_2WI FS	矢状位	＞2500	80～120	5～6	≤层厚20%	30～40	≥320×256	HF
5★	T_2WI FS	横轴位	＞2500	80～120	5～6	≤层厚20%	30～40	≥320×256	AP
6★	T_1WI+C	冠状位	＜800	＜20	5～6	≤层厚20%	30～40	≥320×256	HF
7★	T_1WI+C	矢状位	＜800	＜20	5～6	≤层厚20%	30～40	≥320×256	HF
8★	T_1WI+C	横轴位	＜800	＜20	5～6	≤层厚20%	30～40	≥320×256	AP

注：经静脉注射钆对比剂0.1mmol/kg后，立即行冠状位、矢状位及横轴位扫描，冠状位、矢状位推荐DIXON T_1WI序列，层厚、层间距和扫描矩阵同平扫。

（二）影像显示标准

1. 显示范围　同“大腿疾病筛查MRI检查”。

2. 图像要求　增强强化效果明显，正常强化结构及正常组织与病变组织之间强化对比清晰，病变能达到最佳显示；平扫序列同“大腿疾病筛查MRI检查”。

3. 病例图像展示（图 7-68）

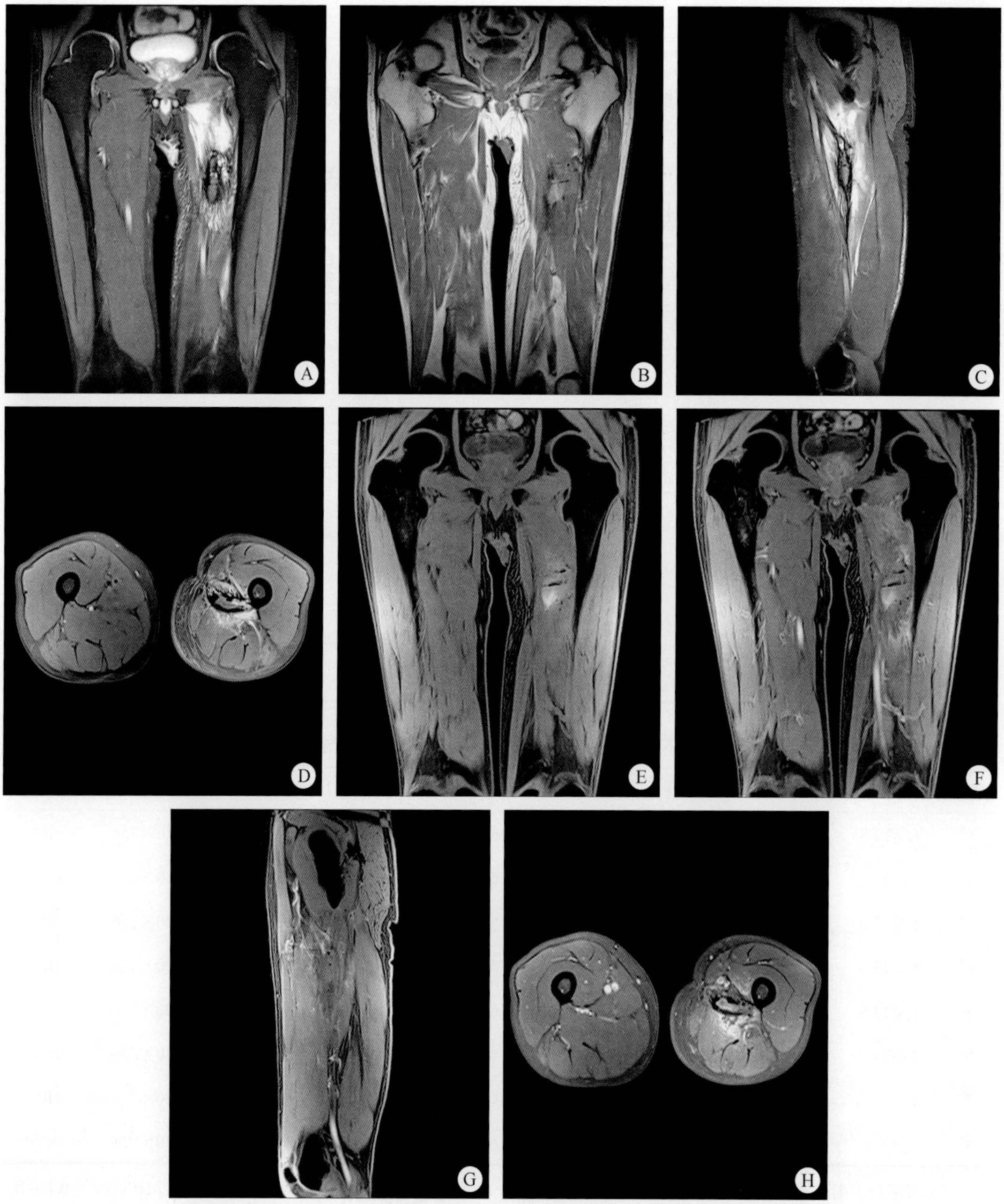

图 7-68　大腿肿瘤性病变

A～D. 分别为冠状位 T_2WI FS、T_1WI 及矢状位 T_2WI FS、横轴位 T_2WI FS，左侧大腿近段见不规则异常信号肿块影，边界欠清，T_2WI 呈高/稍低信号、T_1WI 呈稍等/高信号，T_1WI 三方位增强（E～H）扫描呈轻度环形强化，病灶内见斑片状无强化区，周围软组织肿胀并其内见强化，提示肿瘤性病变

五、膝关节疾病筛查MRI检查

（一）检查设计方案：平扫★

1. 检查前准备 需做常规准备，依据MRI检查技术操作总则及质控规范执行。

2. 线圈及体位要求

（1）线圈选择：关节专用线圈/表面线圈/体部相控阵线圈+脊柱相控阵线圈。

（2）体位设计：患者取仰卧位，足先进，被检侧膝关节轻度屈曲10°～15°，使前交叉韧带处于拉直状态。正中矢状面与线圈纵轴保持一致，并垂直于床面，尽量将被检侧放在床中心，关节两侧采用沙袋固定；中心对准髌骨下缘及线圈中心。

3. 推荐参数（表7-169，表7-170）

表7-169 膝关节疾病筛查MRI检查推荐参数（1.5T）

编号	序列	方位	TR（ms）	TE（ms）	层厚（mm）	层间隔（mm）	FOV（cm）	矩阵	相位编码
1★	PDWI FS	斜矢状位	＞2000	20～40	3～4	≤层厚20%	14～18	≥256×192	HF
2★	T_1WI	斜矢状位	＜700	＜20	3～4	≤层厚20%	14～18	≥256×192	HF
3★	T_2WI FS	斜冠状位	＞2000	70～90	3～4	≤层厚20%	14～18	≥256×192	HF
4★	T_2WI FS	横轴位	＞2000	70～90	3～4	≤层厚20%	14～18	≥256×192	AP

表7-170 膝关节疾病筛查MRI检查推荐参数（3.0T）

编号	序列	方位	TR（ms）	TE（ms）	层厚（mm）	层间隔（mm）	FOV（cm）	矩阵	相位编码
1★	PDWI FS	斜矢状位	＞2500	20～40	3～4	≤层厚20%	14～18	≥288×256	HF
2★	T_1WI	斜矢状位	＜800	＜20	3～4	≤层厚20%	14～18	≥288×256	HF
3★	T_2WI FS	斜冠状位	＞2500	80～100	3～4	≤层厚20%	14～18	≥288×256	HF
4★	T_2WI FS	横轴位	＞2500	80～100	3～4	≤层厚20%	14～18	≥288×256	AP

（二）影像显示标准

1. 显示范围 矢状位在横轴位上垂直于股骨内、外踝后缘连线（如需显示前后交叉韧带则平行于股骨内侧髁或内斜15°～20°，或在矢状位上平行交叉韧带长轴进行斜冠状位扫描），在冠状位上与胫骨平台垂直，范围覆盖股骨内、外侧髁或膝关节软组织内外侧缘；冠状位在横轴位上平行股骨内、外侧髁后缘连线，矢状位上垂直胫骨平台及半月板，范围覆盖髌股关节至内、外侧髁后缘；横轴位平行于胫骨平台关节面，范围覆盖髌骨上囊和股四头肌腱远端至腓骨小头。

2. 图像要求

（1）清晰显示关节软骨、半月板、关节内外韧带、周围软组织结构等。

（2）图像权重恰当，脂肪抑制均匀，空间分辨率、对比度、信噪比佳。

（3）无明显运动、血管搏动等伪影，无明显“魔角效应”，满足诊断需求。

3. 病例图像展示（图7-69）

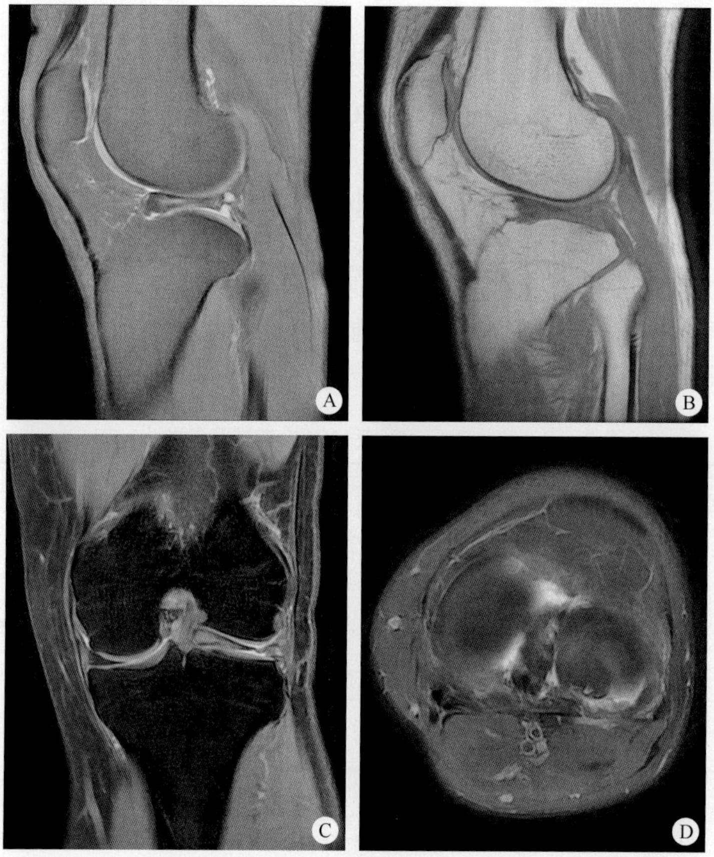

图7-69　膝关节疾病筛查MRI检查

A～D. 分别为矢状位PDWI FS、T_1WI及冠状位T_2WI FS、横轴位T_2WI FS，左膝外侧盘状半月板，可见不规则条状压脂序列高信号，达胫骨侧关节面边缘，提示半月板撕裂

六、膝关节炎性/肿瘤性病变MRI检查

（一）检查设计方案：平扫★、增强★

1. 检查前准备　需做常规准备和增强准备，依据MRI检查技术操作总则及质控规范执行。

2. 线圈及体位要求　同“膝关节疾病筛查MRI检查”。

3. 推荐参数（表7-171，表7-172）

表7-171　膝关节炎性/肿瘤性病变MRI检查推荐参数（1.5T）

编号	序列	方位	TR（ms）	TE（ms）	层厚（mm）	层间隔（mm）	FOV（cm）	矩阵	相位编码
1★	PDWI FS	斜矢状位	＞2000	20～40	3～4	≤层厚20%	14～18	≥256×192	HF
2★	T_1WI	斜矢状位	＜700	＜20	3～4	≤层厚20%	14～18	≥256×192	HF

续表

编号	序列	方位	TR(ms)	TE(ms)	层厚(mm)	层间隔(mm)	FOV(cm)	矩阵	相位编码
3★	T_1WI FS	斜矢状位	<700	<20	3～4	≤层厚20%	14～18	≥256×192	HF
4★	T_2WI FS	斜冠状位	>2000	70～90	3～4	≤层厚20%	14～18	≥256×192	HF
5★	T_2WI FS	横轴位	>2000	70～90	3～4	≤层厚20%	14～18	≥256×192	AP
6★	T_1WI+C	斜矢状位	<700	<20	3～4	≤层厚20%	14～18	≥256×192	HF
7★	T_1WI+C	斜冠状位	<700	<20	3～4	≤层厚20%	14～18	≥256×192	HF
8★	T_1WI+C	横轴位	<700	<20	3～4	≤层厚20%	14～18	≥256×192	AP

表7-172 膝关节炎性/肿瘤性病变MRI检查推荐参数（3.0T）

编号	序列	方位	TR(ms)	TE(ms)	层厚(mm)	层间隔(mm)	FOV(cm)	矩阵	相位编码
1★	PDWI FS	斜矢状位	>2500	20～40	3～4	≤层厚20%	14～18	≥288×256	HF
2★	T_1WI	斜矢状位	<800	<20	3～4	≤层厚20%	14～18	≥288×256	HF
3★	T_1WI FS	斜矢状位	<800	<20	3～4	≤层厚20%	14～18	≥288×256	HF
4★	T_2WI FS	斜冠状位	>2500	80～100	3～4	≤层厚20%	14～18	≥288×256	HF
5★	T_2WI FS	横轴位	>2500	80～100	3～4	≤层厚20%	14～18	≥288×256	AP
6★	T_1WI+C	斜矢状位	<800	<20	3～4	≤层厚20%	14～18	≥288×256	HF
7★	T_1WI+C	斜冠状位	<800	<20	3～4	≤层厚20%	14～18	≥288×256	HF
8★	T_1WI+C	横轴位	<800	<20	3～4	≤层厚20%	14～18	≥288×256	AP

注：经静脉注射钆对比剂0.1mmol/kg后，立即行冠状位、矢状位及横轴位扫描，通常采用脂肪抑制FSE T_1WI序列，层厚、层间距和矩阵同平扫。需要注意的是，对比剂经滑膜向膝关节腔内的弥散可以快速发生，因此注射对比剂后须立即扫描，最好10min内完成，避免关节液强化对病变强化（如病变滑膜强化）的影响。

（二）影像显示标准

1. 显示范围　同“膝关节疾病筛查MRI检查”。

2. 图像要求　增强强化效果明显，正常强化结构及正常组织与病变组织之间强化对比清晰，病变能达到最佳显示；平扫序列同“膝关节疾病筛查MRI检查”。

七、小腿疾病筛查MRI检查

（一）检查设计方案：平扫★

1. 检查前准备　需做常规准备，依据MRI检查技术操作总则及质控规范执行。

2. 线圈及体位要求

（1）线圈选择：表面线圈，或体部相控阵线圈+脊柱相控阵线圈。

（2）体位设计：患者取仰卧位，足先进，双侧小腿并拢置于线圈内，人体长轴与床面长轴一致，双手置于身体两侧，踝部使用沙袋加压固定，减少运动伪影；定位中心对准小腿长轴中点及线圈中心。

3. 推荐参数（表7-173，表7-174）

表7-173　小腿疾病筛查MRI检查推荐参数（1.5T）

编号	序列	方位	TR（ms）	TE（ms）	层厚（mm）	层间隔（mm）	FOV（cm）	矩阵	相位编码
1*	T_1WI	冠状位	＜700	＜20	4～5	≤层厚20%	30～36	≥288×256	HF
2*	T_2WI	冠状位	＞2000	70～110	4～5	≤层厚20%	30～36	≥288×256	HF
3*	T_2WI FS	冠状位	＞2000	70～110	4～5	≤层厚20%	30～36	≥288×256	HF
4*	T_2WI FS	矢状位	＞2000	70～110	4～5	≤层厚20%	30～36	≥288×256	HF
5*	T_2WI FS	横轴位	＞2000	70～110	4～5	≤层厚20%	30～36	≥288×256	AP

表7-174　小腿疾病筛查MRI检查推荐参数（3.0T）

编号	序列	方位	TR（ms）	TE（ms）	层厚（mm）	层间隔（mm）	FOV（cm）	矩阵	相位编码
1*	T_1WI	冠状位	＜800	＜20	4～5	≤层厚20%	30～36	≥320×256	HF
2*	T_2WI	冠状位	＞2500	80～120	4～5	≤层厚20%	30～36	≥320×256	HF
3*	T_2WI FS	冠状位	＞2500	80～120	4～5	≤层厚20%	30～36	≥320×256	HF
4*	T_2WI FS	矢状位	＞2500	80～120	4～5	≤层厚20%	30～36	≥320×256	HF
5*	T_2WI FS	横轴位	＞2500	80～120	4～5	≤层厚20%	30～36	≥320×256	AP

（二）影像显示标准

1. 显示范围　横轴位垂直于胫腓骨长轴，找到显示病变最好的层面，范围覆盖整个病变区或感兴趣区；冠状位在横轴位上垂直于胫腓骨长轴，在矢状位上平行于胫腓骨长轴，范围覆盖胫腓骨前后缘；矢状位在冠状位平行于胫腓骨长轴，范围覆盖胫腓骨左右缘。冠状位和矢状位至少需包含一个关节。

2. 图像要求

（1）横断面及冠状面两侧结构基本对称，清晰显示骨质、周围肌腱、韧带、肌肉等软组织结构。

（2）图像权重恰当，脂肪抑制均匀，层次丰富，对比良好。

（3）无明显运动、血管搏动等伪影，满足诊断需求。

3. 病例图像展示（图7-70）

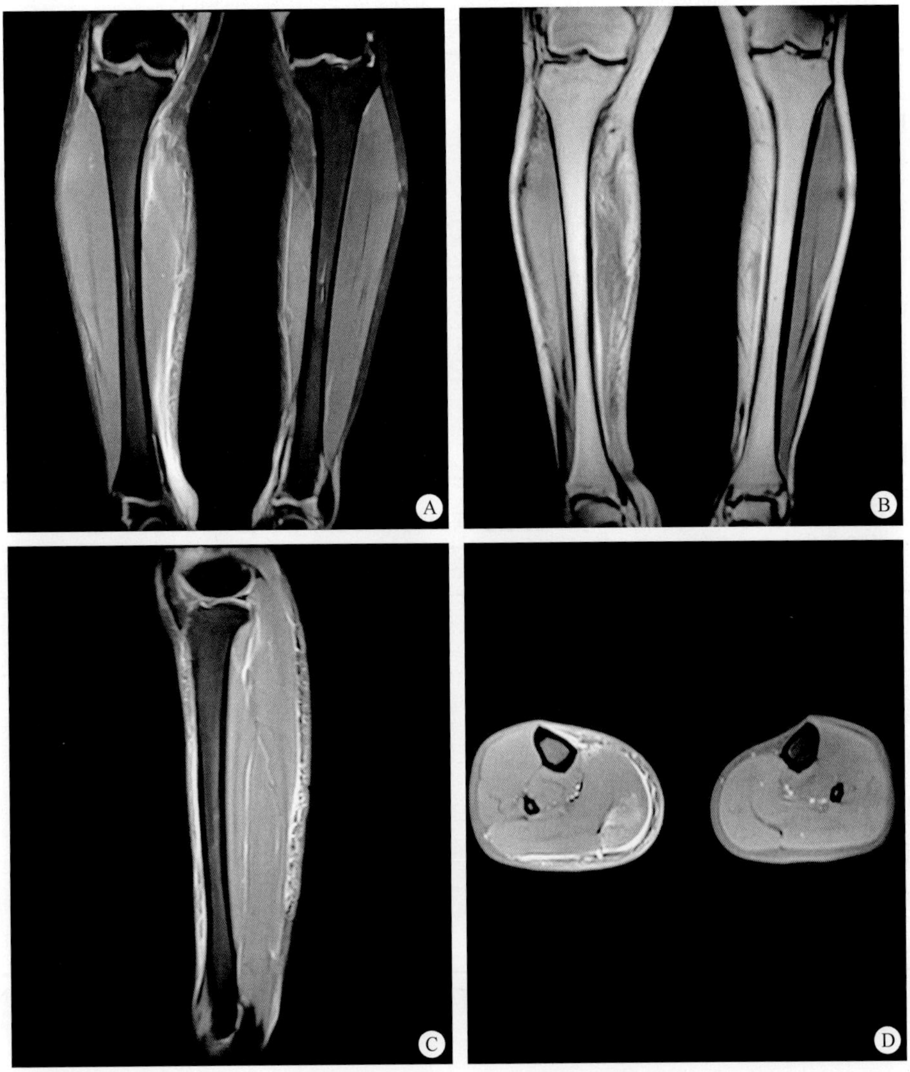

图7-70 小腿疾病筛查MRI检查

A～D. 分别为冠状位T_2WI FS、T_1WI及矢状位T_2WI FS、横轴位T_2WI FS，右侧腓肠肌内侧头见羽毛状水肿信号，周围滑囊积液，软组织肿胀，小腿浅筋膜水肿，提示腓肠内侧头损伤

八、小腿炎性/肿瘤性病变MRI检查

（一）检查设计方案：平扫★、增强★

1. 检查前准备 需做常规准备和增强准备，依据MRI检查技术操作总则及质控规范执行。

2. 线圈及体位要求 同“小腿疾病筛查MRI检查”。

3. 推荐参数（表7-175，表7-176）

表7-175 小腿炎性/肿瘤性病变MRI检查推荐参数（1.5T）

编号	序列	方位	TR（ms）	TE（ms）	层厚（mm）	层间隔（mm）	FOV（cm）	矩阵	相位编码
1★	T_1WI FS	冠状位	＜700	＜20	4～5	≤层厚20%	30～36	≥288×256	HF
2★	T_2WI	冠状位	＞2000	70～110	4～5	≤层厚20%	30～36	≥288×256	HF
3★	T_2WI FS	冠状位	＞2000	70～110	4～5	≤层厚20%	30～36	≥288×256	HF
4★	T_2WI FS	矢状位	＞2000	70～110	4～5	≤层厚20%	30～36	≥288×256	HF
5★	T_2WI FS	横轴位	＞2000	70～110	4～5	≤层厚20%	30～36	≥288×256	AP
6★	T_1WI+C	冠状位	＜700	＜20	4～5	≤层厚20%	30～36	≥288×256	HF
7★	T_1WI+C	矢状位	＜700	＜20	4～5	≤层厚20%	30～36	≥288×256	HF
8★	T_1WI+C	横轴位	＜700	＜20	4～5	≤层厚20%	30～36	≥288×256	AP

表7-176 小腿炎性/肿瘤性病变MRI检查推荐参数（3.0T）

编号	序列	方位	TR（ms）	TE（ms）	层厚（mm）	层间隔（mm）	FOV（cm）	矩阵	相位编码
1★	T_1WI FS	冠状位	＜800	＜20	4～5	≤层厚20%	30～36	≥320×256	HF
2★	T_2WI	冠状位	＞2500	80～120	4～5	≤层厚20%	30～36	≥320×256	HF
3★	T_2WI FS	冠状位	＞2500	80～120	4～5	≤层厚20%	30～36	≥320×256	HF
4★	T_2WI FS	矢状位	＞2500	80～120	4～5	≤层厚20%	30～36	≥320×256	HF
5★	T_2WI FS	横轴位	＞2500	80～120	4～5	≤层厚20%	30～36	≥320×256	AP
6★	T_1WI+C	冠状位	＜800	＜20	4～5	≤层厚20%	30～36	≥320×256	HF
7★	T_1WI+C	矢状位	＜800	＜20	4～5	≤层厚20%	30～36	≥320×256	HF
8★	T_1WI+C	横轴位	＜800	＜20	4～5	≤层厚20%	30～36	≥320×256	AP

注：经静脉注射钆对比剂0.1mmol/kg后，立即行冠状位、矢状位及横轴位扫描，冠状位、矢状位推荐DIXON T_1WI序列，层厚、层间距和矩阵同平扫。

（二）影像显示标准

1. 显示范围　同“小腿疾病筛查MRI检查”。

2. 图像要求　增强强化效果明显，正常强化结构及正常组织与病变组织之间强化对比清晰，病变能达到最佳显示；平扫序列同“小腿疾病筛查MRI检查”。

九、踝关节疾病筛查MRI检查

（一）检查设计方案：平扫★

1. 检查前准备　需做常规准备和增强准备，依据MRI检查技术操作总则及质控规范执行。

2. 线圈及体位要求

（1）线圈选择：足踝专用线圈/表面线圈/头颅相控阵线圈/头颈联合线圈。

（2）体位设计：患者取仰卧位，足先进，身体正中矢状面平行于床面长轴，向健侧移动使患侧尽量靠近主磁场中心，下肢伸直，保持踝关节中立位或10°～30°自然跖屈位，其中自然跖屈位相对舒适且可减轻矢状面上肌腱的“魔角效应”，用沙袋或绑带固定，避免内旋或外旋，减少运动伪影；定位中心线对准踝关节中心（内外踝连线中点）及线圈中心。

3. 推荐参数（表7-177，表7-178）

表7-177 踝关节疾病筛查MRI检查推荐参数（1.5T）

编号	序列	方位	TR（ms）	TE（ms）	层厚（mm）	层间隔（mm）	FOV（cm）	矩阵	相位编码
1*	T_2WI FS	矢状位	＞2000	60～80	3～4	≤层厚10%	14～16	≥256×192	HF
2*	PDWI FS	冠状位	＞2000	20～40	3～4	≤层厚10%	14～16	≥256×192	HF
3*	T_1WI	冠状位	＜700	＜20	3～4	≤层厚10%	14～16	≥256×192	HF
4*	T_2WI FS	横轴位	＞2000	60～80	3～4	≤层厚10%	14～16	≥256×192	AP

表7-178 踝关节疾病筛查MRI检查推荐参数（3.0T）

编号	序列	方位	TR（ms）	TE（ms）	层厚（mm）	层间隔（mm）	FOV（cm）	矩阵	相位编码
1*	T_2WI FS	矢状位	＞2500	70～90	3～4	≤层厚10%	14～16	≥288×224	HF
2*	PDWI FS	冠状位	＞2500	20～40	3～4	≤层厚10%	14～16	≥288×224	HF
3*	T_1WI	冠状位	＜800	＜20	3～4	≤层厚10%	14～16	≥288×224	HF
4*	T_2WI FS	横轴位	＞2500	70～90	3～4	≤层厚10%	14～16	≥288×224	AP

注：①若观察跟腓韧带可补充沿跟腓韧带长轴的斜横轴位扫描（跟腓韧带长轴与足底成38°～45°夹角）；②若观察距腓前韧带可补充沿距腓前韧带长轴的斜横轴位扫描（向足侧倾斜5°～10°夹角）；③若观察跟腱可补充沿跟腱长轴的矢状位T_1WI序列，此时FOV一般设置18～22cm，覆盖跟腱全长及跟骨结节附着点。

（二）影像显示标准

1. 显示范围　冠状位在横轴位平行于内、外踝连线，在矢状位平行于胫骨长轴，范围覆盖前方中足至后方跟腱；矢状位在横轴位垂直于内、外踝连线，在矢状位平行于胫骨长轴，范围覆盖内、外踝所属骨质及相连韧带；横轴位平行于距骨顶，冠状位平行于内、外踝连线，范围覆盖下胫腓关节至跟骨下缘。

2. 图像要求

（1）各方位清晰显示各韧带肌腱、肌肉组织、骨性结构等。

（2）图像权重恰当，脂肪抑制良好，层次丰富，对比良好。

（3）无明显运动、卷褶和血管搏动等伪影，无明显“魔角效应”，满足诊断需求。

3. 病例图像展示（图7-71）

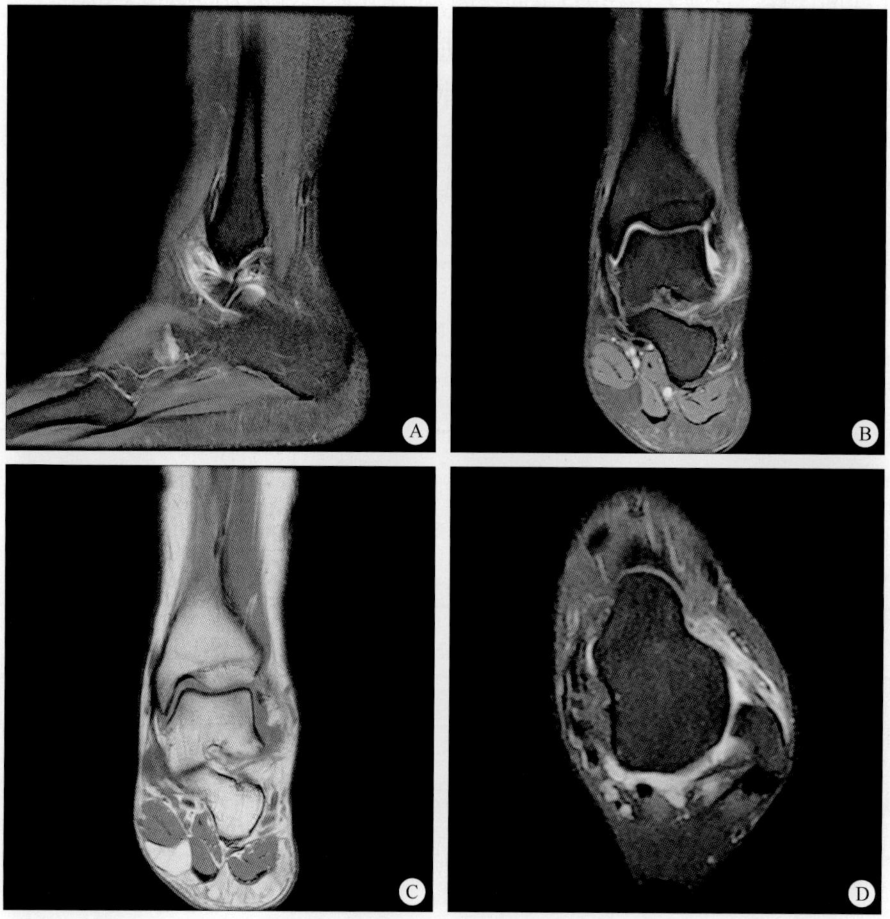

图7-71 踝关节疾病筛查MRI检查

A～D. 分别为矢状位T_2WI FS、冠状位PDWI FS、冠状位T_1WI及横轴位T_2WI FS，可见距腓前韧带距骨附着点处走行不连续，信号不均匀增高，周围间隙积液，周围软组织肿胀，提示距腓前韧带撕裂

十、踝关节炎性/肿瘤性病变MRI检查

（一）检查设计方案：平扫★、增强★

1. 检查前准备　需做常规准备和增强准备，依据MRI检查技术操作总则及质控规范执行。

2. 线圈及体位要求　同“踝关节疾病筛查MRI检查”。

3. 推荐参数（表7-179，表7-180）

表7-179 踝关节炎性/肿瘤性病变MRI检查推荐参数（1.5T）

编号	序列	方位	TR（ms）	TE（ms）	层厚（mm）	层间隔（mm）	FOV（cm）	矩阵	相位编码
1★	T_2WI FS	矢状位	＞2000	70～90	3～4	≤层厚10%	14～16	≥256×192	HF

续表

编号	序列	方位	TR(ms)	TE(ms)	层厚(mm)	层间隔(mm)	FOV(cm)	矩阵	相位编码
2*	PDWI FS	冠状位	>2000	20～40	3～4	≤层厚10%	14～16	≥256×192	HF
3*	T_1WI	冠状位	<700	<20	3～4	≤层厚10%	14～16	≥256×192	HF
4*	T_1WI FS	冠状位	<700	<20	3～4	≤层厚10%	14～16	≥256×192	HF
5*	T_2WI FS	横轴位	>2000	60～80	3～4	≤层厚10%	14～16	≥256×192	AP
6*	T_1WI+C	冠状位	<700	<20	3～4	≤层厚10%	14～16	≥256×192	HF
7*	T_1WI+C	矢状位	<700	<20	3～4	≤层厚10%	14～16	≥256×192	HF
8*	T_1WI+C	横轴位	<700	<20	3～4	≤层厚10%	14～16	≥256×192	AP

表7-180 踝关节炎性/肿瘤性病变MRI检查推荐参数（3.0T）

编号	序列	方位	TR(ms)	TE(ms)	层厚(mm)	层间隔(mm)	FOV(cm)	矩阵	相位编码
1*	T_2WI FS	矢状位	>2500	70～90	3～4	≤层厚10%	14～16	≥288×224	HF
2*	PDWI FS	冠状位	>2500	20～40	3～4	≤层厚10%	14～16	≥288×224	HF
3*	T_1WI	冠状位	<800	<20	3～4	≤层厚10%	14～16	≥288×224	HF
4*	T_1WI FS	冠状位	<800	<20	3～4	≤层厚10%	14～16	≥288×224	HF
5*	T_2WI FS	横轴位	>2500	70～90	3～4	≤层厚10%	14～16	≥288×224	AP
6*	T_1WI+C	冠状位	<800	<20	3～4	≤层厚10%	14～16	≥288×224	HF
7*	T_1WI+C	矢状位	<800	<20	3～4	≤层厚10%	14～16	≥288×224	HF
8*	T_1WI+C	横轴位	<800	<20	3～4	≤层厚10%	14～16	≥288×224	AP

注：经静脉注射钆对比剂0.1mmol/kg后，立即行冠状位、矢状位及横轴位扫描，可采用DIXON T_1WI序列，层厚、层间距和矩阵同平扫。

（二）影像显示标准

1. 显示范围　同“踝关节疾病筛查MRI检查”。

2. 图像要求　增强强化效果明显，正常强化结构及正常组织与病变组织之间强化对比清晰，病变能达到清晰显示；平扫序列同“踝关节疾病筛查MRI检查”。

十一、足部疾病筛查MRI检查

（一）检查设计方案：平扫*

1. 检查前准备　需做常规准备，依据MRI检查技术操作总则及质控规范执行。

2. 线圈及体位要求

（1）线圈选择：足踝专用线圈/表面线圈/头颅相控阵线圈/头颈联合线圈。

（2）体位设计：患者取仰卧位，足先进，足自然放松，足尖向前，胫骨长轴与床面长轴一致，患足置于床和线圈的中心，在胫骨处使用沙袋加压固定，防止运动伪影；定位中心线对准足中心和线圈中心。

3. 推荐参数（表7-181，表7-182）

表7-181　足部疾病筛查MRI检查推荐参数（1.5T）

编号	序列	方位	TR（ms）	TE（ms）	层厚（mm）	层间隔（mm）	FOV（cm）	矩阵	相位编码
1*	T_1WI	冠状位	＜700	＜20	3～4	≤层厚10%	14～20	≥256×192	HF
2*	T_2WI FS	冠状位	＞2000	60～80	3～4	≤层厚10%	14～20	≥256×192	HF
3*	T_2WI FS	矢状位	＞2000	60～80	3～4	≤层厚10%	14～20	≥256×192	AP
4*	T_2WI FS	横轴位	＞2000	60～80	3～4	≤层厚10%	14～20	≥256×192	AP

表7-182　足部疾病筛查MRI检查推荐参数（3.0T）

编号	序列	方位	TR（ms）	TE（ms）	层厚（mm）	层间隔（mm）	FOV（cm）	矩阵	相位编码
1*	T_1WI	冠状位	＜800	＜20	3～4	≤层厚10%	14～20	≥288×224	HF
2*	T_2WI FS	冠状位	＞2500	70～90	3～4	≤层厚10%	14～20	≥288×224	HF
3*	T_2WI FS	矢状位	＞2500	70～90	3～4	≤层厚10%	14～20	≥288×224	AP
4*	T_2WI FS	横轴位	＞2500	70～90	3～4	≤层厚10%	14～20	≥288×224	AP

（二）影像显示标准

1. 显示范围　冠状位在横轴位上垂直于第2、3趾骨干，矢状位上平行于足长轴，范围覆盖足背至足底；横轴位在冠状位上平行于跖趾关节长轴，在矢状位上平行于第2、3趾骨干长轴，范围覆盖足尖至足跟后缘或病变区域；矢状位在冠状位上平行于跖趾关节长轴，横轴位上垂直于第2、3趾骨连线，范围覆盖足内外侧或病变区域。

2. 图像要求

（1）各方位清晰显示足部骨和软组织等结构。

（2）图像权重恰当，脂肪抑制良好，层次丰富，对比良好。

（3）无明显运动、卷褶和血管搏动等伪影，满足诊断需求。

3. 病例图像展示（图7-72）

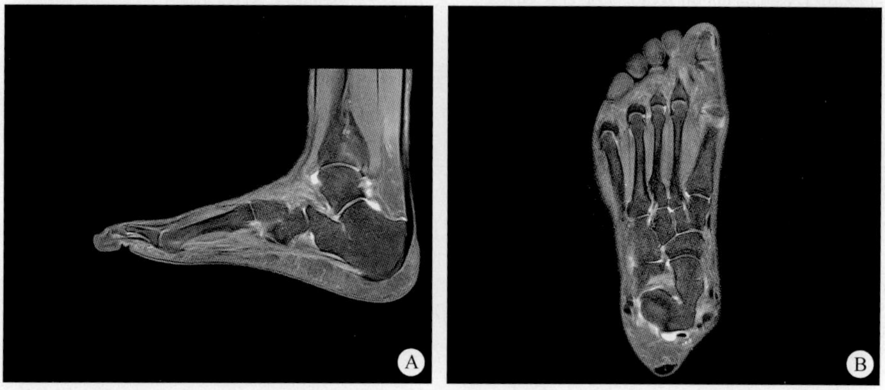

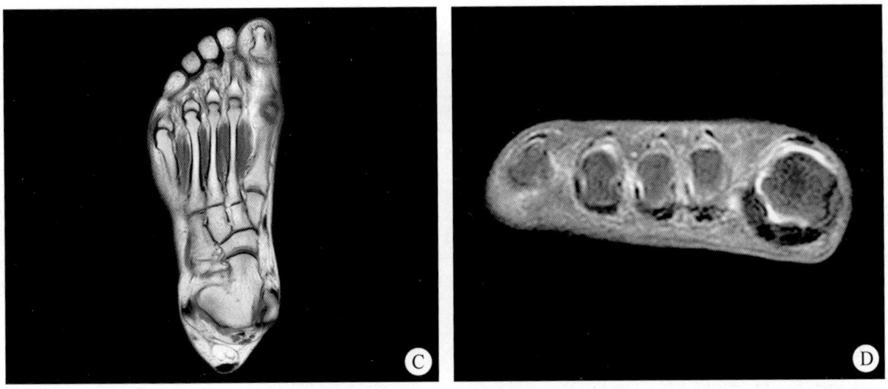

图7-72 足疾病筛查MRI检查

A～D. 分别为矢状位T_2WI FS、冠状位T_2WI FS、冠状位T_1WI及横轴位T_2WI FS，可见关节少许积液

十二、足部炎性/肿瘤性病变MRI检查

（一）检查设计方案：平扫★、增强★

1. 检查前准备 需做常规准备和增强准备，根据MRI检查技术操作总则及质控规范执行。

2. 线圈及体位要求 同“足部疾病筛查MRI检查”。

3. 推荐参数（表7-183，表7-184）

表7-183 足部炎性/肿瘤性病变MRI检查推荐参数（1.5T）

编号	序列	方位	TR(ms)	TE(ms)	层厚(mm)	层间隔(mm)	FOV(cm)	矩阵	相位编码
1★	T_1WI	冠状位	＜700	＜20	3～4	≤层厚10%	14～20	≥256×192	HF
2★	T_1WI FS	冠状位	＜700	＜20	3～4	≤层厚10%	14～20	≥256×192	HF
3★	T_2WI FS	冠状位	＞2000	60～80	3～4	≤层厚10%	14～20	≥256×192	HF
4★	T_2WI FS	矢状位	＞2000	60～80	3～4	≤层厚10%	14～20	≥256×192	AP
5★	T_2WI FS	横轴位	＞2000	60～80	3～4	≤层厚10%	14～20	≥256×192	AP
6★	T_1WI+C	冠状位	＜700	＜20	3～4	≤层厚10%	14～20	≥256×192	HF
7★	T_1WI+C	矢状位	＜700	＜20	3～4	≤层厚10%	14～20	≥256×192	AP
8★	T_1WI+C	横轴位	＜700	＜20	3～4	≤层厚10%	14～20	≥256×192	AP

表7-184 足部炎性/肿瘤性病变MRI检查推荐参数（3.0T）

编号	序列	方位	TR(ms)	TE(ms)	层厚(mm)	层间隔(mm)	FOV(cm)	矩阵	相位编码
1★	T_1WI	冠状位	＜800	＜20	3～4	≤层厚10%	14～20	≥288×224	HF
2★	T_1WI FS	冠状位	＜800	＜20	3～4	≤层厚10%	14～20	≥288×224	HF
3★	T_2WI FS	冠状位	＞2500	70～90	3～4	≤层厚10%	14～20	≥288×224	HF
4★	T_2WI FS	矢状位	＞2500	70～90	3～4	≤层厚10%	14～20	≥288×224	AP
5★	T_2WI FS	横轴位	＞2500	70～90	3～4	≤层厚10%	14～20	≥288×224	AP

续表

编号	序列	方位	TR(ms)	TE(ms)	层厚(mm)	层间隔(mm)	FOV(cm)	矩阵	相位编码
6★	T_1WI+C	冠状位	＜800	＜20	3～4	≤层厚10%	14～20	≥288×224	HF
7★	T_1WI+C	矢状位	＜800	＜20	3～4	≤层厚10%	14～20	≥288×224	AP
8★	T_1WI+C	横轴位	＜800	＜20	3～4	≤层厚10%	14～20	≥288×224	AP

注：经静脉注射钆对比剂0.1mmol/kg后，立即行冠状位、矢状位及横轴位扫描，推荐DIXON T_1WI序列，层厚、层间距和矩阵同平扫

（二）影像显示标准

1. 显示范围　同“足部疾病筛查MRI检查”

2. 图像要求　增强强化效果明显，正常强化结构及正常组织与病变组织之间强化对比清晰，病变能达到清晰显示；平扫序列同“足部疾病筛查MRI检查”。

十三、下肢动脉病变MRI检查

（一）检查设计方案：NCE-MRA★、CE-MRA△

1. 检查前准备　NCE-MRA需放置心电电极（首选）或采用指脉门控；CE-MRA需做增强准备，根据MRI检查技术操作总则及质控规范执行。

2. 线圈及体位要求

（1）线圈选择：体部相控阵线圈+脊柱相控阵线圈，或下肢血管线圈。

（2）体位设计：患者取仰卧位，足先进，下肢置于线圈内，人体长轴与床面长轴一致，双手置于身体两侧，适当垫高小腿、大腿使血管处于同一水平面，双手举于头顶，固定下肢防止运动伪影；下肢正中矢状面与线圈纵轴保持一致，并垂直于床面，定位中心对准膝关节及线圈中心。

3. 推荐参数（表7-185，表7-186）

表7-185　下肢动脉病变MRI检查推荐参数（1.5T）

编号	序列	方位	TR(ms)	TE(ms)	层厚(mm)	层间隔(mm)	FOV(cm)	矩阵	相位编码
1★	NCE-MRA	冠状位	Min	60～80	2～3	0	38～48	≥320×224	HF
2△	CE-MRA-Pre	冠状位	Min	Min	2～3	0	38～48	≥320×224	HF
3△	Bolus track	冠状位	Min	Min	2～3	0	38～48	≥256×192	HF
4△	CE-MRA-Post	冠状位	Min	Min	2～3	0	38～48	≥320×224	HF
	利用原始图像（CE-MRA利用剪影图像）进行MIP、VR等后处理展示血管结构及走行，再进行拼接展示下肢血管全长								

表7-186　下肢动脉病变MRI检查推荐参数（3.0T）

编号	序列	方位	TR（ms）	TE（ms）	层厚（mm）	层间隔（mm）	FOV（cm）	矩阵	相位编码
1★	NCE-MRA	冠状位	Min	60～100	2～3	0	38～48	≥320×256	HF
2△	CE-MRA-Pre	冠状位	Min	Min	2～3	0	38～48	≥320×256	HF
3△	Bolus track	冠状位	Min	Min	2～3	0	38～48	≥256×192	HF
4△	CE-MRA-Post	冠状位	Min	Min	2～3	0	38～48	≥320×256	HF
	利用原始图像（CE-MRA利用剪影图像）进行MIP、VR等后处理展示血管结构及走行，再进行拼接展示下肢血管全长								

注：①NCE-MRA较广泛采用的是基于动静脉血流差异的MRA技术（GE的Delta-Flow，飞利浦的Trance，西门子的Native Space），该技术为三维采集，空间分辨率和信噪比高，相对TOF-MRA来说，不要求扫描层面与血流垂直，依赖于心电门控技术，对患者的心率、心律及心功能要求较高，心律不齐、心率过快或心功能不全均会影响图像质量；②CE-MRA同样采用分段式扫描，采用脂肪抑制三维梯度回波T_1WI序列，打药前先进行增强前蒙片扫描，扫描顺序从足侧扫描到头侧，之后打药检测目标血管，目标血管开始强化后启动增强序列，扫描顺序从头侧扫描到足侧；③对比剂注射方案推荐分段注射，原则是维持动脉内对比剂持续灌注的同时尽量减少静脉污染，推荐分两组注射，A管注射对比剂15ml（2.5ml/s）+B管注射生理盐水10ml（2.5ml/s）为一组。

（二）影像显示标准

1. 显示范围　上缘包含肾动脉或髂动脉，下缘包含双足，以包含全部目标血管。

2. 图像要求

（1）下肢动脉连续并显示清晰，血管信号均匀，对比好，无明显血流信号丢失，无明显背景信号影。

（2）CE-MRA血管时相合适，无明显的静脉污染，脂肪抑制均匀。

（3）无明显运动伪影及金属伪影，图像无干扰，血管搏动伪影较小，满足诊断需求。

（陈维娟　张志伟　周代全　张乐天　王　爽　张德川　郁　斌　张秀富　李　欣　石永贵　周治明　艾光勇　白珊玮　韦　鑫　余　菡　赖　奇　张灵镜　熊培佳）

参考文献

北京医学会放射技术分会，中华医学会影像技术分会，2022. 数字 X 线摄影成像技术和影像质量综合评价专家共识 [J]. 中华放射学杂志，56（7）：734-744.

曹亮，朱裕成，马军，2018. 站立位全脊柱摄影拼接技术优化方案及质量控制 [J]. 实用医学影像杂志，19（6）：500-502.

陈进良，袁华，冯剑楠，等，2018. 影响 DR 双下肢全长拼接技术成功率的因素分析及控制策略 [J]. 中国医疗设备，33（12）：87-90.

陈敏章，1994. 中华人民共和国卫生部令医用 X 射线诊断放射卫生防护及影像质量保证管理规定 [J]. 中国辐射卫生，3（1）：16-22.

陈绪珠，戴建平，2018. 医学影像诊断路径 [M]. 北京：人民卫生出版社 .

陈自谦，2018. 大型医学影像设备质量控制与质量管理的现状与思考 [J]. 中国医疗设备，33（10）：1-6，18.

崔宝军，陈步东，胡志海，等，2011. 全数字乳腺 X 线摄影规范化操作探讨 [J]. 临床和实验医学杂志，10（9）：684-686.

杜伟翔，闵高瑜，赵峰，等，2023. 数字化 X 射线胃肠机的质量控制检测研究 [J]. 中国医学装备，20（12）：15-19.

范国光，王书轩，2010. X 线读片指南 [M]. 北京：化学工业出版社 .

范亚光，周清华，乔友林，等，2023. 中国肺癌低剂量 CT 筛查指南（2023 年版）[J]. 中国肺癌杂志，26（1）：1-9.

高剑波，2017. 中华医学影像技术学 -CT 成像技术卷 [M]. 北京：人民卫生出版社 .

高剑波，杜勇，2022. X 线 /CT 医学影像诊断学 [M]. 北京：科学出版社 .

关伟锋，陈菲菲，胡婧姝，等，2022. 多模态 MR 小肠造影在小肠疾病诊断中的临床应用 [J]. 实用放射学杂志，38（10）：1621-1624.

郭启勇，2020. 实用放射学 [M]. 4 版 . 北京：人民卫生出版社 .

国际心血管磁共振学会中国区委员会，中国医疗保健国际交流促进会心血管磁共振分会，2019. 心血管磁共振成像技术检查规范中国专家共识 [J]. 中国医学影像技术，35（2）：161-169.

国家卫生健康委员会，2020. 放射诊断放射防护要求：GBZ 130—2020. 北京：中国标准出版社 . [2020-04-03]. http：//www. csres. com/detail/343989. html

国家卫生健康委员会脑卒中防治工程委员会神经影像专业委员会，中华医学会放射学分会神经学组，2019. 脑血管病影像规范化应用中国指南 [J]. 中华放射学杂志，053（011）：916-940.

侯凯，王家平，赵新湘，等，2018. 冈上肌出口位对骨赘型肩峰下撞击术前评价价值 [J]. 实用放射学杂志，34（11）：1751-1753，1772.

胡鹏志，陈伟，2015. CT 检查技术规范化操作手册 [M]. 长沙：湖南科学技术出版社 .

黄洪杰，孙昊，蒋艳芳，等，2022. 青少年凸轮型髋关节撞击综合征诊治专家共识 [J]. 中国微创外科杂志，22（10）：769-778.

居胜红，彭新桂，2023. 影像诊断思维 [M]. 北京：人民卫生出版社 .

来守永，赖声远，刘霁雨，等，2020. 胸部 CT 扫描规范化专家共识 [J]. 中国医疗设备，35（2）：185-189.

李真林，雷子乔，2016. 医学影像成像理论 [M]. 北京：人民卫生出版社 .

李真林，雷子乔，刘启榆，2021. 医学影像设备与成像理论 [M]. 北京：科学出版社 .

李真林，宋彬，李荣波，2014. 多层螺旋 CT 成像技术（影像技术实验教材）[M]. 北京：人民卫生出版社 .
梁龙，朱立国，魏戌，等，2019. 退行性腰椎滑脱症：NASS 循证医学指南解读 [J]. 天津中医药大学学报，38（2）：105-108.
卢光明，张龙江，2015. 双能量 CT 临床应用指南 [M]. 北京：人民卫生出版社 .
欧阳烽，王博，陈晔，等，2022. 磁共振成像在预测急性缺血性脑卒中预后中的研究进展 [J]. 磁共振成像，13（7）：147-151.
石明国，王鸣鹏，余建明，2013. 放射师临床工作指南 [M]. 北京：人民卫生出版社 .
市川智章，2019. CT 造影理论 [M]. 付海鸿，王斌译 . 北京：人民卫生出版社 .
宋彬，李真林，吕粟，2019. 医学影像图像后处理技术 [M]. 北京：人民卫生出版社 .
宋恩光，2021. 探讨核磁共振设备日常维修与维护方法 [J]. 中国医疗器械信息，27（10）：182-184.
汤光宇，李懋，2023. 磁共振成像技术与应用 [M]. 上海：上海科学技术出版社 .
王红光，暴云锋，郭哲，等，2016. 数字 X 线摄影图像信息标注规范化设计与实施 [J]. 实用放射学杂志，32（5）：818-819.
王良，Li Qiubai，Vargas Hebert Alberto，2020. 前列腺影像报告和数据系统（PI-RADS V2. 1）解读 [J]. 中华放射学杂志，54（4）：273-278.
王敏杰，王培军，田建明，等，2002. 胸部低剂量 CT 扫描技术的应用价值 [J]. 中华放射学杂志，36（8）：89-90.
王雪珍，田晓梅，于菲，等，2012. 3D MRI 在先天性子宫畸形诊断中的应用价值 [J]. 中国医学计算机成像杂志，18（5）：395-397.
王怡宁，吕滨，曹剑，2019. 冠状动脉 CT 血管成像扫描与报告书写专家共识 [J]. 协和医学杂志，10（1）：23-30.
王振常，龚启勇，2020. 放射影像学 [M]. 2 版 . 北京：人民卫生出版社 .
王子坤，冯晶晶，吴杰，等，2024. 内耳钆增强磁共振 3D CUBE FLAIR 序列 PPI 及 HYDROPS 图像在诊断内淋巴积水中的价值 [J]. 磁共振成像，15（3）：151-157，176.
夏黎明，2017. 肿瘤患者 CT 增强扫描安全管理专家共识 [J]. 放射学实践，32（6）：550-555.
徐辉，岳保荣，尉可道，等，2021.《X 射线计算机体层摄影装置质量控制检测规范》解读 [J]. 中国辐射卫生，30（6）：752-756.
杨正汉，2023. 磁共振成像技术指南 [M]. 2 版 . 北京：中国协和医科大学出版社 .
医学影像设备检查部位分类代码标准：T/CHIA 23-2021[S]. 2021.
于春水，马林，张伟国，2019. 颅脑影像诊断学 [M]. 3 版 . 北京：人民卫生出版社 .
余建明，2015. 实用医学影像技术 [M]. 北京：人民卫生出版社 .
余建明，2017. 中华医学影像技术学 - 数字 X 线成像技术卷 [M]. 北京：人民卫生出版社 .
余建明，曾勇明，2016. 医学影像检查技术学 [M]. 北京：人民卫生出版社 .
袁冬存，李兵，2023. 子宫输卵管造影技术的临床应用及新进展 [J]. 放射学实践，38（2）：226-229.
张英魁，黎丽，李金锋，2021. 实用磁共振成像原理与技术解读 [M]. 北京：北京大学医学出版社 .
赵明月，刘义军，张子敬，等，2023. 影响腹部 CT 血管成像团注追踪触发时间的相关因素 [J]. 中国医学影像学杂志，31（7）：771-775.
郑玉劲，吴庆德，何旭霞，2018. 改良双下肢站立位全长 X 线摄影、拼接技术在全膝关节置换术中的应用价值 [J]. 中国临床医学影像杂志，29（5）：355-358.
中国肺癌早诊早治专家组，中国西部肺癌研究协作中心，2023. 中国肺癌低剂量 CT 筛查指南（2023 年版）[J]. 中国肺癌杂志，26（1）：1-9.
中国康复医学会颈椎病专业委员会 . 颈椎病诊治与康复指南（2010 版）. 2010.
中国卫生信息与健康医疗大数据协会，2018. 医学数字影像通信唯一标识符规范（发布稿）：T/CHIA 12-

2018. 2018.

中国医师协会放射医师分会心血管学组，国家心血管病专业质控中心心血管影像质控专家工作组，中国研究型医院学会心血管影像专业委员会，2024. 经导管主动脉瓣置换术 CT 检查技术中国专家共识 [J]. 中华放射学杂志，58（4）：365-374.

中国医师协会结直肠肿瘤专业委员会诊疗技术专委会，中华医学会放射学分会腹部学组，2021. 直肠癌 MRI 扫描及结构式报告规范专家共识 [J]. 中华放射学杂志，55（11）：1121-1127.

中国医学装备协会磁共振应用专业委员会，2021. 冠状动脉 MR 血管成像临床应用专家共识（第一版）[J]. 中华放射学杂志，55（9）：895-902.

中华耳鼻咽喉头颈外科杂志编辑委员会 中华医学会耳鼻咽喉头颈外科学分会，2020. 内耳内淋巴积水磁共振影像评估中国专家共识（2020）继续教育题目 [J]. 中华耳鼻咽喉头颈外科杂志，55（9）：821.

中华人民共和国国家卫生健康委员会，2020. 医用 X 射线诊断设备质量控制检测规范（WS 76-2020）. 网址：http://www.nhc.gov.cn/fzs/s7852d/202011/9d778170b914471fad56cf8308d4bda1.shtml.

中华人民共和国国家卫生健康委员会，2020. GBZ 130—2020 放射诊断放射防护要求 . 网址：http://www.nhc.gov.cn/fzs/s7852d/202004/0506d49c2d274fee854832985a9019f3.shtml.

中华医学会放射技术分会传染病影像技术专业委员会结核学组，中华医学会结核病学分会影像专业委员会，2020. 胸部 CT 扫描规范化专家共识 [J]. 中国医疗设备，35（2）：185-189.

中华医学会放射学分会，2019. 头颈部 CT 血管成像扫描方案与注射方案专家共识 [J]. 中华放射学杂志，53（2）：81-87.

中华医学会放射学分会，下肢动脉 CTA 扫描技术专家共识协作组，2019. 下肢动脉 CT 血管成像扫描技术专家共识 [J]. 中华放射学杂志，53（2）：88-92.

中华医学会放射学分会，中国医师协会放射医师分会，安徽省影像临床医学研究中心，2022. 能量 CT 临床应用中国专家共识 [J]. 中华放射学杂志，56（5）：476-487.

中华医学会放射学分会 MR 学组，2019. 颅内 MR 血管壁成像技术与应用中国专家共识 [J]. 中华放射学杂志，53（12）：1045-1059.

中华医学会放射学分会儿科学组，中华医学会儿科学分会放射学组，2020. 胎儿 MRI 中国专家共识 [J]. 中华放射学杂志，54（12）：1153-1161.

中华医学会放射学分会腹部学组，2007. 腹部 CT 扫描规范指南（试用稿）[J]. 中华放射学杂志，41（9）：999-1004.

中华医学会放射学分会骨关节学组，2023. 周围神经 MRI 检查中国专家共识 [J]. 磁共振成像，14（5）：1-7.

中华医学会放射学分会头颈学组，中华医学会影像技术分会辐射防护学组，2020. 头颈部 CT 检查和辐射剂量管理专家共识 [J]. 中华放射学杂志，54（9）：827-838.

中华医学会放射学分会心胸学组，《中华放射学杂志》心脏冠状动脉多排 CT 临床应用指南写作专家组，2017. 心脏冠状动脉 CT 血管成像技术规范化应用中国指南 [J]. 中华放射学杂志，51（10）：732-743.

中华医学会放射学分会质量管理与安全管理学组，中华医学会放射学分会磁共振学组，2016. 动脉自旋标记脑灌注 MRI 技术规范化应用专家共识 [J]. 中华放射学杂志，50（11）：817-824.

中华医学会放射学分会组织，2017. 放射科管理规范与质控标准：2017 版 [M]. 北京：人民卫生出版社 .

中华医学会影像技术分会，2020. 急性脑卒中多层螺旋 CT 检查技术专家共识 [J]. 中华放射学杂志，54（9）：839-845.

中华医学会影像技术分会，2021. 急性胸痛三联征多层螺旋 CT 检查技术专家共识 [J]. 中华放射学杂志，55（1）：12-18.

中华医学会影像技术分会，中国医师协会医学技师专业委员会，2023. MRI 临床应用安全专家共识 [J]. 中华放射学杂志，57（9）：955-961.

中华医学会影像技术分会，中国医师协会医学技师专业委员会，2023. 创伤性急重症患者 DR 检查技术专

家共识 [J]. 中华放射学杂志，57（10）：1054-1060.
中华医学会影像技术分会，中华医学会放射学分会，2016. CT 检查技术专家共识 [J]. 中华放射学杂志，50（12）：916-928.
中华医学会影像技术分会，中华医学会放射学分会中，2016 数字 X 线摄影检查技术专家共识 . 中华放射学杂志，50（7）：483-494.
中华医学会影像技术分会国际交流学组，2019. 肝胆特异性对比剂钆塞酸二钠增强 MRI 扫描方案专家共识 [J]. 中华放射学杂志，53（12）：1040-1044.
仲晶晶，严慧，姜辉，2020. 瘘管造影联合 X 射线在新生儿先天性肛门闭锁诊断中的应用价值研究 [J]. 中国医学装备，17（2）：78-80.
朱宇豪，赵婕锐，陈洪亮，等，2023. 基于 CT 快速扫描一站式双下肢动静脉血管成像的应用研究 [J]. 中国 CT 和 MRI 杂志，21（10）：169-171.
Bernasconi A，Cendes F，Theodore WH，et al. Recommendations for the use of structural magnetic resonance imaging in the care of patients with epilepsy：A consensus report from the International League Against Epilepsy Neuroimaging Task Force[J]. Epilepsia，60（6）：1054-1068.